中华心血管疾病影像学系列丛书

“十二五”国家重点图书

Coronary Artery Disease Imaging

冠状动脉疾病影像学

主　编　霍　勇　葛均波　方唯一　赵世华

副主编　何作祥　曲新凯　刘学波　舒先红

编　者　（按汉语拼音排序）

宾建平（南方医科大学南方医院）

卜　军（上海交通大学医学院附属仁济医院）

陈国军（南方医科大学南方医院）

陈　华（福建医科大学附属协和医院）

陈良龙（福建医科大学附属协和医院）

窦克非（中国医学科学院阜外心血管病医院）

方唯一（上海交通大学附属胸科医院）

葛均波（复旦大学附属中山医院）

管汉雄（华中科技大学同济医学院附属同济医院）

郭　宁（西安交通大学医学院第一附属医院）

何　奔（上海交通大学医学院附属仁济医院）

何作祥（中国医学科学院阜外心血管病医院）

侯静波（哈尔滨医科大学附属第二医院）

霍　勇（北京大学第一医院）

李　茜（华中科技大学同济医学院附属同济医院）

李　嫣（华中科技大学同济医学院附属同济医院）

李　妍（第四军医大学西京医院）

刘　健（北京大学人民医院）

刘学波（上海市东方医院）

陆敏杰（中国医学科学院阜外心血管病医院）

吕　滨（中国医学科学院阜外心血管病医院）

吕秀章（首都医科大学附属北京朝阳医院）

钱　杰（中国医学科学院阜外心血管病医院）

曲新凯（上海交通大学附属胸科医院）

权　欣（中国医学科学院阜外心血管病医院）

施鸿毓（上海交通大学附属胸科医院）

舒先红（复旦大学附属中山医院）

孙冬冬（第四军医大学西京医院）

汪　芳（卫生部北京医院）

王　浩（中国医学科学院阜外心血管病医院）

王玉锦（华中科技大学同济医学院附属同济医院）

王照谦（大连医科大学附属第一医院）

伍满燕（北京大学人民医院）

夏黎明（华中科技大学同济医学院附属同济医院）

杨　姗（复旦大学附属中山医院）

于　波（哈尔滨医科大学附属第二医院）

曾蒙苏（复旦大学附属中山医院）

张　波（中国人民解放军总医院）

张进华（华中科技大学同济医学院附属同济医院）

张　梅（山东大学齐鲁医院）

张瑞生（卫生部北京医院）

赵世华（中国医学科学院阜外心血管病医院）

智　光（中国人民解放军总医院）

钟林涛（南方医科大学南方医院）

朱天刚（北京大学人民医院）

北京大学医学出版社

GUANZHUANGDONGMAI JIBING YINGXIANGXUE
图书在版编目（CIP）数据

冠状动脉疾病影像学/霍勇等主编. —北京：北京大学医学出版社，2015.4（2015.9 重印）
（中华心血管疾病影像学系列丛书）
ISBN 978-7-5659-1054-8

Ⅰ. ①冠…　Ⅱ. ①霍…　Ⅲ. ①冠心病—影像诊断　Ⅳ. ①R541.404

中国版本图书馆 CIP 数据核字（2015）第 046720 号

冠状动脉疾病影像学

主　　编：霍　勇　葛均波　方唯一　赵世华
出版发行：北京大学医学出版社
地　　址：（100191）北京市海淀区学院路 38 号　北京大学医学部院内
电　　话：发行部 010-82802230；图书邮购 010-82802495
网　　址：http://www.pumpress.com.cn
E - mail：booksale@bjmu.edu.cn
印　　刷：北京强华印刷厂
经　　销：新华书店
责任编辑：高　瑾　黄　越　　**责任校对**：金彤文　　**责任印制**：李　啸
开　　本：889mm×1194mm　1/16　　**印张**：19　　**字数**：542 千字
版　　次：2015 年 4 月第 1 版　2015 年 9 月第 2 次印刷
书　　号：ISBN 978-7-5659-1054-8
定　　价：108.00 元

前　言

近三十年来，现代心脏病诊疗技术飞速发展，取得了巨大的成就，在很大程度上这些成就都依赖于现代影像学技术的成果：首先，PCI 技术是依赖于 X 线快速数字成像的微创介入冠状动脉成形技术，只有有了现代的数字减影血管造影（DSA）我们才能快速、精确和反复地读取冠状动脉的图像，临床心内科介入医师才能完成复杂的冠状动脉病变介入治疗手术。可以说，如果没有现代的 DSA，我们各种介入治疗手术都会举步维艰。另外，不断发展的心脏超声、心脏计算机化断层显像（CT）、心脏核医学和磁共振成像技术使得我们能够越来越清晰地了解到心脏和血管的结构和功能，可以对过去难以准确诊断的一些疾病（如心肌病、主动脉夹层、血管痉挛等）比较轻松地做出准确诊断，也能帮助我们对治疗的效果做出有依据的评估。具体来讲，从二维心脏超声发展到四维心脏超声，从体表心脏超声发展到经食管心脏超声、腔内超声和血管内超声，逐渐使心内科医师从间接诊断发展到能够简便而又准确地了解心脏的结构是否异常，十分方便轻松地对各种结构性心脏病、心肌病的组织和结构异常进行诊断，准确实时指导开展各种结构性心脏病的介入治疗（包括经皮主动脉瓣置换术、经皮二尖瓣关闭不全成形术、经皮左心耳封堵术、经皮左心室壁瘤成形术等最新技术）；从 4 排螺旋 CT 发展到 560 排螺旋 CT 和双源 CT，大大提高了 CT 技术对心脏结构尤其是对冠状动脉病变的识别能力，不仅仅是简单的冠状动脉结构性诊断，而且有可能从冠状动脉血流储备的功能上做出很有价值的诊断；核医学检测心脏功能已经有近四十年的历史，至今仍然是无创性诊断心肌功能和判断心肌是否有损伤的“金标准”，随着正电子发射断层扫描（PET）在临床上的成功应用，其地位更加牢固；磁共振心脏成像技术则是近十余年来在临床上应用越来越多的技术，它不仅能清晰提供不同心肌结构的图像，而且能测定心肌活力，尤其对于心肌病病因诊断大有帮助。因此，有人很直白地说，离开了现代的影像学技术我们很多心脏科（包括心内科和心外科）医师根本不能对他/她的心脏病患者做出准确的诊断和治疗。这句话可能有些夸张，但又不无道理。是现代的影像学技术成就了现代心脏病的诊断和治疗技术，三十多年来心脏病学的高速发展无一不包含影像学的成果。

除了心脏科医师越来越依赖现代影像学技术以外，另外一个非常现实的问题是有现代化的检查技术，我们能否正确选用？很多医师面对自己的患者不知道选用何种有针对性的影像学检查来帮助自己快速而准确地做出诊断，在临床上针对某一种心血管疾病的诊断依据不足或胡乱检查的例子比比皆是，于是出现很多“经验性诊断”或过度检查的情况。究其根源还是知识的提高和更新没有跟上，有些医师在离开医学院校以后由于某些客观的原因就再没有接受过新知识的培训，或者是在取得临床执业医师资格以后就将书本束之高阁，也许还因受到地域、经济状况等因素的影响，也限制了很多医师接受继续教育。

本书作者都是从事心脏影像学诊疗工作的专家，受中华医学会心血管病学分会的委托，编撰中华心血管疾病影像学系列丛书，本书是第一册，入选“十二五”国家重点图书，主要介绍与冠心病诊治相关的影像学检查和诊断内容，涵盖冠状动脉病变以及缺血性心肌病变的放射影像检查（CT、磁共振）、核医学检查、心脏超声、血管内超声（IVUS）、光学相干断层成像检查等与冠状动脉病变有关联的影像学检查知识，内容既有广度又有深度。书写方式立足于临床，在尽可能介绍最新临床研究进展的前提下，保证心内科临床的实用性。相信对广大工作在临床一线的心内科医师有一定的帮助，是一本有利于心内科医师不断学习和提高的实用参考书。

方唯一

2015 年 2 月 10 日

目 录

第一篇　冠状动脉疾病的超声诊断

第二篇　多排螺旋 CT 冠状动脉造影

第三篇　冠状动脉疾病核医学

第四篇　冠状动脉疾病磁共振成像技术与诊断

第五篇　血管内超声

第六篇　光学相干断层成像

第七篇　冠状动脉生理功能评价

第一篇

冠状动脉疾病的超声诊断

第一章　超声心动图方法学及进展
第二章　冠状动脉的超声心动图显像
第三章　冠心病的超声诊断

第一章　超声心动图方法学及进展

超声心动图技术在五十多年的历史中，发展迅速，日臻完善，从早年单声束的 M 型进展到二维成像、三维成像、经食管超声心动图，进一步提高了超声诊断心血管疾病的能力。它不但可以直观反映心脏和大血管的结构形态，实时显示其生理活动情况，动态评估心功能，而且具有无创伤性、可重复性、价格相对低廉和可在床旁进行等无可替代的优势，在冠状动脉疾病诊断中具有重要的作用。

第一节　常用超声心动图方法

一、M 型超声心动图

采用单声束探测从心脏和大血管反射的回声，超声束遇到声阻抗不同的界面（如心壁和血液）就产生反射，当界面与声束径路相垂直时，各界面反射的回声可沿原径路返回探头，然后转换成电脉冲，在示波屏上按界面反射的先后顺序逐个显示距探头不同深度的辉度信号。由于心脏的运动，其各层结构反射的光点也随着心动周期有节律地上下移动。通过慢扫描电路将其显示成水平扫描曲线，即构成 M 型超声心动图（M-mode echocardiography）。图上的横坐标表示时间，并有同步心电图作为时间标志，纵坐标表示距离（图 1-1-1）。

M 型超声不能全面显示心内结构的空间和毗邻关系，在心血管病诊断中的价值有限，但能对各心瓣膜、房室腔及血管壁的活动曲线进行距离和时相分析。

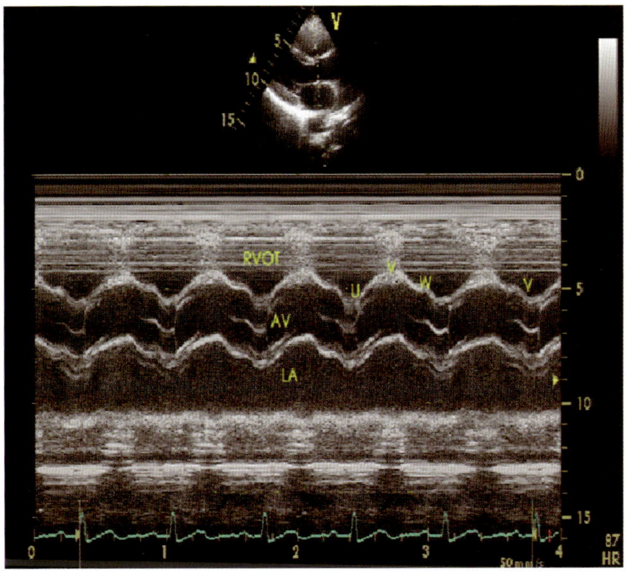

图 1-1-1　M 型超声心动图显示正常人心底波群，两条平行活动的光带为主动脉前壁和后壁的运动曲线

AV：主动脉瓣；RVOT：右心室流出道；LA：左心房

二、二维超声心动图

二维超声心动图（two-dimensional echocardiography）又称切面超声心动图，它与单声束探测的 M 型超声心动图不同，为多声束探测，由心脏或大血管从多条声束线上所返回的大量回声，按其空间位置排列而组成图形。为适应透声窗小而心脏大的特点，探测时需采用扇扫式，又称扇形超声心动图。它可以实时显示心脏不同断面的解剖轮廓、结构形态、空间方位、房室大小和连续关系、瓣膜活动情况等[1]。二维超声是超声心动图的基础，其他心脏超声技术都是在二维超声基础上发展而来的，例如经食管超声、组织多普勒超声、斑点追踪显像等，对心血管疾病的诊断具有重要的意义。

【检查方法】

二维超声心动图检查时，探头可置于不同的透声窗进行探测，常用的有下列 4 种：

1. 胸骨旁位

探头放置在胸骨左缘第 3～5 肋间，声束从前胸由前向后进行探测。

2. 心尖位

探头放置在左胸前区心尖搏动最显著的部位，声束从心尖由左下前向右上后方向进行探测（图 1-1-2）。

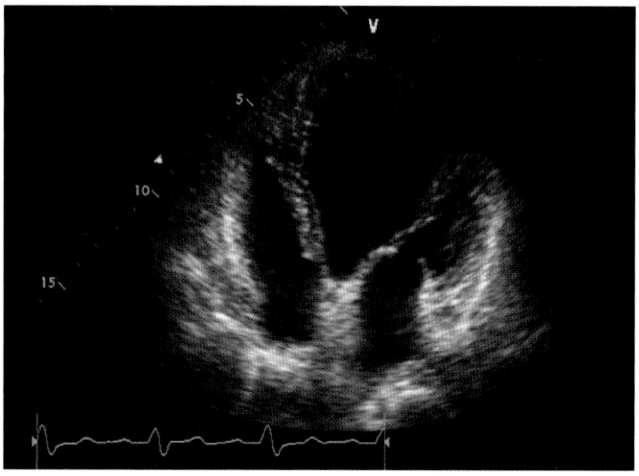

图 1-1-2 心尖位二维超声心动图显示的四腔心脏图像

3. 肋下位

探头放置在剑突下或左前胸最后一根肋骨之下缘，声束自该处向上探测。

4. 肋骨上位

探头放置在胸骨上凹及左、右胸锁关节之上方软组织间隙内，声束自该处向下探测。

其他透声窗，也可根据临床需要选用，如右胸骨旁位、右心尖位等。

三、多普勒超声心动图

多普勒超声心动图（Doppler echocardiography），尤其是与二维超声心动图的结构显像相结合，可检测心脏和大血管内不同部位的血流方向、特性和速度。这为临床定性和定量诊断狭窄性、反流性和分流性病变，以及测定容积血流量，提供了新的无创性手段。

【原理】

多普勒超声检测的原理是基于多普勒效应。当超声波射入体内遇到流动着的红细胞时，以及由流动红细胞作为声源将声波返回时，由于多普勒效应而产生频移（F_d），即返回频率与发射频率（F_0）之差值。当所检测的血流对着探头流动，返回声波的频率比入射声波频率高，产生正性频移；反之，当血液背离探头而流动，则返回频率降低而造成负性频移。血流方向即可按返回频移的增加或减少，分别表示在谱析显示的正侧或负侧。

频移之大小与血流速度（V）成正比，从而可从频移测算血流速度。但需注意声束与血流轴向之间的夹角 θ 对速度测值的影响。如 θ 角较大（>20°），需用其余弦值校正。

$$V=\frac{F_d \cdot c}{2F_0 \cdot \cos\theta}$$

其中 $c=1540\text{m/s}$，为超声在人体组织内传播的速度。

【检查方法】

目前临床应用的多普勒技术有三类：①脉冲波型；②连续波型；③彩色血流显像。

1. 脉冲波型

脉冲波多普勒应用单一换能器，兼发射和接收功能，主要用于定性和低速血流的定量诊断。它可采用取样容积有选择地接受和检测心腔或血管内不同深度、各种部位的血流速度、方向和频谱特性，有利于定位和定性诊断，但对高速血流的记录与测量受限制。

2. 连续波型

连续波多普勒应用两个换能器，可分别连续地发射和接受超声波信息。由于该型系测量在传播声束全线上的信息，无距离选择的能力，在定位诊断方面不如脉冲波型。其优点是能检测高速血流，甚至大于 5m/s 的血流速度下均能清晰显示和测量。

无论脉冲波型或连续波型多普勒，其输出信号均可采用频谱显示。通常以横坐标表示时间，纵坐标表示频移或速度的大小，并以正、负侧代表血流方向与探头间的关系，相迎者在正侧，相离者在负侧。根据多普勒频谱并结合同步记录的心电图，可评价在心动周期中血流的方向、流速和频谱特性（图 1-1-3）。

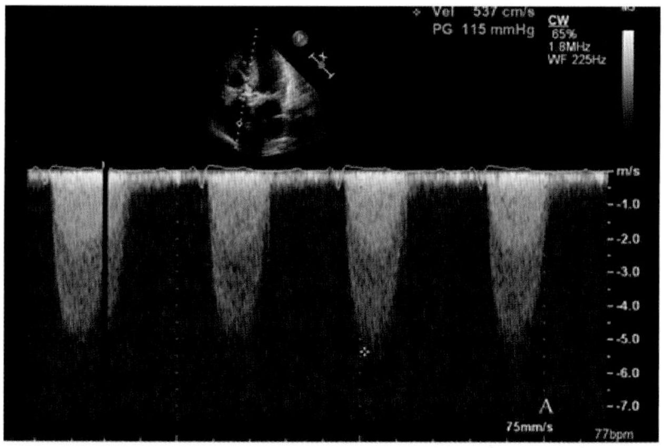

图 1-1-3 主动脉的连续波型多普勒超声心动图

3. 彩色血流显像

采用脉冲波多普勒探测，将返回的多普勒信号呈现实时二维彩色显示。这是近年来应用于临床的新型多普勒技术。它通过“自相关”和彩色编码技术，而提供实时的彩色血流动态现象。可在二维显像图上，用不同的颜色表示血流的方向和特性。例如，红色代表朝向探头方向流动的血流，蓝色为背离探头方向流动的血流，多色镶嵌者为湍流。

彩色血流显像临床主要用于鉴别正常和异常血流。正常血流为层流，因红细胞在任何时间均以相似的速度和方向流动，产生的多普勒效应所致的频移相近似，频谱或流速曲线呈窄带图形，所伴随的可闻声信号也很平顺悦耳，在彩色血流显像时，色泽较均匀。一般血流通过正常瓣口和无梗阻的心室流入道与流出道时，均为层流。

异常血流多为湍流，此时的红细胞在任何时间都以不同的速度和方向流动，所致频移成分参差不齐，而呈宽带频谱。可闻声信号粗糙，呈嘈杂声。在彩色血流显像中，则呈现引人注目的多色镶嵌图形。湍流一般出现在狭窄病变的下游，反流的上游及分流处。

四、经食管超声心动图

经食管超声心动图（transesophageal echocardiography，简称 TEE）是利用安装在内镜尖端的小型超声探头置于食管或胃内，从心脏后部探测心脏和大血管，进行二维超声显像的方法，这一技术进展很快，已由早期的单平面 TEE、双平面 TEE 发展到目前的多平面 TEE[2]。它不仅给经胸超声心动图显像不佳的病例提供了新的探测途径，而且给术中心功能监测及手术疗效的评价提供了新的手段。

目前经食管超声探头为多平面探头。选用换能器的频率多为 5MHz，安装在经食管超声探头的顶端。成人经食管探头的管体长 100cm，直径 9mm，末端有旋钮供调节探头的弯度以控制探头的方向，可做 180°旋转，不仅可获得与探头轴心垂直或平行的切面，也能获得介于两者之间的任意切面（图 1-1-4）。

【检查方法】

1. 检查前的准备

经食管超声检查前应禁食空腹。若系门诊患者，

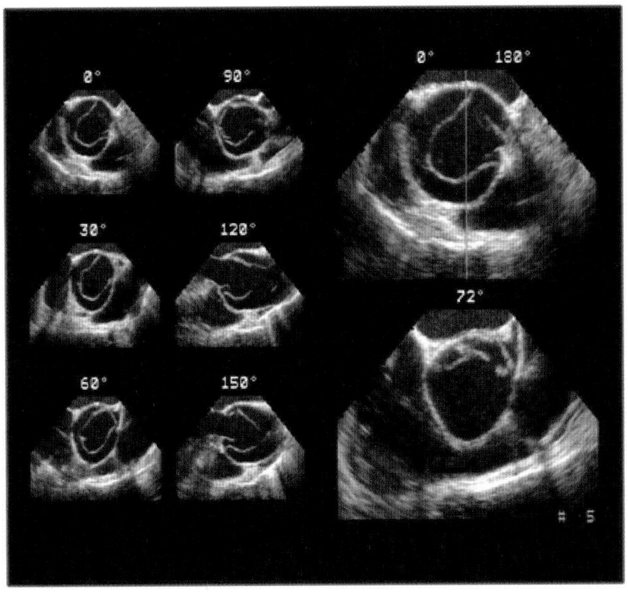

图 1-1-4 经食管超声心动图多角度显示主动脉及其夹层分离

则需予咽喉部局部麻醉，也有加用静脉注射镇静安眠药如地西泮（安定）者。若在手术室中检查，则只需在全身麻醉后进行。

2. 探头的置入

患者意识清醒时，应先介绍检查经过以取得患者的合作。多取左侧卧位，将探头送入患者口中，令其做吞咽动作，以便徐徐送入。手术病例，由于已行气管插管及全身麻醉，放置经食管探头通常无困难，但需使用撑口器，以防患者牙齿损伤探头。

【适应证】

1. 经胸超声检查显像困难者　如肥胖、肺气肿、胸廓畸形或在近期胸部手术后，以及正在使用机械辅助呼吸的患者。

2. 经胸超声检查难以显示的部位

例如，左心耳、上腔静脉、左右肺静脉，以及胸降主动脉。对左右冠状动脉主干的显示，经食管超声较经胸超声显像更清晰，所能显示的范围更广。

3. 经胸超声检查所获信息可能有限的病种

例如，主动脉夹层分离、人工瓣膜功能不全、自然瓣膜病变、感染性心内膜炎，以及心内肿块。

4. 心脏外科手术和介入手术术中监护

例如，瓣膜成形术、房间隔缺损封堵术、经皮主动脉瓣置入术、经皮二尖瓣钳夹术等。

【禁忌证】

1. 食管静脉曲张、食管狭窄和炎症

2. 急性心肌梗死
3. 严重心律失常、心力衰竭
4. 高热，体质极度虚弱
5. 血压过高、过低，严重肝、肾功能不全
6. 剧烈胸痛、咳嗽

五、负荷超声心动图

负荷超声心动图（stress echocardiography）是指在外加心脏负荷（运动、药物或心房调搏等）下的超声心动图检查，主要评价负荷状态下心脏室壁运动及血流动力学指标。

最早的有关踏车运动负荷超声心动图的论文发表在1979年的《循环》杂志，尽管当时的图像不够理想，但是能够成功地检测到负荷诱发的心肌缺血。计算机技术的不断发展使运动后采集的图像质量明显提高，并且引入药物负荷试验减少了呼吸伪差。特别是20世纪80年代数字化记录系统的发展，使试验前、中、后的图像在同一屏幕显示，能够直接比较室壁运动的变化，诊断准确性有了显著提高。负荷超声心动图已在临床广泛开展，成为诊断冠状动脉粥样硬化性心脏病（冠心病）的重要技术。

（一）负荷超声心动图的优势

静息状态下，轻度狭窄的冠状动脉不一定表现为室壁运动异常，因此可能被漏诊，致使普通二维超声诊断冠心病的敏感性较低。在负荷状态下，即使冠状动脉狭窄不严重，由于其血流不能相应增加，导致供氧量小于需氧量，相应的节段就出现心肌缺血，超声图像上表现为室壁运动减弱或消失。早期的动物实验发现，冠状动脉血流量减少10%～20%时，负荷超声表现为室壁运动减弱；当血流量减少80%时，负荷超声表现为室壁运动消失；当透壁缺血时，超声表现为相应节段矛盾运动。因此，负荷超声心动图能发现静息状态下不能发现的冠心病，显著提高超声心动图诊断冠心病的敏感性。

实验研究表明，心肌缺血进行性加重时，心肌收缩力的障碍发生在心电图改变和临床出现心绞痛之前，负荷超声心动图能够在无心电图改变或心电图改变之前发现室壁运动异常，所以是检测心肌缺血较敏感的方法。临床研究证实，负荷超声心动图发现冠状动脉病变的敏感性和特异性均较心电图运动试验高，尤其适用于静息心电图异常（ST-T改变、室内传导阻滞、左心室肥大、WPW综合征和心室起搏心律）以及应用洋地黄的患者。

与放射性核素显像比较，负荷超声心动图具有相似的敏感性、特异性和准确性，但无放射性损害、无需特殊设备、费用较低而且可以在床旁重复进行。

负荷超声心动图还能提供其他有用的信息，如胸痛的其他原因（心包积液、二尖瓣脱垂、主动脉瓣狭窄等）和冠心病的并发症（附壁血栓、室壁瘤等）。负荷超声心动图的这些优势使其跻身于冠心病无创性诊断和评价手段的前列。

（二）常用负荷超声心动图方法

1. 运动负荷试验

包括运动平板试验、卧位或立位踏车试验等。运动平板试验优点是最接近生理状态，因此应用广泛。不足之处是超声图像受呼吸影响大，采集图像技术要求高，必须在运动后1～2min内获取图像，需要一定的训练；而且难以判断存活心肌，不能评价运动过程中的血流动力学变化，有运动障碍者不能进行该试验。卧位踏车运动试验优点是比较接近生理状态，能评价运动过程中的血流动力学变化，超声图像受呼吸影响较运动平板试验小；但患者容易出现腿部疲劳感，较难达到目标心率，使其敏感性受到限制。

2. 药物负荷试验

包括正性肌力药物（例如多巴酚丁胺）和血管扩张药（双嘧达莫、腺苷）。药物负荷试验优点是适用于不能足量运动的可疑冠心病患者，能评价运动过程中的血流动力学变化，且超声图像不受呼吸影响，更重要的是能够判断存活心肌。不足的是该试验不够接近生理状态。

3. 静态负荷试验

包括冷加压试验、握力试验、心房调搏等。冷加压试验和握力试验简便易操作，但较难达到目标心率。心房调搏需要调搏导管，心率容易控制，但会造成患者不适。

了解各种方法的优缺点，有利于选择合适的方法，更好地达到试验目的，提高敏感性。如果试验目的是需要发现心肌缺血，则首选运动平板试验，其次选择卧位踏车试验，最后选择药物负荷试验。如果需要评价运动过程中的血流动力学指标、瓣口面积等变化，则首选卧位踏车运动试验，其次选择药物负荷试验。年老、体弱的卧床患者，则首选药

物负荷试验。如果需要评价存活心肌，则首选多巴酚丁胺药物负荷试验。

（三）负荷超声心动图的分析方法

分析负荷超声心动图试验结果，最常用的方法是判断室壁运动。目前大多采用美国心脏病学会推荐的16段室壁（不包括心尖帽）分段标准。以左心室短轴为例，将左心室基底段、中间段均分为6段，即前间隔、下间隔、前壁、侧壁、下侧壁和下壁；将左心室心尖段分为4段，即室间隔、前壁、侧壁和下壁（图1-1-5）。

室壁运动分级和记分详见第三章第二节。

正常人随着负荷量的增加，室壁运动逐渐增强，室壁增厚率增加，心室收缩末容积逐渐减少，射血分数不断增加。

负荷试验中出现新的室壁运动异常，或原有室壁运动异常加重，则提示该节段心肌缺血；若原有的室壁运动异常在小剂量多巴酚丁胺负荷试验时得到改善，在大剂量时加重，则提示该节段有存活心肌；若运动消失的节段在各负荷量时无明显改变，则提示该节段为瘢痕组织（表1-1-1）。

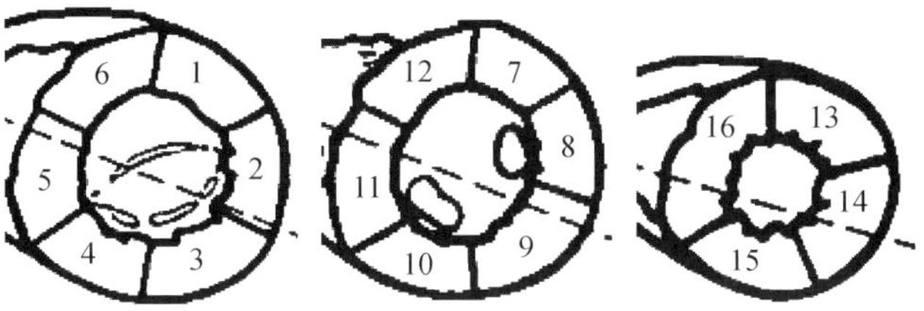

图 1-1-5 16段室壁分段示意图

1～6分别表示基底段前壁、侧壁、下侧壁、下壁、下间隔和前间隔，7～12分别表示中间段前壁、侧壁、下侧壁、下壁、下间隔和前间隔，13～16分别表示心尖段前壁、侧壁、下壁和室间隔

表 1-1-1 负荷试验时不同心肌组织的反应

心肌类型	静息时室壁运动	负荷时室壁运动
正常	正常	增强
缺血	正常	减弱
存活	减弱	先改善，后恶化
瘢痕	异常，室壁变薄	无变化

第二节 超声心动图新进展

超声心动图新技术层出不穷，例如组织多普勒显像、应变和应变率显像、三维超声心动图、斑点追踪显像等，如果将这些新技术与常规超声技术相结合，则能够更加早期和精确地评价冠状动脉、室壁运动和存活心肌，进一步提高超声诊断冠状动脉疾病的敏感性和特异性，为临床正确诊断和随访疗效提供有益的无创工具。

一、组织多普勒显像

组织多普勒显像（Doppler tissue imaging，DTI）是新近开发的室壁运动分析技术，其定量诊断近年来发展迅速，对于冠心病的诊断具有重要的临床和研究价值。

心脏的多普勒信息由流动的血液和室壁运动产生，心脏血流和室壁运动的速度和振幅范围是不相同的，所以它们具有不同的多普勒信号特征。彩色多普勒血流成像技术是使心脏的多普勒信号通过高通滤波器后，将低速室壁运动信号滤除，显示高速运动的血流信息。DTI技术是使心脏的多普勒信号不经过高通滤波器，而将所有信号全部通过增益控制器、模数转换器后直接进入信号选择器，计算机系统择出低速、高振幅的室壁运动信息，最后通过自相关信号处理技术，对代表心肌运动的多普勒频移信息进行彩色编码，以彩色二维、M型或多普勒频谱等形式，将心肌室壁运动的信息实时展现在荧光屏上，可以得到各节段的速度-时间曲线、位移-时间曲线，能够准确地定量心肌节段的运动速度、位移和同步性[3]（图1-1-6）。

心肌缺血时，心肌运动的速度和时相也会发生相应改变。DTI可用于评价冠心病节段运动异常，包括收缩起始的延迟，心肌增厚或缩短的程度及速度降低。

二、应变和应变率显像

应变反映了心肌在张力的作用下发生变形的能力，常用心肌长度的变化值占心肌原长度（即

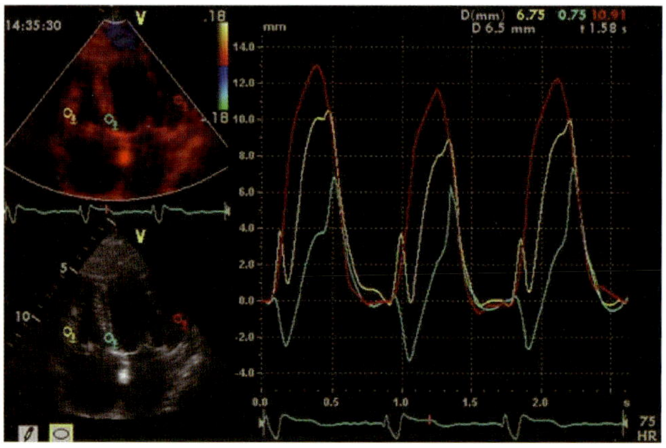

图 1-1-6 组织多普勒显像

红色、黄色和蓝色分别表示左心室侧壁、右心室游离壁和室间隔基底段的位移-时间曲线

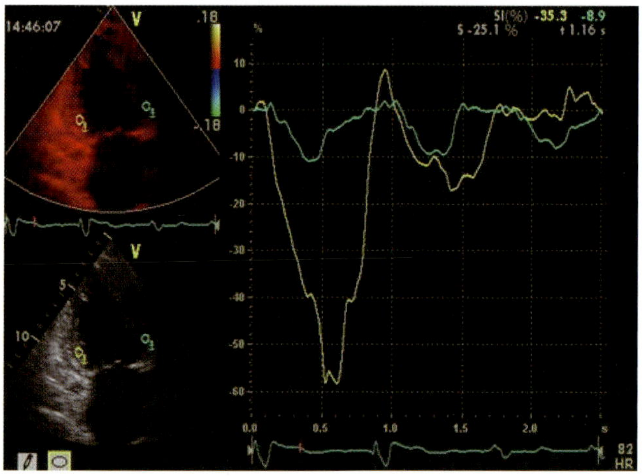

图 1-1-7 左心室前壁和下壁基底段应变-时间曲线

蓝色和黄色分别表示左心室前壁（缺血心肌）和下壁（正常心肌）基底段的应变-时间曲线，可见缺血心肌的应变显著降低

不受外力作用时）的百分数表示。负值代表心肌纤维缩短或变薄，正值代表心肌组织延长或增厚。应变率是应变的时间导数，反映了心肌发生变形的速度，单位为 1/s。应变和应变率显像可以更客观、更直接地反映心肌的局部功能，在评价心肌功能方面较 DTI 具有更多的优势，可以判断局部心肌的实际运动情况，区别心肌是主动收缩还是被动运动。心肌缺血时，心肌的应变和应变率显著下降，瘢痕组织的应变和应变率为 0。各节段的应变-时间曲线还可以评价局部收缩功能及其同步性[3]（图 1-1-7）。

三、斑点追踪显像

斑点追踪显像（speckle tracking imaging，STI）技术可以自动跟踪心肌组织中自然声学斑点，并自动计算出两点间运动轨迹。即使心肌有很微小的位置变化，STI 也能较好地跟踪心肌运动，定量心肌运动的速度、位移和应变。STI 无多普勒角度依赖性，有较好的时间和空间分辨率，可以定量心肌纵向、径向和环向三个方向的收缩功能，还可以较准确地评价心肌扭转[4]（图 1-1-8）。

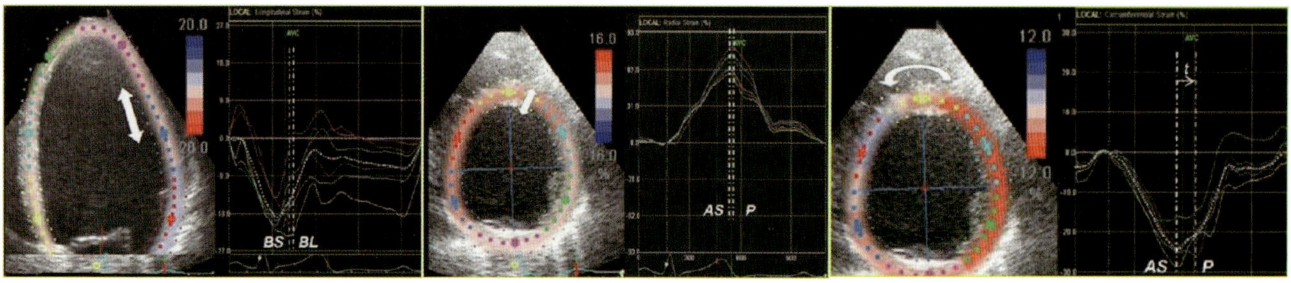

A B C

图 1-1-8 心肌三个方向的应变-时间曲线

A. 心肌纵向应变-时间曲线；B. 心肌径向应变-时间曲线；C. 心肌环向应变-时间曲线

四、实时三维超声心动图

实时三维超声心动图（real-time three-dimensional echocardiography，RT3DE）是应用矩阵型探头技术，由计算机控制，按照纵向和横向排列相控阵方式发射声束，同时沿着 Y 轴和 Z 轴扫描，通道数量超过 10 000 个，实时采集三维信息，最后形成金字塔形的三维数据库。能够快速、实时、逼真地显示心脏的空间立体结构及其毗邻关系，不需要几何假设，准确定量心腔容积，能够提高心血管疾病诊断的敏感性，为临床提高更丰富、更精确的信息。RT3DE 的扫描方式有实时三维显像、全容积显像和

三维彩色多普勒成像。由 RT3DE 得到的 17 节段容积-时间曲线能够显示各节段的容积变化和达到最小容积的时间，可用于评价局部收缩功能及同步性[5]（图 1-1-9）。

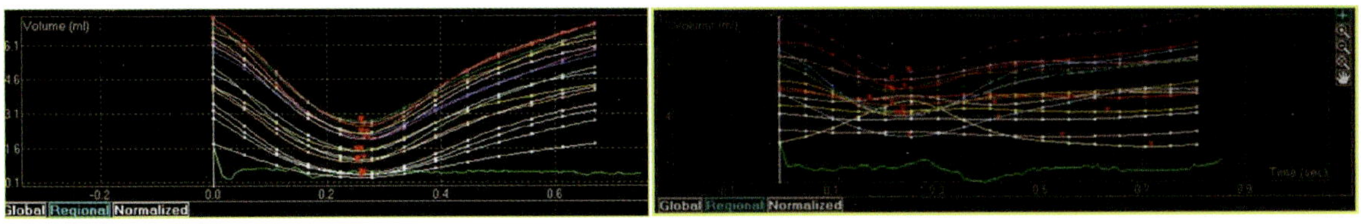

A　　　　　　B

图 1-1-9　17 节段容积-时间曲线

正常人（**A**）和心肌梗死患者（**B**）的 17 节段容积-时间曲线，可见后者曲线平缓杂乱，提示局部收缩功能降低，同步性差

（舒先红）

参考文献

[1] 王新房. 超声心动图学. 北京：人民卫生出版社，2009：28-45.

[2] 张运. 介入性超声心动图学. 山东：山东科学技术出版社，2000：6-8.

[3] 舒先红. 临床超声心动图新技术. 上海：复旦大学出版社，2004：147-157.

[4] 舒先红. 超声心动图疑难杂症的诊断. 上海：复旦大学出版社出版，2009：257.

[5] 高云华，唐红. 实用超声心动图学. 北京：人民军医出版社，2011：54-55.

第二章　冠状动脉的超声心动图显像

第一节　正常冠状动脉

一、正常冠状动脉解剖

心脏的血供来自冠状动脉。冠状动脉起始于主动脉根部，开口于主动脉窦内。主动脉窦（aortic sinus）是主动脉根部的膨出部分，分为三个窦：正常体位时位于前方者为前窦，又称右冠状窦，有右冠状动脉开口；位于后方者为左后窦和右后窦，左后窦有左冠状动脉的开口，又称左冠状窦，右后窦一般无血管开口，又称无冠状窦。左冠状动脉 92%开口于左冠状窦内，8%开口于窦外。右冠状动脉 94%开口于右冠状窦内，6%开口于窦外。当左、右冠状动脉不起自相应的主动脉窦而起自主动脉的其他部位或起自肺动脉时，称为冠状动脉起源异常。左冠状动脉开口径为 2～7.5mm，右冠状动脉开口径为 2～7mm，冠状动脉口狭窄时冠状动脉口径变窄甚至闭塞。

（一）左冠状动脉

左冠状动脉（left coronary artery）起始于主动脉的左后方，主干甚短，走行于主肺动脉后方不易显露，在左侧冠状沟内分为两个主支，即前降支和旋支。分支之前一段称为左冠状动脉主干（左主干）。左主干的前方为肺动脉，后方为左心房前壁，下方为左纤维三角及二尖瓣环的内侧部分。多数成人左主干长度为 5～20mm，但这一长度的变异较大[1]（图 1-2-1A）。部分人群可在左前降支与旋支之间另发出一分支，称为中间支。正常人群中出现率高低报道不一，为 10%～30%，解剖学研究发现该支血管的检出率为 60%左右。该支血管的发育程度变异较大，多数较为细小，冠状动脉造影不易发现。

1. 左前降支

左前降支始段位于肺动脉起始部的左后方，被肺动脉起始部掩盖。前降支下行的长度变异较大，多数人前降支沿室间沟下行并绕行心尖止于后室间沟的下 1/3 处，与来自后室间沟的右冠状动脉后降支一起参与下壁心肌的血液供应。少数人的前降支

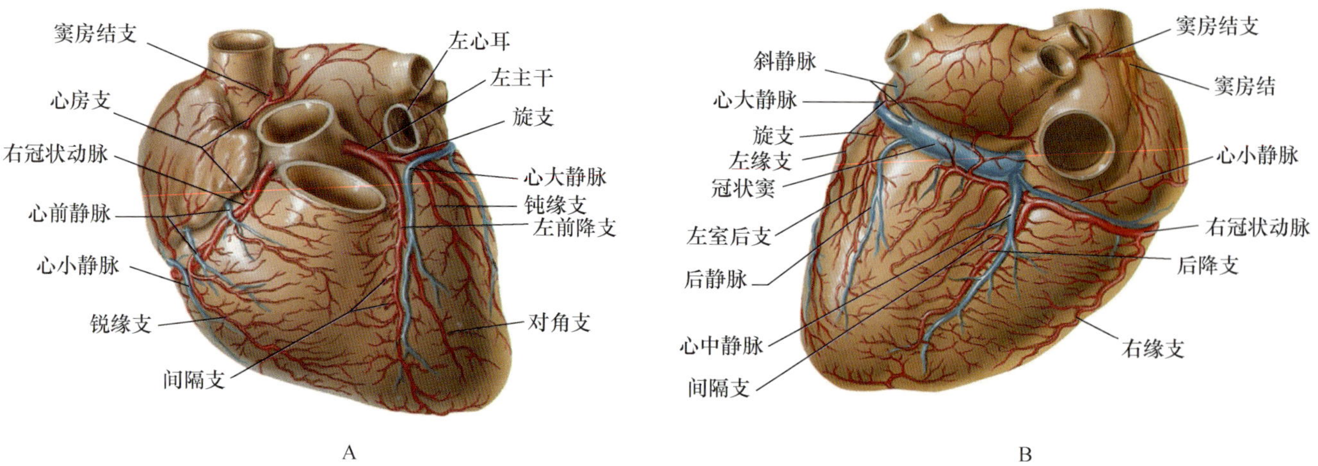

图 1-2-1　冠状动脉解剖示意图

A. 冠状动脉胸肋面观；B. 冠状动脉膈面观

可止于后室间沟的上、中部，并参与下壁心肌的大部分供血。前降支与后降支分别下行于前、后室间沟，在心尖和左心室下壁处两者可独立平行走行并发出分支，也可互相吻合。前降支发出两组血管：对角支走行于左心室前壁并支配其血供；对角支的大小和数目变化较大，多根据从前降支发出的顺序命名。穿膈支自前降支右侧发出，口径小于对角支，主要支配室间隔前 2/3 的血供。

2. 左旋支

左旋支是左冠状动脉的另一大分支，与前降支多成直角，向左向后走行于左房室沟内。发出钝缘支，也是根据从旋支发出的顺序命名。旋支的终末支部位变异较大，其分布区域与右冠状动脉远端分支互相消长。

（二）右冠状动脉

右冠状动脉发自右冠状窦，沿右房室沟向前下方走行，通过肺动脉圆锥和右心房之间，在右心耳下方进入右冠状沟内，绕过心右缘到膈面，主干在房室交界区继续向左走行，终于左心室的膈面。人群中 50％者圆锥支是右冠状动脉的第一分支，支配右心室漏斗部的血供，而另一半人群的圆锥支直接发自主动脉根部；人群中 60％的右冠状动脉的第二分支是窦房结支，其余的窦房结支发自左旋支；右冠状动脉发出一些小分支供应心房和右心室游离壁，另外发出一大分支——锐缘支抵达心脏的锐缘；在十字交叉处，右冠状动脉发出后降支，支配后间隔的血供，以及后侧支，走行于后左房室沟内，支配左心室下后壁的血供。若前降支细小，不能到达心尖部，则后降支可延伸至心尖支配前间隔远 1/3 段。右冠状动脉发出房室结支，在后降支开口远端垂直发出，偶尔可见房室结支由旋支远端发出（图 1-2-1B）。

（三）冠状动脉的分布类型

左、右冠状动脉在心脏的分支分布个体差异很大，相对而言，在心脏胸肋面个体差异较小，而在膈面分布变化较大。

目前最常用的分类方法为 Shlesinger 分类法：以心脏膈面的后室间沟为界线，根据后降支动脉主要来自哪一侧冠状动脉而分出右优势型、左优势型和均衡型。人群中右优势型为 60％～65％，左优势型 5％～10％，均衡型为 25％～30％。右优势型由右冠状动脉在后室间沟内发出后降支，左、右心室膈面的血液循环全部或大部分由右冠状动脉供血。左优势型为后降支由左旋支发出，并为心脏膈面供血。均衡型为左旋支供应左心室膈面，右冠状动脉供应右心室膈面。

二、冠状动脉的超声显像

随着超声技术的进展和超声造影剂的应用，超声心动图已可以直观观察冠状动脉的起源、走行和形态[2]。而近年来发展的彩色多普勒冠状动脉血流显像技术更可以较为直观地显示冠状动脉主干及其分支的血流，同时可以探测心肌内冠状动脉血流，并对冠状动脉远端血流进行检测[3]。

二维超声心动图可清晰显示左、右冠状动脉的起始部，在心底短轴切面于主动脉根部 4～5 点处可见左冠状动脉的开口，在 10 点处可见右冠状动脉的起源（图 1-2-2A 和 B）。

在胸骨旁大动脉短轴切面调整探头方位，可显示左冠状动脉的主干向左走行，顺时针方向旋转探头约 30°时，可见其长轴图像，分叉处指向肺动脉瓣者为左前降支，其下方为左旋支（图 1-2-2C）。左主干向肺动脉方向倾斜 15°～30°，而后平直走行，左前降支顺室间隔下行，而左旋支向左后走行。将探头稍向上翘，于主动脉根部的右上缘 10 点部位可见右冠状动脉长轴图像。在左心室长轴切面清楚显示主动脉前壁时，向内旋转探头，再略向上扬，也可见右冠状动脉（图 1-2-3）。右冠状动脉自右冠状窦起源后迅速右行或进一步从出口处下行。右冠状动脉近端长轴在心尖四腔切面和剑下五腔切面可显示，右冠状动脉中段短轴在剑下心尖四腔切面可显示。

在二维超声心动图上冠状动脉呈梭状、圆形或管状。左主干开口呈漏斗状，正常左主干长度＜20mm（约 95％），直径为 4～10mm（平均 7mm），右冠状动脉直径为 3～6mm，左前降支近端为 3～5mm。冠状动脉及其分支不在同一水平，二维超声难以显示全貌，通常在一个切面上只能显示一段冠状动脉，因此在超声探查时需不时变换探头的方向方能观察到冠状动脉的连续情况。

近年来发展的彩色多普勒冠状动脉血流显像技术弥补了二维超声心动图观察冠状动脉的不足，在显示冠状动脉主干及其分支的同时，可探测心肌内冠状动脉血流。其有效性经冠状动脉造影对照证实对左前降支远端的总检出率达 90％，后降支检出率达 75％。和冠状动脉造影相比，此项技术具有无

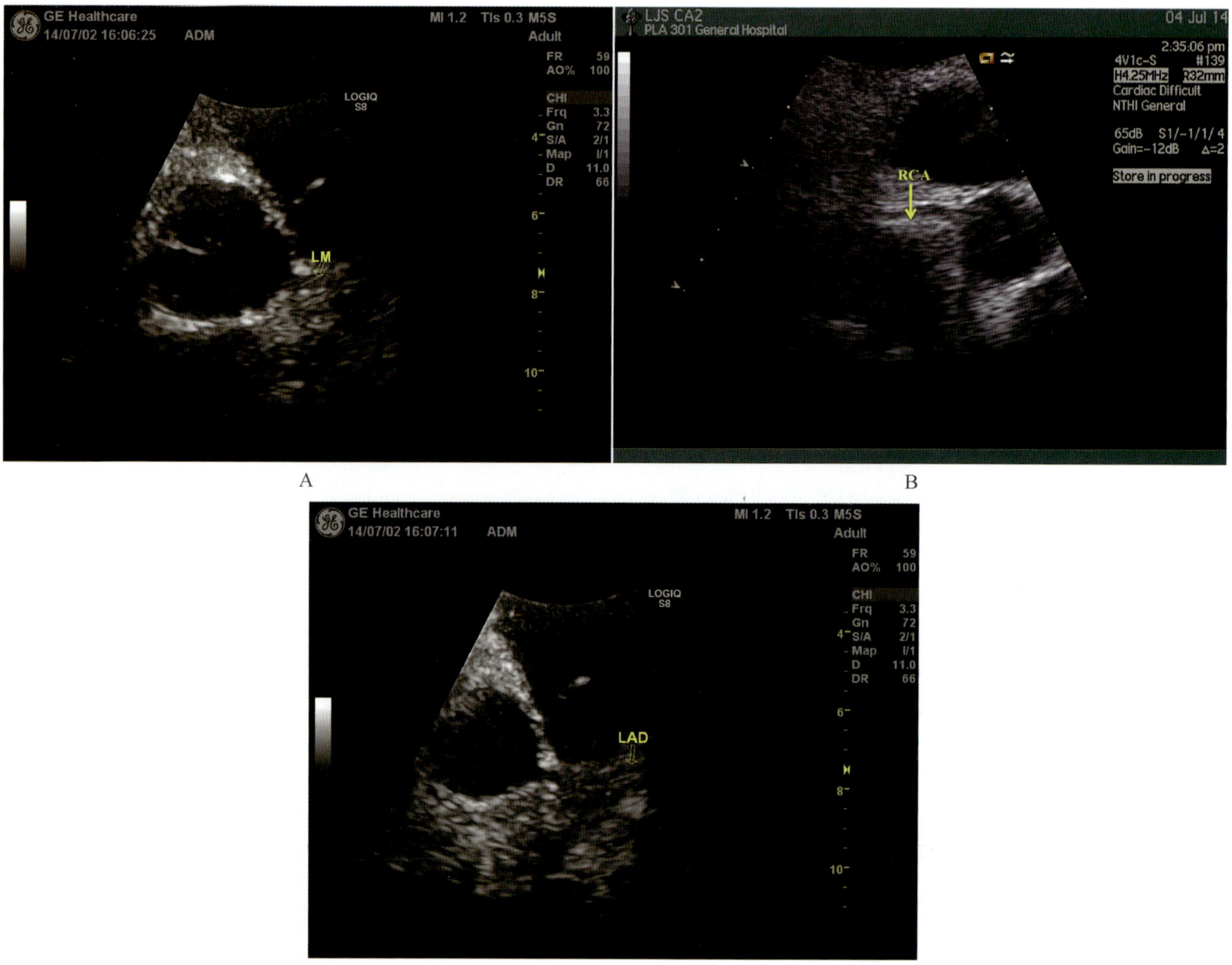

图 1-2-2 非标准胸骨旁大动脉短轴切面二维超声心动图

A. 显示左冠状动脉主干（LM）；B. 显示右冠状动脉（RCA）；C. 显示左前降支（LAD）

创、可重复观察的优越性，是冠状动脉造影的重要补充。冠状动脉血流显像技术的应用需基于对冠状动脉解剖的充分理解，探查方法如下：

1. 左前降支

患者取左侧卧位，探头置于左侧胸骨旁位置获取大动脉短轴图像，轻微调整探头位置使图像平面自肺动脉干正下方横截心脏，即可显示左主干和左前降支近段（图 1-2-2A 和 C）。在 B 型超声上这些动脉相对易于显像，而前降支更远段通常要求使用彩色多普勒技术来定位。在某些患者，有时在胸骨旁长轴切面基础上略微调整探头，即可获取左前降支近段的图像。左主干及前降支也可在非标准心尖五腔切面（横截心脏前壁）上瓦氏窦的侧方区域内定位。

前降支中、远段可在胸骨旁低位显像，在短轴切面显示室间沟，然后或向心脏基底部倾斜探头，或旋转探头获取非标准长轴切面（平行于室间沟），都可显像前降支的长轴。前降支中、远段有时也可在非标准心尖五腔切面（横截心脏前壁）上显像，整个前降支和某些对角支皆可在此切面显示。心尖声窗也经常用于评估位于心尖甚至是左心室下壁的前降支远段，由于多普勒探头夹角较小，心尖声窗是测量前降支血流速度的最佳切面。在心尖二腔切面基础上探头略向右侧倾斜，使室间隔前方出现部分右心室结构，在将探头逐渐向左倾斜，待右心室结构正好消失，此时室间隔前方显示沿前室间沟下行的前降支的中下段。二维超声可显示其远端的短轴切面，稍微旋转探头可显示左前降支的长轴管型结构，用彩色多普勒显示其血流，脉冲多普勒可显示其血流频谱。左主干和前降支全程也可在心尖三腔切面显示。

患者取仰卧位，探头置于剑下获取长轴切面，然后向头部斜探头，方向指向左心室前壁，可获得前降支大段图像，但通常在此切面获得的图像质量较差且多普勒成像角度欠佳。

2. 旋支

旋支也可在胸骨旁短轴图像平面于肺动脉干下横截心脏的切面显示，但有时探头置于左心耳下方时图像质量更佳。通常需要轻微旋转探头方向以显示走行于冠状沟内的旋支中段，当图像平面横截二尖瓣环时显示最佳。在某些患者，有时旋支近、中段易于在非标准胸骨旁长轴切面清楚显示，此切面上旋支位于左心室侧壁。

将探头置于心尖获取非标准五腔切面（横截心脏前壁），仔细探查瓦氏窦侧方区域，可发现旋支在此起源于左主干，使用彩色多普勒技术测得的旋支起始段血流速度相当可靠；旋支远段也可在二维超声心动图上显示，但由于此段旋支距探头较远且走行垂直于超声束，因此在左心室前-侧壁显示旋支远段无太大意义。

3. 右冠状动脉

胸骨旁短轴切面可用于显像右冠状动脉近段，此段动脉在二维超声上就能清楚显示（图 1-2-2B），而定位右冠状动脉中、远段则通常需要使用彩色多普勒技术。在某些患者，有时右冠状动脉近段更易于在非标准胸骨旁长轴显示，可见此段动脉沿主动脉前壁走行（图 1-2-3）。右冠状动脉近段不易在心尖声窗显像，但此声窗是记录血流频谱的最佳位置。

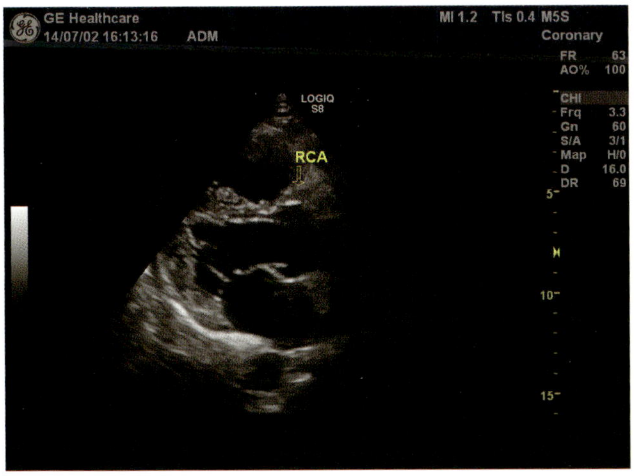

图 1-2-3 非标准胸骨旁长轴切面显示右冠状动脉

RCA：右冠状动脉

患者取仰卧位，探头置于剑下获取心脏短轴切面，在左心室前壁冠状沟处仔细探查，可获得质量良好的右冠状动脉中段图像。由于此切面多普勒成像角度较小，使用彩色多普勒技术测得的血流速度也相当可靠。

右冠状动脉远段可在心尖声窗进行评估。获取四腔切面后，探头向更垂直于胸壁的位置倾斜，使图像平面横截心脏下壁和后室间沟，可获得质量良好的后降支（通常是右冠状动脉远段）图像。或者，在心尖二腔切面基础上探头略向下移动，显示左心室心尖部，待右心室结构正好消失，此时左心室下壁和下膈肌之间可出现沿后室间沟下行的后降支的中下段（图 1-2-4）。

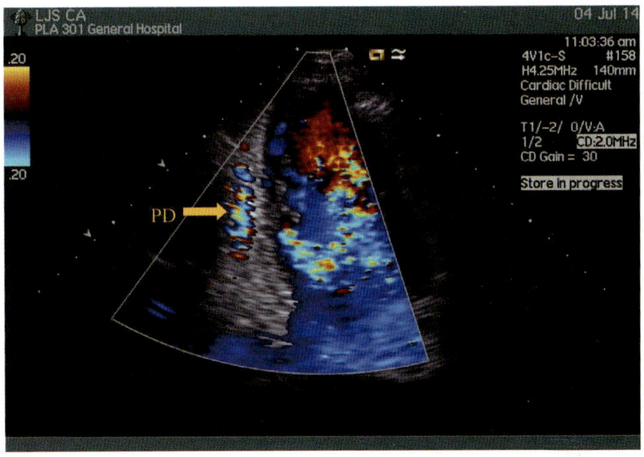

图 1-2-4 非标准心尖二腔切面显示后降支

PD：后降支

彩色多普勒显示冠状动脉为舒张期持续的线状红色血流信号，脉冲多普勒显示为以舒张期为主的双期血流频谱。在彩色多普勒冠状动脉血流显像引导下采用频谱多普勒可定量分析冠状动脉血流灌注情况，认识冠状动脉血流的生理，了解各种生理和病理因素对冠状动脉血流灌注的影响，评估药物治疗的效果，为诊断和治疗提供可靠的依据。

彩色多普勒冠状动脉血流显像对于室间隔前段、左心室前壁及侧壁前段心肌内血流可较为清晰地显示，而室间隔后端及左心室后壁心肌内的冠状动脉血流显示欠佳。右心室游离壁心肌内冠状动脉血流显像亦不理想。

常用参数有：收缩期最大和平均血流速度（PSV、MSV），舒张期最大和平均血流速度（PDV、MDV），收缩期和舒张期血流速度时间积分

（VTI_s、VTI_d），总血流速度时间积分（VTI_{s+d}），总平均速度（MV），舒张期和收缩期血流速度时间积分比值（VTI_d/VTI_s），收缩期和舒张期血流速度时间积分与总血流速度时间积分比值（VTI_s/VTI_{s+d}、VTI_d/VTI_{s+d}）等。近年来，有研究者使用经胸多普勒超声无创检测冠状动脉血流储备，其方法简便易行，重复性好，精确性高，无放射暴露风险，与造影结果相关性良好，有相当广泛的临床应用前景[3]。

（智　光　张　波）

第二节　冠状动脉起源异常

一、冠状动脉异常起源于肺动脉

冠状动脉异常起源于肺动脉（anomalous origin of coronary artery from pulmonary artery）是一种罕见且严重的先天性冠状动脉畸形，指冠状动脉从主肺动脉或其分支发出。畸形起源的冠状动脉多数起自主肺动脉的左后窦或右后窦，也有极少数起自主肺动脉干，个别起自肺动脉的分支。

据统计，此种畸形非常罕见，仅占所有先天性心脏畸形的 0.25%～0.5%[4]。左冠状动脉（左主干、前降支或旋支）异常起源于肺动脉在心导管检查的先天性心脏病患者中发生率仅为 0.26%；而右冠状动脉异常起源于肺动脉则更为罕见，由于右心室相对低压，因而并不引起缺血，也不刺激侧支循环的发生；双侧冠状动脉皆起源于肺动脉者极度罕见，一般患者在出生后数天内出现症状，2 周内死亡，若并存肺动脉高压则存活时间可延长。

此种畸形多单独存在，但在 5%的患者中也可并存其他心脏畸形，包括房间隔缺损、室间隔缺损和主动脉缩窄[5]。下面主要讨论左冠状动脉异常起源于肺动脉（ALCAPA）。

（一）左冠状动脉异常起源于肺动脉

该种异常又称 Bland-White-Garland 综合征，可表现为“冠状动脉窃血”现象，由于左向右分流导致左心室灌注异常。此综合征是儿童心肌缺血和心肌梗死的主要原因之一，若未经治疗，90%以上患儿在 1 岁前死亡[6]。如果患者存活至成年，可出现心肌梗死、左心室功能减低以及二尖瓣关闭不全，或无症状心肌缺血，后者可致心源性猝死。

1. 病理生理机制和临床表现

在出生后 1 周内，患儿的冠状动脉循环即可发生剧烈的改变：当胎儿在子宫内时，心脏可正常发育；出生后短期内，只要肺动脉压力保持或接近体循环水平，即使灌注的是混合动静脉血，左心室心肌仍可得到异常起源冠状动脉的良好灌注。随着出生后肺动脉压力的逐渐下降，冠状动脉压力超过左心室壁内压的时间越来越短，左冠状动脉内的血流减少甚至逆转，左心室的灌注开始受损，导致心肌缺血或心肌梗死。在这一关键时期，起源正常的右冠状动脉所发出的侧支血管将逐渐增加对缺血心肌的灌注，侧支循环的好坏将决定患者心肌缺血的范围和程度[6]。

2. 分型

患者侧支循环建立完好的类型称为成人型，而侧支循环分布不均者称为婴儿型；两型的临床表现不一样，预后也各不相同（表 1-2-1 和图 1-2-5）。

表 1-2-1　ALCAPA 综合征婴儿型与成人型的差异

因素	婴儿型	成人型
临床表现	有症状（心肌梗死和心力衰竭）	无症状（亚临床缺血和猝死）
心电图（ECG）	缺血改变	左心室肥大或缺血改变
右冠状动脉	轻度扩张	显著扩张
间隔侧支血管	不充分	充分
室壁运动障碍	前壁或侧壁运动减弱	无或弥漫性运动减弱
左心室	扩张	无或轻度扩张，肥大
预后	在出生 1 年内心肌梗死和死亡	由于缺血性室性心律失常而猝死

（1）婴儿型：症状发作通常在出生 8 周以内，仅有少量或无侧支循环建立，左心室心肌血供不足导致心肌梗死从而出现充血性心力衰竭和二尖瓣关闭不全[7]。在此年龄组最重要的鉴别诊断是扩张型心

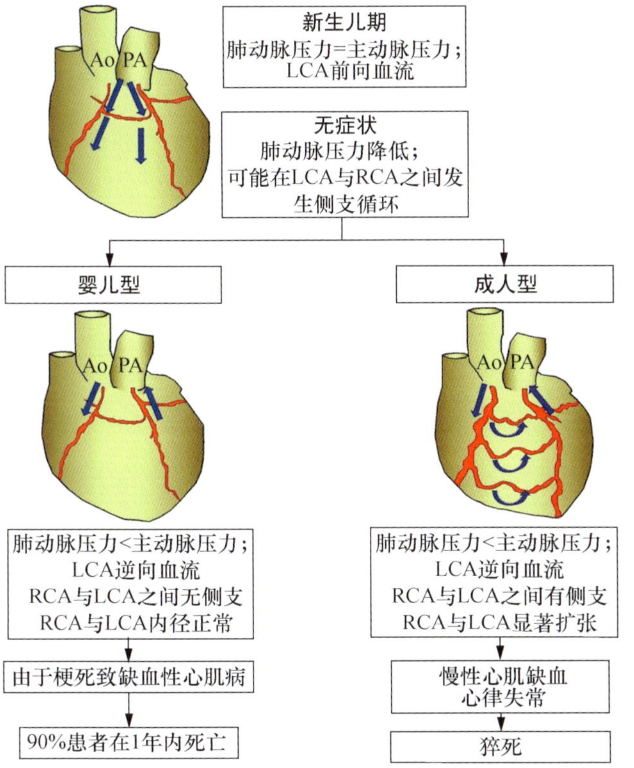

图 1-2-5 左冠状动脉异常起源于肺动脉的病理生理机制示意图

LCA：左冠状动脉；RCA：右冠状动脉；Ao：主动脉；PA：肺动脉

肌病[8]。

婴儿型典型表现为发育停滞、大汗、呼吸困难、苍白以及进食或哭泣时不典型的胸痛症状。不经外科手术，超过 90% 的患儿在出生几周至几月内夭折[6]。

（2）成人型：当肺循环压力下降，左冠状动脉血流逆转，左冠状动脉对心肌的供血出现异常，并“抽吸”氧合血至主肺动脉。因此，相对于高阻的心肌循环，血流更易进入低压的肺循环，这种左向右分流被称为“窃血”现象。为了生存，患儿从右冠状动脉至左冠状动脉发出众多侧支，然而，这不一定能保证左心室充分的血供，特别是在心内膜下区域。慢性的左心室心内膜下缺血导致患者出现恶性室性心律失常，在 80%～90% 的患者中都有猝死的风险[9]。患者可无症状，也可出现二尖瓣关闭不全、缺血性心肌病，或恶性心律失常，后者可致猝死。

和婴儿型的表现不同，成人型并不一定存在显著的左心室功能异常，这可能是由于侧支循环建立得较早较好。此外，任何原因导致的肺动脉压力升高均可增加心肌的灌注，例如存在动脉导管未闭时，而任何原因造成肺动脉压力降低可引发急性症状。

3．超声心动图检查

经胸超声心动图可用于确立诊断（图 1-2-6）[10]，然而即使全面而详细的检测，也容易漏诊。因此，确立诊断要求清楚地显示异常起源的动脉，但未发现冠状动脉异常开口并不代表能排除诊断。由于超声空间分辨率的固有缺陷，特别是毗邻横窦的主动脉壁和左冠状动脉血管壁的回声失落，想要清楚分辨冠状动脉的起源存在难度，而彩色多普勒技术的引入可以解决这一问题。如果怀疑冠状动脉起源于主动脉，但其他发现指向冠状动脉异常起源于肺动脉时，其他影像学方法如心导管检查、磁共振成像（MRI）或计算机断层成像（CT）可应用于确定冠状动脉起源。这一点非常重要，因为冠状动脉异常起源可用外科手术纠正，但扩张型心肌病，除外心脏移植，并不能用外科手术治疗。

胸骨旁短轴切面是显示冠状动脉起源的最佳切面之一，若左冠状动脉起源于肺动脉干，其走行一般是正常的，通常十分靠近主动脉，有时甚至走行于主动脉壁内，因此超声心动图上显示似乎为正常主动脉起源。从这一点看来，二维扫描不能排除诊断。彩色多普勒血流成像技术十分有用，但亦有其局限性。降低尼奎斯特极限可增加显像冠状动脉的敏感性，当彩色标尺调低至 18～50cm/s 时，在超声心动图检查中能发现异常血流。最初彩色多普勒可发现从左冠状动脉到肺动脉的舒张期逆流，然后可用脉冲多普勒确认。这是提示诊断的最重要的发现之一。若存在病理意义上的交通支（瘘管），且右冠状动脉至左冠状动脉的侧支循环血量增加，可检测到通过小冠状动脉的血流量增加。这种现象可通过降低尼奎斯特极限检测发现，是重要的非直接诊断特征。在理想条件下，通过仔细探查能清楚显示左冠状动脉起源于肺动脉干，特别是在异常起源位于肺动脉干前方时。然而，典型的异常起源动脉通常位于肺动脉干后方或左侧，易与主动脉起源混淆。在某些患者中，非标准胸骨旁短轴切面有助于鉴定冠状动脉的异常起源，彩色血流能显示五彩镶嵌血流喷射入肺动脉干内。

许多超声心动图发现都是非直接的，患儿通常

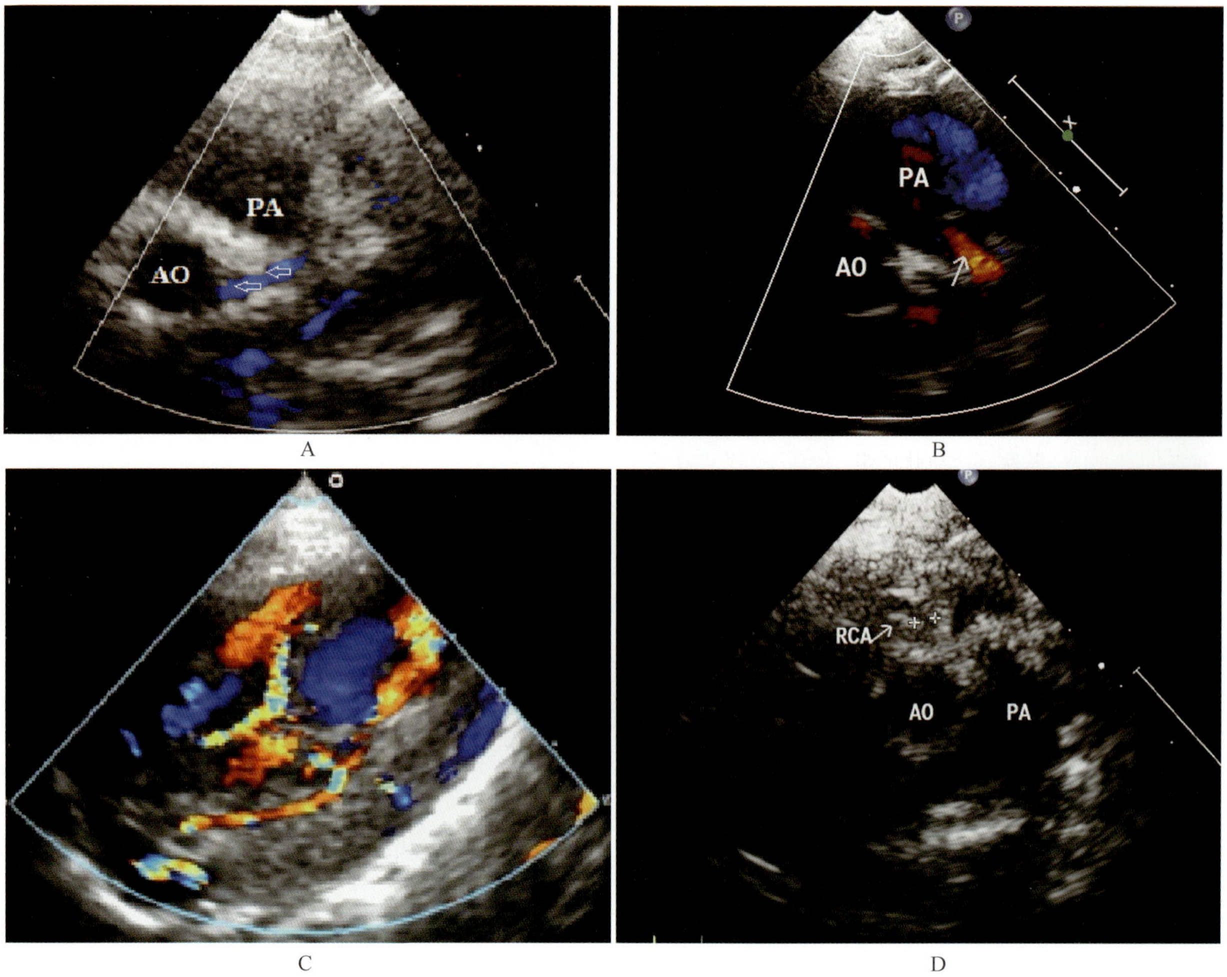

图 1-2-6 经胸超声心动图示冠状动脉异常起源于肺动脉

动脉起源于肺动脉时显示显著增宽的右冠状动脉（RCA），4 个月婴儿右冠状动脉内径达 2.9mm。AO：主动脉；PA：肺动脉

表现为左心室显著扩张且收缩功能显著降低，而右心室收缩功能较好。这一特征易与心肌病或心肌炎混淆，左心室功能异常的发作时间是鉴别的关键。任何有心脏扩张表现的婴儿必须考虑是否存在左冠状动脉异常起源于肺动脉的可能。许多超声心动图发现都有助于诊断，心肌通常都有缺血的表现，心内膜及乳头肌回声增强，这在所有切面特别是心尖四腔切面和胸骨旁切面都容易发现。几乎所有患者都存在显著的二尖瓣关闭不全。

年长的儿童通常因为体格检查发现连续性杂音或二尖瓣反流的全收缩期杂音，或由于无关的症状而行超声心动图检查。此类患者最突出的超声心动图特征是右冠状动脉扩张和室间隔出现侧支动脉血流。侧支血流易误诊为多发室间隔肌部缺损，鉴别主要依靠脉冲多普勒，侧支动脉的连续血流频谱与室间隔缺损的收缩期血流频谱不同，此外，侧支动脉无彩色血流进入右心室。右冠状动脉扩张易于在胸骨旁短轴切面显示，在其他切面如心尖四腔切面，有时也可发现。

4. 诊断和治疗

心导管检查仍是诊断冠状动脉畸形的金标准，其目的是确立冠状动脉的起源和完整性。主动脉根部注射造影剂可显示右冠状动脉的早期充盈、从侧支血管到左冠状动脉的延迟充盈以及肺动脉干的最后充盈。

外科手术通常是左冠状动脉异常起源于肺动脉的标准治疗，其目的是重建双重冠状动脉供血系统[11]。在新生儿，早期诊断和早期手术是关键，若早期诊断以及迅速外科介入建立双重冠状动脉供血系统，心肌损伤可逐渐恢复，预后较好。在无症状成人患者，尽管有文献报道不经外科手术长期存活的病例，但一般认为应尽快纠正畸形。

5. 鉴别诊断

此病应与川崎病、冠状动脉-冠状静脉窦瘘、动脉粥样硬化性冠状动脉扩张、血管炎、硬皮病、Ehlers-Danlos 综合征、遗传性出血性毛细血管扩张症、创伤，以及高脂血症鉴别[12]（表 1-2-2）。

表 1-2-2 左冠状动脉异常起源的鉴别诊断

疾病	影像学发现	鉴别特征
ALCAPA（成人型）	右冠状动脉及异常起源的左冠状动脉弥漫性扩张，侧支血管扩张	左冠状动脉起源于肺动脉干
动脉粥样硬化性冠状动脉扩张	弥漫性冠状动脉扩张	受累冠状动脉的动脉粥样硬化斑块
川崎病	多发聚集的冠状动脉瘤	年轻患者有病毒感染病史
冠状动脉-冠状静脉窦瘘	扭曲的冠状动脉伴随心外膜静脉及冠状静脉窦扩张	动静脉交通，仅与瘘管相关的动脉扩张
多发性大动脉炎	冠状动脉瘤以及狭窄	累及主动脉和大血管

（二）右冠状动脉异常起源于肺动脉

右冠状动脉异常起源于肺动脉比左冠状动脉异常起源于肺动脉更加罕见，其走行通常较为良性。诊断一般较晚，通常在儿童期或成年早期因心脏杂音而就诊，患者多无症状，或由于并存的其他先天性心脏病要求行外科手术。超声心动图较易发现右冠状动脉异常起源于肺动脉干，其典型发现即逆向血流进入肺动脉干。左冠状动脉通常扩张且扭曲，在室间隔可见侧支动脉，左心室功能一般正常，右心室功能可能减低也可能正常，患者也不一定存在显著三尖瓣反流。外科手术要求重新再植异常起源的冠状动脉。

二、冠状动脉异常起源于主动脉

冠状动脉异常起源于主动脉约占所有冠状动脉畸形的 1/3，所有三支冠状动脉皆可累及，除左冠状动脉异常起源于右冠状窦（anomalous origin of the left coronary artery from the right coronary sinus）以及右冠状动脉异常起源于左冠状窦（anomalous origin of the right coronary artery from the left coronary sinus）与心脏症状及猝死相关外，其他异常主动脉起源畸形多为良性[13]。根据先天性心脏病外科命名及数据委员会的分类法，可分为如表 1-2-3 所示四型[14]。

表 1-2-3 冠状动脉异常起源于主动脉分型

分型	所占比例及特征
左冠状动脉异常起源于右冠状窦	21%：4 种不同的走行
右冠状动脉异常起源于左冠状窦	6%～27%：可走行于主动脉根部前方，或主动脉与肺动脉之间
旋支异常起源于右冠状窦或右冠状动脉	10%～60%（最常见）：走行于大动脉前或后，不在之间走行，且总在主动脉根部与左心房之间
冠状动脉反转	极为罕见：左冠状动脉起源于右冠状窦且右冠状动脉起源于左冠状窦

（一）左冠状动脉异常起源于右冠状窦

左冠状动脉异常起源于右冠状窦按照冠状动脉的走行以及预后的不同可分为四型（图 1-2-7）[15]：①左主干走行于主动脉与肺动脉之间，位于肺动脉干后方与之毗邻（图 1-2-7A）；②左主干从前方跨越右心室流出道（图 1-2-7B）；③左主干可能在心肌内或心内膜下沿室上嵴走行，在心脏表面走行于室间沟近端（图 1-2-7C）；④左主干可能从右冠状动脉右侧发出，从主动脉根部后侧走行（图 1-2-7D）。

当左主干自主动脉与肺动脉之间走行时，左冠状动脉可能被挤压，在青少年或青年人中不明原因的猝死率显著升高，而且猝死与强劳力相关明显[16]。因此，有心绞痛、心肌梗死或心源性晕厥的儿童或青年人应行造影检查以除外此畸形。

相反，若单支冠状动脉从左冠状窦发出或两支冠状动脉皆从左冠状窦发出，且右冠状动脉在主动脉与右心室流出道之间走行，也可发生挤压，但一般不会出现猝死。这可能是由于右心室需要的灌注压较低的缘故。

1. 病理生理机制和临床表现

左主干走行于主动脉与肺动脉之间的患者猝死的风险极高，有文献报道达到 82%[16]。其猝死的机制为异常起源的动脉血流减少所致的急性心肌缺血，通常发生于运动或劳力时，此时心肌需氧量最高，而每搏量增加使两支大动脉根部向外扩张，血流阻塞可能存在多种机制，包括冠状动脉本身壁内部分的压缩、被主动脉和肺动脉干挤压以及异常开口固

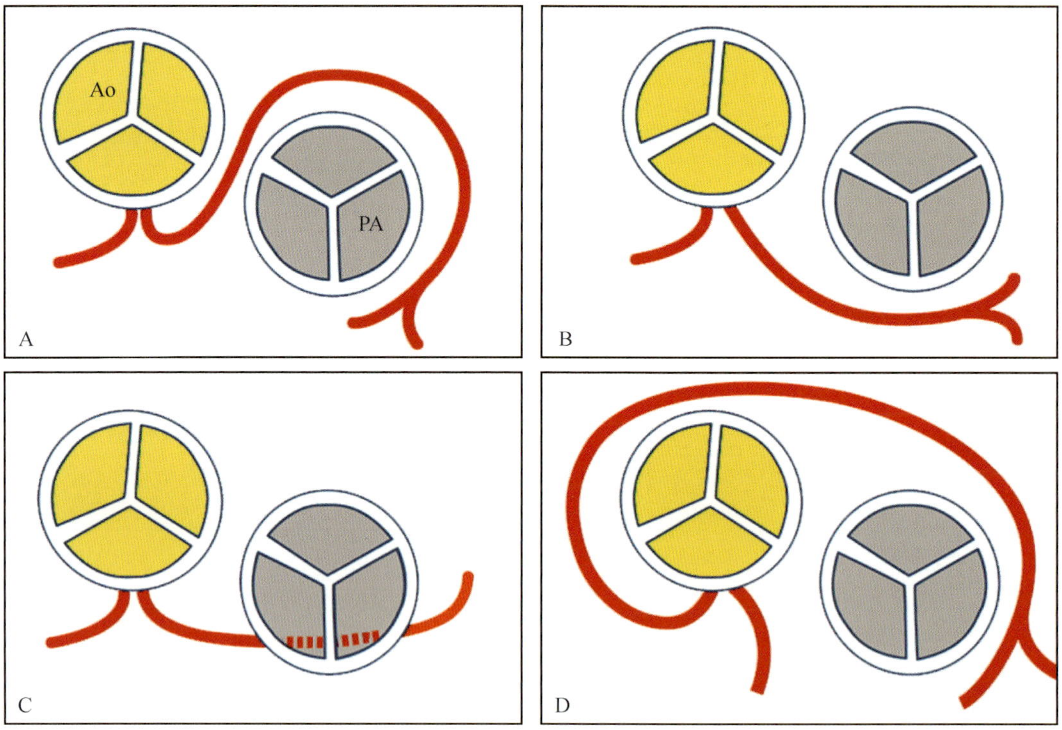

图 1-2-7 左冠状动脉异常起源于右冠状窦分型示意图

Ao：主动脉；PA：肺动脉

有狭窄或扭结的恶化[17]。在年长患者，其罹患动脉粥样硬化的风险远高于对照组。

48%的患者皆存在症状，包括心绞痛（20%）、充血性心力衰竭（14%）、晕厥（14%）和心肌梗死（6%），这些表现提示高度的猝死风险[18]。心绞痛和猝死主要出现于年轻患者，而年龄超过 30 岁的患者多表现为心绞痛和心肌梗死。不幸的是，年轻患者易发生猝死，甚至在专业运动员，这也可能是其唯一的临床表现。事实上，冠状动脉畸形，包括左冠状动脉异常起源于右冠状窦，与肥厚型心肌病一起，是最常见的与猝死相关的心脏畸形。患者运动负荷试验可表现为心肌缺血，但也可能完全正常。超声心动图是最常用的影像学检查方法之一[19]。

2. 超声心动图检查

超声心动图可确定此畸形的起源和走行。胸骨旁短轴切面是显像的最佳切面之一，不仅可显示冠状动脉的异常起源，而且可显示其走行及与右心室流出道的关系（图 1-2-8）。获取图像后缓慢回放通常对显像冠状动脉的异常起源帮助很大。彩色多普勒技术对确定左主干的壁内节段非常有

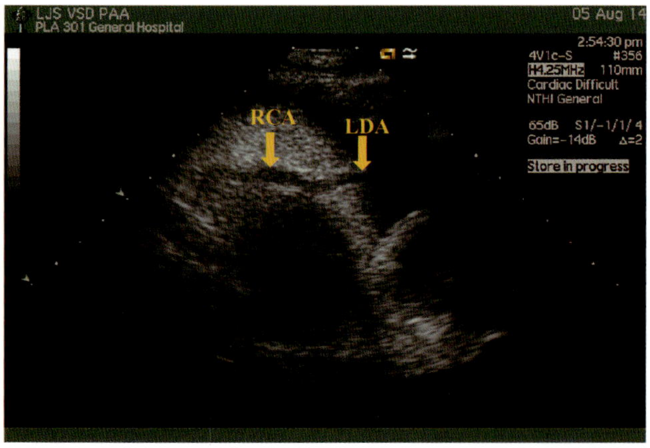

图 1-2-8 非标准胸骨旁短轴切面显示左前降支异常起源于右冠状窦

RCA：右冠状动脉；LDA：左前降支

用。实际上，主动脉与肺动脉干之间区域的舒张期异常血流常常是冠状动脉异常走行的首要征象，动脉间走行的冠状动脉可在左侧倾斜的胸骨旁长轴切面得见。确定冠状动脉口及其走行十分复杂，若存在任何问题，建议患者行冠状动脉造影以确诊。

（二）右冠状动脉异常起源于左冠状窦

之前右冠状动脉异常起源于左冠状窦被认为是一种良性变异，但近来的研究发现其通常走行在大动脉之间，具有造成心肌缺血的解剖学基础。有研究提示，右冠状动脉异常起源于左冠状窦潜在的猝死风险达25%。其症状通常表现为心绞痛、心肌梗死、晕厥以及高度房室传导阻滞，通常在运动时发作，其病理生理机制与左冠状动脉异常起源于右冠状窦相似[20]。

超声心动图是最常用的检查方法，与左冠状动脉异常起源于右冠状窦相似，胸骨旁短轴切面可用于确定右冠状动脉的异常起源及近段的走行。

（三）旋支异常起源于右冠状窦或右冠状动脉

此种畸形是最常见的冠状动脉畸形，多为良性变异，患者罕见症状及猝死的发生。其诊断偶然性较大，尽管有报道认为此畸形与对照组相比冠状动脉狭窄的程度更高，但冠状动脉粥样硬化的发病率与对照组无显著差异。

（四）冠状动脉反转

冠状动脉反转是极为罕见的冠状动脉畸形，左冠状动脉起源于右冠状窦和右冠状动脉起源于左冠状窦同时发生，在此不做讨论。

（智　光　张　波）

第三节　冠状动脉瘤

一、定义

冠状动脉瘤（coronary artery aneurysm，CAA）在临床当中比较少见，通常在冠状动脉造影或尸检时发现，表现为冠状动脉局部或弥漫性内径增宽，其发生率为0.3%～5.3%[21]。冠状动脉瘤本身是一个较为模糊的概念，目前仍有学者将冠状动脉轻度增宽定义为冠状动脉扩张（coronary artery ectasia，CAE）；而冠状动脉瘤则定义为冠状动脉发生局部或弥漫性扩张，其内径超过正常冠状动脉内径1.5～2倍以上；当冠状动脉内径超过8mm或4倍于正常的冠状动脉内径时，诊断为巨大冠状动脉瘤[22]。巨大冠状动脉瘤多与婴幼儿时期曾患川崎病有关[23]。冠状动脉瘤内径，从几毫米到十厘米不等。国外学者曾报道，巨大右冠状动脉瘤内径超过10cm[24]（图1-2-9）。一般累及右冠状动脉较为多见，其次为前降支动脉。巨大冠状动脉瘤发生率仅为0.02%[25]。

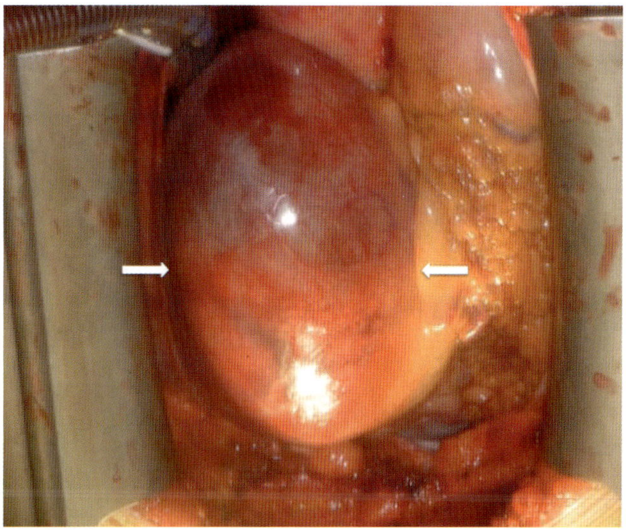

图 1-2-9　巨大冠状动脉瘤

Jahangeer等报道的巨大冠状动脉瘤，术中直视所见巨大冠状动脉瘤（箭头所示），瘤体大小为10.1cm×7.2cm[24]

二、病因及发病机制

可以分为先天性和后天性两种。先天性冠状动脉瘤多由于动脉壁中层呈节段性缺如，肌纤维发育不良，冠状动脉增宽多合并先天性冠状动脉瘘、冠状动脉异常起源；后天性多继发于冠状动脉粥样硬化、系统性炎症如川崎病（Kawasaki disease，KD）、系统性硬化病、自发性冠状动脉夹层、白塞病等。

日本学者川崎富作（Tomisaku Kawasaki）于1967年首次报道了川崎病。川崎病或川崎综合征（Kawasaki syndrome）为原因不明的全身性血管炎症，极易累及冠状动脉。该病在亚裔儿童多见，尤其在日本；相比欧洲，亚洲地区的住院率也更高[26]。

三、临床表现及影像学改变

巨大冠状动脉瘤除引起缺血等相关症状外，由于瘤体巨大，压迫纵隔、心脏邻近组织器官，引起上腔静脉综合征。一旦形成冠状动脉瘤，其自然病程即为继续发展为冠状动脉继续扩张，血栓形成，瘤体破裂。

冠状动脉瘤的影像学诊断包括无创及有创检查等方法。无创检查主要包括超声心动图、CT、MRI及冠状动脉造影。CT检查通过二维或三维重建，能够充分了解瘤体与心脏大血管及心腔的空间关系，对于经过覆膜支架治疗的患者，具有较好的随访价值[27]。但是，CT对于远端血管病变以及附壁血栓的诊断意义有限。

超声心动图是检出冠状动脉异常的重要手段，能快速、无创地诊断冠状动脉扩张或瘤样改变。在主动脉根部短轴切面及心尖五腔等多切面扫查，二维图像提示受累冠状动脉明显增宽或扩张（图 1-2-10），彩色多普勒显示瘤体处低速涡流信号。

心导管检查是诊断冠状动脉瘤的金标准，可以明确病变的大小、形态、位置以及合并的其他异常。但该检查方法亦存在缺点，不但是一种有创性检查技术，而且在合并附壁血栓时容易低估瘤体的大小。有中心采用血管内超声对冠状动脉进行扫查，通过高分别率图像充分了解冠状动脉瘤的大小以及有无血栓形成。

目前，由于缺乏有指导意义的临床研究，冠状动脉瘤尚无理想的治疗方案。根据患者受累冠状动脉血管的数目、瘤体大小、位置，以及患者的症状也不尽相同，结合发病因素，临床决策需要个体化。较小的冠状动脉瘤建议采取以抗凝和抗血小板为主的治疗措施，以预防血栓形成。年轻患者表现为急性冠状动脉综合征、缺血相关性心律失常以及猝死等心血管事件时，要首先考虑川崎病。对于川崎病引起的冠状动脉异常患者，采取内科药物治疗及限制活动。对于多支冠状动脉受累的患者，可以采取外科治疗，从而减少血栓、栓塞和血管破裂的风险。内科介入治疗可以作为CAA的一种选择性手段，如涂层支架或螺旋弹簧圈，不过目前仍无针对CAA治疗的上市产品。

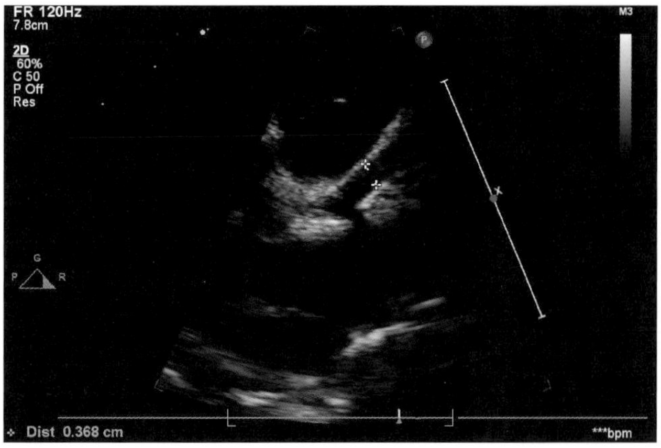

图 1-2-10 中国医学科学院阜外心血管病医院1例川崎病患儿，冠状动脉内径明显增宽

（权 欣 王 浩）

第四节 冠状动脉瘘

一、定义及发病机制

冠状动脉瘘（coronary artery fistula，CAF）是较为罕见的先天性心脏畸形，即冠状动脉及其分支与心腔或大血管之间存在异常交通。多数冠状动脉瘘漏入右心或肺动脉，漏入左心室则相对较少。首例CAF报道于1841年[28]，其发病率极低，仅为0.002%[29]。

先天性CAF是由于胎儿心血管系统发育过程中，心肌窦状间隙未退化而持续存在所致。后天获得性CAF多为医源性因素，亦或由外伤或多发性大动脉炎引起[30-31]。

二、临床表现及影像学诊断

患者的临床症状，主要取决于年龄、分流量、心肌缺血的进展情况以及漏入腔室的顺应性。冠状动脉瘘患者早期可以无任何症状，多于体检时心前区闻及连续性杂音或收缩期和舒张期双期杂音，或冠状动脉造影时发现异常；胸痛是多数患者的主要症状，主要由于瘘口远端冠状动脉血供减少，局部冠状动脉窃血，从而引起缺血发作[32]；亦有病例报道患者以心力衰竭、心绞痛、心肌梗死、心肌炎及心律失常为首发症状[33-34]。主要的并发症包括充血性心力衰竭、心内膜炎、肺动脉高压或栓塞事件，少有报道患者发生猝死[35]。

多种影像学检查手段当中，冠状动脉造影仍然是诊断金标准。冠状动脉造影检查能够清晰地显示冠状动脉走行，以及瘘管的位置、大小及漏入腔室。

其他无创性影像学检查如超声心动图、MRI、CT 等，在 CAF 的诊断当中起着不可或缺的重要作用，为患者的跟踪随访提供重要参考信息。MRI 及 CT 能够提供冠状动脉走行等更为完整的信息（图 1-2-11）。超声心动图除提供常规的心内解剖结构、整体功能等基本信息外，二维结合彩色图像，可以发现异常扩张的冠状动脉、瘘口处的高速血流信号（图 1-2-12）。

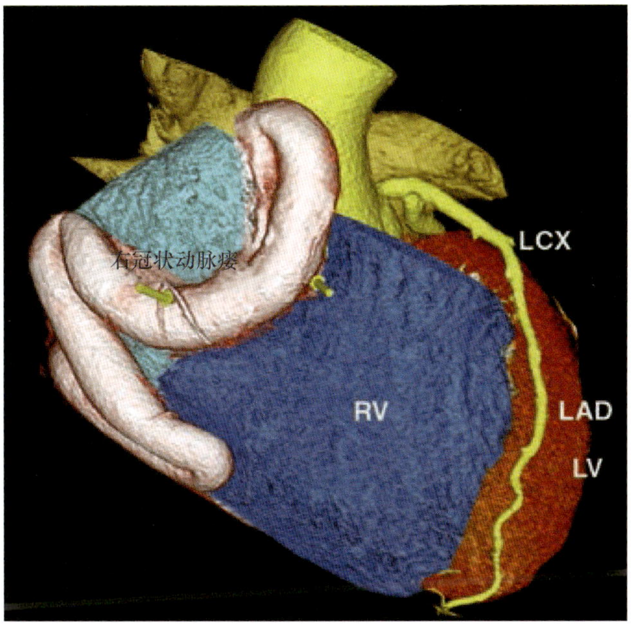

图 1-2-11 多排螺旋 CT（MDCT）示冠状动脉-右心房瘘

Saboo 等报道 1 例 50 岁男性患者冠状动脉-右心房瘘，三维 MDCT 清晰显示该患者的瘘管走行情况[36]。LAD：左前降支；LCX：左旋支；RV：右心室；LV：左心室

由于 CAF 的自然病程不尽相同，一旦患者出现胸痛、呼吸困难等临床症状时，往往需采取措施干预治疗。年龄较大，且瘘口单一的患者，可采取内科介入治疗，封堵冠状动脉瘘。如果冠状动脉瘘管较为扭曲或存在冠状动脉瘤时，则需要采取外科手术干预，主要有直接缝扎、经冠状动脉直视修复术和经心腔修补瘘口三种方法，根据其适应证不同，

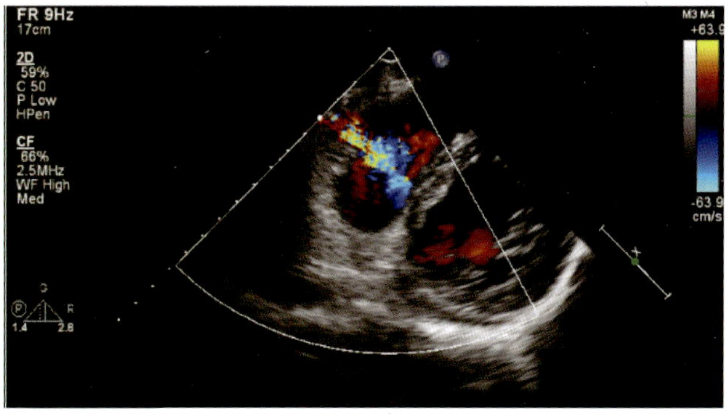

A

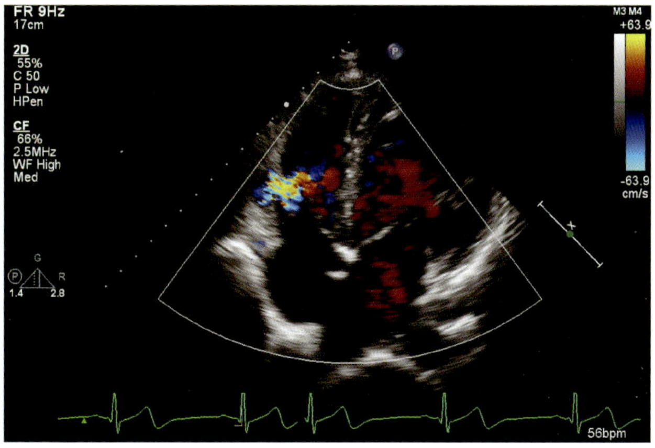

B

图 1-2-12 右冠状动脉瘘彩色多普勒超声心动图

A. 右冠状动脉瘘漏入右心室 1 例。左心室短轴切面探及五彩镶嵌的 CAF 血流信号，漏入右心室。B. 心尖四腔切面提示近三尖瓣环处探及五彩镶嵌的 CAF 瘘口，漏入右心室

在手术中可以灵活应用。

（权 欣 王 浩）

参考文献

[1] James TN. Anatomy of the coronary arteries in health and disease. Circulation，1965，32（6）：1020-1033.

[2] Krzanowski M，Bodzon W，Dimitrow PP. Imaging of all three coronary arteries by transthoracic echocardiography. An illustrated guide. Cardiovascular ultrasound，2003，1：16. doi：10.1186/1476-7120-1-16.

[3] Meimoun P，Tribouilloy C. Non-invasive assessment of coronary flow and coronary flow reserve by transthoracic Doppler echocardiography：a magic tool for the real world. European journal of echocardiography：the journal of the Working Group on Echocardiography of the European Society of Cardiology，2008，9（4）：449-

457. doi: 10.1093/ejechocard/jen004.

[4] Pfannschmidt J, Ruskowski H, de Vivie ER. Bland-White-Garland syndrome. Clinical aspects, diagnosis, therapy. Klinische Padiatrie, 1992, 204 (5): 328-334. doi: 10.1055/s-2007-1025367.

[5] Takimura CK, Nakamoto A, Hotta VT, et al. Anomalous origin of the left coronary artery from the pulmonary artery: report of an adult case. Arquivosbrasileiros de cardiologia, 2002, 78 (3): 309-314.

[6] Wesselhoeft H, Fawcett JS, Johnson AL. Anomalous origin of the left coronary artery from the pulmonary trunk. Its clinical spectrum, pathology, and pathophysiology, based on a review of 140 cases with seven further cases. Circulation, 1968, 38 (2): 403-425.

[7] Edwards JE. The direction of blood flow in coronary arteries arising from the pulmonary trunk. Circulation, 1964, 29: 163-166.

[8] Dodge-Khatami A, Mavroudis C, Backer CL. Anomalous origin of the left coronary artery from the pulmonary artery: collective review of surgical therapy. The Annals of thoracic surgery, 2002, 74 (3): 946-955.

[9] Camarda J, Berger S. Coronary artery abnormalities and sudden cardiac death. Pediatric cardiology, 2012, 33 (3): 434-438. doi: 10.1007/s00246-012-0168-0.

[10] Andrade MJ, Canada M, Gouveia R, et al. Anomalous origin of the left coronary from the pulmonary artery in adults: diagnosis with bidimensional, pulsed and color Doppler echocardiography. Revistaportuguesa de cardiologia: orgaooficial da Sociedade Portuguesa de Cardiologia = Portuguese journal of cardiology: an official journal of the Portuguese Society of Cardiology, 1992, 11 (5): 465-470.

[11] Lange R, Vogt M, Horer J, et al. Long-term results of repair of anomalous origin of the left coronary artery from the pulmonary artery. The Annals of thoracic surgery, 2007, 83 (4): 1463-1471. doi: 10.1016/j.athoracsur. 2006.11.005.

[12] Chakrabarti S, Thomas E, Wright JG, et al. Congenital coronary artery dilatation. Heart (British Cardiac Society), 2003, 89 (6): 595-596.

[13] Shriki JE, Shinbane JS, Rashid MA, et al. Identifying, characterizing, and classifying congenital anomalies of the coronary arteries. Radiographics: a review publication of the Radiological Society of North America, Inc, 2012, 32 (2): 453-468. doi: 10.1148/rg. 322115097.

[14] Dodge-Khatami A, Mavroudis C, Backer CL. Congenital Heart Surgery Nomenclature and Database Project: anomalies of the coronary arteries. The Annals of thoracic surgery, 2000, 69 (4 Suppl): S270-S297.

[15] Hauser M. Congenital anomalies of the coronary arteries. Heart (British Cardiac Society), 2005, 91 (9): 1240-1245. doi: 10.1136/hrt. 2004.057299.

[16] Taylor AJ, Rogan KM, Virmani R. Sudden cardiac death associated with isolated congenital coronary artery anomalies. Journal of the American College of Cardiology, 1992, 20 (3): 640-647.

[17] Roberts WC. Major anomalies of coronary arterial origin seen in adulthood. American heart journal, 1986, 111 (5): 941-963.

[18] Eckart RE, Scoville SL, Campbell CL, et al. Sudden death in young adults: a 25-year review of autopsies in military recruits. Annals of internal medicine, 2004, 141 (11): 829-834.

[19] Chu E, Cheitlin MD. Diagnostic considerations in patients with suspected coronary artery anomalies. American heart journal, 1993, 126 (6): 1427-1438.

[20] Mustafa I, Gula G, Radley-Smith R, et al. Anomalous origin of the left coronary artery from the anterior aortic sinus: a potential cause of sudden death. Anatomic characterization and surgical treatment. The Journal of thoracic and cardiovascular surgery, 1981, 82 (2): 297-300.

[21] Demopoulos VP, Olympios CD, Fakiolas CN, et al. The natural history of aneurysmal coronary artery disease. Heart, 1997, 78: 136-141.

[22] Frances O. Wood, Justin E. Trivax, Robert D. Safian. Coronary Artery Aneurysms: Case Report and Review of Transcatheter Management Strategies. Catheterization and Cardiovascular Interventions, 2013, 82: E469-E476.

[23] Yeu BK, Menahem S, Goldstein J. Giant coronary artery aneurysms in Kawasaki disease—the need for coronary artery bypass. Heart Lung Circ, 2008, 17: 404-406.

[24] Jahangeer S, Anjum N, O'Donnell A, et al. Surgical repair of an asymptomatic giant right coronary artery aneurysm. Thorac Cardiovasc Surg Rep, 2013, 2: 6-8.

[25] Nichols L, Lagana S, Parwani A. Coronary artery aneurysm: a review and hypothesis regarding etiology. Arch Pathol LabMed, 2008, 132: 823-828.

[26] Nakamura Y, Yashiro M, Uehara R, et al. Epidemiologic features of Kawasaki disease in Japan: results of the 2009-2010 nationwide survey. J Epidemiol, 2012,

22: 216-221.

[27] Eshtehardi P, Cook S, Moarof I, et al. Giant coronary artery aneurysm: imaging findings before and after treatment with a polytetrafluoroethylene-covered stent. CircCardiovascInterv, 2008, 1: 85-86.

[28] Fernandes ED, Kadivar H, Hallman GL, et al. Congenital malformations of the coronary arteries: the Texas Heart Institute experience. Ann Thorac Surg, 1992, 54: 732-740.

[29] Said SA, Landman GH. Coronary-pulmonary fistula: long term follow-up in operated and non-operated patients. IntJ Cardiol, 1990, 27: 203-210.

[30] Yiginer O, Bas S, Feray H. Demonstration of coronary-to-pulmonary fistula with MDCT and conventionalangiography. Int J Cardiol, 2009, 134: e126-e128.

[31] Zeina AR, Blinder J, Sharif D, et al. Congenital coronary artery anomalies in adults: non-invasive assessment with multidetector CT. Br J Radiol, 2009, 82: 254-261.

[32] Gowda RM, Vasavada BC, Khan IA. Coronary artery fistulas: clinical and therapeutic considerations. Int J Cardiol, 2006, 107: 7-10.

[33] Cebi N, Schulze-Waltrup N, Fromke J, et al. Congenital coronary artery fistulas inadults: concomitant pathologies and treatment. Int J Cardiovasc Imaging, 2008, 24: 349-355.

[34] Shriki JE, Shinbane JS, Rashid MA, et al. Identifying, characterizing, and classifying congenital anomalies of the coronary arteries. RadioGraphics, 2012, 32: 453-468.

[35] Datta J, White CS, Gilkeson RC, et al. Anomalous coronary arteries in adults: depiction at multi-detectorrow CT angiography. Radiology, 2005, 235: 812-818.

[36] Saboo SS, Juan YH, Khandelwal A, et al. MDCT of congenital coronary artery fistulas. AJR Am J Roentgeno, 2014, 203: 244-252.

第三章　冠心病的超声诊断

第一节　室壁分段及其冠状动脉血供

根据美国心脏病学会建议，左心室心肌分为17节段，其中左心室基底段和中间段均分为6段，即前间隔、下间隔、前壁、前侧壁、下侧壁和下壁，左心室心尖段分为5段，即室间隔、前壁、侧壁、下壁和心尖帽[1]（图1-3-1）。

左右心室壁的各节段由不同的冠状动脉分支提供血液供应，常见的冠状动脉分支灌注节段为[1]（见图1-3-2）：

①前间隔基底段——前降支；②下间隔基底段——右冠状动脉（简称右冠）；③前壁基底段——前降支；④前侧壁基底段——前降支或旋支；⑤下侧壁基底段——右冠或旋支；⑥下壁基底段——右冠；⑦前间隔中间段——前降支；⑧下间隔中间段——右冠或前降支；⑨前壁中间段——前降支；⑩前侧壁中间段——前降支或旋支；⑪下侧壁中间段——右冠或旋支；⑫下壁中间段——右冠；⑬室

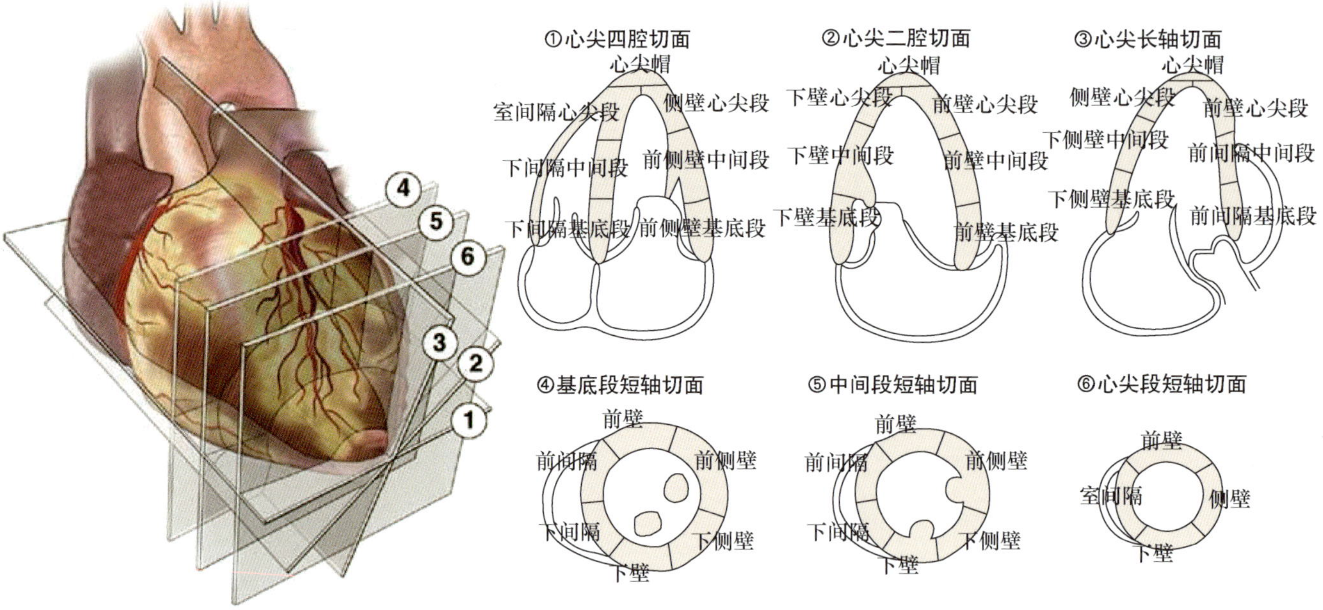

图1-3-1　ASE推荐的左心室室壁节段划分模式

④、⑤和⑥为短轴切面。在二尖瓣和乳头肌水平左心室短轴切面，室间隔被分成前、下（后）间隔2个节段，左心室游离壁从前至后可分为前壁、前侧壁、下（后）侧壁和下（后）壁4个节段。心尖范围较小，其短轴切面只分成室间隔、前壁、侧壁和下（后）壁4个节段。整个左心室分16节段。①、②和③为心尖长轴切面，分别在三个心尖长轴切面分区。心尖四腔切面显示左心室前侧壁和下（后）间隔，心尖二腔切面显示左心室前壁和下（后）壁，心尖左心室长轴切面显示前间隔和左心室下（后）侧壁。与短轴切面对应，长轴切面由上至下分为3段，包括基底段，位于左心室上1/3，相当于二尖瓣水平；中间段，位于左心室中1/3，相当于乳头肌水平；心尖段，位于左心室下1/3，相当于心尖水平。17节段分段法在原有的16节段基础上，增加心尖帽（引自Lang RM，et al. J Am Soc Echocardiogr，2005，18：1440.）

间隔心尖段——前降支；⑭前壁心尖段——前降支；⑮侧壁心尖段——前降支或旋支；⑯下壁心尖段——右冠或前降支；⑰心尖帽——前降支；⑱右心室游离壁——右冠。

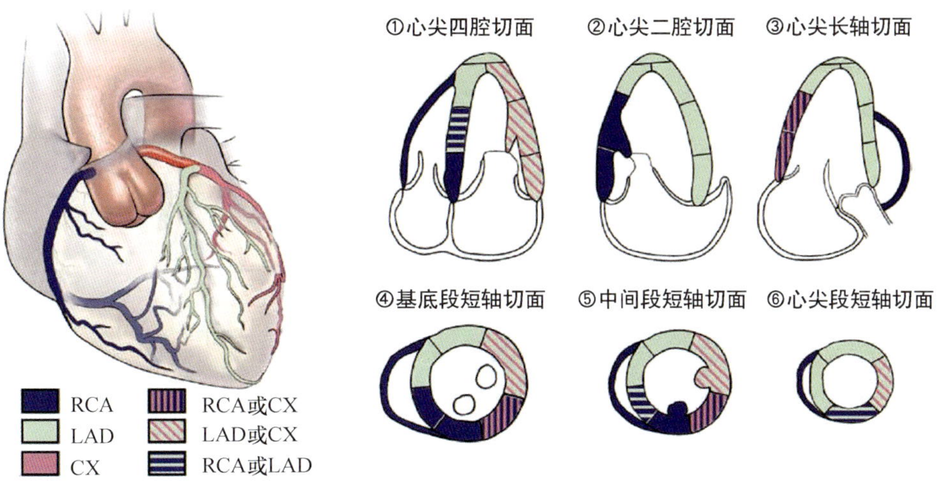

图 1-3-2 左心室节段划分与冠状动脉灌注的关系

①心尖四腔切面，心尖部及室间隔（下后间隔）远端 1/3 由前降支（LAD）供血，室间隔近端 1/3 由后降支［多起源于右冠状动脉（RCA），左优势者起源于旋支（CX）］供血，前侧壁由 LAD 或 CX 的分支供血。②心尖二腔切面，后降支供应左心室下壁 2/3 的心肌，其余部分由 LAD 供应。③心尖左心室长轴切面或胸骨旁长轴切面，前间隔血供来自 LAD，左心室后壁通常由 CX 供血。④、⑤和⑥为短轴切面，LAD 供应前间隔、前壁及前侧壁，后降支供应下（后）间隔及下（后）壁，CX 供应下（后）侧壁。17 节段分段法中，心尖帽通常由 LAD 供血（引自 Lang RM，et al. J Am Soc Echocardiogr，2005，18：1440.）

第二节 超声评价节段室壁运动

冠状动脉疾病和心室壁节段运动的关系密切，如果冠状动脉主干和分支出现狭窄或闭塞，其支配的室壁节段可能出现不同程度的运动异常，因此超声定量节段室壁运动对于冠心病的诊断、介入和旁路移植（搭桥）术疗效的评估具有重要的临床价值。

（一）室壁运动记分指数

心内膜位移幅度是判断室壁运动的常用指标，心内膜位移幅度的正常值≥5mm，<2mm 为运动消失，2～4mm 为运动减弱。根据心内膜位移幅度，将室壁运动分为四级：

1. 运动正常

运动正常指室壁运动的方向及幅度在正常范围。

2. 运动减弱（hypokinesis）

运动减弱指室壁运动方向正常，幅度减小，室壁增厚率<50%。

3. 运动消失（akinesis）

运动消失指室壁收缩运动消失，局部节段无增厚改变。

4. 矛盾运动（dyskinesis）

矛盾运动指室壁收缩期运动方向与正常相反，收缩期室壁变薄，向心腔外膨出，常合并室壁瘤。

对每一节段的收缩运动进行评分，1=正常或增强，2=运动减弱，3=运动消失，4=矛盾运动，5=室壁瘤样运动。室壁运动记分指数（wall motion score index，WMSI）是将各节段室壁计分总和除以被分析的节段数。WMSI=1 为正常，WMSI 增高表示室壁运动障碍[2]。

（二）组织多普勒显像

将取样容积置于局部心肌，可以显示该节段的速度-时间曲线、位移-时间曲线或应变-时间曲线，得到该节段的收缩期速度峰值、位移峰值或应变峰值，反映心肌的局部功能。病变室壁节段的收缩期速度峰值、位移峰值或应变峰值较正常心肌显著下降（图 1-3-3）。

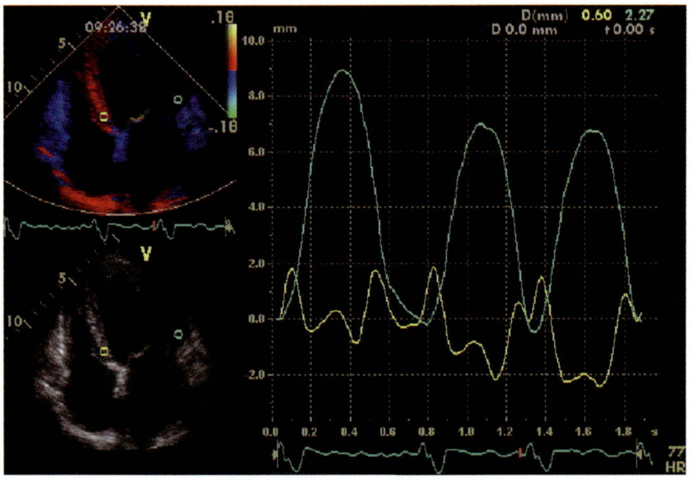

图 1-3-3 正常和缺血心肌位移–时间曲线

黄色和蓝色分别表示正常和缺血心肌的位移–时间曲线，可见缺血室壁的位移明显低于正常节段

（三）斑点追踪显像

由于斑点追踪显像与多普勒频移无关，因此无角度依赖性，可以更准确地评价心肌局部运动。基于斑点追踪显像的应变–时间曲线可以评价心肌纵向、径向和环向三个方向的收缩功能，病变室壁节段的应变值显著降低（图 1-3-4）。

（四）实时三维超声心动图

17 节段容积–时间曲线能够显示各节段的容积变化和达到最小容积的时间，可用于评价局部室壁收缩功能。病变室壁节段的容积–时间曲线变得平坦且杂乱（图 1-3-5）。

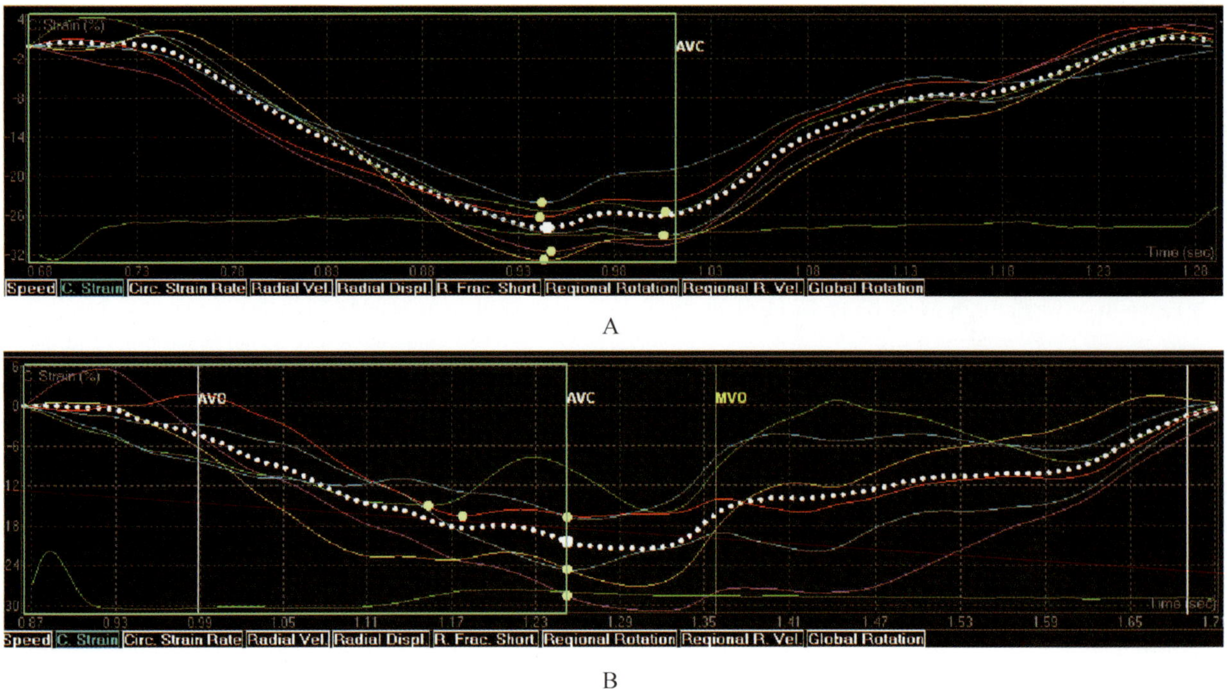

图 1-3-4 正常人及冠心病患者心肌的环向应变–时间曲线

A 和 B 分别是正常人心肌和冠心病患者心肌的环向应变–时间曲线，可见患者的环向应变峰值下降，各节段运动不同步

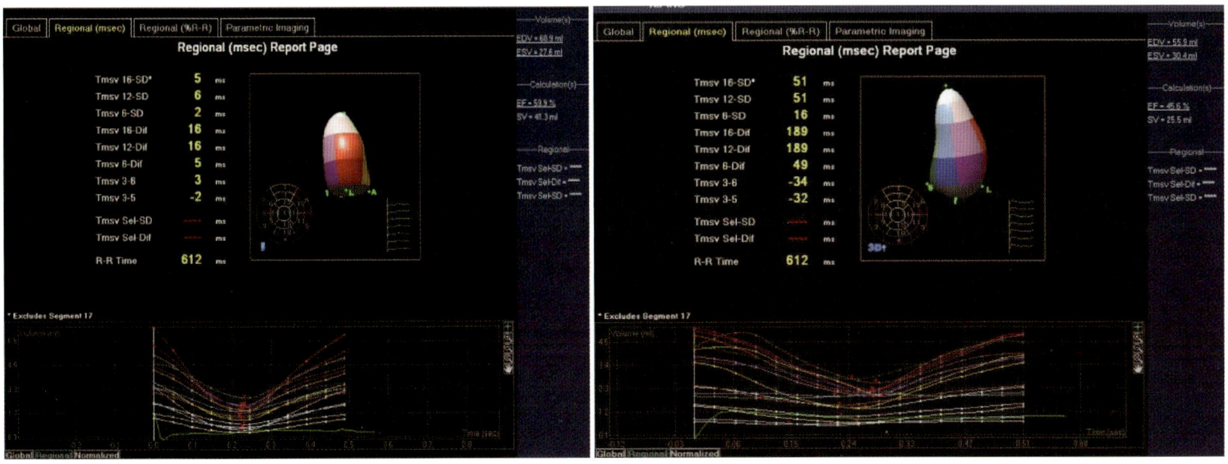

A　　　　　　　　　　B

图 1-3-5　正常人及冠心病患者的容积-时间曲线

A 和 B 分别是正常人和冠心病患者的容积-时间曲线，可见患者的多个节段收缩活动减弱，表现为曲线平坦；且各节段收缩不同步，表现为曲线杂乱无章

第三节　超声评价左心室整体收缩和舒张功能

一、左心室容积的定量评价

左心室容积的准确测量是应用左心室容积变化评价左心室收缩功能的前提，左心室容积可以通过 M 型、二维和三维超声心动图来评估。前两种方法需要对左心室进行几何假设，然后应用已知的数学公式来计算其体积，而三维超声则无需几何假设。

1. M 型超声心动图

最早被接受用超声心动图评价左心室容积的方法是从 M 型超声心动图测量左心室的短轴径。M 型取样线通过腱索水平的左心室腔，可以获得舒张末期和收缩末期左心室短径 D。在所有 M 型超声测量左心室容积中，Teichholtz 公式是最为准确的一种，$V=7D^3/2.4+D$，以此计算左心室舒张末期容积（EDV）和收缩末容积（ESV）（图 1-3-6）。但是有节段室壁运动异常时，该公式误差较大。

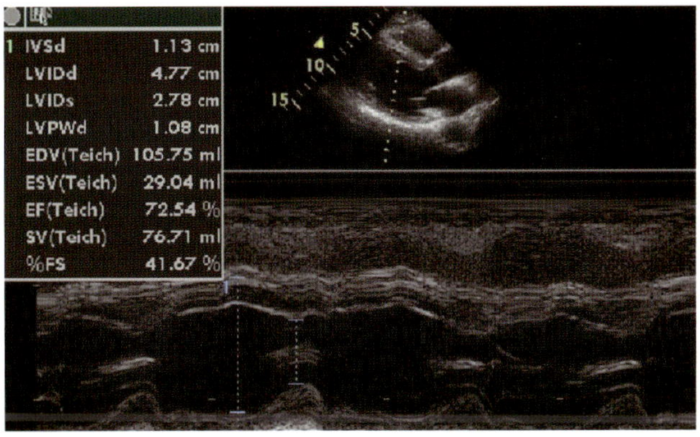

图 1-3-6　Teichholtz 公式测定左心室舒张末期容积（EDV）和收缩末期容积（ESV）

2. 二维超声心动图

假定左心室是一个扁长椭圆体，如果其三个半径是已知的，分别是 a、b、c，则左心室的容积可用下式计算：$V=4\pi/3\times a\times b\times c$。若已知长轴面积 A 和长径 L，则面积-长度公式可以简化为 $V=8A^2/3\pi L$。

目前常用测定左心室容积的方法是 Simpson's 法。左心室的容积是沿左心室纵轴方向，一系列厚度相等（H）、容积不等的薄圆柱体容积的总和。每个薄圆柱体的容积是其截面积（H）和厚度的乘积：$V=(A1+A2+A3\cdots\cdots)\times H$。在有室壁运动障碍或形态不规则时，薄圆柱体的数量越多，计算左心室容积的准确性也越高。采用 Simpson's 公式测量左心室容积时，由于受到透声窗口的影响，能获取的短轴切面数量有限，因此对其进行了改良，采用心尖单平面或双平面法计算左心室容积。例如，Simpson's 双平面法计算左心室容积公式为 $V=\pi/4 \cdot H\sum D$，D 为心尖四腔切面中与左心室长径相垂直的左心室短径，H 为高度（图 1-3-7）。Simpson's 法测量左心室容积准确性较高，可用于发生左心室形变患者心功能的估计，其局限性在于有时心内膜边界不清，且心尖四腔及心尖两腔切面不在同一心动周期。

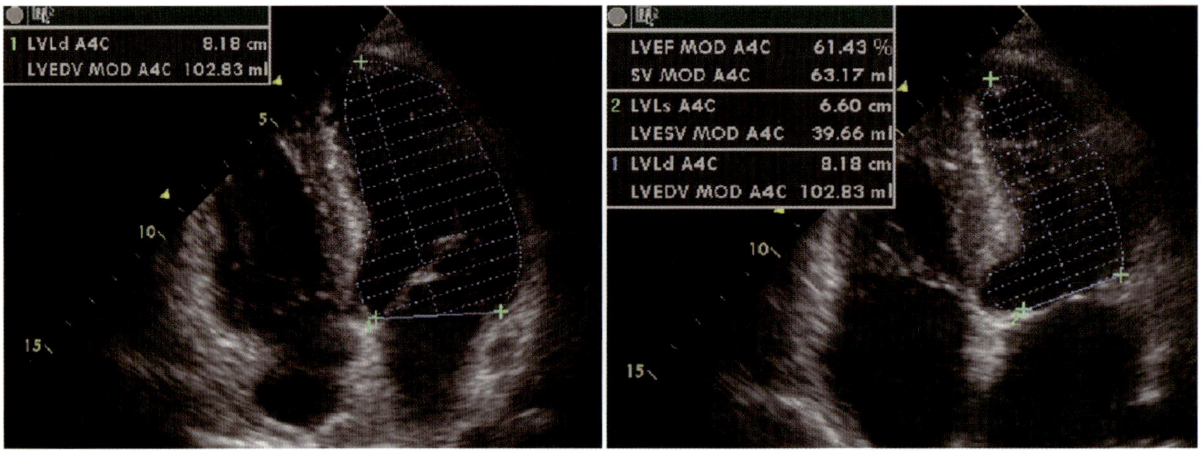

A　　　　　　　　B

图 1-3-7 心尖平面法测量左心室容积

A 和 B 分别显示心尖单平面法测量左心室舒张末期容积（LVEDV）和收缩末期容积（LVESV）以及左心室射血分数（LVEF）值

另外，还可以将左心室假设成多个简单几何体之和，例如圆柱体和圆锥体之和等，以此定量左心室容积。

3. 三维超声心动图

无需几何假设，测量左心室容积更为精确，且变异性减低，缺点是要求心律规整，有时图像帧频较低。将三维探头置于心尖部，在心尖四腔观方位上仔细调整探头声束方向，在心尖四腔切面显示完整左心室，同时在正交的观察面上可以显示完整的心尖两腔切面。经心动图触发，得到全容积成像三维数据库，将获得的全容积三维图像进行切割旋转，将图像调整至在 3 个平面上分别同时显示清晰的左心室心尖四腔观、两腔观和短轴观。在心尖四腔观和两腔观剖视面，分别设定舒张末期和收缩末期，并标定室间隔、侧壁、前壁及下壁与二尖瓣环交界点及左心室心尖。软件根据标定点自动识别心内膜缘，手动调节使勾勒线与心内膜缘贴合满意。软件根据校正后的心内膜缘自动定量左心室舒张末期及收缩末期容积并计算三维左心室射血分数（LVEF），同时显示左心室整体和 17 节段容积-时间曲线（图 1-3-8）。

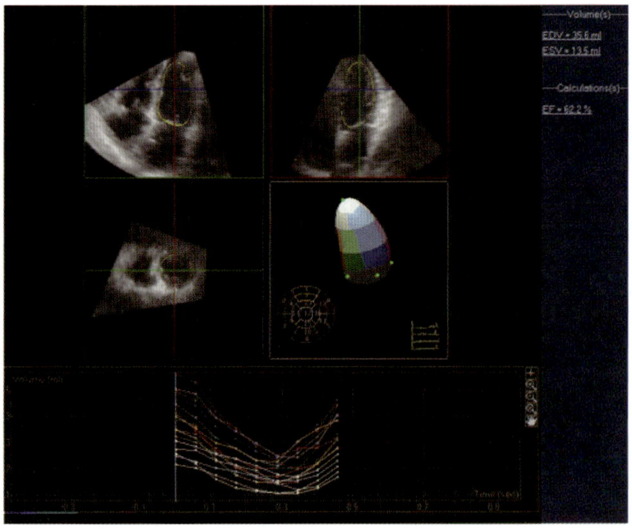

图 1-3-8 三维超声测定左心室舒张末期容积（EDV）、收缩末期容积（ESV）以及射血分数（EF）

二、左心室整体收缩功能的定量评价

每搏量是定量左心室整体收缩功能的重要指标，常用的超声技术有：

1. 二维和三维超声心动图

分别测量左心室收缩末期容积（ESV）和舒张末

期容积（EDV），计算每搏量（SV）＝EDV－ESV。

在无反流的患者，有效心排血量（CO）可从每搏量和心率（HR）算得，CO＝SV×HR。心排血量的正常值是 3.5～8.0L/min。

根据每搏量和舒张末期容积可求出射血分数（EF）：EF＝SV/EDV×100％。EF 正常值大于 50％。

左心室短轴缩短率（FS），计算公式是 FS＝（左心室舒张末期内径－左心室收缩末期内径）/左心室舒张末期内径。FS 正常值大于 25％。

2. 多普勒超声心动图

（1）主动脉瓣瓣环血流测量法：在胸骨旁长轴切面测量收缩期主动脉瓣瓣环内径，假设瓣环为圆形，其面积为 AOA，在心尖五腔切面记录主动脉血流速度，将脉冲多普勒取样容积置于瓣环水平，记录血流频谱，描绘频谱轮廓，得出主动脉收缩期流速积分 SVI，则每搏量 SV＝AOA×SVI。

（2）二尖瓣瓣环血流测量法：在心尖四腔切面测量二尖瓣瓣环内径，假设瓣环为圆形，其面积为 MAA，将脉冲多普勒取样容积置于二尖瓣瓣环水平，记录血流频谱，描绘频谱轮廓，得出二尖瓣舒张期流速积分 DVI，则心搏量 SV＝MAA×DVI。

多普勒技术测量每搏量，需要满足三个条件：一是管腔面积在心动周期中固定不变，二是测量部位的流速均匀一致，三是声束与血流方向平行，以确保可以测得最大的流速。

3. 左心室压力最大上升速率（dP/dt_{max}）

在二尖瓣反流患者，忽略加速度和摩擦力，根据简化 Bernoulli 方程，可以得到左心室收缩压（P）和左心房压（LAP）之差为 PG，即 P＝PG＋LAP。对上式取微分，$dP/dt=d(PG+LAP)/dt$，由于 LAP 随时间的变化较小，可以忽略不计，上式简化为 $dP/dt=dPG/dt$。简单的计算 dP/dt 的方法是，在二尖瓣反流频谱的加速支中，确定 1m/s 和 3m/s 的两个速度点，计算其压差为 $4\times3^2-4\times1^2=32$mmHg，测量两点间的时间（Δt），故 $dP/dt=32/\Delta t$。此方法的优点是简单快速，但由于得到的是平均 dP/dt，虽然与 dP/dt_{max} 有相关性，但非最大值，不可避免存在低估。dP/dt_{max} 的正常值是（1650±300）mmHg。

三、左心室舒张功的定量评价

（一）等容舒张时间（isovolumic relaxation time，IVRT）

等容舒张时间指的是左心室射血完成，主动脉瓣关闭至二尖瓣开放，左心室充盈开始之间的时间间隔。在 M 型超声心动图上以主动脉瓣闭合曲线为起点，以二尖瓣瓣叶分离为终点；在多普勒频谱上指的是从左心室流出道射血结束至二尖瓣 E 峰起始点之间的时间间期。IVRT 随年龄增长而逐渐延长，还受到心率、左心室负荷等多因素的影响，其临床应用有一定的限制，必须综合其他指标进行分析。IVRT 正常值是 70～90ms。

（二）二尖瓣血流图评价左心室舒张功能

正常的二尖瓣血流图由代表早期充盈的 E 峰和晚期充盈的 A 峰组成。由于正常左心室充盈的 2/3 是在舒张早期完成的，因此，在舒张功能正常时，E 峰大于 A 峰，即 E/A＞1。在病变的早期，当左心室弛张功能减退时，由于舒张早期左心房左心室间压力阶差减小，因而舒张晚期心房收缩射血代偿性地增多，表现为 E 峰减小、A 峰增大及减速时间（DT）延长。随病变进一步发展，即出现左心室顺应性也下降时，左心室的充盈压开始增高，二尖瓣血流图可表现为假性正常化，与正常二尖瓣血流图无差别。识别二尖瓣血流图假性正常化，其意义不仅在于从表现正常的二尖瓣血流图中择出左心室舒张功能受损的病例，更重要的是能够进一步表明患者的左心室舒张功能受损已经到了中晚期，需要引起临床足够重视。当病变相当严重，即达到所谓限制性生理期时，左心室顺应性明显下降、左心房压力也明显增高，此时反而出现舒张早期显著充盈，其二尖瓣血流图表现为 E 峰上升支较陡、减速也迅速（DT 时间明显减少）、舒张晚期充盈减少，即大 E 峰、小 A 峰，E/A＞2[2]。

（三）肺静脉血流图评价左心室舒张功能

肺静脉血流记录左心房的充盈情况，取决于左心室舒张、右心室收缩、左心房压力及左心房舒缩力等众多因素。由于能通过反映左心房的充盈间接反映左心室的舒张功能变化，因此肺静脉血流图能鉴别由左心房压力增加引起的二尖瓣血流图假性正常化。正常的肺静脉血流图特征包括收缩期的 S 波、舒张期的 D 波和心房收缩期的逆向 AR 波。正常时，S 波与 D 波大致相似，AR 波流速较低，持续时间短。AR 波增大即其流速大于 35cm/s，持续时间大于二尖瓣 A 波 30ms 时，提示左心室舒张末压增高；AR 波持续时间延长并超过 A 波则更具病理意义（图 1-3-9）。

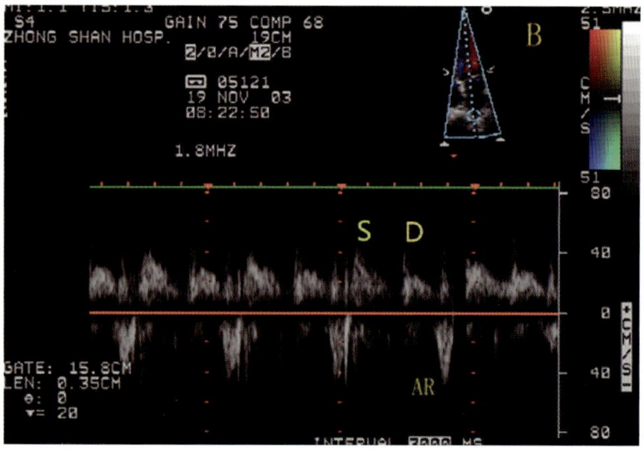

图 1-3-9 肺静脉血流图

（四）二尖瓣环运动频谱评价左心室舒张功能

应用组织多普勒技术（DTI）检测的二尖瓣环运动频谱评价左心室舒张功能是一种简便实用的新方法。二尖瓣环运动频通常有三个主波组成：①收缩期 Sa 波，从心电图 QRS 波之后开始，到 T 波结束时终止，反映心室在射血过程中，心室肌牵拉瓣环下移的速度；②舒张早期 Ea 波，心电图 T 波之后，由于心室快速充盈，二尖瓣开放，瓣环向心底移动产生的第一个舒张早期波；③舒张晚期 Aa 波，心电图 P 波之后，心房收缩，瓣环再次向心底移动产生的第二个舒张晚期波。若多普勒测定的二尖瓣血流频谱中 E＞A，DTI 测得的二尖瓣瓣环运动频谱中 Ea＞Aa，则表明左心室舒张功能正常；若 E＜A 且 Ea＜Aa，则提示左心室舒张功能明显受损；若 E＞A 而 Ea＜Aa，则为左心室舒张功能减退受血流充盈和左心房压的影响而出现的假性正常化[3]（图 1-3-10）。

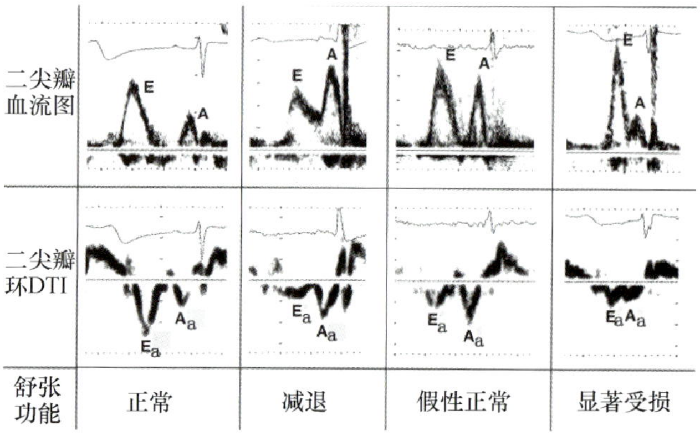

图 1-3-10 二尖瓣血流图和二尖瓣环 DTI 评估左心室舒张功能

（舒先红）

第四节 超声评价心肌梗死并发症

急性心肌梗死（acute myocardial infarction，AMI）是心血管疾病中的危重急症，在大多数情况下，根据临床表现及心电图所见，临床医师可以迅速做出急性心肌梗死的诊断。心肌梗死可见多种并发症（表 1-3-1）。二维超声心动图技术对急性心肌梗死导致的节段性室壁运动异常检测较为敏感，实验研究证实其发现要早于心电图的改变和临床症状的出现。超声心动图不仅可评价心肌缺血和（或）心肌梗死导致的节段性室壁运动异常，还可显示心脏结构的改变，如心肌梗死后室壁瘤、室间隔穿孔、二尖瓣反流和左心室附壁血栓形成等，另外，也可动态地评价冠心病患者的心功能变化。由于该技术检查无创、方便、重复性好，在心肌梗死并发症的诊断方面，超声心动图具有其他检查手段无可比拟的优势[4]。

表 1-3-1 心肌梗死主要并发症

急性期	陈旧期
破裂 游离壁破裂、室间隔穿孔、乳头肌断裂	梗死扩展
二尖瓣关闭不全 左心室扩张、乳头肌功能不全或断裂	室壁瘤
心包积液/心脏压塞	慢性心功能不全
心室附壁血栓/栓塞	
急性心功能不全	

一、室壁瘤

（一）真性室壁瘤

1. 临床特点

真性室壁瘤（true ventricular aneurysm）即临床通常意义上的室壁瘤。较大面积心肌梗死后，坏死的心肌组织被纤维组织修复，形成瘢痕或半瘢痕化，在左心室内压力的作用下，变薄的室壁向外膨出形成心室膨胀瘤也即真性室壁瘤。通常在梗死后 3 个月内形成，部分患者在 1 年内形成，是心肌梗死的常见并发症。较大的室壁瘤可导致难治性心力衰竭、室性心律失常等，并可在室壁瘤处形成附壁血栓[5]。

2. 超声诊断依据

（1）二维及 M 型超声心动图：膨出多发生在心尖部或近心尖处，因此心尖变得圆钝；梗死区心肌扩展、变薄，纤维化，回声增强，厚度只有正常室壁的 1/2～1/3，与正常室壁有连续性，瘤壁运动消失或呈矛盾运动，在收缩期和舒张期均呈瘤样向外膨出，收缩期膨出比舒张期更显著，室壁瘤的入口直径（瘤颈）常大于瘤底部；室壁瘤内常可探及附壁血栓（发生率约为 50%）；室壁瘤一般不随时间推移而缩小或消失。

（2）彩色多普勒：彩色多普勒血流显示室壁瘤瘤体内有血流充盈，色彩暗淡、方向不定。频谱多普勒测量血流速度较低。

3. 超声诊断价值

超声心动图检测室壁瘤敏感性高，特异性强，还可显示室壁厚度，显示室壁瘤占左心室大小百分比及左心室功能情况，对是否需要手术及预后判断有很大意义。

（二）假性室壁瘤

1. 临床特点

假性室壁瘤（ventricular pseudo-aneurysm）是心肌梗死的严重并发症，多系急性心肌梗死或心脏创伤、脓肿导致心脏劈裂。由于破口范围较小，未发生急性心脏压塞，局部产生的血栓和心包组织等物质包裹血液而形成的一个血肿，有小而窄的破裂口与心室相交通。因形态上心脏局部向外膨出，与心肌梗死的真性室壁瘤相似，故称为假性室壁瘤。假性室壁瘤多发生于急性心肌梗死后 5 天之内，90%以上位于左心室，老年女性多见，常发生于初次透壁性心肌梗死。临床表现为患者病情突然变化，持续剧烈的胸痛，心电图可呈现“电-机械分离”。

2. 超声诊断依据

（1）二维及 M 型超声心动图：心室壁回声失落，连续性中断。该处形成假性室壁瘤较细窄的颈部，心室腔外探及一无回声囊腔，较细的瘤颈连接该囊腔与心室腔。

（2）彩色多普勒：在假性室壁瘤和心室腔之间可见双向血流，当假性室壁瘤内血栓形成时，双向血流可不明显。

（三）真性室壁瘤与假性室壁瘤的超声鉴别要点

假性室壁瘤处心室壁心肌不连续而中断，瘤壁的外层为心包壁层；而真性室壁瘤的瘤壁是室壁，心肌连续性完好无中断。假性室壁瘤的瘤颈是心室壁心肌破裂处，其直径小于瘤体底部；真性室壁瘤的瘤颈直径大于瘤体底部。

二、心室附壁血栓

1. 临床特点

心室附壁血栓（ventricle thromboem-bolism）是心肌梗死后，由于局部心内膜发生炎症反应、心肌运动减弱或消失以及心腔内血液黏滞度增高、血流缓慢、淤滞等共同作用而形成。临床发生率为 1%～6%，多见于前壁和心尖段心肌梗死者或室壁瘤患者。80%以上发生于急性心肌梗死的 1 周内。

2. 超声诊断依据

（1）二维及 M 型超声心动图：心室腔内可探及不规则团块样回声。依据心肌梗死病程的长短，团块回声可强、可弱，可均匀或不均匀。团块状物质多位于心尖部，边缘较清晰，基底部一般较宽，与心室壁相连续，但与心室壁有较明确界限。多数无活动性，少数活动度较小、随心动周期摆动。如附壁血栓有活动性，需注意与心室内肿瘤相鉴别。血栓附着处局部室壁常有明显的运动异常。

（2）彩色多普勒：附壁血栓处血流显像充盈缺损。

3. 超声诊断价值

超声心动图检测血栓有较高的敏感性和特异性，为临床及早治疗、防止发生栓塞提供依据。

三、心脏破裂

1. 临床特点

心脏破裂（rupture of the heart）是心肌梗死的

致命性并发症，少见，其发生率为1%～3%。常在起病1周内出现，多为心室游离壁破裂，造成心脏压塞而导致患者猝死。偶为室间隔破裂造成穿孔，体格检查在胸骨左缘第3～4肋间出现响亮的收缩期杂音，常伴有震颤，可引起心力衰竭和休克而在数日内死亡。心脏破裂也可为亚急性，患者能存活数月[6]。

2. 超声诊断依据

（1）二维及M型超声心动图：在心肌梗死变薄区可见室壁回声失落，连续性中断，边缘不整齐；并可发现导致心脏压塞的心包积液。当发生心脏压塞时，可见心脏被心包腔内液性暗区包绕，同时伴有舒张晚期右心房游离壁突然变形向右心腔塌陷，以及右心室舒张期塌陷即右心室游离壁舒张早期至中期向后运动。

（2）彩色多普勒：收缩期可见由左心室经穿孔处射入心包腔内的血流信号。

四、室间隔穿孔

1. 临床特点

室间隔穿孔（ventricular septal perforation）是室间隔局部心肌破裂，使左右心室间相交通。是急性心肌梗死的严重并发症，发生率约为1%。大穿孔可使患者在数天内死亡；小穿孔不危及生命，其临床表现与先天性心脏病室间隔缺损相似。穿孔部位都发生在室间隔的肌部。其中，约半数患者合并心力衰竭或休克，约1/3患者出现传导障碍；需要进行手术治疗。

2. 超声诊断依据

（1）二维及M型超声心动图：类似于先天性心脏病中的肌部室间隔缺损。表现为室间隔肌部回声失落，连续性中断，边缘不整齐；且孔径的大小随心动周期变化，收缩期增大，可达舒张期的3倍；穿孔附近出现节段性室壁运动异常；左、右心室腔扩大。

前降支病变所致穿孔多见于室间隔下部及近心尖部室间隔，而后降支病变穿孔多见于室间隔后部，检查时需仔细多切面扫查。

（2）彩色多普勒：收缩期可见五彩镶嵌血流信号由左心室经穿孔处射入右心室。频谱多普勒测得分流速度一般在3m/s以上。

3. 超声诊断价值

二维超声心动图可直接观察到室间隔的缺损处，检出缺损周边的节段性室壁运动异常，彩色多普勒可敏感显示穿孔部位五彩镶嵌高速血流，二者结合对显示室间隔穿孔部位、大小等方面具有重要的作用，诊断准确率较高。

五、乳头肌功能不全或断裂

1. 临床特点

心肌梗死时乳头肌功能不全或断裂（papillary muscle dysfunction/rupture）的发生率可高达50%。前、后乳头肌均可受累。乳头肌因缺血、坏死、断裂等使收缩功能发生障碍，可造成不同程度的二尖瓣脱垂并关闭不全。体格检查心尖区可闻及新出现的收缩中晚期喀喇音和吹风样收缩期杂音。轻症者可以恢复，杂音可以消失，无需外科处理。乳头肌整体断裂是急性心肌梗死的严重少见并发症之一，约占1%。多发生在二尖瓣后乳头肌，见于下壁心肌梗死，心力衰竭明显，可迅速发生肺水肿，患者常于数日内死亡，大都需行二尖瓣置换术。

2. 超声诊断依据

（1）二维超声心动图：

1）二尖瓣：二尖瓣前后叶对合不良，关闭时前后叶间留有缝隙，二尖瓣叶呈连枷样运动。乳头肌断裂时可见断裂的乳头肌连于腱索，随心动周期往返运动，收缩期进入左心房，舒张期回到左心室。

2）心腔大小：左心房、左心室扩大。二尖瓣反流程度越重，房室腔变化越明显。

3）室壁动度：缺血/梗死区出现节段性室壁运动减低、消失或矛盾运动，正常心肌室壁运动代偿性增强。

（2）M型超声心动图：乳头肌断裂时可见二尖瓣瓣叶因失去控制而引起的CD段扑动。

（3）彩色多普勒：收缩期左心房内可探及明显的由左心室至左心房的二尖瓣反流信号。

3. 超声诊断价值

超声心动图对乳头肌断裂有明确的诊断价值。二维超声心动图能准确显示二尖瓣的结构异常，观察瓣叶的连枷样改变、脱垂、乳头肌断裂的断端等。彩色多普勒是探测和定量评价二尖瓣反流最基本的、有临床实用价值的超声技术，它能直观、多切面地显示二尖瓣反流的起源、走行和程度。

尽早发现乳头肌断裂对急诊手术、挽救患者生命有积极的意义。

（张　梅）

第五节　右心室心肌梗死的超声诊断

右心室心肌梗死（right ventricle myocardial infarction，RVMI）或称为右心室梗死（right ventricular infarction，RVI），通常由右冠状动脉近段闭塞所致，极少单独存在。因研究标准及方法学不一，文献报道的 RVMI 发病率有很大差异。一般认为 1/3～1/2 的下壁心肌梗死合并不同程度的 RVMI，亦有前壁心肌梗死合并 RVMI 的报道[7-8]。RVMI 使患者发生休克、心律失常和死亡的风险增加。

RVMI 临床表现变异较大，轻者无明显血流动力学异常，重者可导致严重低血压、休克甚至死亡，且其处理原则不同于严重左心室功能障碍引起的心源性休克，因此对其及时识别、诊断及处理甚为重要。RVMI 的诊断有赖于详细的病史和体格检查、心电图、超声心动图和冠状动脉造影等。急性下壁心肌梗死患者出现临床三联征（低血压、肺野清晰和颈静脉压升高）时，应高度怀疑 RVMI。此三联征特异性高（96%），但敏感性低（25%）。右胸导联（尤其 V_{4R}）ST 段抬高大于或等于 0.1mV，高度提示 RVMI。因此，所有心肌梗死尤其并发休克的患者均应记录右胸导联心电图。超声心动图检查具有无创、廉价、便于操作和可重复性好等优势，可即时及动态综合评价右心室的大小和功能，对 RVMI 的诊断和鉴别诊断具有重要作用。RVMI 的超声心动图表现主要包括右心室室壁运动减低或无运动，伴有不同程度的右心室扩大[7-13]。

一、右心室室壁运动异常

根据不同的超声心动图切面（胸骨旁长轴及短轴切面、右心室流入道切面、右心室流出道切面、心尖四腔或五腔切面、剑下四腔心切面等）一般将右心室室壁分为前壁、下壁、侧壁，分别由右冠状动脉的不同分支（锐缘支、后降支及圆锥支）供血。如不同部位的血管病变狭窄或闭塞导致 RVMI 时，可出现不同范围及程度的右心室室壁运动异常（运动减低或无运动甚至矛盾运动）（图 1-3-11）。RVMI 时因右心室容量负荷改变可出现室间隔运动异常（室间隔左移或与左心室后壁同向运动）；因 RVMI 多与左心室下壁和（或）后壁心肌梗死并存，超声心动图检查可同时发现相应部位的节段性室壁运动异常[10-13]。

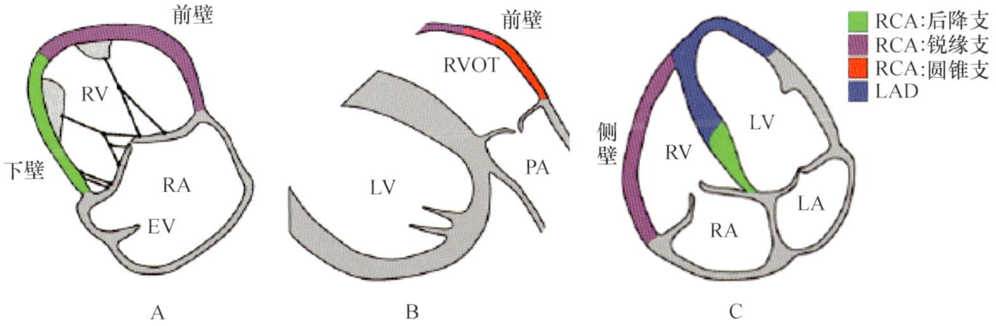

图 1-3-11　不同超声心动图切面显示的右心室各壁及其血供

A. 胸骨旁右心室流入道切面；B. 胸骨旁右心室流出道切面；C. 心尖四腔切面（重点显示右心）。LA：左心房；LV：左心室；RA：右心房；RV：右心室；RVOT：右心室流出道；PA：肺动脉；RCA：右冠状动脉；LAD：左前降支

二、右心室扩大

正常右心室小于左心室，且右心室心尖较左心室心尖更靠近心脏基底部（图 1-3-12A），如右心室大小等于或超过正常左心室大小，则表明右心室显著扩大（图 1-3-12B）。RVMI 时由于右心室收缩功能受损，右心室前负荷增加，可出现不同程度的右心室扩大。可根据二维描记的右心室面积判断右心

室扩大的程度，如右心室扩大但其面积小于左心室面积时为轻度扩大，右心室面积等于左心室面积时为中度扩大，右心室面积大于左心室面积时为重度扩大[11-12]。

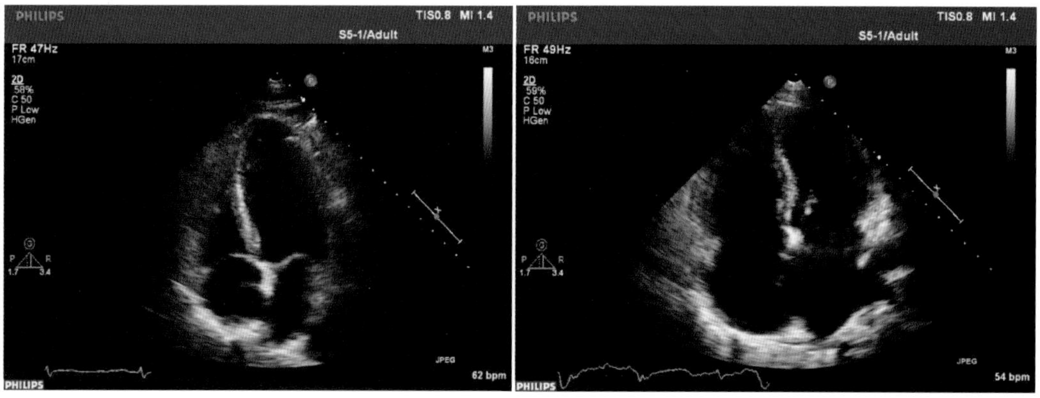

A B

图 1-3-12 心尖四腔切面右心室图像

A. 正常右心室图像；B. 右心室明显扩大

三、右心室收缩功能减低

对于右心室收缩功能的评价，美国超声心动图学会（American Society of Echocardiography，ASE）推荐采用 M 型三尖瓣环收缩期偏移距离（tricuspid annular plane systolic excursion，TAPSE，＜1.6cm 提示右心室收缩功能减低），脉冲波组织多普勒三尖瓣环收缩期峰值速度（S'，＜10cm/s 提示右心室收缩功能减低），以及右心室面积变化分数（fractional area change，FAC，＜35％提示右心室收缩功能减低），右心室心肌做功指数（right ventricular myocardial performance index，RVMPI，脉冲多普勒法测量＞0.40、组织多普勒法测量＞0.55 提示右心室功能异常）等参数（图 1-3-13 和图 1-3-14）。因右心室形状特殊，二维超声测量右心室射血分数（right ventricle ejection fraction，RVEF）方法各异、几何假设亦不相同，影响了测量结果，因此未被推荐；三维超声可以较为精确地测量右心室容积及 RVEF，与心脏磁共振所测结果相关性较好，但目前研究的资料有限，尚未在临床广泛应用。RVMI 时右心室收缩功能受损，可出现一项或多项收缩功能指标异常。因 RVMI 多与左心室下壁和（或）后壁心肌梗死并存，超声心动检查可同时发现左心室收缩功能异常[10,14-16]。

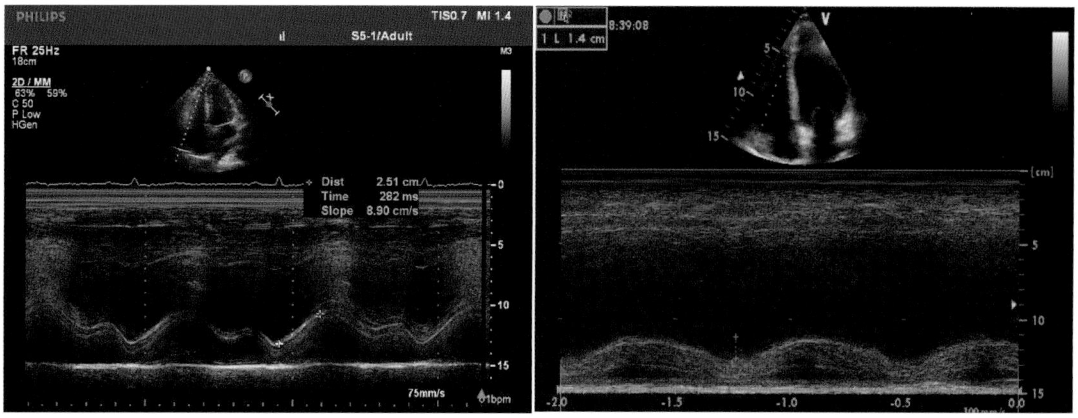

A B

图 1-3-13 右心室收缩功能

A. 正常右心室收缩功能，TAPSE＝2.51cm；B. 右心室收缩功能减低，TAPSE＝1.4cm

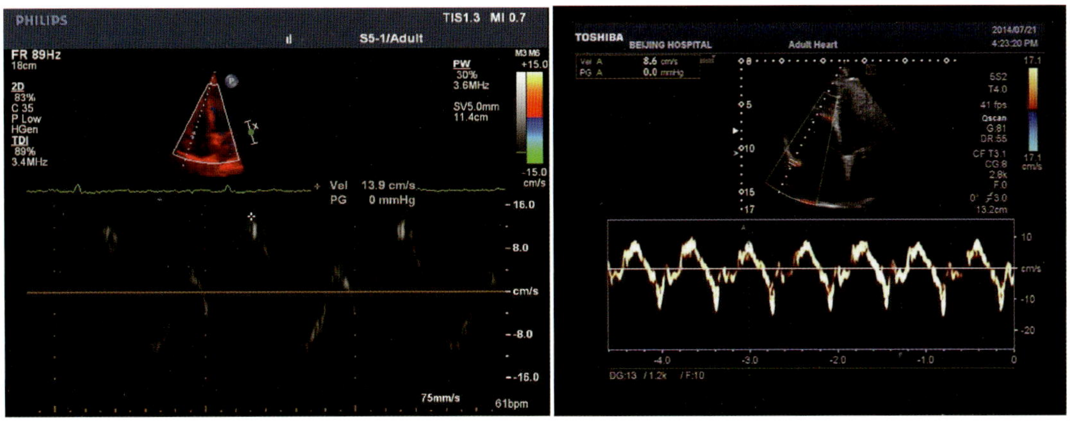

A　　　　　　B

图 1-3-14　组织多普勒示右心室功能

A. 正常右心室功能，三尖瓣环 S'＝13.9cm/s；B. 右心室收缩功能减低，三尖瓣环 S'＝8.6cm/s

四、其他继发性改变

RVMI 时由于右心室扩大及右心负荷增加，可出现不同程度的三尖瓣反流或使原有反流加重；如累及乳头肌致其功能不全或断裂，可出现严重三尖瓣反流。急性 RVMI 亦可并发右心室游离壁破裂、室间隔穿孔、右心室室壁瘤、右心室附壁血栓等并发症，但因生理情况下右心室多由左右冠状动脉双重供血且有丰富的侧支循环，因此梗死后右心室血供常有不同程度的恢复，上述并发症很少出现。RVMI 时也可出现肺动脉瓣反流或原有反流加重，但导致肺动脉高压者少见。因右心室充盈压升高，可出现下腔静脉增宽且随呼吸变化率下降；右心房扩大，房间隔凸向左心房；甚至卵圆孔开放出现右向左分流导致低氧血症[11]。

五、局限性

超声心动图检查发现右心室扩大伴收缩功能减低、右心室室壁运动减低或矛盾运动、室间隔反常运动等提示存在 RVMI。但 RVMI 的诊断是综合性的，主要依据临床表现和心电图、心肌酶学。超声心动图有助于其诊断但不是决定性的，更多时候是通过超声心动图检查除外其他异常情况（如左心室射血分数异常、心脏压塞、急性心肌梗死的机械并发症、心包炎等），所有患者可能都需要进行冠状动脉造影检查，必要时接受血运重建治疗。因右心室形状特殊，任何单一二维切面都难以显示右心室全貌，使得普通超声心动图检查评价右心室功能受到一些技术上的限制；患者声窗对图像质量影响较大，操作者的经验亦会对结果判读产生影响，这些均是超声心动图检查的不足和局限。

六、展望

近年来随着超声技术的进步和发展，一些新技术如应变及应变率成像、斑点追踪技术及三维超声心动图技术的临床应用研究日益增多，必将会对右心室结构和功能的评价产生积极影响[13-16]。其中，实时三维超声心动图（real time-3 dimensional echocardiography，RT3DE）在心脏容积测量上不依赖于几何构型假定，不仅可观察心脏的形态和结构，而且还能获得准确的心功能信息，更好地评价右心功能。对于右心室容积的测量，3DE 技术可通过对右心室进行斑点标记，自动描绘出右心室心内膜边缘，再经手工调整使乳头肌、腱索、肌小梁均被包含在心室腔内，得到清晰的心内膜轮廓，然后由软件自动算出右心室舒张末期容积（RVEDV）和右心室收缩末期容积（RVESV），进而得出右心室每搏量和右心室射血分数（RVEF）。该方法用时较短，快速简便。van der Zwaan 等[17]研究发现，3DE 测定的右心室容积与心脏 MRI 测定的结果相关性高于二维超声心动图（2DE）。Gloria Tamborini 等[18]对 215 名健康人的研究得出了右心室容量和功能的正常参考值，RVEDV 和 RVESV 分别是（49±10）ml/m^2 和

(16±6) ml/m^2，平均 RVEF 为 67%±8%，右心室相关参数和体表面积显著相关（RVEDV，$r=0.59$；RVESV，$r=0.51$；RVEF，$r=0.21$；$P<0.01$）。相信随着这些新技术的进步，右心功能的超声检查将会为临床医生提供越来越准确和丰富的信息。

（张瑞生　汪　芳）

第六节　缺血性心肌病的超声诊断和鉴别诊断

缺血性心肌病（ischemic cardiomyopathy，ICM）是指由于冠状动脉疾病导致长期反复心肌缺血，最终发展为心脏增大、室壁运动普遍异常，心脏整体收缩和（或）舒张功能明显减低。本质上 ICM 是终末期缺血性心脏病的改变，与心肌病（cardiomyopathy）有着明显的不同。为了区别，新的心肌病的定义和分类里并不包括 ICM[19]。因此，严格意义上，ICM 应称为终末期缺血性心脏病。

（一）病理解剖和病理生理

ICM 大多由冠状动脉粥样硬化性病变所致，往往有多支冠状动脉狭窄、闭塞、痉挛，导致反复心肌缺血、透壁和心内膜下心肌梗死发生，出现弥漫性室壁厚度及运动异常，心室扩大，收缩功能明显减低。

心脏缺血可能导致左心室乳头肌功能障碍，加之二尖瓣瓣环扩张，因此多伴有二尖瓣轻中度以上反流。

（二）临床表现

1. 心力衰竭

大多表现为左心衰竭，随着疾病的进展，最终发展为全心衰竭。

2. 心绞痛

在疾病发展过程中大多伴有反复的心绞痛症状。

3. 心律失常

可出现室性或房性期前收缩、心房颤动、传导阻滞等各种心律失常。

4. 血栓形成

由于心脏增大、室壁运动减低、心房颤动等，心腔内易形成血栓。

（三）超声心动图诊断与评价

根据患者心力衰竭症状体征、冠心病病史以及心脏增大、心功能明显减低超声心动图表现，常能做出准确诊断。

ICM 超声心动图表现：心脏明显增大，多以左心室增大为主；梗死区室壁厚度变薄；根据病变部位受累程度，室壁运动可表现运动减低、无运动或矛盾运动等，但整体室壁运动明显减低（图 1-3-15）；

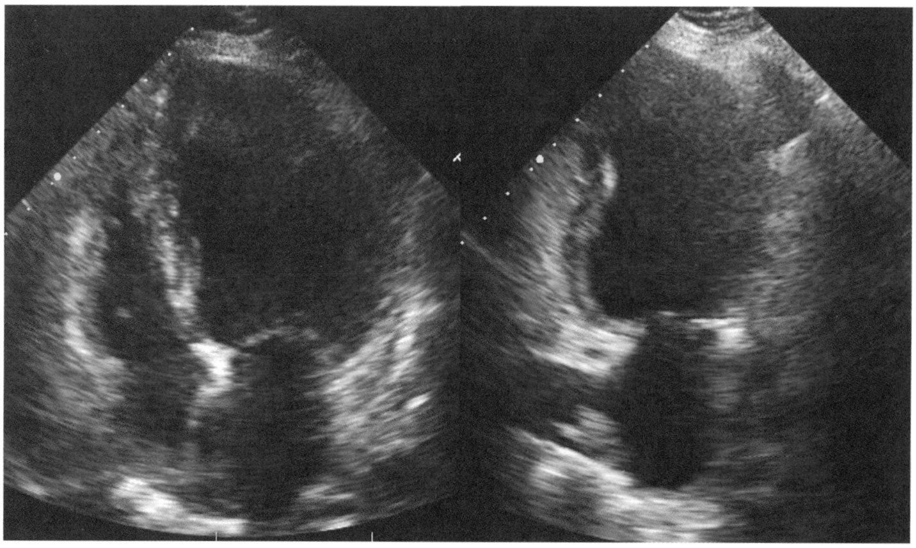

图 1-3-15　女，77 岁，反复心绞痛病史，近期活动后喘憋，超声心动图显示左心室增大，室壁运动普遍减低，左心室下壁基底段运动消失。双平面 Simpson's 法测量左心室射血分数为 38%

二尖瓣多闭合不良，伴不同程度的二尖瓣反流（图1-3-16）；左室心尖部血栓形成等。

除了准确诊断ICM，超声心动图还可对疾病状态进行评价，如左心室舒张末期容积、收缩末期容积、每搏量、射血分数、左心室舒张功能、肺动脉压力等。

冠状动脉造影往往显示有冠状动脉多支多发病变（图1-3-17）。

（四）鉴别诊断

ICM鉴别诊断主要与其他原因导致的心脏增大、心功能减低相鉴别，其中主要应与扩张型心肌病相鉴别。根据有无冠状动脉病变及室壁运动的特点一般均能做出明确诊断。

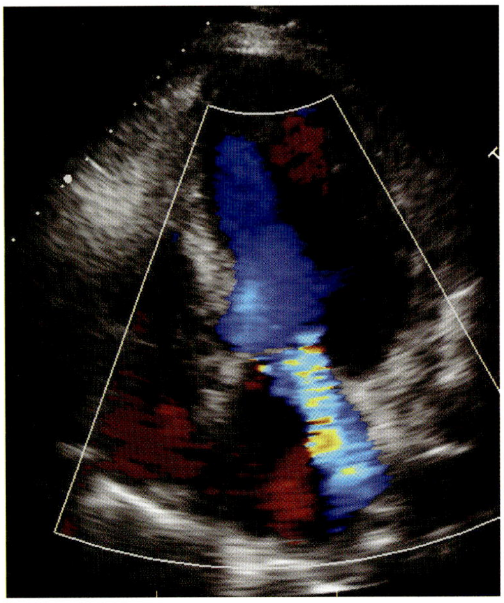

图 1-3-16　图1-3-15的同一患者，二尖瓣中度反流

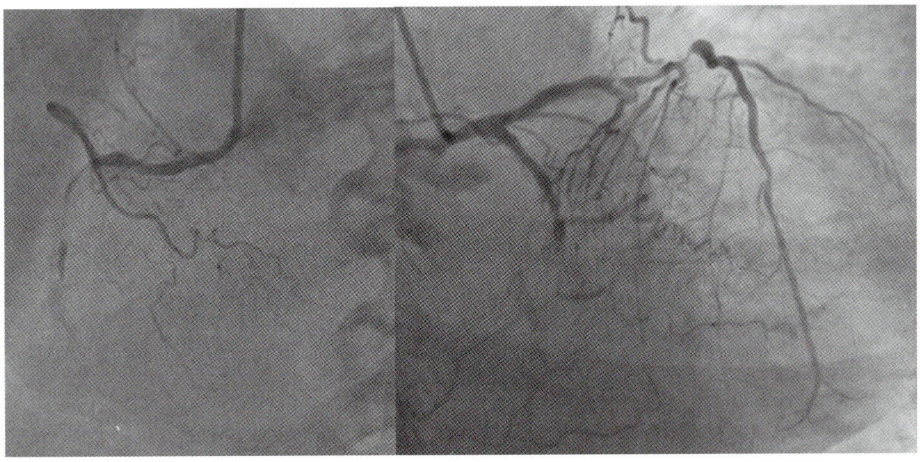

图 1-3-17　图1-3-15和图1-3-16的同一患者，冠状动脉造影显示冠状动脉三支病变，右冠状动脉及左旋支闭塞，左前降支重度狭窄

（吕秀章）

第七节　超声评价存活心肌

一、负荷超声

心肌急性缺血后早期（缺血2～20min内）得到再灌注，收缩功能并不立即复原，功能异常可延迟数小时甚至数周，但功能可自发性恢复，再灌注后心肌血流灌注正常或接近正常，此类心肌称为顿抑心肌。在有病理性狭窄的基础上，血流灌注急剧减少（减少60%，心肌仍存活）导致收缩功能障碍，这种异常可持续数月至数年，在血流再灌注正常后收缩功能才可以恢复，此类心肌称为冬眠心肌。心肌顿抑（myocardial stunning）或心肌冬眠（myocardial hibernation）时，心肌均存活但无功能，但两者的病理生理有所不同。顿抑心肌血管没有严重的狭窄病变，而冬眠心肌存在有严重狭窄的病变。心肌顿抑和心肌冬眠是低剂量多巴酚丁胺负荷试验和多巴酚丁胺负荷试验的另一重要应用，主要用于

检测心肌梗死后心肌是否存活。

（1）心肌存活的检测：用低剂量，从 2.5 或 5μg/kg/min 开始，持续给药 5min，增至 10μg/kg/min 再给药 5min，如无效再继续 10min。检测阳性（即表明心肌存活）的标准为心肌收缩力改善，例如从静息时无运动或反向运动变为运动正常或运动减弱，用计分法判断则为计分下降，WMSI 减少＞20％以上。异常室壁的收缩期增厚率增加＞25％也是阳性标准，也有认为应至少两个相邻的局部室壁活动异常（RWMA）出现收缩功能改善才属心肌存活阳性。

（2）顿抑心肌与冬眠心肌的鉴别：方法同上，都用低剂量负荷试验。顿抑心肌和冬眠心肌在低剂量时室壁收缩期增厚率都增大。正常对照、顿抑心肌和冬眠心肌的增厚率分别为 53％±5％、39％±13％和 33％±8％；但在继续增大剂量到 40μg/kg/min 时，三者的增厚率分别为 55％±8％、40％±10％和 9％±8％，即冬眠心肌的心肌收缩期增厚率在高剂量负荷时下降，呈双向反应，而顿抑心肌的心肌收缩期增厚率随负荷剂量的增大而继续增大，这就是两者的鉴别点。其原因可能为两种心肌的血流灌注量有显著的差别，顿抑心肌的血流灌注基本正常，而冬眠心肌的血流灌注处于明显不足状态，高剂量的负荷又诱发其处于轻度的氧耗不足状态。低剂量负荷试验时，顿抑心肌和冬眠心肌的 RWMA 也表现好转，峰值剂量时冬眠心肌的 RWMA 是否继续进一步改善，未见报道。从负荷试验原理上推断，顿抑心肌的 RWMA 在高剂量负荷时应会继续好转。冬眠心肌的心肌收缩功能障碍，据对心肌的电子显微镜观察研究，与心肌冬眠时心肌纤维及肌节（sarcomere）容积减少有关。

二、组织多普勒技术

在组织多普勒速度成像的模式下存储基础状态和负荷状态下的二维彩色组织多普勒图像，然后同时对其进行多部位的取样，分析多个部位的心肌组织运动速度、位移、应变和应变率等，其优点在于可对同一切面的多个节段进行同时分析。将多巴酚丁胺负荷超声心动图与组织多普勒相结合可以有效评估存活心肌。

三、斑点追踪显像

斑点追踪显像（speckle tracking imaging，STI）技术是新近发展的致力于心功能检测的一项技术。该技术没有角度依赖性，可重复性好，能定量评价局部和整体心肌功能，尤其对冠状动脉粥样硬化性心脏病（冠心病）、瓣膜病、先天性心脏病及全身疾病，心肌损伤的早期识别具有重要价值，近年来越来越受到临床重视。

当心肌缺血时，节段性室壁运动异常是超声心动图的最早表现。然而，一些存在严重冠状动脉病变的患者，常规二维超声心动图有时却无明显室壁运动异常，此时 STI 技术显现出其巨大的优势。Chan 等对 80 名慢性缺血性心功能不全患者进行二维应变超声心动图（2DST）和负荷超声心动图及磁共振增强扫描研究，发现负荷超声心动图不能发现经磁共振增强扫描证实的心内膜下心肌梗死，而 2DST 能早期检测；同时发现，透壁性心肌梗死以及心内膜下心肌梗死的径向收缩期峰值应变率之间无明显差异，而透壁性心肌梗死的节段圆周收缩期峰值应变率低于心内膜下心肌梗死。Takeuchi 等研究发现左心室收缩功能正常的小面积心肌梗死患者径向应变（radial strain，RS）和纵向应变（longitudinal strain，LS）减低，但圆周应变（circumferentialstrain，CS）和扭转正常；梗死面积较大的透壁性心肌梗死与 CS 进一步减低有关。

平板或踏车运动负荷超声心动图难以与二维斑点追踪显像结合来评估存活心肌，主要原因是运动负荷情况下，图像的质量受呼吸的影响比较明显，同时心率增快，导致获取图像帧频降低，降低了图像追踪的准确性。国内外很多学者应用多巴酚丁胺负荷超声心动图与二维斑点追踪显像相结合，评估存活心肌。我国冉红，张平洋等应用此技术评估存活心肌，结果显示收缩期径向峰值应变与基础状态比较增加 9.5％，预测存活心肌的敏感性为 83.9％，特异性为 81.4％；收缩期长轴峰值应变与基础状态比较增加 14.6％，预测存活心肌的敏感性为 86.7％，特异性为 90.2％。尽管二维斑点追踪显像存在追踪脱落等局限性，但仍可作为评估存活心肌的有效方法。

（朱天刚）

四、心肌声学造影

在心肌血运重建时代，心肌缺血区域内如有存活心肌，血管重建后存活心肌功能可得到恢复，相应心室功能也会得到改善；反之，如缺血区域无存活心肌，即使血管重建后心室功能亦无法恢复。因此，前瞻性地、及时准确地检测出存活心肌对冠心病患者的临床诊疗决策及预后改善有着重要临床意义。

目前临床上评估心肌活性的方法多样[20-21]，本部分所论述的心肌声学造影（MCE）是正在发展的一项影像新技术，它是通过静脉注入与红细胞特性相似的微泡作为示踪剂，在二维超声心动图上显示示踪剂来判断心肌组织血流灌注强度和范围，进而评价存活心肌；加之该技术具有简便易行、无放射性损伤、可在床边进行、更出色的空间分辨率和时间分辨率等优势，MCE有望在评估存活心肌中发挥重要的作用。以下将从MCE技术、MCE评估存活心肌的机制及应用进展等几个方面进行阐述。

（一）存活心肌的定义及分类

存活心肌（viable myocardium）是指那些因为严重缺血而导致功能障碍的心肌。此种功能障碍具有可逆性，当血流恢复后心功能障碍可得到部分或完全恢复，而在静息状态下难以同坏死心肌相鉴别。根据不同病理生理特点存活心肌可分为顿抑心肌、冬眠心肌和伤残心肌。

1. 顿抑心肌（stunned myocardium）

顿抑心肌指心肌遭受急性缺血和血流再灌注双重损伤后，出现的局部功能障碍，这种功能障碍可于血流灌注恢复后数小时至数周后逐渐恢复。顿抑心肌在临床上可见于心肌短暂缺血引起的各种情况，如不稳定型心绞痛，急性心肌梗死，早期再灌注后、运动诱发的缺血、心脏手术和心脏移植等。顿抑心肌的病理机制尚不完全清楚，目前认为除了与缺氧和再灌注损伤有关外，还与有氧自由基假说和钙离子假说有关。

2. 冬眠心肌（hibernating myocardium）

冬眠心肌的概念由Rahimtoola[22]首先提出，指由于心肌长期的低灌注出现慢性左心室局部或整体功能不全，心肌细胞保持存活但收缩功能降低，所属冠状动脉血运重建后，静止状态的心功能不全可完全恢复。冬眠心肌收缩功能低下被认为是一种保护性反应，是心肌细胞在缺氧状态下“灌注-收缩匹配”的重新建立，以维持心肌细胞的存活。临床见于慢性稳定型心绞痛、不稳定型心绞痛、心肌梗死等。

3. 伤残心肌（maimed myocardium）

伤残心肌又称重伤心肌。1995年Boden等[23]首先提出，在急性心肌梗死再灌注后，梗死区域中仍存活但已严重损伤的心肌即为伤残心肌。其组织细胞学、生化及病理生理学基础尚未清楚，但其与顿抑心肌、冬眠心肌的根本区别是有部分心肌坏死并存。

（二）心肌声学造影技术

心肌声学造影（MCE）是目前正在发展中的一项影像新技术，通过冠状动脉或外周静脉注入微泡造影剂，在二维超声心动图上检测微泡示踪剂的回声信号。鉴于微泡示踪剂有着与红细胞相似的特性，因此，通过分析微泡回声信号就可评价红细胞在心肌组织的分布和运动，进而可评估心肌组织血流灌注的情况。

研究表明[22]，一定能量的超声脉冲对微泡有“破坏”作用，且发射超声的能量或机械指数（MI）越高，微泡越容易被破坏。其次，超声探头发放的超声束并非是一个平面，而是具有一定的厚度（图1-3-18），也称为超声束的照射区。不同超声探头发射的超声束照射区厚度不同，常用超声探头的照射区厚度一般为0.5cm。因此，超声脉冲将照射区域微泡完全破坏后，再次完全充填需要一定的时间。例如，在正常血管中，微泡在血管中的流速与红细胞相近，约为0.1cm/s，则微泡完全充填超声束照射区为0.5cm的时间就约为5s。

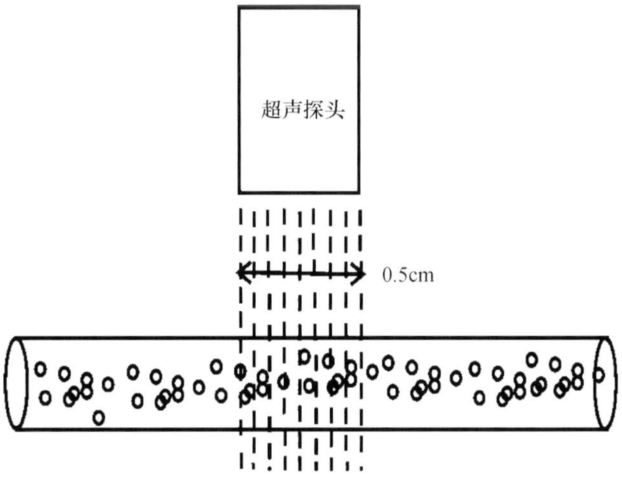

图1-3-18 超声探头侧面观

图中显示微泡穿过超声照射区的微血管，超声束厚度通常约为0.5cm

MCE能定性和定量评估组织血流灌注主要基于以上两个基本概念的建立，尤其是超声脉冲对微泡的“破坏”作用。当应用高能量（机械指数）超声探头，超声束照射区微泡被完全破坏后，重新充填照射区需要一定时间，因此，早年应用高机械指数连续实时超声成像时，因重新充填时间太短、超声束照射区微泡重新充填数量太少无法实现心肌的灌注成像。随着超声“破坏”微泡和超声照射区厚度这两个概念的建立，利用一次高能量（机械指数）超声脉冲将照射区域微泡完全破坏，通过研究照射区域微泡重新充填速率及最大声强度，来评估存活心肌的心肌灌注速率及心肌血容量，使MCE定性或定量评估心肌灌注成为了可能。

由于MCE定性评估是检查者对心肌显影的强度进行分级评分，再根据评分来评估存活心肌，但该方法存在着一定的主观性和经验依赖性，以及可重复性差等缺点，所以目前不单独应用于对存活心肌的评估。而MCE定量是通过评价心肌灌注速率及心肌血容量来评估存活心肌，结合相应的定量分析软件，可使结果更加准确和客观，所以目前多用该方法来评估存活心肌。以下我们将重点介绍MCE定量分析心肌灌注的主要成像技术分类和机制。

1. 弹丸式注射定量分析和持续静脉滴注定量分析

行MCE时，微泡造影剂给药途径有经冠状动脉、经左心房或左心室途径、经主动脉根部及经静脉途径，其中无创的静脉途径为目前MCE的主要给药途径。而经静脉途径给药行MCE定量分析根据微泡注射方式又可分为弹丸式注射定量分析和持续静脉滴注定量分析两种。

（1）弹丸式注射MCE定量分析：是指将微泡造影剂以团块状快速注入血管内，再通过测量声学强度相应的达峰时间、最大峰强度、峰强度减半时间等数值，并拟合出强度-时间曲线参数，从而推定局部组织血流灌注情况。该方法利用的是造影剂稀释原理，要求造影剂注射后要迅速到达需观察的心肌部位，可用于定量评价心肌血流灌注和血容量。但由于造影持续时间短，在经静脉注射时，在静脉血池中造影剂已被稀释，造影剂到达心肌组织声学强度将明显衰减，不利于动态观察心肌血流灌注变化，所以目前该方法较少用于定量分析存活心肌。

（2）持续静脉滴注MCE定量分析：是经静脉持续滴注微泡，经过1～2min后，微泡在血池中浓度将达到恒定，通过测量微泡再充填的速率和最大充填强度就可判断局部心肌毛细血流速度及其血管密度。因毛细血管容积占心肌血流容积的90%以上，所以毛细血管的灌注速率及容积代表了相应心肌血流灌注速率和容积，即可利用该方法评估存活心肌。与弹丸式注射MCE定量分析相比，静脉持续滴注定量法具有持续的造影时间，无过度的声衰减，所以更适合用于定量分析存活心肌的灌注和血容量。

2. 间歇触发心肌声学造影和实时心肌声学造影技术

MCE定量分析根据成像技术的异同又可以分为间歇触发MCE定量法和实时MCE定量法两种。既往临床上多应用Trigger-MCE定量法，但近年来由于RT-MCE及定量软件的迅速发展，RT-MCE定量法因其具有更优越的操作性、准确性等优点，得到了广泛认同并应用于实验和临床研究。

（1）间歇触发心肌声学造影（trigger-MCE）定量法：利用间断发射超声脉冲，减少心肌内微泡破坏，继而促使心肌声像显像增强的技术。在超声医学上称之为触发成像技术，就触发方式不同又可细分为心电触发方式和时间触发两种。如果超声脉冲频率高于造影剂充填速率，微泡就会被持续破坏，则难以观察到组织灌注成像。如果暂停超声照射，使声波脉冲发射间隔时间延长，超声照射区内的微泡数量增多，再次发放脉冲成像时回声信号会相应增强。当脉冲间隔足够长，超声照射区被造影剂完全充填，此时的声学造影效果将会最佳。

在经静脉持续滴注微泡条件下，利用Trigger-MCE，通过测量微泡再充填的速率和最大充填强度来评估心肌灌注和血容量。在触发间隔为0时（即超声脉冲持续照射时），因微泡造影剂被超声完全破坏，则回声信号强度为零；当延长触发间隔，在触发间隔时间段则微泡造影剂充填增多，再次超声成像时，回声信号强度相应增强，且随触发间隔的延长而增强；但回声信号不会无限增强，随着触发间隔延长，局部组织被微泡完全充填，因局部微泡造影剂已达到饱和，回声信号强度将达到最大值而处于一个平台强度上，不再随触发间隔延长而继续增强（图1-3-19）。Wei K等[24]发现如果保持造影剂滴度速度的恒定，造影剂在局部心肌组织声学造影强度将与局部蓄积的微泡剂量存在一个明确的函数关系，即 $y=A\cdot(1-e^{-\beta\cdot t})$（图1-3-20）。在此将

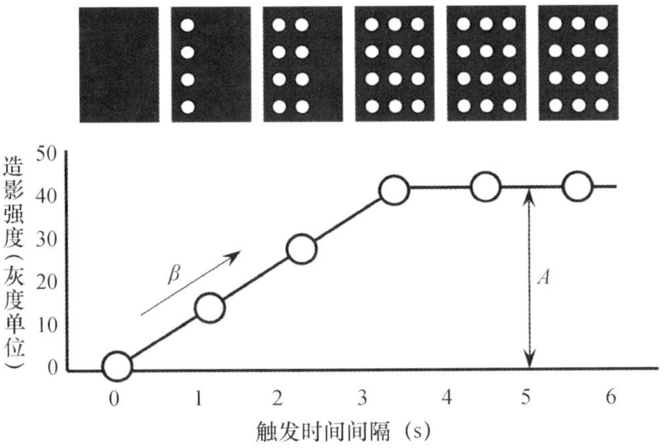

图 1-3-19 触发间隔与声学造影强度间的关系示意图

图中方框代表超声照射区，白圈代表微泡，在超声波连续照射下，微泡持续被破坏，声学造影强度为 0；随着触发间隔逐渐延长，微泡进入照射区的数量增多，造影强度增加。当触发间隔延长至微泡可完全填充照射区时，造影强度达到平台不再随触发间隔而增加

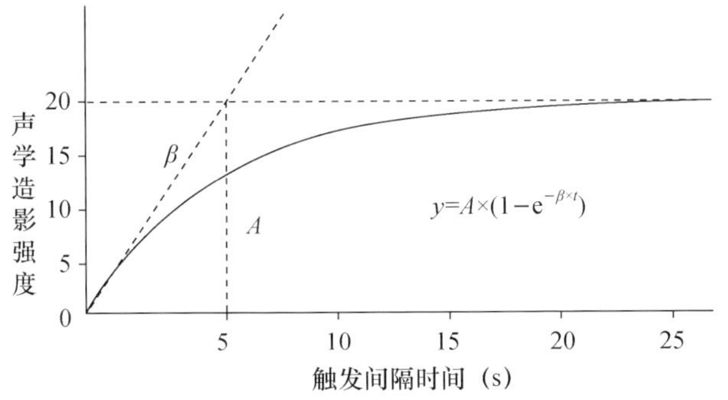

图 1-3-20 静脉滴注法行间歇触发心肌声学造影强度关系曲线[25]

微泡在局部充填速度设为 β，反映局部血流速度；而将微泡在局部完全充填的数量设为 A，反映局部微血管的密度。则两者的乘积（β×A）也就反映局部心肌的血流量。因此，通过测量微泡造影剂再充填速率与最大充填强度就可用于评估局部心肌组织毛细血管密度及其血流情况，并应用于评估存活心肌。

（2）实时心肌声学造影技术（RT-MCE）：是在微泡造影剂充填心肌局部组织后，先利用发射一次高机械指数脉冲的方式将超声照射区的微泡完全破坏，然后改为低机械指数实时成像，通过动态观察心肌内造影剂微泡的再充填，分析时间-强度关系评价心肌血流量的心肌声学造影技术[26]。Porter 等[27]发现在极低超声脉冲机械指数（0.1～0.15）也能实现超声成像。在这种低机械指数几乎不破坏微泡造影剂的基础上，结合相应的非线性成像技术，就可以在保证最大限度地减少对微泡的破坏的同时，通过减少甚至去除组织非线性信号、增强微泡非线性信号，进一步提高微泡-组织信噪比，确保能以较高的成像帧频实时动态地观察心肌灌注，是目前应用比较广泛的 MCE 成像技术。

在经静脉持续滴注微泡造影剂的条件下，RT-MCE 先利用一个或几个高 MI 脉冲完全破坏心肌内造影剂微泡，然后仪器自动转回低 MI 状态观察造影剂的再充盈过程，就可以获得心肌内造影剂的再灌注速率曲线。利用脱机分析软件对该曲线进行分析，通过测量微泡造影剂再充填速率与最大充填强度就可用于评估局部心肌组织毛细血管密度及其血流情况，因毛细血管容积占心肌血流容积的 90% 以上，故可以通过心肌血容量及血流灌注评估存活心肌。

与 Trigger-MCE 相比，RT-MCE 可以更快捷、更可靠地获得心肌内造影剂微泡的再灌注曲线，一般 5～10s 即可完成。且操作更简单，无需背景减影和触发间期，声场均匀，无伪像，可随时调整探头位置而不影响结果的准确性，为定量评价存活心肌灌注提供了更可靠有效的方法。而且，RT-MCE 可同时观察左心内膜边界、心肌灌注、室壁增厚和运动情况等多方面的信息，因此目前实验及临床研究中 RT-MCE 已基本替代 Trigger-MCE 评估存活心肌。

（三）MCE 评估存活心肌的机制

过往 MCE 评估存活心肌多用于实验研究，近年 MCE 评估存活心肌的临床研究逐渐受到重视。但无论是实验还是临床研究，MCE 均主要是通过评价心肌微血管结构完整性、心肌微循环的有效灌注和侧支循环从而评估存活心肌。

1. MCE 从心肌微循环完整性和心肌灌注评价存活心肌

已有研究证实心肌微循环结构相对完整，保证心肌微循环的有效灌注是确保心肌存活的先决条件，而心肌微循环完整性是保证心肌微循环的有效灌注的基础[28]。在急性心肌梗死（AMI）中，梗死区域心肌细胞的坏死与心肌微循环结构完整性的破坏密切相关，微循环结构完整性的破坏只发生于心肌梗死区域，破坏程度与心肌梗死程度的范围成正相关[28-29]。心肌微循环完整性的破坏将导致微血管管壁破坏，相应部位心肌细胞的供血供氧减少，且血液外渗至细胞间隙加重心肌细胞代谢紊乱，均可加速心肌细胞的坏死。因此，在AMI中即使梗死相关血管再通，恢复血流灌注，如果心肌微循环完整性已遭破坏，相应心肌也不能存活，功能亦不可能恢复。所以，微循环完整性是评估心肌能否存活的有效指标。MCE无法直接观察微循环结构是否完整，但可以通过微循环血容量来反映。MCE通过测量声学强度可反映局部心肌微血管的密度及其相对血容量，如声学强度大，微血管的密度及其相对血容量也就大，则提示相应的微循环结构较完整，相应心肌的存活概率就相对增大；反之，如声学强度小或者缺失，则相应的微循环结构就可能被破坏，相应心肌的存活概率就降低。如在存活心肌中，MCE表现为心肌声学强度较坏死区域心肌强，可提示心肌微循环结构相对完整，在血运重建后功能有可能恢复正常；而在坏死心肌中，MCE就表现为声学强度缺失，提示心肌微循环结构破坏严重，血运重建后恢复正常功能的可能性很小。所以MCE通过比较不同的声学强度反映心肌微循环的完整性，可以早期辨别危险心肌中的存活心肌和坏死心肌。

MCE从心肌灌注评价存活心肌。微循环结构的完整性是心肌存活的基础，微循环完整性为心肌组织保留了血流灌注的通道，但心肌能否存活还取决于是否有充分的供血供氧。换言之，在微循环结构完整的基础上，心肌能否存活更依赖有效的心肌灌注。例如，在心肌微循环结构完整的基础上，如果心肌组织的灌注是低流速、低流量，因无法为相应心肌细胞提供充足的代谢养分，那心肌存活率会大大减低；反之，如果有效灌注，则心肌存活概率就会大大提高。因此，在微循环结构完整性的基础上结合评价危险区心肌的有效灌注才能更准确评价存活心肌。由之前介绍的MCE成像技术中我们知道利用超声破坏微泡的特性，MCE可通过测量超声照射区域微泡造影剂的充填速率与最大填充强度来评估心肌组织毛细血管密度及其血流情况。因毛细血管容积占心肌血流容积的90%以上，其血流灌注情况代表了相应心肌的灌注情况，所以MCE就可以通过评估毛细血管的血流灌注评估存活心肌的血流灌注。

2. MCE评估冠状动脉侧支循环灌注

心肌缺血时，若能及时建立充分的侧支循环供血，缺血心肌则可部分或完全避免坏死[30]。此外，Coggins等[31]研究证明患者发生AMI时，最终心肌梗死面积的大小取决于危险区域侧支循环灌注的强度及覆盖范围。因此，对危险区域冠状动脉侧支循环灌注的评估，有利于判断心肌的存活性及功能恢复的可能性。冠状动脉造影只能显示血管内径＞$200\mu m$的微动脉血管，不能评价冠状动脉侧支循环及侧支循环支配的心肌灌注情况，而MCE应用的造影剂——微泡大小类似红细胞，可以自由通过侧支循环到达侧支循环支配的心肌微循环。因此，MCE可以评价冠状动脉侧支循环支配的心肌灌注情况，从而预测危险区域心肌将发生心肌坏死或心肌存活的可能性。已有研究显示，心肌声学造影可以评估急性心肌梗死患者危险区域心肌经侧支循环的灌注情况，具有丰富的侧支循环灌注的心肌血管再通治疗后心肌功能恢复良好，反之，危险区域心肌侧支循环灌注的不良心肌血管再通治疗后功能恢复差（图1-3-21）。

（四）心肌声学造影与其他检测手段在评价存活心肌的比较

目前，临床上评估存活心肌的方法多样，比较常见的有正电子发射断层显像（PET）、单光子发射计算机断层显像（SPECT）、MRI心肌灌注技术、药物负荷超声心动图（DSE）、心脏磁共振（CMR）、心肌声学造影（MCE），以及多层面螺旋CT（MDCT）等[20]。

以往检测存活心肌公认的“金标准”是正电子发射断层显像（positron emission tomography，PET），但由于对设备要求太高、价格昂贵等因素导致其在临床应用中受有很大限制；SPECT敏感性较PET低，而检查费用相对较低，已经应用于临床，但患者需要暴露在电离辐射下，且其空间和时间分辨率低，故难以广泛应用[32]；MRI空间分辨率强、无辐射，敏感性虽不如PET高，但特异性却较PET高，具有广阔的前景，但植入铁磁性物体的患者（植入起搏器患者和除颤器患者）、潜在的幽闭恐怖症患者、严重肾功能受损患者等存在禁忌证的患者不能使用[33]；多巴酚丁胺超声负荷试验（DSE）敏感性与特异性都较高且价格低廉，如与超声对比成像技术相结合能较准确、灵敏地评估存活心肌并预测心功能的恢复，但分析图像的人员需要专门训练且受观察人员主观判断的影响，故不易于推广应用。

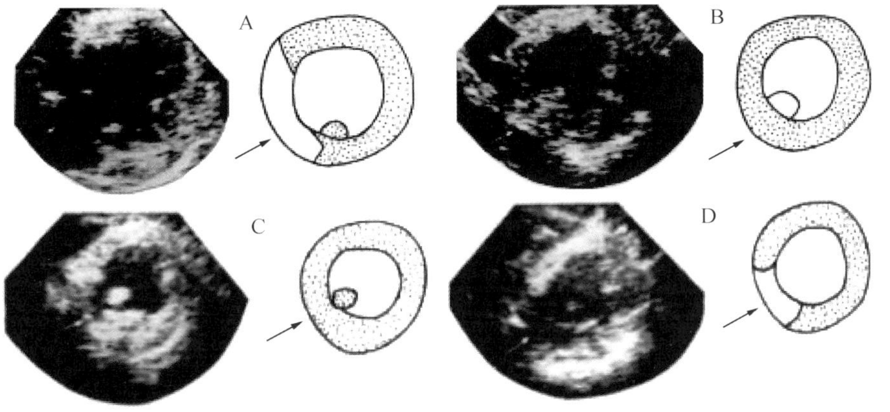

图 1-3-21 MCE 评价侧支循环示意图[8]

A 和 B. 右冠状动脉完全梗阻，从左冠状动脉注射造影剂。如 A 所示，造影剂注射后的第 1 个舒张末期显影，右冠状动脉区域未出现显影；如 B 所示，造影剂注射后第 7 个舒张末期显影，与 A 相比，原先的梗阻区域出现显影，提示梗阻区域由左冠状动脉或其分支通过侧支循环供血。C 和 D. 右冠状动脉完全梗阻，从左冠状动脉注射造影剂。如 C 所示，造影剂注射后的第 2 个舒张末期显影，有侧支循环供血的梗阻区域也出现显影；如 D 所示，右冠状动脉再通后，从左冠状动脉注射造影剂，原先通过侧支循环供血的梗阻区域不再显影，提示侧支循环消失

与上述的检测手段相比，心肌声学造影（MCE）具有更出色的空间分辨率，因而可以透壁性地评估全层心肌灌注；在时间分辨率上也优于其他常用的成像技术。随着超声成像技术的发展，至现今的 RT-MCE，已可连续观察心肌内造影微泡的充盈过程，结合定量分析软件的开发应用，使图像分析变得更准确、客观，不仅能评价存活心肌，也可同时观察左心室心内膜边界、心肌灌注、室壁增厚和运动情况等多方面的信息[34]，且无特别的绝对禁忌证，结合其无创、低廉及可重复性等特点，以后可能在评估存活心肌方面能发挥更重要的作用。

（五）心肌声学造影评价存活心肌临床研究

MCE 评价存活心肌研究进展迅速，既往多应用于实验研究，现已证明这种技术是一项安全、准确的检测存活心肌的方法，且简便易行、无放射性损伤，可在床边进行，已逐步受到重视、应用于临床。以下将介绍 MCE 在实验和临床评估存活心肌的部分研究。

1. 心肌声学造影评估顿抑心肌

顿抑心肌为存活心肌的一种，是指遭受急性缺血和血流再灌注双重损伤后，出现局部功能障碍的心肌，这种功能障碍可于血流灌注恢复后数小时至数周后逐渐恢复。顿抑心肌的核心特征包括：①正常灌注状态；②灌注恢复后即刻室壁运动异常（减弱或消失）。MCE 通常与超声心动图检查结合，以再灌注恢复后即刻室壁运动异常（减弱或消失）但心肌灌注正常作为顿抑心肌的识别标准。因为血流灌注正常，所以血流灌注的参数如标准化的峰值声强度（A）、血流速度（β）和峰值声强度×血流速度（$A\times\beta$，心肌血流量）与正常心肌相近，这也顿抑心肌区别于冬眠心肌的特点之一。近年来 MCE 评估急性缺血后的顿抑心肌是实验和临床研究的热点之一。

（1）MCE 评估顿抑心肌实验和临床研究：Teupe 等[35]对 10 只冠状动脉梗阻 2～3h 再灌注 1h 的 AMI 犬模型，在再灌注后行 MCE 检查评价心肌灌注，并在梗阻术前后和再灌注后行超声心动图检查评估室壁运动功能。再灌注后室壁运动异常但心肌灌注正常的心肌被 MCE 定义为顿抑心肌，而再灌注后室壁运动异常和心肌灌注缺损的心肌被 MCE 定义为坏死心肌；以氯三苯四唑（TTC）染色作为判断坏死心肌的金标准，以血运重建后室壁运动提高为判断顿抑心肌的金标准。结果显示，MCE 判断为坏死心肌的面积与 TTC 相关性好，准确性达 86%；而 MCE 判断为顿抑心肌的节段在血运重建后室壁运动明显提高，TTC 也未见明显的坏死。研究表明，MCE 可准确判断梗死区域和识别顿抑心肌。在临床研究方面，Nanto 等[36]对 21 例 AMI 患者进行研究，同样以再灌注后室壁运动异常但心肌灌注正常定义为顿抑心肌（有 10 例患者的心肌节段在灌注后拟诊为顿抑心肌），在血运重建后 4 周随访

室壁运动恢复或者提高作为判断顿抑心肌的金标准。结果显示，MCE 拟诊为顿抑心肌的节段在血运重建后室壁运动明显提高，其灵敏度为 77%，特异度为 100%。研究表明，MCE 在血运重建术后即刻能准确识别 AMI 患者的顿抑心肌。

（2）MCE 在评价顿抑心肌准确性的研究：在 MCE 可识别顿抑心肌的基础上，有学者对 MCE 识别顿抑心肌的准确性进行了研究，并与临床上常用检测手段进行比较[37-38]。其中，Serra[37-38]等在 AMI 患者顿抑心肌可预测心室功能恢复的研究中，将 RT-MCE 定量分析分别与 DSE 及定性 RT-MCE 在评估顿抑心肌方面进行了对比研究，该研究对顿抑心肌的定义与上述研究一致，同样以血运重建后，室壁运动提高为判断存活心肌的金标准，研究发现 RT-MCE 定量分析相比 DSE 和定性 RT-MCE，能更准确地识别顿抑心肌和预测血运重建术后心室功能恢复。

（3）MCE 评估的存活心肌可预测心脏不良事件：除了上述研究，目前对存活心肌的临床应用研究表明[39]，MCE 通过识别 AMI 后的存活心肌（包括顿抑心肌及冬眠心肌）可预测心脏不良事件发生。因为 MCE 测量的心肌声学强度反映心肌微循环完整性，而心肌微循环完整性代表心肌的存活，所以通过比较心肌声学强度可初步识别存活心肌。Dwivedi 等[39]在存活心肌可预测新发 AMI 患者心脏不良事件发生的研究中，对 86 名新发的 AMI 患者进行溶栓血管再通治疗，在 AMI 后（7±2）天内利用半定量 MCE 的方法识别 AMI 血管再通后的存活心肌，根据美国心动图协会推荐的心肌节段划分法将患者的心肌划分为 16 个节段，对每个节段均行心肌显影声学强度分级并评分（1 分＝声学强度最大，并显影均匀；2 分＝显影强度减弱；3 分＝显影缺损）。然后对各节段评分进行总和，最后求出声强对比缺陷指数（contrast defect index，CDI）。CDI＝节段评分总和/16，CDI 与心肌存活能力成负相关，CDI 越小表示 AMI 后残余存活心肌越多。通过为期（46±16）个月的随访研究，随访结果有 15 名（16%）患者产生心血管不良事件（8 例为心脏死亡事件，7 例为再发非致死性 AMI），在心脏死亡的预测中 CDI 危险比（HR）为 1.27，95%可信区间为 1.06～1.53，$P=0.006$。研究表明 CDI 与心脏不良事件具有相关性，与临床常用的心电图、生化标记、左心室射血分数（LVEF）及冠状动脉造影等预测指标一样，是 AMI 血管重建后心脏不良事件发生有效且独立的预测指标。

2. 心肌声学造影评估冬眠心肌

冬眠心肌同样为存活心肌的一种，是慢性缺血、长期低灌注的心肌通过降低收缩功能、减少心肌耗能以适应降低了的心肌血供，进而保障心肌存活。冬眠心肌的核心特征包括：①慢性低灌注状态；②灌注-收缩匹配。即心肌处于慢性低灌注状态而无心肌缺血，收缩功能因心肌低灌注而减弱，因此也就能理解静息状态下 MCE 测得冬眠心肌的各血流参数均低于正常灌注心肌相应的血流参数，却明显高于因缺血坏死的心肌。基于冬眠心肌的核心特征，MCE 识别冬眠心肌也通常采用 MCE 与超声心动图检查相结合的技术，利用超声心动图评估静息状态下室壁运动情况，MCE 评估心肌血流灌注情况，以静息状态下室壁运动异常（减弱或消失）和心肌的血流灌注降低，但不缺乏两个核心特征为判断冬眠心肌的标准。定量 MCE 预测心肌功能恢复或判断冬眠心肌的参数和指标较多，如标准化的峰值声强度（A）、血流速度（β）和峰值声强度×血流速度（心肌血流量）。其中，以标准化的峰值声强度×血流速度（peak $MCI_n \times \beta$ 或 peak $MCI_{max} \times \beta$）和峰值声强度（A）更为常用[40-43]；标准化是某节段的参数值与最大节段参数值的比值。定性 MCE 预测心肌功能恢复或判断冬眠心肌多采用对心肌显影强度分级评分的方法[42-43]，如 1＝均匀显影，2＝轻度显影缺损，3＝中度或严重显影缺损，4＝完全显影缺损，从而得出一个半定量参数（由左心室所有节段显影评分的总和除以节段数），通过该参数的某个界值来预测心肌功能恢复或判断冬眠心肌。而有研究[41,44]直接认为前两或三级为冬眠心肌，还有研究[34]把左心室各节段分为两个区域，当某区域包含一定数量均匀显影的节段，则认定该区域存在冬眠心肌。MCE 识别慢性缺血性心肌病的存活心肌是近年来的研究重点，在这方面的临床研究相对较多[34,40-43]。

（1）MCE 评估冬眠心肌的准确性：Fernandes[34]等用 MCE 对 24 个射血分数小于 45%的冠心病患者进行冬眠心肌的检测，并比较定性 MCE 和定量 MCE 评估冬眠心肌的准确性，患者在术前及术后 3 个月各进行一次 RT-MCE，并行超声心动图评估室壁运动功能。静息状态下，室壁运动异常且包含一定数量均匀显影的节段的心室区域（见上述）被定性MCE认定存在冬眠心肌；定量MCE通过定量软件分析室壁运动异常心肌的标准化峰值声强度×血流速度来判断冬眠心肌，以血运重建后室壁运动提高为判断冬眠心肌的金标准。结果显示，定量MCE标准化$A\times\beta$以1.76为截点时，预测室壁功能恢复的敏感性、特异性分别为91%和50%，而定性MCE预测室壁功能恢复的敏感性、特异性分别为74%和60%。结论表明，MCE可准确评估冬眠心肌，定量分析可以提高RT-MCE评估冬眠心肌的敏感性。

（2）MCE在评价冬眠心肌准确性的研究：Hickman[41]等应用RT-MCE和DSE对27名左心室功能不全的冠心病患者于血运重建术前进行冬眠心肌的评估，从而比较两种技术评价冬眠心肌的准确性，并于术前与术后对患者行超声心动图评估室壁运动功能。静息状态下，室壁运动异常且心肌显影均匀和显影轻度缺损的心肌被定性MCE认定为冬眠心肌；定量MCE通过定量软件分析室壁运动异常心肌的标准化峰值强度来判断冬眠心肌，以血运重建后室壁运动提高为判断冬眠心肌的金标准。结果显示，定性、定量MCE评估冬眠心肌的敏感性为82%和87%，明显高于DSE的67%，而三者特异性相似。结论提示，RT-MCE可以准确评估冬眠心肌，且评估冬眠心肌的敏感性要比DSE高。Hickman等[42]应用RT-MCE和SPECT评估39名慢性缺血性心脏病患者血运重建术前的冬眠心肌，并比较两种检测方法评估冬眠心肌的准确性。并且于术前、术后行超声心动图评估室壁运动功能。半定量参数（见上述）小于或等于某界值被定性MCE认定为冬眠心肌，定量MCE通过定量软件分别分析标准化的峰值声强度和峰值声强度×血流速度来判断冬眠心肌，以血运重建后室壁运动提高为判断冬眠心肌的金标准。结果显示，定性MCE半定量参数以2.26为界值时，评估冬眠心肌的敏感性和特异性分别为94%和58%；当标准化的峰值声强度、峰值声强度×血流速度的截点分别为5.0和1.34时，定量MCE的敏感性和特异性分别为88%和61%、88%和50%，而SPECT评估冬眠心肌的敏感性与MCE相似，特异却小于MCE。结论提示，对于评价缺血性心脏病患者的冬眠心肌，RT-MCE比SPECT更具有优势。Tousek等[43]用MCE和磁共振成像钆剂增强（LGE-MRI）检测26名慢性缺血性心脏病患者血运重建术前的冬眠心肌，并于术前、术后行超声心动图评估室壁运动功能。定性MCE通过半定量参数判断冬眠心肌，以血运重建后室壁运动提高为判断冬眠心肌的金标准。结果显示，MCE评估冬眠心肌的敏感性为78%，与LGE-MR相似，特异性为72%，明显高于LGE-MR的52%。结论提示，与LGE-MRI相比，MCE也能准确评估冬眠心肌，且特异性有优势。

（3）MCE评估冬眠心肌用于预测冠心病患者预后：由于MCE评估存活心肌的敏感性相对较高，而DSE在评估存活心肌的特异性上有优势，故越来越多的研究[44-46]将二者结合起来评估存活心肌。Liu C等[44]用MCE评价46例室壁运动功能不全的慢性缺血性心脏病患者微循环的损伤程度，进而预测患者预后，并比较RT-MCE和RT-MCE联合低剂量多巴酚丁胺负荷试验评估微循环的损伤和存活心肌的准确性。静息状态下，室壁运动异常且心肌显影均匀和显影轻度缺损的心肌被定性MCE认定为可恢复室壁功能。在负荷试验中，显影强度增加一个级别以上的心肌也被定性MCE认定可恢复室壁功能。定量MCE分别在静息状态下和负荷状态下，分析室壁运动异常心肌的各标准化血流参数来预测室壁功能恢复的可能性；以血运重建后室壁运动提高为判断冬眠心肌的金标准。结论提示，RT-MCE联合低剂量多巴酚丁胺负荷试验能更准确地评估冬眠心肌和预测心室功能恢复。

总之，MCE可早期、准确地识别存活心肌，有助于评估冠心病患者的心室功能恢复及预测心脏不良事件发生，对指导治疗策略也有重要的临床参考价值。

（六）展望

溶栓、经皮腔内冠状动脉成形术（PTCA）和冠状动脉旁路移植术（CABG）等血运重建术的临床应用日益广泛，对心肌存活性的评估有着重要的临床意义。一方面，在AMI中，术前准确预测心肌是否存活，是血管重建后局部心室功能能否恢复的重要依据，如血管供血区域大部分心肌已完全坏死纤维化，那么对这些血管进行重建是没有意义的，只能尽早行心脏移植术。反之，如大部分心肌仍然存活，则应尽早行血管重建，有效恢复存活心肌的血流灌注，进而改善左心室整体收缩功能，缓解心力衰竭症状，减少心律失常发生，并最终改善长期预后。另一方面，对于慢性冠心病患者，如能早期、准确识别存活心肌，尤其是冬眠心肌，除了为是否需行血运重建提供客观依据，还可预见血运重建后心室功能恢复的程度，并可前瞻性地针对减少心室重构等并发症选择合适的药物治疗干预策略。

心肌声学造影（MCE）尤其是 RT-MCE，通过定性、定量心肌灌注来评估存活心肌，具有更出色的空间分辨率、时间分辨率，不仅能早期、准确地评价存活心肌，也可同时观察左心室心内膜边界、心肌灌注、室壁增厚和运动情况等多方面的信息，如结合 DSE 还可以评估心脏收缩储备等，更准确地评估心室功能。现已证明 MCE 是一项安全、准确的检测存活心肌的方法，且简便易行、无放射性损伤，可在床边进行，已逐步受到重视并应用于临床，相信以后会在评估存活心肌方面发挥更大的作用，拥有更广阔的前景。

（钟林涛　陈国军　宾建平）

第八节　超声心动图评价血运重建效果

心肌缺血导致的功能障碍心肌节段可以是顿抑、冬眠和坏死心肌（瘢痕组织），这三种组织均不能产生有效的机械收缩，即均可表现节段性室壁运动异常。其中，顿抑心肌和冬眠心肌所致的心肌功能异常是可逆性的，属于存活心肌，而心肌瘢痕组织则几乎不可逆地完全丧失机械功能，属于坏死心肌。若有心肌存活，则应尽早进行相关动脉的血运重建，一旦冠状动脉血运重建，心肌细胞就有完全或部分恢复的可能[47-50]。研究表明，血管重建术后 40%的缺血性心肌病患者心力衰竭的症状改善，整体心功能改善，运动耐量和生存率提高[48]；而有无存活心肌则是缺血性心肌病和急性心肌梗死患者不良预后的独立预测指标之一[49-50]。如心肌坏死，单纯血运重建徒劳无益，还可能给患者带来额外的创伤、并发症甚至死亡[47-50]。因而，判断功能异常节段的心肌存活状态对临床决策极为重要，尽管尚存争议[51]。而术后心肌功能恢复的评估则是各种血运重建术效果的主要评价环节。

正电子发射断层显像（PET）虽为检测存活心肌的“金”标准[47]，但因费用昂贵、需引入核素、技术难度高等缺点，不适合临床常规应用。相反，超声心动图除了价格相对低廉、操作安全简便外，尚能评价心肌局部与整体功能、心脏血流动力学，还可进行床旁操作、术中实时监测和术后动态观察。超声心动图凭借这些技术优势，成为评价存活心肌最常用的方法。超声心动图评价存活心肌和心功能方法较多，本节旨在回溯这些方法的优劣势及在血运重建效果评价中的临床价值。

一、二维超声心动图——左心室整体与局部功能评估

静息二维超声心动图（two-dimensional echocardiography，2DE）和 M 型超声心动图（M-mode echocardiography，MME）主要通过测量心功能、心腔大小及对节段性室壁运动功能的分析来大致判断心肌缺血状态与识别心肌存活，而负荷超声心动图尤其是药物负荷超声心动图（如多巴酚丁胺）则是评价心肌存活、心功能储备较准确的方法，成为血运重建术前获益-风险评估和术后疗效观察的最主要手段[47]。

（一）左心室整体收缩功能评估——左心室射血分数测量

1. 评估方法

左心室射血分数（LVEF）是评价左心室整体收缩功能的最主要指标，其估算方法较多。最简单的是立方公式、Teichholz 或 Quinones 方法。这些方法均通过超声测量的左心室径线来计算左心室容积和射血分数。将左心室径线测量值转换成三维容量时需做几何假定，若有局部室壁运动功能异常或心腔重塑其结果不准确，故不建议采用径线测值来计算 LVEF。LVEF 较为准确的估测方法是 Simpson's 法。单平面 Simpson's 法（单平面圆盘法或面积-长度法）也需假设平面为规则的圆形，若存在节段性室壁运动功能障碍及心室重塑，其估算 LVEF 的准确性也较差。目前，ASE 主张应用双平面 Simpson's 法（双平面圆盘法）测定左心室舒张末期容积（LVEDV）和收缩末期容积（LVESV），

估算 LVEF。$LVEF(\%)=(LVEDV-LVESV)/LVEDV\times 100\%$，其正常值范围是 55%～85%。

2. 临床意义

LVEF 是反映左心室整体功能的最被广泛接受的指标。虽有许多局限性，但 LVEF 是几乎所有心脏临床事件包括猝死最强的预测因子，并被用于选择最优管理策略[47,52]。

（二）左心室局部收缩功能评估——节段性室壁运动分析

1. 节段划分法

早期 ASE 推荐左心室 16 节段划分模式，包括心室基底部和中部水平各 6 个节段、心尖部 4 个节段。右心室室壁与左心室相接处为室间隔，室间隔在左心室基底部和中部水平上称为前间隔和下间隔。继续沿着逆时针方向，心室基底部和中部水平的其余节段称为下壁、下侧壁、前侧壁和前壁。心尖节段包括间隔壁、下壁、外侧壁和前壁。此划分模式广泛用于超声心动图领域，但心脏核灌注、MRI 和 CT 中则普遍使用更多的节段。2002 年，AHA/ASE 心肌分段与心脏图像注册起草小组推荐一种 17 节段模型（图 1-3-1），以期建立适用于各种成像技术的节段划分标准[53]。其与 16 节段模型的主要不同之处是增加了第 17 节段即心尖帽。随着超声心动图成像质量的提高，包括谐波和声学造影成像质量的改进，心尖帽的成像效果将更为理想。两种分段方法在临床上均很实用，其精细程度足以进行半定量分析。通常，临床上出现相邻两节段的室壁运动障碍即有意义。17 节段模式应主要用于心肌灌注研究或在不同成像方法之间进行比较。而 16 节段模式适合评价室壁运动异常的研究，因为正常人心尖帽（第 17 节段）并不移动。

2. 室壁节段与冠状动脉灌注

①胸骨旁长轴切面。前间隔血供来自前降支，如室间隔近端收缩活动异常，则提示前降支近端病变；左心室下（后）壁通常由左旋支供血。②短轴切面。前降支供应前间隔、前壁；后降支供应下（后）间隔及下（后）壁，后降支多源于右冠状动脉，左优势者后降支源于旋支；左旋支供应下（后）侧壁。③心尖二腔切面。后降支供应左心室下壁 2/3 的心肌，其余部分由前降支供应，前壁近基底段由前降支近端供血。④心尖四腔切面。心尖部及室间隔远端 2/3 的室间隔由前降支供血，室间隔近端 1/3 由后降支供血，侧壁由旋支分支供血。⑤17 节段法新增的节段心尖帽通常由前降支供血（图 1-3-2）。

3. 室壁运动分析

一般依照美国超声心动图学会推荐的 17 节段左心室分析方法，对室壁各节段半定量记分[54-55]，1 分为正常（收缩期增厚率＞40%），2 分为运动减弱（增厚率介于 10%～40%），3 分为运动重度减弱至运动消失（增厚率＜10%），4 分为矛盾运动，5 分为室壁瘤。节段性室壁运动异常的心肌可能是完全梗死心肌，也可能是存活心肌，因为透壁性梗死心肌、非透壁的心内膜下梗死心肌、冬眠心肌、顿抑心肌和伤残心肌均可表现为明显的室壁运动功能异常。某些情况下灌注恢复后心肌可存活，但室壁运动和增厚的恢复则明显延迟，这也是静息二维超声心动图在冠心病诊断中未能但需要解决的问题[56-57]。为此，节段性室壁运动分析法常可结合小剂量［≤20μg/(kg·min)］多巴酚丁胺负荷超声心动图（LDDSE）来评价存活心肌。心肌存活判断标准为，相邻 2 个节段在负荷试验过程中，若室壁运动呈现先改善后恶化（低剂量改善、高剂量恶化）的“双相反应”（biphasic response），则提示心肌存活（冬眠心肌）；若室壁运动呈现低水平的持续改善，则也提示心肌存活［顿抑和（或）冬眠心肌］；若室壁运动无明显变化，则不能确定是否有心肌存活（通常坏死或以坏死心肌为主的可能性大）；若室壁运动持续性恶化，则提示无心肌存活（坏死或瘢痕心肌，或仅有少量心肌存活）。临床上，冬眠、顿抑和坏死心肌经常并存，无法绝对区分，故上述标准应与临床资料相结合，综合判断。

4. 研究现状

在一项多中心应用 LDDSE 评价心肌存活的研究中，Sicari 等[58]观察了 425 名慢性缺血性心脏病合并左心室收缩功能不全患者，平均随访 3.1 年，以心脏性死亡为终点，发现有/无存活心肌患者在血运重建治疗后的生存率分别为 90.1% 和 62%（$P<0.01$），提示 LDDSE 确定的存活心肌对判断血运重建术后患者的生存具有较好的预测价值。VIAMI 研究发现，术前用 LDDSE 评价存活心肌，在急性心肌梗死后有存活心肌的患者中，冠状动脉介入治疗（PCI）组 12 个月一级终点［死亡、心肌梗死、不稳定型心绞痛（UAP）］显著低于药物治疗组，提示梗死区内有存活心肌者能直接从血运重建术中受

益[59]。在一项多个临床试验的 meta 分析中，Allman 等[60]分析了 3088 名严重冠心病伴左心室功能不全的患者（LVEF 为 32%±8%），平均随访 25 个月，结果显示，与药物治疗相比，有存活心肌者行血运重建术可显著降低终点事件的发生，提示严重的左心室功能不全但有存活心肌者可从血运重建术中明显受益。Yao 等[61]观察了 260 名血管造影（CAG）有异常的冠心病患者，平均随访 3.1 年，用负荷超声心动图与 CAG 结果对比观察患者的预后，发现若负荷超声心动图结果阴性，则患者预后较好，不良事件发生率较低；而且负荷超声心动图结果阳性能增加 CAG 对临床事件预后的判断的价值，二者结合可以使预后价值明显提高。因此，LDDSE 评估存活心肌可预测有或无血运重建患者心血管事件（包括死亡）的发生，具有预后评估价值。

Rizzello 等[52]研究了 90 名缺血性心肌病患者，在行血运重建术后随访 9～12 个月，术前及术后分别通过负荷超声心动图及放射性核素心室显影术（RNV）评估存活心肌及 LVEF，发现当患者有存活心肌，其术后长期随访 LVEF 较术前有了明显改善，提示存活心肌有利于患者术后 LVEF 的恢复，有利于改善患者的预后。Rizzello 等[62]应用负荷超声心动图［多巴酚丁胺剂量自 10μg/(kg·min) 递增至 40μg/(kg·min)］研究了 128 名慢性缺血性心脏病患者，发现在所有静息呈 RWMA 节段中，72%呈现“双相反应”的心肌节段在术后功能得到恢复；同时发现“双相反应”对心肌存活性有最高的预测值。Matunovic 等[63]观察了 66 名心肌梗死后伴心功能不全患者（LVEF＜35%），用 LDDSE 评估存活心肌，术后随访 12 个月发现，与药物治疗组相比，血运重建组 LVEF 有了明显改善，心脏死亡事件明显减少，且 WMSI 也较前减小。Knapp 等[64]观察了 50 名多支血管病变合并 LVEF＜40% 的冠心病患者，用负荷超声心动图评价心肌存活，行血运重建术后分别于术后 3 个月、6 个月及 1 年进行随访，发现在术后 6 个月 LVEF 就有了明显改善，WSMI 显著减小。因此，负荷超声心动图术前评估心肌存活可预测血运重建术后心功能恢复的可能性，从而有助于血运重建适应证的选择，避免不必要的干预。

此外，Tani 等[65]研究了 30 名急性心肌梗死（AMI）患者，并比较 LDDSE、PET 及 ^{201}Tl-单光子发射计算机断层成像（^{201}Tl-SPECT）结果发现，LDDSE 对室壁消失和（或）减弱节段的心肌存活预测的敏感性高于静息 ^{201}Tl-SPECT，特异性高于 PET。Duchak 等[66]研究了 65 名 AMI 患者，并比较 LDDSE 与 ^{201}Tl-SPECT 结果，发现 LDDSE 识别存活心肌的敏感性和特异性分别为 81%和 75%，而 ^{201}Tl-SPECT 则分别为 73% 和 35%。Watada 等[67]研究发现 LDDSE 识别存活心肌的敏感性为 83%，特异性为 86%。因此，AMI 早期应用 LDDSE 评价心肌是否存活是很有价值的方法。

5. 临床意义

负荷超声心动图，尤其是 LDDSE，是一种简单、有效、易普及的心肌存活评价方法。但是，较之新的超声成像技术和其他影像学技术如 MRI 或 PET，LDDSE 更依赖于操作者的技术与经验，主观性较高，可重复性较差[47]。

二、心肌声学造影——局部心肌灌注评估

1. 声学造影方法

经静脉实时心肌声学造影（real-time myocardial contrast echocardiography，RT-MCE）通过静脉注入声学造影剂，采用低机械指数、非线性超声和闪烁显像这三种技术的联合应用实现了实时心肌血流灌注显像。与其他影像学技术相比，MCE 无放射性，相对低廉、安全、方便，能够评价血流动力学指标，可反复进行，而且弥补了冠状动脉造影不能评价微循环状况的缺陷。新近研究显示，心肌声学造影与药物负荷试验相结合，同时评价静息和负荷状态下的心肌灌注和室壁运动，进一步评估心肌血流储备能力，能显著提高诊断的精确度，实现早期、无创检测局部心肌灌注，以及鉴别存活心肌和坏死心肌，通过定量节段心肌血流量的方法能进一步提高诊断的准确性和特异性[68-70]，故定量心肌声学造影结合负荷试验有望成为评价心肌微循环灌注和存活心肌的理想工具。

实时造影成像技术较既往的造影成像技术，如间歇触发显像，具有下列优点：在评价心肌血流灌注状况的同时可以同步评价室壁运动；更容易调整和采集图像；可多切面观察同一节段的灌注状况，提高诊断的准确性；不必通过减除本底、对图等过程，只需对比造影剂微泡再充填速率就可以评估不同心肌节段的血流灌注速度，真正实现联机分析。

药物负荷超声心动图中常用多巴酚丁胺，由于存活心肌保持冠状动脉微血管的完整性，包括解剖结构的完整性以及功能状态的完整性，后者即微循环扩张储备功能的完整性，能通过小剂量多巴酚丁胺负荷心肌声学造影来反映。因此，结合分析静息和负荷状态下室壁运动和心肌灌注，小剂量多巴酚丁胺负荷心肌声学造影能从心肌微循环灌注储备和心肌收缩储备两方面对存活心肌进行评价，通过使负荷超声心动图的诊断价值和诊断精确度显著提高，为临床上冠心病的评价提供一种简便、可靠、准确的新方法。

2. 研究现状

在一项多中心研究中，Senior R 等[71]应用 sonoVue 心肌声学造影剂 MCE 与 SPECT 对比评价 628 例缺血性心肌病患者的存活心肌，1 个月后行冠状动脉血管造影随访发现，对于较高心血管危险事件及中高危的冠心病患者，与 SPECT 相比，MCE 有较高的敏感性，但特异性相对较低。MCE 对于单支血管病变且狭窄率＞70％的患者预测冠心病心肌灌注的敏感性高于 SPECT（75.2％ *vs.* 49.1％），但特异性低于 SPECT（52.4％ *vs.* 80.6％）；对于单支血管病变且狭窄率＞50％的患者，其敏感性和特异性也与上述相类似。对于单支血管病变患者及近端狭窄＞70％的患者，MCE 的敏感性均大于 SPECT（72.5％*vs.* 42.7％，80％*vs.* 58％）。

在一项多中心队列研究中，Gaibazzi 等[72]对 718 名已确诊或可疑冠心病患者进行了 16 个月的随访，评价 RT-MCE 结合负荷超声试验、室壁运动（WM）、左前降支冠状动脉血流储备（CFR-LAD）及心肌灌注（MP）对冠心病预后的判断价值。发现 MCE 结合负荷超声可对冠心病患者的预后提供了较高的判断价值，但是如果结合 WM，CFR-LAD 或 MP，则能使诊断敏感性进一步提高。

Korosoglou G[69]等应用 RT-MCE 与小剂量多巴酚丁胺负荷试验结合评价缺血性心肌病的存活心肌。血管重建术后 3～6 个月随访发现，定性 MCE 预测功能恢复的敏感性和特异性分别为 86％和 43％，与^{18}FDG-正电子发射断层扫描（^{18}FDG-PET）的诊断价值相当（其敏感性和特异性分别为 90％和 44％）。应用定量 MCE 尤其是标准化的节段血容量能使诊断的特异性提高至 65％，准确性由 73％提高至 81％。联合应用 RT-MCE 和小剂量多巴酚丁胺负荷试验具有最佳的诊断价值，能使敏感性、特异性和准确性分别提高至 96％、63％和 83％。

3. 临床意义

MCE 是一种简单、高效、准确的评价心肌微循环灌注的无创性检查技术，它能为临床医生提供关于心肌功能障碍区域微血管完整性及再灌注后功能恢复的可能性等有价值的信息，识别存活心肌，在评价血运重建术的适应证、制订合理的治疗方案、评估预后上发挥重要作用。然而，MCE 仍存在超声性能及实际应用方法学上的不足，如超声衰减、伪像、回声失落对真实心肌灌注判断的影响，仍需要大规模临床研究来确定 MCE 在冠心病患者治疗中的成本效益及作用。

三、组织多普勒成像

1. 评估方法

组织多普勒成像（tissue doppler imaging，TDI）对心肌节段功能的评价基于多普勒原理而非传统的声波反射，具有良好的信噪比。在传统超声不能识别心内膜边缘、无法评价室壁运动时，TDI 仍可发挥作用。TDI 具有分层测量心肌运动速度的能力，可以区分心肌透壁梗死和非透壁梗死，有助于心肌存活的判断[73-77]。TDI 对操作者经验依赖较少，对左心室整体和局部功能的定量评价更准确、客观。

2. 研究现状

Von-Bibra 等[78]结合多巴酚丁胺负荷试验与 TDI 技术发现，冠心病患者静息状态 RWMA 节段在小剂量多巴酚丁胺作用下收缩运动增强时，该节段心肌运动速度值随之增加。DTI 可通过速度、加速度及能量强弱的信息从定性和定量两个方面反映缺血性心脏病患者的室壁节段性运动异常，能较客观地识别心肌存活。Weidemann 等[79]在慢性心肌梗死的动物模型中发现，用 DES 结合应变/应变率成像可区分透壁与非透壁心肌梗死。在滴注多巴酚丁胺时，非透壁心肌梗死的收缩期应变在小剂量时升高，大剂量时降低，同时伴收缩后收缩的增强；而透壁心肌梗死的收缩期应变无论在任何剂量下均无改变。Lyseggen 等[80]在开胸动物模型上观察冠状动脉阻断不同时间后再灌注的应变，测量缺血心肌在期的反向延伸和总体缩短之间的比值（L/S），发现有活力而呈主动运动的心肌 L/S＜0.5，梗死而呈被动运动的心肌 L/S>0.8，提示 L/S 是区分存活和梗死心肌的有效指标。Derumeau[75]对缺血-再灌注犬模型进行研究，发现 M 型 TDI 能区分心肌透壁梗死和非透壁梗死，提出 TDI 有助于判断心肌存活。刘庆华等研究显示有收缩储备部位心内膜运动速度、心肌中层运动速度及收缩期心肌速度梯度（MVG）峰值均较无收缩储备部位明显增高，同样提示 TDI 可用来预测再血管化后左心室功能的恢复。

在主动脉瓣关闭后、舒张晚期开始前会出现一种异常增高的缩短运动，称为收缩后收缩（PSS）。PSS 持续存在于急性缺血再灌注后的顿抑心肌以及慢性缺血但活力尚存的冬眠心肌中[76]。因此，PSS 功能的保留被认为是心肌存活和再灌注治疗后心功能有望改善的一个标志。使用 TDI 技术可以评价心肌节段的 PSS。Voigt 等[77]研究发现在心肌缺血时，病理性 PSS 的应变和应变率绝对值明显增高，峰值时间较正常者延迟，可准确区分异常心肌节段和正常心肌节段，因而可用于评价存活心肌，并对血运重建后心功能的预后有诊断价值。

3. 临床意义

TDI 的优势在于能直观地显示并且客观地定量评价心功能，但也存在局限性，如受到室壁运动方向和声束夹角影响，呼吸和心脏整体转位对其数据的测量也有影响。除此之外，TDI 对局部室壁运动的分析还受到血流动力学因素、室壁运动状态的影响。

四、心肌超声组织定征

1. 评估方法

心肌超声组织定征（myocardial ultrasonic tissue characterization，MUTC）是通过检测心肌内微小散射体（包括心肌细胞、微血管、红细胞和胶原纤维等）的变化，反映心肌结构和功能改变所引起的超声波（高频信号）与组织相互作用的变化，从而实现心肌组织学诊断。理论上，MUTC 可从梗死心肌中区分存活心肌。当超声界面是非常小的组织颗粒，其直径小于入射超声波长的 1/2 时，就可引起超声散射。将指向探头的背向散射波进行整合，形成背向散射积分（integrated backscatter，IBS），其变化是超声波与心肌组织中各种传导媒介相互作用的结果。当心肌有各种病理改变时，IBS 及 IBS 周期变异幅度（cyclic variation of integrated backscatter，CVIB）可以定量评价心肌的组织特征。

判断标准与参考值：用 IBS 参数判断存活心肌，先计算出运动正常节段的 CVIB 的均数，再减去 1.64 倍标准差，得出 CVIB 的正常范围下限。若心肌节段的定量曲线波形正常（舒张期 IBS 值最高，收缩期最低），CVIB≥正常范围下限，则判断为存活心肌；其他不正常的 CVIB 模式均视为非存活心肌[81]。

2. 研究现状

Panovsky 等[82]观察 43 名冠心病患者，用 IBS 及小剂量多巴酚丁胺负荷超声心动图分别比较心肌的存活性，发现 IBS 的敏感性和特异性分别为 90% 及 77%，而 LDDSE 则为 83%及 81%，两者对预测血运重建术后心功能的恢复没有明显差别。国内外研究[83-84]已证实心肌梗死后 CVIB 降低，同时由于心肌胶原纤维增加等因素导致 IBS 增加，因而 CVIB%（即标化 CVIB，CVIB% = CVIB/IBS × 100%）明显降低。心肌在慢性缺血时会因自身保护性机制而出现冬眠心肌，该部分心肌为存活心肌但收缩性降低，血供恢复后这一部分心肌的收缩功能得以恢复。检测这一部分存活心肌对患者病情的评估十分重要。因为心肌收缩性与 CVIB/CVIB%存在相关性，观察 CVIB 或 CVIB%即可发现心肌的收缩性变化，进而发现存活心肌。潘小芳等[85]观察 58 名慢性冠心病伴有左心室节段室壁运动功能障碍患者，发现利用 CVIB 检测人体心肌的跨壁收缩异质性可以评价慢性缺血性功能障碍心肌的收缩储备，对预测血运重建术后心功能的恢复和确定治疗方案具有临床应用价值。

3. 临床意义

较之常规超声心动图对室壁运动分析，IBS 可较早地检测心肌梗死介入治疗术后的存活心肌，对功能不全心肌的功能恢复有较高的预测价值。但是，IBS 由于操作繁琐、伪像较多，目前更多是处于研究阶段而尚未临床应用。

五、心肌斑点追踪显像

心肌斑点追踪显像包括二维斑点追踪显像（two-dimensional speckle tracking imaging，2D-STI）及三维斑点追踪显像（three-dimensional speckle tracking imaging，3D-STI）。

1. 评估方法

STI是在高帧频二维超声图像的基础上，自动逐帧追踪感兴趣区域内随室壁心肌同步运动的斑点回声在每一帧图像中的具体位置及斑点间的相对空间运动，通过计算相邻斑点间的距离随时间的不断变化和相对改变即可反映局部心肌组织的舒缩变形。二维及三维应变软件提供了应变的自动定量测定，并通过平均或叠加斑点信号来优化信噪比，进行不同帧频间同一斑点回声运动轨迹的标测，实时测量心肌应变、旋转及扭转角度等参数，反映了心肌组织的空间变形和实时运动状态。

判断标准与参考值：正常收缩期纵向峰值应变≥18%，其标准差在2%～3%[86]。当收缩期纵向应变峰值≤12%时，可提示异常。当左心室整体收缩期峰值应变在－16%～－20%时，整体收缩期峰值应变率＜0.9/s 时，其检测陈旧性心肌梗死的敏感性和特异性较高。

2. 研究现状

Hoffmann 等[87]的一项临床试验研究中以^{18}FDG-PET 为金标准，STI 结合多巴酚丁胺负荷试验检测存活心肌，结果发现以收缩期峰值应变率 0.23/s 为标准判断存活心肌时，其敏感性和特异性分别为 83%和 84%，高于二维超声心动图检查及组织多普勒下负荷超声心动图检查。Gjesdal 等[88]对 38 例患者初次心肌梗死 9 个月后行 STI 检查，以增强 CMR 作为对比，发现当整体应变为－15%时，其判断有无心肌梗死的敏感性和特异性为 82%和 93%；当局部应变为－15%时，判断有无心肌梗死的敏感性和特异性为 76%和 95%；当局部应变为－13%时，判断是否为透壁性心肌梗死的敏感性和特异性为 80%和 83%。表明收缩期峰值应变率的增加是心肌存活的有力指标。Mighno 等[89]对大鼠缺血再灌注模型的一项研究发现，二维斑点追踪应变成像对存活心肌与梗死心肌的判断与组织学切片病理诊断具有很好的吻合度。STI 可用于评估受损心肌再灌注治疗后的恢复情况，从而为临床治疗提供重要信息。Park 等[90]报道当急性心肌梗死行冠状动脉旁路移植术或 PCI 再灌注后，以收缩期峰值纵向应变（LS）＞10.2%为标准，其判断心肌存活的敏感性和特异性为 90.9%和 85.7%；当左心室整体 LS ＜6.4%时，发生心力衰竭或死亡的敏感性和特异性 81.8%和 84.6%。Altiok E 等[91]用 2D-STI 与延迟钆显像增强的心脏磁共振成像（LGE-CMR）对比评价 AMI 行 PCI 后左心室整体及局部功能改变，并进行了 6 个月的随访，发现 STI 对左心室整体收缩功能的预测效果与 LGE-CMR 相类似，以收缩期峰值圆周应变（CS）＜－14.2%为标准，其判断节段性心功能改善的敏感性和特异性为 71.6%和 58.1%。

3. 临床意义

STI 无角度及帧频依赖性，可重复性好，可对任一超声切面定量检测分析，全面评价局部和整体心肌的形变运动及心功能，可同时快速定量检测室壁各心肌节段在纵向、径向、环向上及左心室旋转、扭转的应变值，进行心室整体应变分析；不仅展示了心肌整体的运动，且能精确地测量心肌缺血节段局部应变，准确评估心肌整体及局部功能，故能更真实地反映室壁心肌的实时运动及功能[92-93]。而 3D-STI 可以重现心脏真实的三维运动，分析左心室整体及局部收缩运动，检测存活心肌，在长轴应变及面积应变能提供较好地精确性及可重复性，并且与 MRI 具有良好的相关性[94-95]，可用于评价缺血相关的左心室功能不全患者的梗死面积。然而，本检测方法也同样存在着操作者经验的依赖性和主观性等缺点[96]。

六、结语

综上所述，心肌存活检测的方法较多，除了 PET、MR 心肌灌注成像外，超声心动图仍是评价心肌存活的主要方法。比较静息与负荷超声心动图室壁运动功能的变化是目前临床上最具实用价值的心肌存活评价方法，新的超声成像方法及其与负荷试验的结合有望提高心肌存活检测的敏感性和特异性，从而有助于提高超声心动图评价血运重建术效果的可靠性。

（陈　华　陈良龙）

参考文献

[1] Lang RM, Bierig M, Devereux RB, et al. Recommendations for Chamber Quantification: A Report from the American Society of Echocardiography's Guidelines and Standards Committee and the Chamber Quantification Writing Group, Developed in Conjunction with the European Association of Echocardiography, a Branch of the

European Society of Cardiology. J Am Soc Echocardiogr，2005，18：1440-1463.

[2] Sherif F. Nagueh，Christopher P. Appleton，Thierry C. Gillebert，et al. Recommendations for the Evaluation of Left Ventricular Diastolic Function by Echocardiography. J Am Soc Echocardiogr，2009，22：107-133.

[3] Sohn DW，Chai IH，Lee DJ，et al. Assessment of mitral annulus velocity by Doppler tissue imaging in the evaluation of left ventricular diastolic function. J Am Coll Cardiol，1997，30：474-480.

[4] 郭万学. 超声医学. 6 版. 北京：人民军医出版社，2011.

[5] 邓又斌，谢明星，张青萍. 中华影像医学. 2 版. 北京：人民卫生出版社，2011.

[6] 葛均波，徐永健. 内科学. 8 版. 北京：人民卫生出版社，2013.

[7] Ondrus T，Kanovsky J，Novotny T，et al. Right ventricular myocardial infarction：From pathophysiology to prognosis. Exp Clin Cardiol，2013，18 (1)：27-30.

[8] Inohara T，Kohsaka S，Fukuda K，et al. The challenges in the management of right ventricular infarction. European Heart Journal：Acute Cardiovascular Care，2013，2 (3)：226-234.

[9] Rajesh GN，Raju D，Nandan D，et al. Echocardiographic assessment of right ventricular function in inferior wall myocardial infarction and angiographic correlation to proximal right coronary artery stenosis. Indian heart journal，2013，65：522-528.

[10] Rudski LG，Lai WW，Afilalo J，et al. Guidelines for the Echocardiographic Assessment of the Right Heart in Adults：A Report from the American Society of Echocardiography. J Am Soc Echocardiogr，2010，23：685-713.

[11] Ted Plappert，Martin St John Sutton. The Echocardiographers' Guide. Boca Raton，FL 33487，USA：Taylor & Francis，2006.

[12] Catherine M. Otto. Textbook of Clinical Echocardiography，4th ed. Philadelphia，PA：Saunders，an imprint of Elsevier，Inc，2009.

[13] Rallidis LS，Makavos G，Nihoyannopoulos P. Right ventricular involvement in coronary artery disease：role of echocardiography for diagnosis and prognosis. J Am Soc Echocardiogr，2014，27 (3)：223-229.

[14] Kidawa M，Chizyński K，Zielińska M，et al. Real-time 3D echocardiography and tissue Doppler echocardiography in the assessment of right ventricle systolic function in patients with right ventricular myocardial infarction. Eur Heart J Cardiovasc Imaging，2013，14 (10)：1002-1009.

[15] 范书英，柯元南，王珂. 单纯急性下壁心肌梗死及其合并右心室心肌梗死对右心长轴功能的影响. 中华老年心脑血管病杂志，2009，11 (1)：19-21.

[16] 王少特，俞东，范晓梅，等. 实时三维超声心动图评价右心室心肌梗死后收缩功能. 华中科技大学学报（医学版），2011，40 (4)：481-482.

[17] van der Zwaan HB，Geleijnse ML，McGhie JS，et al. Right ventricular quantification in clinical practice：two-dimensional vs. three-dimensional echocardiography compared with cardiac magnetic resonance imaging. Eur J Echocardiogr，2011，12 (9)：656-664.

[18] Tamborini G，Marsan NA，Gripari P，et al. Reference values for right ventricular volumes and ejection fraction with real-time three-dimensional echocardiography：evaluation in a large series of normal subjects. J Am Soc Echocardiogr，2010，23 (2)：109-115.

[19] Maron BJ，Towbin JA，Thiene G，et al. Contemporary definitions and classification of the cardiomyopathies：an American Heart Association Scientific Statement from the Council on Clinical Cardiology，Heart Failure and Transplantation Committee；Quality of Care and Outcomes Research and Function Genomics and Translational Biology Interdisciplinary Works Grops；and Council on Epidemiology and Prevention. Circulation，2006，113 (14)：1807-1816.

[20] Shah BN，Khattar RS，Senior R. The hibernating myocardium：current concepts，diagnostic dilemmas，and clinical challenges in the post-STICH era. European Heart Journal，2013，34 (18)：1323-1336.

[21] Rahimtoola SH，Dilsizian V，Kramer CM，et al. Chronic Ischemic Left Ventricular Dysfunction. JACC：Cardiovascular Imaging，2008，1 (4)：536-555.

[22] Rahimtoola SH. A perspective on the three large multicenter randomized clinical trials of coronary bypass surgery for chronic stable angina. Circulation，1985，72 (6 Pt 2)：V123-V135.

[23] Boden WE，Brooks WW，Conrad CH，et al. Incomplete，delayed functional recovery late after reperfusion following acute myocardial infarction："maimed myocardium". Am Heart J，1995，130 (4)：922-932.

[24] Wei K，Skyba DM，Firschke C，et al. Interactions between microbubbles and ultrasound：in vitro and in vivo observations. J Am Coll Cardiol，1997，29 (5)：1081-1088.

[25] Wei K，Jayaweera AR，Firoozan S，et al. Quantifica-

tion of myocardial blood flow with ultrasound-induced destruction of microbubbles administered as a constant venous infusion. Circulation, 1998, 97 (5): 473-483.

[26] Van Camp G, Ay T, Pasquet A, et al. Quantification of myocardial blood flow and assessment of its transmural distribution with real-time power modulation myocardial contrast echocardiography. J Am Soc Echocardiogr, 2003, 16 (3): 263-270.

[27] Porter TR, Li S, Jiang L, et al. Real-time visualization of myocardial perfusion and wall thickening in human beings with intravenous ultrasonographic contrast and accelerated intermittent harmonic imaging. J Am Soc Echocardiogr, 1999, 12 (4): 266-271.

[28] Ragosta M, Camarano G, Kaul S, et al. Microvascular integrity indicates myocellular viability in patients with recent myocardial infarction. New insights using myocardial contrast echocardiography. Circulation, 1994, 89 (6): 2562-2569.

[29] Shimoni S, Frangogiannis NG, Aggeli CJ, et al. Microvascular structural correlates of myocardial contrast echocardiography in patients with coronary artery disease and left ventricular dysfunction: implications for the assessment of myocardial hibernation. Circulation, 2002, 106 (8): 950-956.

[30] Sabia PJ, Powers ER, Ragosta M, et al. An association between collateral blood flow and myocardial viability in patients with recent myocardial infarction. N Engl J Med, 1992, 327 (26): 1825-1831.

[31] Coggins MP, Sklenar J, Wei K, et al. Noninvasive prediction of ultimate infarct size at the time of acute coronary occlusion based on the extent and magnitude of collateral-derived myocardial blood flow. Circulation, 2001, 104 (20): 2471-2477.

[32] Chelliah RK, Hickman M, Kinsey C, et al. Myocardial contrast echocardiography versus single photon emission computed tomography for assessment of hibernating myocardium in ischemic cardiomyopathy: preliminary qualitative and quantitative results. J Am Soc Echocardiogr, 2010, 23 (8): 840-847.

[33] Tousek P, Penicka M, Tintera J, et al. Identification of hibernating myocardium with myocardial contrast echocardiography: comparison with late gadolinium-enhanced magnetic resonance. Int J Cardiol, 2008, 128 (1): 117-120.

[34] Fernandes DR, Tsutsui JM, Bocchi EA, et al. Qualitative and quantitative real time myocardial contrast echocardiography for detecting hibernating myocardium. Echocardiography, 2011, 28 (3): 342-349.

[35] Teupe C, Takeuchi M, Yao J, et al. Detection of viable myocardium by transvenous myocardial contrast echocardiography using harmonic power Doppler: canine model of acute coronary occlusion and reperfusion. Chest, 2001, 120 (2): 567-572.

[36] Nanto S, Lim YJ, Masuyama T, et al. Diagnostic performance of myocardial contrast echocardiography for detection of stunned myocardium. J Am Soc Echocardiogr, 1996, 9 (3): 314-319.

[37] Serra V, Perez DIL, Zamorano J, et al. Usefulness of parametric imaging-based quantitative myocardial contrast echocardiography in predicting the functional recovery of akinetic segments following primary angioplasty in acute myocardial infarction patients. Rev Esp Cardiol, 2005, 58 (6): 649-656.

[38] Serra V, de Isla LP, Ferro MP, et al. Identification of stunned myocardium with parametric imaging-based, quantitative myocardial contrast echocardiography after acute myocardial infarction. Am J Cardiol, 2005, 96 (2): 167-172.

[39] Dwivedi G, Janardhanan R, Hayat SA, et al. Prognostic Value of Myocardial Viability Detected by Myocardial Contrast Echocardiography Early After Acute Myocardial Infarction. Journal of the American College of Cardiology, 2007, 50 (4): 327-334.

[40] Shimoni S, Frangogiannis NG, Aggeli CJ, et al. Identification of hibernating myocardium with quantitative intravenous myocardial contrast echocardiography: comparison with dobutamine echocardiography and thallium-201 scintigraphy. Circulation, 2003, 107 (4): 538-544.

[41] Hickman M, Chelliah R, Burden L, et al. Resting myocardial blood flow, coronary flow reserve, and contractile reserve in hibernating myocardium: implications for using resting myocardial contrast echocardiography vs. dobutamine echocardiography for the detection of hibernating myocardium. European Journal of Echocardiography, 2010, 11 (9): 756-762.

[42] Chelliah RK, Hickman M, Kinsey C, et al. Myocardial Contrast Echocardiography Versus Single Photon Emission Computed Tomography for Assessment of Hibernating Myocardium in Ischemic Cardiomyopathy: Preliminary Qualitative and Quantitative Results. Journal of the American Society of Echocardiography, 2010, 23 (8): 840-847.

[43] Tousek P, Penicka M, Tintera J, et al. Identification

of hibernating myocardium with myocardial contrast echocardiography: comparison with late gadolinium-enhanced magnetic resonance. Int J Cardiol, 2008, 128 (1): 117-120.

[44] Liu C, Xiu CH, Xiao XG, et al. Effect of graft patency on the prediction of myocardial viability by dobutamine stress and myocardial contrast echocardiography before coronary artery bypass surgery. J Clin Ultrasound, 2014, 42 (1): 9-15.

[45] Korosoglou G, Hansen A, Hoffend J, et al. Comparison of real-time myocardial contrast echocardiography for the assessment of myocardial viability with fluorodeoxyglucose-18 positron emission tomography and dobutamine stress echocardiography. Am J Cardiol, 2004, 94 (5): 570-576.

[46] Li DY, Hao J, Xia Y, et al. Clinical usefulness of low-dose dobutamine stress real-time myocardial contrast echocardiography for detection of viable myocardium. J Clin Ultrasound, 2012, 40 (5): 272-279.

[47] Wolk MJ, Bailey RS, Doherty JU, et al. ACCF/AHA/ASE/ASNC/HFSA/HRS/SCAI/SCCT/SCMR/STS 2013 Multimodality Appropriate Use Criteria: A Report of the American College of Cardiology Foundation Appropriate Use Criteria Task Force, American Heart Association, American Society of Echocardiography, American Society of Nuclear Cardiology, Heart Failure Society of America, Heart Rhythm Society, Society for Cardiovascular Angiography and Interventions, Society of Cardiovascular Computed Tomography, Society for Cardiovascular Magnetic Resonance, and Society of Thoracic Surgeons for the Detection and Risk Assessment of Stable Ischemic Heart Disease. J Am Coll Cariol, 2014, 63 (4): 380-406.

[48] Baer FM, Voth E, Deutsch HJ, et al. Assessment of viable myocardium by dobutamine transesophageal echocardiography and comparison with fluorine-18 fluorodeoxy glucose positron emission tomography. J Am Coll Cardiol, 1994, 24: 343-353.

[49] Schinkel AF, Poldermans D, Vanoverschelde JL, et al. Incidence of recovery of contractile function following revascularization in patients with ischemic left ventricular dysfunction. Am J Cardiol, 2004, 93 (1): 14-17.

[50] Lipinski M, McVey C, Berger J, et al. Prognostic value of stress cardiac magnetic resonance imaging in patients with known or suspected coronary artery disease: a systematic review and meta-analysis. J Am Coll Cardiol, 2013, 62: 826-838.

[51] Bonow RO, Maurer G, Lee KL, et al. Myocardial viability and survival in ischemic left ventricular dysfunction. N Engl Med, 2011, 364 (17): 1617-1625.

[52] Douglas PS, Garcia MJ, Bailey SR, et al. ACCF/ASE/AHA/ASNC/HFSA/HRS/ SCAI/ SCCM/SCCT/SCMR 2011 Appropriate Use Criteria for Echocardiography. J Am Soc Echocardiogr, 2011, 24: 229-267.

[53] Lang RM, Bierig M, Devereux RB, et al. Recommendations for chamber quantification: a report from American Society of Echocardiography's Guidelines and Standards Committee and the Chamber Quantification Writing Group, developed in conjunction with the European Association of Echocardiography, a branch of the European Society of Cardiology. J Am Soc Echocardiogr, 2005, 18 (12): 1440-1463.

[54] Sawada SG, Segar DS, Ryan T, et al. Echocardiographic detection of coronary artery disease during dobutamine infusion. Circulation, 1991, 83: 1605-1614.

[55] LaCanna G, Alfieri O, Giubbini R, et al. Echocardiography during infusion of dobutamine for identification of reversible dysfunction in patients with chronic coronary artery disease. J Am Coll Cardiol, 1994, 23: 617-626.

[56] Lavallee M, Cox D, Patrick TA, et al. Salvage of myocardial function by coronary artery reperfusion1, 2 and 3 hours after occlusion in conscious dogs. Circ Res, 1983, 63: 235.

[57] Bush LR, Buja LM, Samowitz W, et al. Recovery of left ventricular segmental function after long-term reperfusion following temporary coronary occlusion in conscious dogs. Comparison of 2- and 4-hour occlusions. Circ Res, 1983, 53: 248-263.

[58] Sicari R, Picano E, Cortigiani L, et al. Prognostic value of myocardial viability recognized by low-dose dobutamine echocardiography in chronic ischemic left ventricular dysfunction. Am J Cardiol, 2003, 92 (11): 1263-1266.

[59] Van Loon RB, Veen G, Baur LH, et al. Improved clinical outcome after invasive managment of patients with recent myocardial infarction and proven myocardial viability: primary results of a randomized controlled trial (VIAMI-trial). Trials, 2012, 13: 1-20.

[60] Allman KC, Shaw LJ, Hachamovitch R, et al. Myocardial viability testing and impact of revascularization on prognostic in patients with coronary artery disease and left ventricular dysfunction: a meta-analysis. J Am

Coll Cardiol, 2002, 39 (7): 1151-1158.
[61] Yao SS, Wever-pinzon O, Zhang X, et al. Prognostic value of stress echocardiography in patients with angiographically significant coronary artery disease. Am J Cardiol, 2012, 109 (2): 153-158.
[62] Rizzello V, Poldermans D, Schinkel AF, et al. Long term prognostic value of myocardial viability and ischaemia during dobutamine stress echocardiography in patients with ischaemia dobutamine stress echocardiography in patients with ischaemic cardiomyopathy undergoing coronary revascularization. Heart, 2006, 92: 239-244.
[63] Matunović R, Stojanović A, Mijailović Z, et al. Assessment of tissue viability for improvement of the left ventricular function after revascularization. Med Preql, 2006, 59 (3-4): 169-173.
[64] Knapp M, Musial WJ, Lisowska A, et al. Myocardial contractility improvement after coronary artery bypass grafting in a 1-year observation: The role of myocardial viability assessment. Cardiol J, 2007, 14 (3): 246-251.
[65] Tani T, Teragaki M, Watanabe H, et al. Detecting viable myocardium and predicting functional improvement: comparisons of positron emission tomography, rest-redistribution thallium-201 single-photon emission computed tomography (SPECT), exercise thallium-201 reinjection SPECT, I-123 BMIPP SPECT and dobutamine stress echocardiography. Circ J, 2004, 68 (10): 950-957.
[66] Smart S, Stoiber T, Hellman R, et al. Low dose dobutamine echocardiography is more predictive of reversible dysfunction after acute myocardial infarction than resting single photon emission computed tomographic thallium-201 scintigraphy. Am Heart J, 1997, 134: 822-834.
[67] Watada H, Ito H, Oh H, et al. Dobutamine stress echocardiography predicts reversible dysfunction and quantities the extent of irreversibly damaged myocardium after reperfusion of anterior myocardial infarction. J Am Coll Cardiol, 1994, 24: 624-630.
[68] Shimoni S, Frangogiannis NG, Aggeli CJ, et al. Identification of hibernating myocardium with quantitative intravenous myocardial contrast echocardiography: comparison with dobutamine echocardiography and thallium-201 scintigraphy. Circulation, 2003, 107 (4): 538-544.
[69] Korosoglou G, Hansen A, Hoffend J, et al. Comparison of real-time myocardial echocardiography for the assessment of myocardial viability with fluorodeoxyglucose-18 positron emission tomography and dobutamine stress echocardiography. Am J Cardiol, 2004, 94 (5): 570-576.
[70] Lindner JR, Sklenar J. Placing faith in numbers: quantification of perfusion with Myocardial echocardiography. J Am Coll Cardiol, 2004, 43 (10): 1814-1816.
[71] Senior R, Moreo A, Gaibazzi N, et al. Comparison of sulfur hexafluoride microbubble (SonoVue) -enhanced myocardial contrast echocardiography with gated single-photon emission computed tomography for detection of significant coronary artery disease: a large European multicenter study. J Am Coll Cardiol, 2013, 62 (15): 1353-1361.
[72] Gaibazzi N, Rigo F, Lorenzoni V, et al. Comparative prediction of caridiac events by wall motion, wall motion plus coronary flow reserve, or myocardial perfusion analysis a multicenter study of contrast stress echocardiography. J Am Coll Cardiol Img, 2013, 6: 1-12.
[73] Derumeaux G, Ovize M, Loufoua J, et al. Assessment of nonuniformity of transmural myocardial velocities by color-coded tissue Doppler imaging. characterization of normal, ischemic, and stunned myocardium. Circulation, 2000, 101: 1390-1395.
[74] Garot J, Derumeaux GA, Monin JL, et al. Quantitative systolic and diastolic transmyocardial velocity gradients assessed by M-mode colour Doppler tissue imaging as reliable indicators of regional left ventricular function after acute myocardial infarction. Eur Heart J, 1999, 20: 593-603.
[75] Derumeaux G, Loufoua J, Pontier G, et al. Tissue Doppler imaging differentiates transmural from non-transmural acute myocardial infarction after reperfusion therapy. Circulation, 2001, 103: 589-596.
[76] Hodgson JM, O'Neill WW, Laufer N, et al. Assessment of potentially salvageable myocardium during acute myocardial infarction: use of postextrasystolic potentiation. Am J Cardiol, 1984, 54: 1237-1244.
[77] Voigt JU, Lindenmeier G, Exner B, et al. Incidence and characteristics of segmental postsystolic longitudinal shortening in normal, acutely ischemic, and scarred myocardium. J Am Soc Echocardiogr, 2003, 16 (5): 415-423.
[78] Von Bibra H, Tuchnitz A, Klein A, et al. Regional diastolic function by pulsed Doppler myocardial mapping

for the detection of left ventricular ischemia during pharmacologic stress testing: a comparison with stress echocardiography and perfusion scintigraphy. J Am Coll Cardiol, 2000, 36: 444-452.

[79] Weidemann F, Dommke C, Bijnes B, et al. Defining the transmurality of a chronic myocardial infarction by ultrasonic strain-rate imaging: implications for identifying intramural viability: an experimental study. Circulation, 2003, 107: 883-888.

[80] Lyseggen E, Skulstad H, Helle-Valle T, et al. Myocardial strain analysis in acute coronary occlusion: a tool to assess myocardial viability and reperfusion. Circulation, 2005, 112: 3901-3910.

[81] Castaldo M, Funaro S, Veneroso G, et al. Detection of residual tissue viability within the infart zone in patients with acute myocardial infarction: Ultrasonic integrated backscatter analysis versus dobutamine stress echocardiography. J Am Soc Echocardiogr, 2000, 13 (5): 358-367.

[82] Panovský R, Meluzín J, Kincl V, et al. Comparison of acoustic densitometry and dobutamine echocardiography for an assessment of myocardial viability. Echocardiography, 2005, 22 (7): 586-592.

[83] 胡晓军，孙有刚，郭瑞强，等. 背向散射积分超声组织定征在心肌梗死患者中的临床应用研究. 中国超声医学杂志，2001，17 (5): 344-345.

[84] Wick line SA, Thomas LJ, Miller JG, et al. Sensitive detection of the effect s reperfusion on myocardium by ultrasonic tissue characterization with integrated backscatter. Circulation, 1986, 74: 389-400.

[85] 潘小芳，王珂，赵晓兰，等. 超声背向散射技术研究慢性缺血性功能异常心肌跨壁异质性的临床研究. 中国超声医学杂志，2005，21 (3): 175-179.

[86] Marwick TH, Leano RL, Brown J, et al. Myocardial strain measurement with 2-dimensional speckle-tracking echocardiography: definition of normal range. JACC Cardiovasc Imaging, 2009, 2: 80-84.

[87] Hoffhlann R, Altiok E, Nowak B, et al. Strain rate measurement by Doppler Echocardiography allows improved assessment of myocardial viability in patients-With depressed left ventricular function. J Am Coll Cardiol, 2002, 39 (3): 443-449.

[88] Gjesdal O, Hopp E, Vartdal T, et al. Global longitudinal strain measured by two-dimensional speckle tracking echocardiography is closely related to myocardial infarct size in chronic ischaemic heart disease. Clin Sci (Lond), 2007, 113 (6): 287-296.

[89] Migrino RQ, Zhu XG, Pajewski N, et al. Assessment of segmental myocardial viability using regional 2-dimensional strain echocardiography. J Am Soc Echocardiogr, 2007, 20 (4): 342-351.

[90] Park YH, Kang SJ, Song JK, et al. Prognostic value of longitudinal strain after primary reperfusion therapy in patients with anterior-wall acute myocardial infarction. J Am Soc Echocardiogr, 2008, 21: 262-267.

[91] Altiok E, Tiemann S. Myocardial deformation imaging by two-dimensional speckle-tracking echocardiography for prediction of global and segmental functional changes after acute myocardial infarction: a comparison with late gadolinium enhancement cardiac magnetic resonance. J Am Soc Echocardiogr, 2014, 27 (3): 249-257.

[92] Mor-Avi V, Colliins KA, Korearz CE, et al. Detection of regional temporal abnormalities in left ventricular function during acute myocardial ischemia. Am J Physiol Heart Circ Physiol, 2001, 280 (4): H1770-H1781.

[93] 李玉宏，马春燕，吴凤霞，等. 超声二维斑点追踪显像技术检测犬顿抑心肌跨壁力学状态的变化. 中国医学影像技术，2010，26 (9): 1644-1647.

[94] Saito K, Okura H, Watanabe N, et al. Comprehensive evaluation of left ventricular strain using speckle tracking echocardiography in normal adults: Comparison of three-dimensional and two-dimensional approaches. J Am Soc Echocardiogr, 2009, 22 (9): 1025-1030.

[95] Hayat D, Kloeckner M. Comparison of real-time three-dimensional speckle tracking to magnetic resonance imaging in patients with coronary heart disease. Am J cardiol, 2012, 109 (2): 180-186.

[96] Hoffmann R, Marwick TH, Poldermans D, et al. Refinements in stress echocardiographic techniques improve inter-institutional agreement in interpretation of dobutamine stress echocardiograms. Eur Heart J, 2002, 23: 821-829.

第二篇

多排螺旋 CT 冠状动脉造影

第一章　多排螺旋 CT 的技术原理和发展

计算机化断层显像（computed tomography，CT）由英国 EMI 公司工程师 Godfrey Newbold Hounsfield 于 1969 年设计，1972 年问世，这应该是影像医学领域的里程碑。CT 的应用大大促进影像医学的发展，早期的 CT 由于扫描时间长，探测器少，首先用于颅脑检查，后发展到全身应用，但是在心脏的应用受到限制，直到 1988 年 CT 扫描采用滑环技术实现机架旋转部分与静止部分的馈电及信号传递，即螺旋 CT（spiral CT，helical CT）研发成功，才逐步开始心脏的 CT 检查，螺旋 CT 从单排（层）螺旋 CT 不断发展，经历 2 排、4 排、8 排、16 排、32 排、40 排、64 排及后 64 排的发展过程，心脏真正意义上的 CT 检查始于 64 排、尤其是后 64 排螺旋 CT。

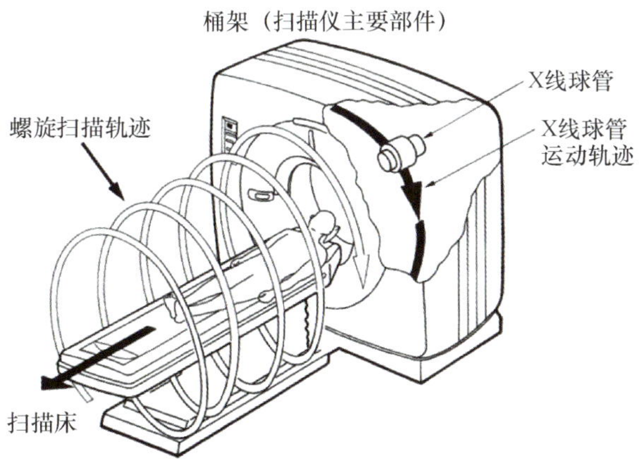

图 2-1-1　螺旋 CT 扫描示意图。X 线球管连续转动，扫描床连续移动，扫描轨迹呈螺旋形

一、多排螺旋 CT 的原理

传统 CT 由于设计和技术的原因球管与电缆之间的连接是固定的，当扫描时球管和机架的旋转部分一起旋转一周（或部分），与之相连接的电缆同时发生扭转相同角度，电缆较粗不可能扭转更多的度数满足扫描的要求，因此球管必须再反向旋转回到原来位置，同时扫描床再向前移动一定距离，重复上述过程，完成下一层扫描，如此反复正、反向交替旋转，这种方式扫描速度很慢，不能满足心血管检查的要求。螺旋 CT 采用了滑环技术来解决机架球管旋转部分与电缆静止部分的馈电和信号传递，类似电机的碳刷。球管可以连续不间断旋转，而电缆不需要相应扭转，同时扫描床连续匀速向前移动（图 2-1-1），这种扫描方式带来两个最重要的优势，一是大大加快扫描速度，达到亚秒级，二是数据的容积采集又称为容积扫描，获得三维信息，有利于图像后处理，得到真正的三维重组图像。

多排螺旋 CT（multidetector-row spiral CT，MDCT）又称多层螺旋 CT（multislice spiral CT，MSCT），两者说的是一个设备，但是描述角度不同，前者是指多排探测器，后者指每一次扫描获得多层 CT 图像（图 2-1-2），MSCT 必须通过多排探测器实现（图 2-1-3），目前探测器分两类，即等宽型探测器与不等宽型探测器，等宽型探测器的每一排探测器宽度相等，通用电气（GE）公司的 MDCT 使用这一类的探测器，不等宽型探测器是指探测器的宽度不是每一排都相等，由不同宽度的几组探测器组合而成，西门子、飞利浦和东芝公司的

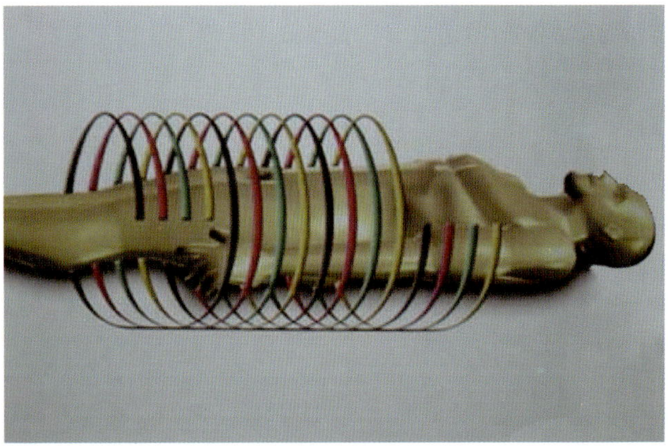

图 2-1-2　4 排螺旋 CT 扫描示意图。扫描轨迹呈螺旋形，一圈扫描 4 层图像

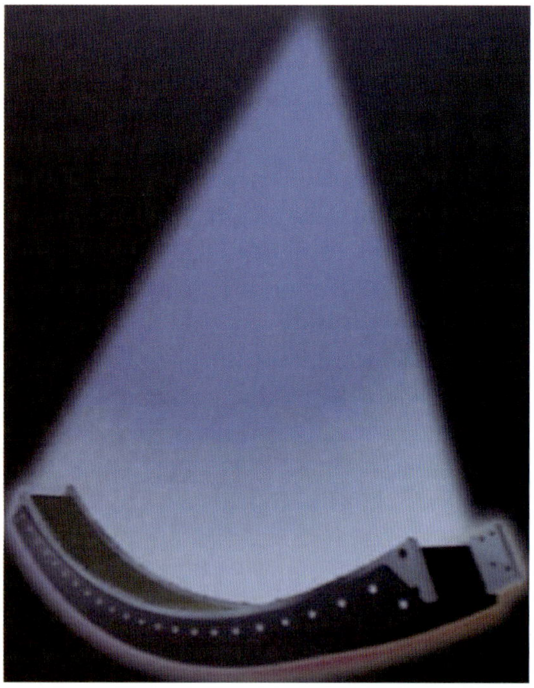

图 2-1-3 X 线束及探测器。X 线束呈扇形，照射在弧形探测器上

MDCT 基本都用这一类型的探测器，各有各的优势。

二、螺旋 CT 的发展

1988 年螺旋 CT 问世，1992 年双排螺旋 CT 推出，最早有关螺旋 CT 用于心脏检查的文献报道见于 1992 年，当时的 CT 每旋转一圈需要 1s，层厚 2mm，其时间分辨力和空间分辨力都远远满足不了冠状动脉成像的要求，但是让人们看到了三维的冠状动脉图像，看到了希望，激发人们去创造更好的 CT，1999 年 4 排螺旋 CT 研发出来，接下来几年各厂家相继推出 8 排、16 排、32 排、40 排、64 排等螺旋 CT，应该说 2004 年发布的 64 排螺旋 CT 是心脏检查的一个里程碑（图 2-1-4）。2004—2008 年几家有代表性的公司推出的 64 排 CT 分别是通用电气公司生产的 Lightspeed VCT，西门子公司生产的 Definition AS，飞利浦公司生产的 Brilliance 64，东芝公司生产的 Aquillion 64，一些有代表性的参数分别是机架转速达到 0.3～0.42s，探测器宽度在 64mm×0.5mm～64mm×0.625mm，Z 轴覆盖宽度为 32～40mm，时间分辨力为 150～200ms，空间分辨力为 0.23～0.625mm，尽管这些参数已经相当好，但是对冠状动脉而言还不能完全满足要求，

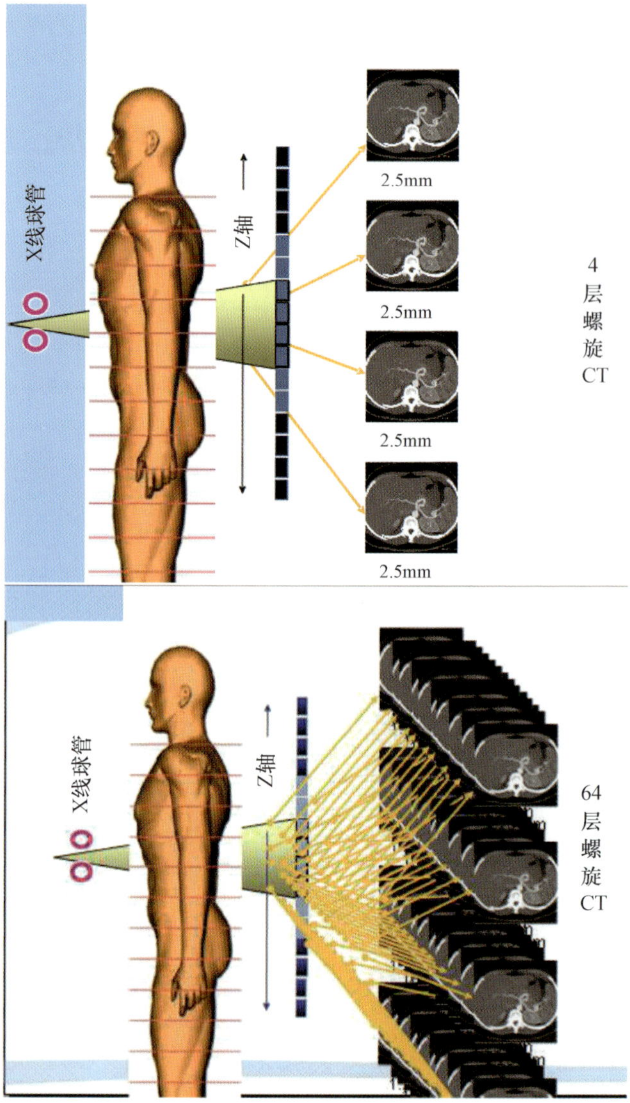

图 2-1-4 4 排螺旋 CT 和 64 排螺旋 CT 成像示意图。64 排 CT 在 Z 轴方向上探测器宽度增加、分辨率增高，X 线球管旋转一圈得到 64 层图像

2008 年北美放射学年会上推出的高端 CT 机被称为“后 64 排 CT”[1]，包括飞利浦公司生产的 Brilliance iCT（128 排、256 层）；东芝公司生产的 Aqulion One（320 排）；西门子公司生产的 Definition flash 双源 CT（Dual Source CT，DSCT）和通用电气公司生产的 Discoverey HD-750 宝石 CT。“后 64 排 CT”在 64 排 CT 基础上又有了较大的提升，下面介绍它们的主要性能或特点。

1. 球管特点及性能

球管方面值得一提的是西门子公司的双源 CT，将两套球管-探测器系统安装在同一个旋转机架上，改变了常规一个球管和一套探测器的 CT 成像系统，

两个球管相交成 90°，双源 CT 带来的好处是加快扫描速度，单扇区时间分辨率达到 75ms，另外两个球管可以进行双能量成像（A 球管电压 14kV，B 球管电压 100kV）。

2. 探测器特点及性能

探测器排数目前最多的有 320 排（东芝公司），Z 轴覆盖最大宽度达到 16mm，最大扫描范围 200mm；探测器方面值得介绍的是 GE 公司的宝石 CT，探测器采用人工宝石，其优点是对 X 线初始反应速度快、余晖（视觉暂留）效应短，因此可以提高空间分辨率，达到 0.23mm，降低噪声。另外可进行能谱成像，通过单球管瞬间双能采集技术完成，即在 0.5ms 内实现管电压在 80kV、140kV 的快速切换，获得 40～140kV 范围内任意点的单能谱图像，消除硬化伪影，还可以提供水、碘和钙基图，进行物质成分分析。

3. 机架旋转速度加快

目前最快的是飞利浦的 iCT，机架旋转速度达到 0.27s，机架旋转的提高有利于时间分辨率的增加。

4. 降低辐射剂量技术

CT 检查中的辐射剂量一直是人们极为关心的问题，某种程度上制约了 CT 的使用和发展，因此，近几年来各厂家纷纷投入大量人力、物力致力于研究如何降低辐射剂量，目前有关这方面的技术主要包括：

（1）前瞻性心电门控触发扫描：数据的采集只发生在选定的心动周期，而在所选期相以外的 RR 间期，X 线管关闭或者曝光量极低。与回顾性心电门控技术相比，患者接受的辐射剂量最多可降低 90%左右，由于前瞻性心电触发扫描对 Z 轴方向探测器覆盖范围要求较高，256 层及 320 层 CT 具有更宽探测器覆盖范围，较 64 层 CT 显著缩短采集时间，从而可在更大心率范围内完成扫描，且减少因心律变异所带来的影响。自适应前瞻性心电门控技术，是指以预设的曝光时间窗为中心，通过增大扫描角度，增大扫描时间窗，从而实现重组相位调整的一项双源 CT 新技术；前瞻性心电门控触发大螺距螺旋扫描模式，为新双源 CT 特有的一项螺旋式图像采集技术。后两项技术进一步降低辐射剂量，有研究可达到 0.9mSv。

（2）迭代重建（iterative reconstruction，IR）算法：是近期被广泛应用于临床的一种图像重建新方法，可以在 CT 低辐射剂量条件下最大限度地减少图像噪声，从而提高图像质量。

三、冠状动脉 CT 血管成像的关键技术、参数

CT 成像的原则是在获得满足诊断的图像的前提下，尽量减低患者的辐射剂量。影响 CT 图像质量和辐射剂量的因素很多，辐射剂量相关内容详见第五章，以下主要介绍冠状动脉 CT 血管成像（CTA）的关键技术和几个关键成像参数。

（一）心电门控技术

心脏始终处于周期性的搏动之中，如果使用常规的扫描方法，图像受运动伪影影响无法用于诊断。心电门控技术是依据心脏电-机械耦联的规律，在心脏运动相对静止的期相内进行数据采集，以获得清晰的图像（图 2-1-5）。一般而言，心率≤80 次/分患者最佳成像时间窗为 RR 间期的 70%，心率>80 次/分患者最佳成像时间窗为 RR 间期的 45%。

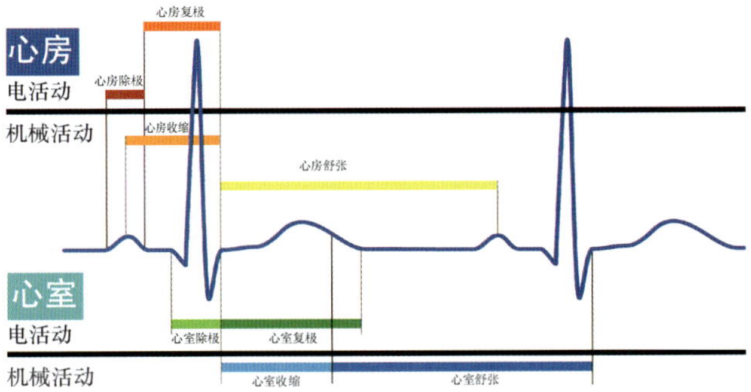

图 2-1-5 心房与心室的心电周期与心动周期的关系

心电门控技术分为前瞻性心电门控和回顾性心电门控两种。

1. 前瞻性心电门控

在扫描过程中，CT 扫描由心电预先激发，在心电监测下选择 R 波之后的特定时相进行数据采集。这种扫描方式的优势在于患者接受的射线剂量仅限于每个心脏舒张期的较短的一段时间，大大减低了辐射剂量，相关文献报道降幅在 68%～69%[2-5]。然而这种方法对心率变化较为敏感，容易形成运动伪影，且所采集到的数据不能进行心电编辑，仅适用于心律平稳、心率较慢的患者。

2. 回顾性心电门控

在螺旋扫描过程中，数据的获得贯穿多个完整的心动周期，一旦数据采集完毕，便根据心电监测数据重建图像。回顾性心电门控平均有效辐射剂量为12mSv（5～30mSv，四分位区间为8～18mSv）。与前瞻性心电门控成像相比后者使患者接受了相对较多的射线剂量，但其受心率及心律的影响相对较小，数据采集完毕后可以对其进行心电编辑，例如剔除期前收缩（早搏）的数据或者选择任意心动周期进行重建。值得注意的是，有专家认为接受10mSv的辐射剂量，患者一生中增加恶性肿瘤的概率为0.05%～0.08%。

3. 心电脉冲（ECG-pulsing）技术

上述回顾性心电门控技术是采集整个心动周期的容积数据，可在RR间期的任意点重建图像，应用ECG-pulsing技术可控制X线球管只在选定的重建期相全剂量曝光，而在此期相之外X线球管曝光剂量只有全剂量的20%，这样大大减少了辐射剂量；而前瞻性心电门控只采集选定心动周期的数据，在所选期相X线管全剂量曝光，而在所选期限以外的RR间期，X线管关闭或者曝光量极低，这种采集模式的不足是不能进行动态分析和心功能评价，应用ECG-pulsing技术可选择20%剂量的曝光期相，只在重建期相全剂量曝光，则可弥补上述不足。有研究表明，回顾性心电门控CTA应用ECG-pulsing技术的有效辐射剂量低至4.2～9.8mSv[6]。

（二）管电压和管电流

管电压和管电流是CT成像两个最基本也是最重要的参数。大多数CT只能进行几个管电压的选择，常规扫描中成人的体部CT一般使用120～140kV的管电压，对于儿童多使用80kV的管电压。管电流保持恒定，降低管电压时，能够减低辐射剂量，管电压的平方与辐射剂量成正比。但是降低管电压会导致组织穿透不足、噪声增加。

最近有研究认为使用低管电压（80kV）可以提高含碘对比剂的血管和周围组织的对比程度，结合迭代算法，可以在降低辐射剂量的同时减少对比剂使用剂量。在70kV条件下的扫描技术也有学者开始关注[7]。目前，低管电压和低剂量对比剂、使用前瞻性心电门控触发和大螺距技术的CT冠状动脉血管成像（CTCA）是一个重点的研究方向。近年来，各种调节管电压的新技术得到广泛应用，主要有自动管电压选择技术、基于密度的管电压调制技术等。其中自动管电压选择技术能够根据受检者的体型、检查类型来确定最佳kV值，选择范围为70～140kV，其能够在其他扫描条件保持不变时，降低辐射剂量达60%。值得注意的是，低管电压所发出的低能X射线会造成皮肤和乳腺等表浅部位的X线吸收剂量增加。另外，在临床工作中低管电压CT-CA技术的应用具有一定的限制：对于体质量指数（BMI）＜25kg/m^{2}的患者此项技术应用效果较好，对于BMI在25kg/m^{2}以上者，则会增加噪声而影响图像的诊断质量，故在临床应用时可针对不同BMI选择不同管电压。

当保持管电压不变时降低管电流时，亦可以使球管的X线输出量减少，从而减少辐射剂量。管电流的选择相对灵活，常见范围从20mA到1000mA不等，降低管电流在降低辐射方面的作用也更加明显，是最常用的减少辐射剂量的方法。如在常规胸部扫描时，使用的参数为120mA、120kV，但是在肺部结节普查时可以使用20mA、120kV。降低管电流所带来的问题是图像噪声增加，影响低对比密度分辨率，使得对比的细节显示不清。管电流的调整需要参考患者的体型，常用的调节管电流技术包括BMI适应性管电流调制技术、智能自动管电流调节技术等。近年来基于噪声的自动管电流调节技术（automatic tube current modulation，ATCM）逐渐成为减低辐射剂量的研究热点。

（三）螺距（pitch）

螺距是X线球管每旋转360°扫描床移动的距离除以准直器的宽度，是一个没有单位的参数。螺距小于1时，扫描数据会有部分重叠，常用于高分辨率的三维（3D）容积数据采集；大螺距（1.5～3）用于快速、大范围、低剂量扫描。与传统的回顾性及前瞻性心电门控CTCA相比，第二代双源CT的前瞻性心电门控大螺距扫描模式的螺距达到3.4，其能在一次心跳中对心脏进行无缝隙成像且采集不重复的数据，故而拥有大幅度降低辐射剂量的潜能[8]。

（四）层厚

层厚的选择取决于诊断的要求。薄层图像能清晰显示解剖细节，但数据量大、采集时间长。临床常规诊断时用5～8mm，3D重建需要至少1mm薄层的图像；血管成像、肺小结节的分析以及肾上腺的扫描通常也需要 1mm 的薄层图像；一些细微的结构如听小骨、冠状动脉小斑块等，则需要 0.4～0.6mm 的层厚。

综上所述，在保证图像质量能够满足诊断的前提下，应当尽量做到以下几点：①根据心电图（ECG）进行管电流调制，一般在心脏收缩期使用较低的管电流（mA），可以降低约 25％的剂量；②低管电压（kV），如对体重较小者使用 100kV，可以降低约 46％的剂量；③使用尽量大的螺距，这取决于设备的探测器阵列数（宽度）和床进速度等；④应用前瞻性心电门控（使用步进式或连续式扫描方式），可节省 70％～80％剂量。

四、重建算法

多排螺旋 CT 的重建算法主要包括滤波反投影法（FBP）和迭代算法（IR）。

滤波反投影法（FBP）是先对投影数据进行滤波，再把滤波后的投影数据进行反投影运算求出重建图像。迭代算法（IR）是一种级数展开法，其基本思路是：先假设一个初始图像，按照一定的优化准则将按照假设图像获得的投影信息与实际检测到的投影信息进行比较，进而进行校正以求出新的图像，如此逐步逼近真实图像。

在重建速度方面，FBP 算法明显快于 IR 算法；在噪声较大的情况下，IR 算法的抗噪声能力优于 FBP 算法，从而提高图像的整体质量[9-10]。近年来，许多学者在使用迭代算法降低图像噪声和辐射剂量方面做了大量研究，包括 GE 公司的自适应迭代算法（ASIR）、东芝公司的 AIDR 3D、飞利浦公司的 iDose 系列和西门子公司的 Sonogram-affirmed 迭代算法（sonogram-affirmed iterative reconstruction，SAFIRE）等，更为先进的基于模型的迭代重建算法（model-based iterative reconstruction，MBIR，商品名“VEO”）也正处于临床推广阶段。对于特定条件的患者，已经能够在亚毫西弗水平内完成一次 CTCA 扫描。

五、发展方向

自 2006 年以后，CT 的发展紧密围绕图像质量（quality）、覆盖范围（coverage）和转速（speed）三个关键指标，另外根据患者的具体情况，建立个性化、前瞻性扫描方案，有效控制辐射剂量和造影剂剂量也是临床追求的目标。

（1）自由呼吸、无心电门控冠状动脉（冠脉）成像：目前对心率快的患者和心律失常的患者检查质量仍不能令人满意。现阶段多采用口服 β 受体阻滞剂（如倍他乐克）降低心率的方法，对 64 排 MSCT 要求心率＜75 次/分（时间分辨率至少 167ms）；对双源 CT 要求心率＜90 次/分（时间分辨率 75ms）。将来自由呼吸、无心电门控的心脏冠脉成像是发展的方向，目前已有使用 CT 容积螺旋穿梭（volume helical shuttle，VHS）技术在不屏气、不使用心电门控的情况下用于婴幼儿先天性心脏病（先心病）检查的报道[11]。这就要求 CT 机具有更快的转速和更宽的扫描覆盖范围（更高的时间分辨率）。

（2）更多的细节信息：目前 CT 对＜1.5mm 的血管成像欠清晰，对＜2mm 的血管狭窄的诊断不准确。这有待于进一步提高设备的空间分辨率。

（3）更高的组织密度分辨率：目前 CT 图像基于 CT 值（Hounsfield units）来分辨不同组织，但某些组织成分有较宽的 CT 值范围，且不同组织（如纤维组织和脂质组织）的 CT 值有重叠，同时钙化因为组织密度较高，会产生“模糊效应”（blooming artifact），影响对血管管腔狭窄的判断。这些问题目前 CT 设备仍然难以解决，有待于进一步提高组织和空间分辨率。

（4）低辐射剂量和低造影剂剂量（“双低”）：日常工作中心脏 CTA（回顾性心电门控）结果显示平均有效辐射剂量为 12mSv（5～30mSv）。有专家认为，接受 10mSv 的辐射剂量，一生中增加患恶性肿瘤的概率为 0.05％～0.08％，当然通过各种降低辐射剂量的技术，目前心脏 CT 检查的辐射剂量可以达到 2～3mSv，甚至更低。对比剂过敏及相关的肾损伤也是困扰临床的难题之一。因此如何降低 CT 扫描的辐射剂量和对比剂剂量一直是研究的热点和发展的方向[12]。

（夏黎明）

参考文献

[1] 中华放射学杂志心脏冠状动脉多排 CT 临床应用协作组. 心脏冠状动脉多排 CT 临床应用专家共识. 中华放射学杂志，2011，45（1）：9-17.

[2] Bischoff B，Hein F，Meyer T，et al. Comparison of se-

quential and helical scanning for radiation dose and image quality: results of the prospective multicenter study on radiation dose estimates of cardiac CT angiography (PROTECTION) Ⅰ study. Am J Roentgenol, 2010, 194 (6): 1495-1499.

[3] Hausleiter J, Meyer TS, Martuscelli E, et al. Image Quality and Radiation Exposure With Prospectively ECG-Triggered Axial Scanning for Coronary CT Angiography The Multicenter, Multivendor, Randomized PROTECTION-III Study. Jacc-Cardiovasc Imag, 2012, 5 (5): 484-493.

[4] Sabarudin A, Sun ZH, Ng Kwan-Hoong. Coronary computed tomography angiography with prospective electrocardiography triggering: a systematic review of image quality and radiation dose. Singap Med J, 2013, 54 (1): 15-23.

[5] Sun ZH, Ng Kwan-Hoong. Prospective versus retrospective ECG-gated multislice CT coronary angiography: A systematic review of radiation dose and diagnostic accuracy. Eur J Radiol, 2012, 81 (2): E94-E100.

[6] Dominik K, Fenchel M, Markus B, et al. Estimation of radiation exposure of different dose saving techniques in 128-slice computed tomography coronary angiography. Eur J Radiol, 2012, 81 (2): e153-e157.

[7] Zhang LJ, Qi L, Wang J, et al. Feasibility of prospectively ECG-triggered high-pitch coronary CT angiography with 30 mL iodinated contrast agent at 70 kVp: initial experience. Eur Radiol, 2014, 24 (7): 1537-1546.

[8] Hu XH, Zheng WL, Wang D, et al. Accuracy of high-pitch prospectively ECG-triggering CT coronary angiography for assessment of stenosis in 103 patients: comparison with invasive coronary angiography. Clin Radiol, 2012, 67 (11): 1083-1088.

[9] Hou Y, Liu X, Xv S, et al. Comparisons of image quality and radiation dose between iterative reconstruction and filtered back projection reconstruction algorithms in 256-slice MDCT coronary angiography. Am J Roentgenol, 2012, 199 (3): 588-594.

[10] Park EA, Lee W, Kim KW, et al. Iterative reconstruction of dual-source coronary CT angiography: assessment of image quality and radiation dose. Int J Cardiovasc Imag, 2012, 28 (7): 1775-1786.

[11] 曹永丽，彭芸，王帆宁，等. CT容积螺旋穿梭技术评估儿童先天性心脏病血液分流位置及方向的研究. 放射学实践，2013，28 (7): 715-718.

[12] Mark DB, Berman DS, Budoff MJ, et al. ACCF/ACR/AHA/NASCI/SAIP/SCAI/SCCT 2010 Expert Consensus Document on Coronary Computed Tomographic Angiography: A Report of the American College of Cardiology Foundation Task Force on Expert Consensus Documents. Circulation, 2010, 121: 2462-2496.

第二章 冠状动脉的 CT 成像及其评价

第一节 正常冠状动脉 CT 影像

64 排及后 64 排 CT，在控制各种影像图像质量因素的前提下，通过前瞻性或回顾性心电门控技术，均可以得到满足诊断要求的冠状动脉 CT 造影（CTA）图像，可以完美显示冠状动脉解剖结构及病变。研究表明，一般在 50%～70%RR 间期重建图像质量可以得到保证，因为心脏此时处于舒张中晚期，冠状动脉显示良好[1-3]。但左冠状动脉前降支、回旋支及右冠状动脉最佳显示时相往往有细微区别，Kopp 等[1]认为，左冠状动脉前降支最佳重建时相为 60%～70%RR 间期，左冠状动脉回旋支最佳时相为 40%，右冠状动脉最佳重建时相为 40%，此时心脏处于收缩晚期。Achenbach[2]认为左冠状动脉前降支最佳时相为 70%～80%RR 间期，回旋支及右冠状动脉最佳重建时相为 50%RR 间期。实际工作中，通常重建 70%～80%RR 间期，75% RR 间期最常使用。根据实际情况，可能会增加其他时相以达到对冠状动脉的最佳显示。

多排螺旋 CT 冠状动脉成像获得的是数百层横断面图像，需要通过工作站重组工具完成不同方式或角度的重组。常用的重组方法包括最大密度投影法（maximum intensity projection，MIP）、多平面重组（multiplanar reformation，MPR）、表面遮盖（surface shaded display，SSD）、容积重现（volume rendering，VR）等。其中 VR 及 MPR 使用最多，VR 图像可以初步判断图像的质量，对冠状动脉的起源显示有很大价值。MPR 属于二维重建图像，可以从多角度观察冠状动脉，沿冠状动脉路径进行曲面 MRP，可以将弯曲走行的冠状动脉拉直，从而显示冠状动脉的全程（图 2-2-1，图 2-2-2）。

正常冠状动脉一般分左冠状动脉及右冠状动脉两支，分别开口于主动脉根部的左、右冠状动脉窦。

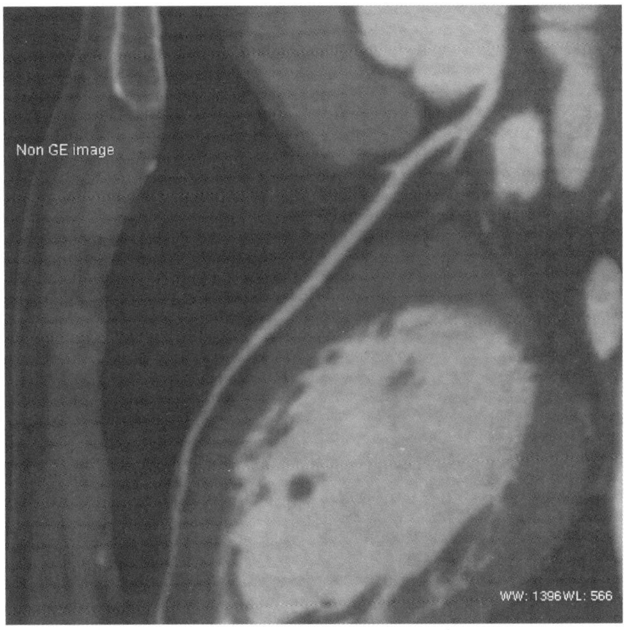

图 2-2-1 左冠状动脉 MPR 图像

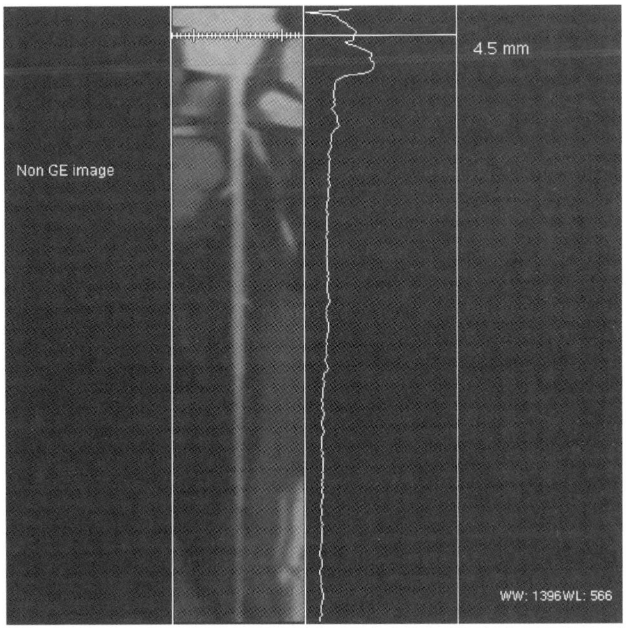

图 2-2-2 沿左冠状动脉路径曲面 MPR，血管被拉直

一、左冠状动脉

短而粗，内径约 3～4mm，主干长度约 0.1～2.8cm，走行于肺动脉起始部和左心耳之间，多在左房室沟处分为前降支和回旋支。左前降支和回旋支均较粗大，两者间角度多数为 60°～90°。

1. 前降支（left anterior descending artery，LAD）为左冠状动脉主干的延续，在分叉前或前降支起始处分出室间隔支，然后多数呈反 S 形沿前室间沟绕过心尖至后室间沟的下 1/3 或中 1/3，与右冠状动脉的后降支吻合。少数终止于心尖。主要供给左、右心室前壁，室间隔，心尖等处的血液。沿途发出对角支、右心室前支、左圆锥支、前间隔支（图 2-2-3）。

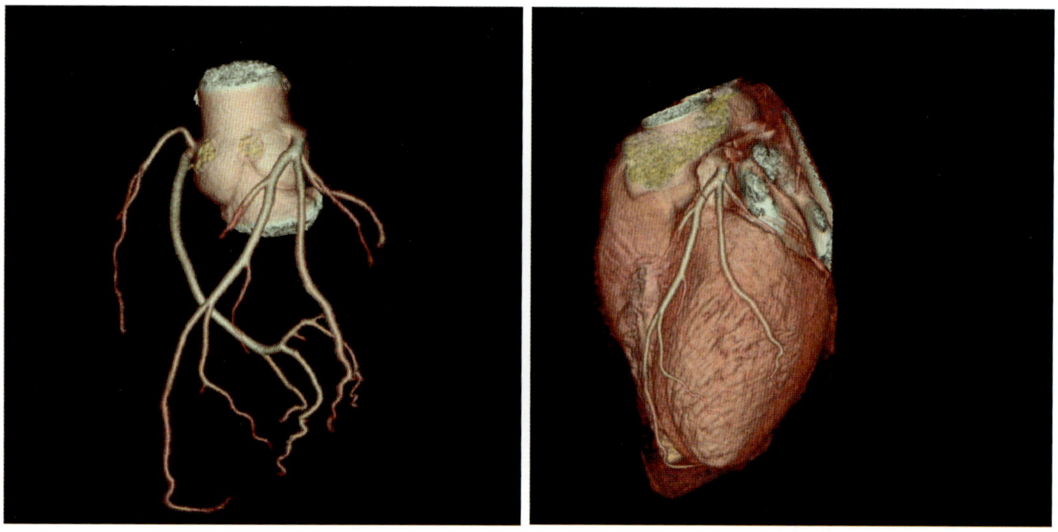

图 2-2-3 LAD VR 图像，清晰显示左主干、LAD、对角支、右室前支

(1) 对角支（diagonal branches）：分布于左心室游离壁的前外侧大部分，常起自前降支与回旋支的分叉处，亦有人将其作为左室前支的一支，CTCA 通常可以显示第一对角支。

(2) 右心室前支（right ventricular anterior branches）：分布于右心室前壁，为 3～4 个平行排列的短小分支。

(3) 左圆锥支（left vieussens circle）：分布于肺动脉圆锥和右心室前壁，亦有人将其作为右室前支的一支，常与右冠状动脉的右圆锥支相吻合。

(4) 前间隔支（septal branch of anterior descending branch）：分布于室间隔前上 2/3 部分，由前降支向深处发出的约 10 个小分支，在 CTCA 上通常显示不佳。

2. 回旋支（circumflex artery，LCX）

沿左房室沟至后纵沟，多数绕心脏钝缘到达膈面，可长可短，分布区域常与右冠状动脉互相弥补，在左心室分出数支。据统计，约有 10%心脏回旋支在后房室沟向右达房室交点，并向下折返形成后降支，此种冠状动脉分布为左优势型。回旋支沿途发出左心室前支、左缘支、左心室后支、左心房支、房间隔前支（图 2-2-4，图 2-2-5）。CTCA 通常能够清晰显示左缘支及左心室后支。

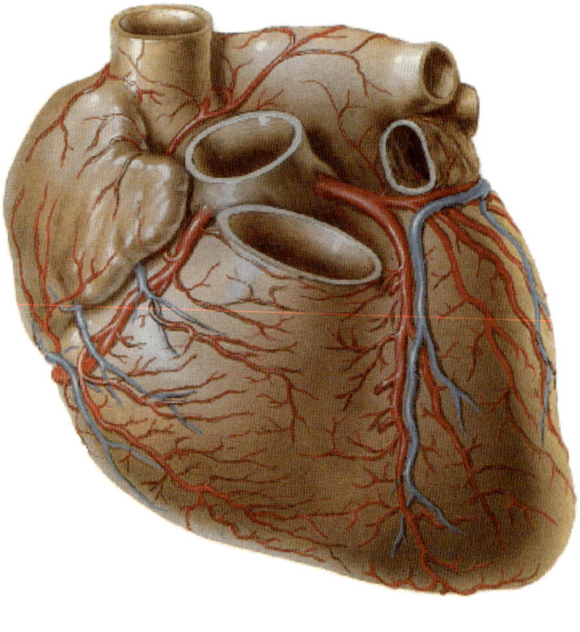

图 2-2-4 LCX 示意图

(1) 左心室前支 (left ventricular anterior branches)：分布于左心室前上部，为 1～3 个细而短的分支。

(2) 左缘支 (left marginal ramus)：亦称钝缘支，分布于钝缘及相邻的左心室壁，多在心脏左缘处发出，沿左缘下行，朝向心尖，是冠状动脉造影辨认分支血管的标志之一。

(3) 左心室后支 (left ventricular posterior branches)：分布于左心室膈面，数目可多可少，甚至缺乏。

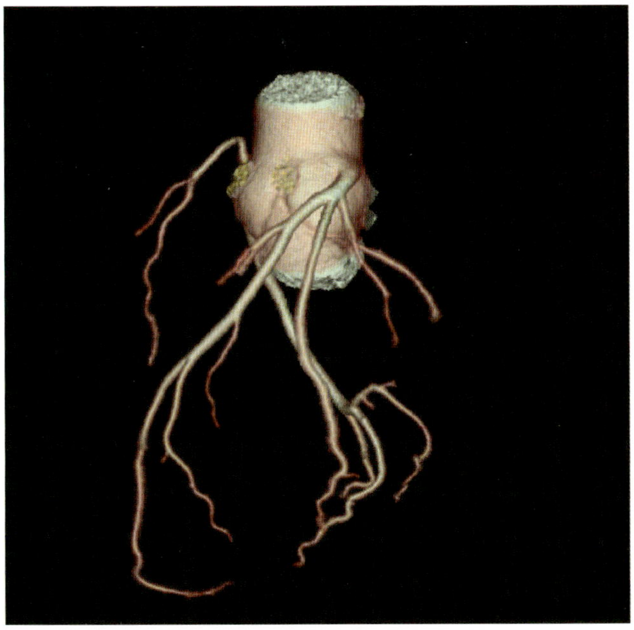

图 2-2-5 显示 LCX 短小的左缘支及左心室后支

(4) 左心房支 (left atrial branches)：分布于左心房，供应左心房及窦房结，可分为左心房前支、左心房中间支、左心房后支。

二、右冠状动脉 (right coronary artery，RCA)

发自主动脉右窦，走行于右房室沟、肺动脉主干根部和右心耳之间，经心脏右缘至心脏膈面。在后室间沟和房室沟交点处附近分出左心室后支及后降支。RCA 供应右心房、右心室后壁与心脏膈面大部分心肌。沿途发出右圆锥支、右心室前支、右（锐）缘支、右心室后支、房室结动脉、后降支、左心室后支、右心房支（图 2-2-6)。CTCA 通常能显示后降支及左心室后支。

(1) 右圆锥支 (right vieussens circle)：右冠状动脉第一个分支，分布于右心室肺动脉圆锥部前方。

(2) 右心室前支 (anterior right ventricular branches)：分布于右心室的前壁，一般以 3 支多见。

(3) 右缘支 (marginal branches)：亦称锐缘支，长而粗大，走向心尖，分布于右心室膈面。

(4) 后降支 (posterior descending artery，PDA)：右冠状动脉的终支或回旋支的终支，分布于后室间沟邻近的左、右心室后壁和室间隔的后下 1/3。

(5) 左心室后支 (left ventricular posterior branches)：为右冠状动脉越过房室交点发出的分支，分布于左心室膈面的一部分或全部及左心房的部分。

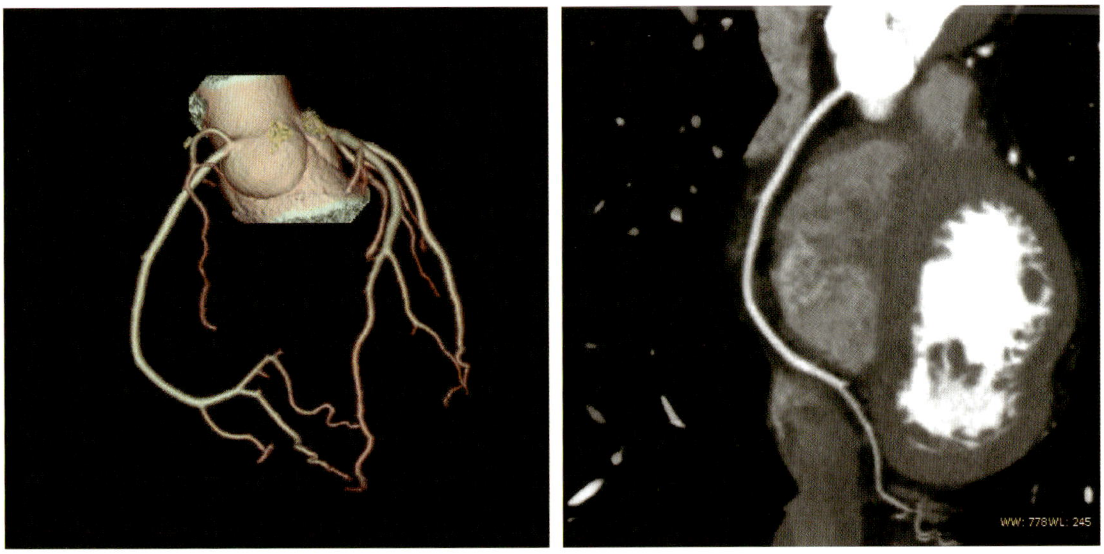

图 2-2-6 RCA VR（左）及 MPR 图像（右），显示右圆锥支、右缘支、后降支

(6) 右心房支 (right atrial branches): 分右心房前支、右心房中间支、右心房后支，分布于右心房，供应右心房前壁、侧壁、后壁及右心耳及窦房结。

尽管多排螺旋 CT 图像空间分辨率显著提高，但 CTCA 冠状动脉图像空间分辨率仍然低于选择性冠状动脉造影，对于直径≤1.5mm 的冠状动脉节段往往显示不清晰，因而无法做出准确的诊断。因此，目前大多数对冠状动脉 CTCA 影像中直径<2mm 的节段不做分析，而采取美国心脏病协会的冠状动脉节段准则，将冠状动脉主要分支分为 15 个节段进行分析 (图 2-2-7)。

冠状动脉分段：

第 1 段：右冠状动脉的近段 (RCA1)；

第 2 段：右冠状动脉的中段 (RCA2)；

第 3 段：右冠状动脉的远段 (RCA3)；

第 4 段：右冠状动脉分支以后，包括后降支、后侧支及房室结支；

第 5 段：左冠状动脉主干 (LM)；

第 6 段：左前降支的近段，自 LAD 开口至分出第一对角支 (LAD1)；

第 7 段：左前降支的中段，自第一间隔支至分出第二对角支 (LAD2)；

第 8 段：左前降支的远段，第二对角支分出以后 (LAD3)；

第 9 段：第一对角支 (D1)；

第 10 段：第二对角支 (D2)；

第 11 段：回旋支近段 (LCX1)；

第 12 段：钝缘支 (OM)；

第 13 段：回旋支的远段 (LCX2)；

第 14 段：回旋支发出的后降支 (PD)；

第 15 段：回旋支发出的后侧支/左心室后支 (PL)。

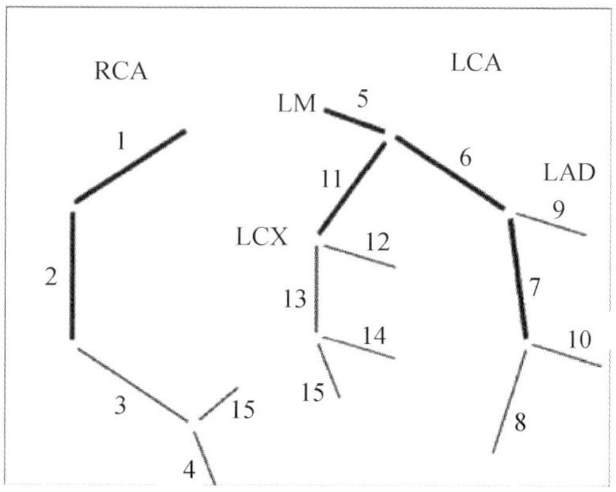

图 2-2-7 冠状动脉分段示意图。1～15 分别对应第 1 段至第 15 段

第二节 冠状动脉畸形的 CT 成像

Van Ooijen[4] 将先天性冠状动脉异常分为良性和恶性异常两种，其发生率约为 1%，包括开口、数目、行程、发育等，是潜在威胁生命的解剖变异。大多数患者无明显临床症状，但有些冠状动脉起源异常可有致命危险，尤其 RCA 开口于左冠状动脉窦，可致猝死。良性异常包括回旋支起自右冠状动脉、单支冠状动脉、单一冠状动脉开口或冠状动脉高位开口等，恶性异常包括冠状动脉瘘、左冠状动脉起自肺动脉、右冠状动脉起自左冠状动脉或左冠状动脉窦、左冠状动脉起自右冠状动脉或右冠状动脉窦等。多排螺旋 CT 能很好地显示冠状动脉起源异常与走行，广泛应用于冠状动脉异常起源的筛查中[5-8]。

一、冠状动脉开口异常

1. 开口数目的异常

一般左右冠状动脉均只有一个开口，出现两个或者更多开口即为异常，其中最常见的是发自右冠状动脉窦的副冠状动脉；其次为前降支和回旋支分别发自左冠状动脉窦，偶尔可见整个心脏只有一个冠状动脉开口。

2. 开口位置的异常

包括左、右冠状动脉均起自同一个主动脉窦，或者起自主动脉后窦，或者开口于正常冠状动脉窦附近 (图 2-2-8)。

二、冠状动脉数目的异常

1. 单根冠状动脉

常见①单支右冠状动脉，左冠状动脉由右冠状动脉延续而成；②单支左冠状动脉，右冠状动脉起自前降支或回旋支；③一侧冠状动脉窦发出单支冠状动脉，然后分为两支，沿正常行程走行，而另一侧冠状动脉缺如。

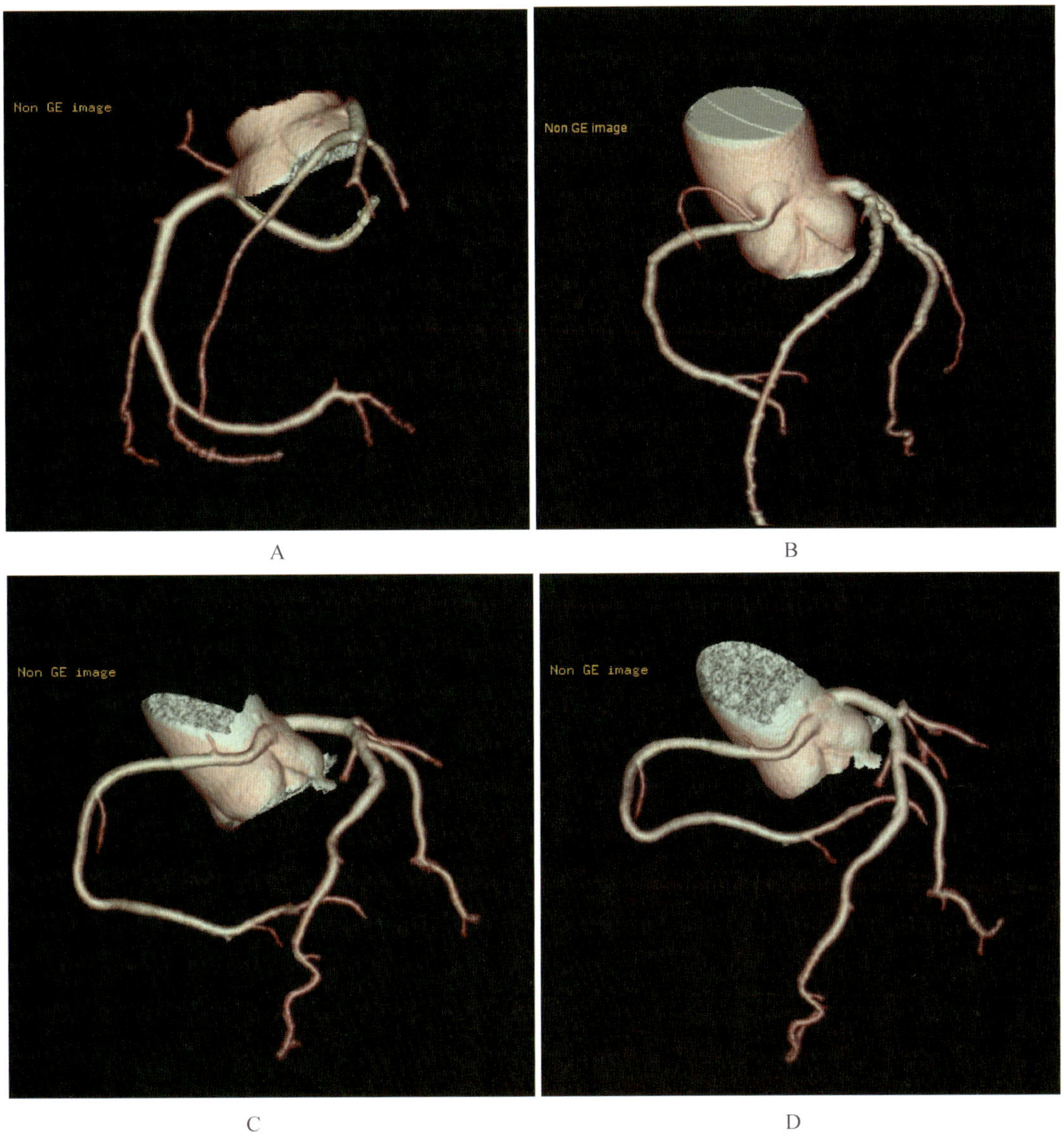

图 2-2-8 A. LCX 发自 RCA；B. RCA 开口于右冠状动脉窦上方；C，D. RCA 开口于左冠状动脉窦

2. 多根冠状动脉

当冠状动脉开口数目异常时，可见多根冠状动脉。

三、冠状动脉行程的异常

最常见后降支行程异常，可见双后降支平行下行；前降支越过心尖取代后降支；圆锥支或右心室前支取代前降支；锐缘支取代右冠状动脉的远侧段等。

四、冠状动脉发育异常

一侧冠状动脉发育不良，另一侧冠状动脉代偿发育，如果代偿发育的冠状动脉不能有效代偿其功能，可引起心肌缺血。

五、恶性冠状动脉异常

常见的恶性冠状动脉异常包括冠状动脉瘘及冠状动脉起自肺动脉。

1. 冠状动脉瘘

冠状动脉瘘指的是正常起源于主动脉根部冠状动脉窦的冠状动脉与心房、心室、肺动脉、冠状动脉窦、上腔静脉之间有异常瘘管相通的先天性畸形[9]，发病率占先天性心脏病的 0.27%～0.4%[10]。最常见的类型是冠状动脉与右心室或右心房相通，特别是与右心室相通。另外，冠状动脉可以注入冠状窦，少数左冠状动脉与左心房相通。

后 64 排 CT 时间分辨率和空间分辨率均较高，大范围、快速成像可以清晰显示冠状动脉瘘。CT 表现为受累冠状动脉异常扩张、瘘管呈瘤样扩张、从冠状动脉发出异常分支与心腔或大血管形成异常交通（图 2-2-9）。

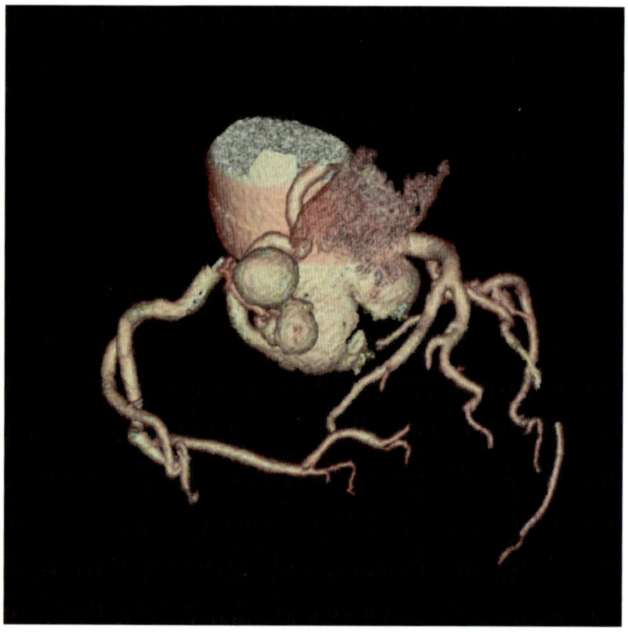

图 2-2-9 RCA 与肺动脉主干沟通，RCA 近段瘤样扩张

2. 冠状动脉起自肺动脉

左冠状动脉由肺动脉发出是最常见的一种畸形，或者左、右冠状动脉起自肺动脉，或者右冠状动脉起自肺动脉，或者正常冠状动脉之外由肺动脉发出一支副冠状动脉。这类畸形可以导致心肌缺血（图 2-2-10）。

六、川崎病冠状动脉改变

川崎病亦称皮肤黏膜淋巴结综合征，是有急性或亚急性发热的全身疾病，常累及心血管系统，尤其是冠状动脉。临床过程可分为急性期（1～2 周），亚急性期（3～4 周）和恢复期，常常迁延数月至数年。其病理表现急性期为微血管炎及全心炎，亚急性期为中动脉炎。炎症消退后动脉壁纤维化、钙化，内膜增厚，管腔狭窄，心肌纤维化，心内膜弹性纤维增生[11]。

大部分病例冠状动脉病变可以在 1 个月内检出，少数病例在数月或数年后才出现冠状动脉病变的症状。由于川崎病主要发生于儿童，出现冠状动脉病变进行多排螺旋 CT 扫描往往需要适当控制心率，目前 CT 扫描可以显示冠状动脉形态学的瘤样扩张。多排螺旋 CT 早期表现为单支或双支冠状动脉内径扩张，随病情进展冠状动脉出现瘤样或囊状扩张，或者节段性狭窄、扩张（图 2-2-11）。

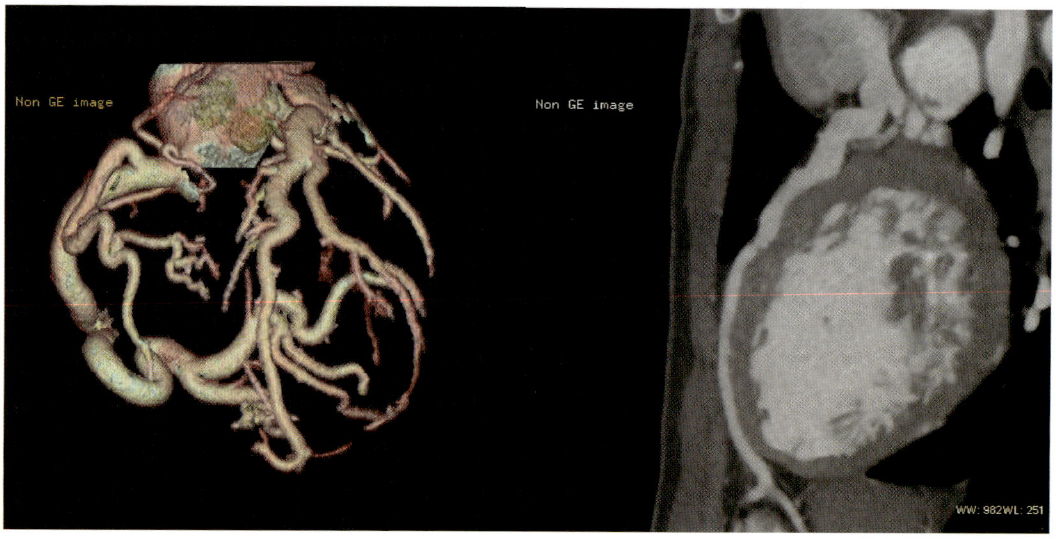

图 2-2-10 LAD 起自肺动脉主干，于后室间沟与 RCA 交通，LAD 近段及 RCA 迂曲扩张

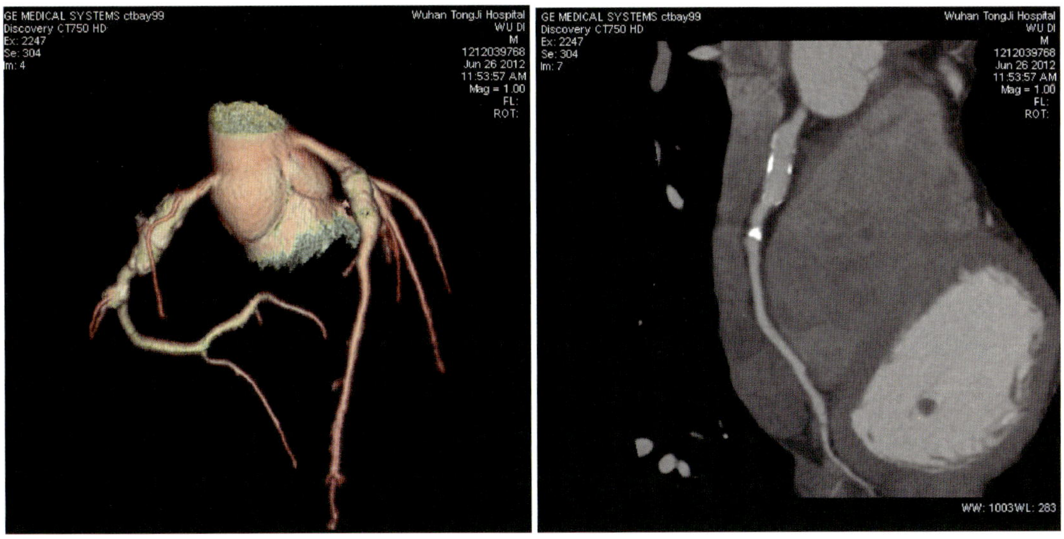

图 2-2-11 VR 图像（左）显示 LAD 及 RCA 近段瘤样扩张，MPR 图像（右）示 RCA 扩张，管壁钙化

（管汉雄　夏黎明）

第三节　冠状动脉粥样硬化的 CT 成像

一、冠状动脉粥样硬化斑块的 CT 评价

在冠心病的发生、发展和转归过程中，冠状动脉粥样硬化斑块的性质较其管腔狭窄程度更有决定意义，正确评估冠状动脉斑块的性质有助于指导冠心病风险分层和治疗方案的制订。急性冠状动脉综合征（不稳定型心绞痛、非 ST 段抬高型心肌梗死和 ST 段抬高型心肌梗死）是导致冠心病患者死亡的主要原因，它是以冠状动脉斑块破裂或糜烂而继发血栓形成为病理基础，从而导致冠状动脉完全或不完全闭塞并出现一组临床症候群。由此可见，及时识别不稳定斑块并采取治疗措施，有助于预防“冠心病事件”的发生。

冠状动脉斑块的典型结构为覆盖着胶原纤维帽的细胞外脂质核。一般根据冠状动脉斑块的组织学特点将其分为稳定性斑块和不稳定性斑块。冠状动脉斑块的稳定性主要取决于斑块内脂质核心（脂核）大小和成分、纤维帽厚度以及有无炎症反应或新生血管等，而与斑块大小并无直接关系。

1. 冠状动脉斑块的组织学特征与稳定性的关系

（1）脂核成分和大小：斑块的核心富含细胞外脂质，尤其是胆固醇和胆固醇酯。理论上，脂核在斑块中所占的比例越大，斑块发生破裂的可能性越大。目前，一般认为不稳定性斑块含有较大的脂核，当脂核占斑块的比例＞40％时，斑块有发生破裂的危险；脂核成分影响斑块的坚固性，以液态胆固醇酯为主的脂核较软，在环状应力作用下更易发生破裂。

（2）纤维帽厚度：斑块的纤维帽由细胞外富含胶原的基质和平滑肌细胞组成。受基质降解蛋白酶的作用，纤维帽变薄，当存在较高的环状应力作用于斑块肩部时，可发生斑块破裂。Loree 等的研究认为，纤维帽厚度＜150μm 为斑块破裂的临界值。

（3）局部炎症反应和新生血管：斑块内尤其是斑块肩部的巨噬细胞浸润被认为是斑块破裂的危险因素。炎症反应时，局部浸润的巨噬细胞和 T 淋巴细胞所释放的基质降解蛋白酶可促使构成纤维帽骨架的胶原纤维降解，纤维帽变薄。斑块内的新生血管生成提示存在炎性反应，可能与巨噬细胞和 T 淋巴细胞聚集有关。有研究认为，斑块内尤其是纤维帽内新生血管生成将增加斑块的不稳定性。

未来“冠心病事件”发生的危险性主要取决于冠状动脉斑块的稳定性，而不是斑块所致的管腔狭窄程度。因此，斑块稳定性的影像学评价以及如何使不稳定性斑块演变为稳定性斑块已成为冠心病研究的热点之一。

2. 冠状动脉斑块的 MDCT 评价

随着 MDCT 的时间分辨率和空间分辨率逐步提高，其作为无创诊断技术已被初步用于冠状动脉斑块的检出和评价。二维曲面重组（CPR）图像能较好地显示各种类型的冠状动脉斑块，最大密度投影法更利于显示高密度的钙化斑块，血管仿真内镜图像和容积重现重组图像对冠状动脉斑块的评估价值有限。在临床工作中，对原始横断面 CT 图像和重组图像的综合分析有助于冠状动脉斑块的影像学评估。

（1）冠状动脉非钙化斑块：富含脂质的斑块和富含纤维的斑块统称为非钙化斑块。MDCT 能够显示三支冠状动脉近中段以及较粗大分支血管近段的非钙化斑块，具有一定临床实用价值。在横断面 CT 图像和二维曲面重组图像上，冠状动脉非钙化斑块表现为血管壁上的充盈缺损影，局部血管腔可变形、变细或者血管腔无显著变化而血管外径增粗，斑块密度均匀或不均匀。在横断面 CT 图像上通过选择感兴趣区可直接测量斑块的 CT 密度值，由此可大致评估斑块的组织构成，垂直于冠状动脉长轴的切面重组图像也能较好地显示斑块形态结构及其管腔变化。MDCT 检测冠状动脉斑块并与血管内超声对照的研究[12]表明，两者在斑块组织构成的分析以及量化方面具有较好的一致性，但富含脂质的斑块（图 2-2-12）与富含纤维组织的斑块（图 2-2-13）CT 密度值有重叠，有时难以区分两者。由于有破裂倾向的不稳定性斑块大多为非钙化且富含脂质的斑块，故 MDCT 对冠状动脉斑块稳定性的评估也许有一定帮助。

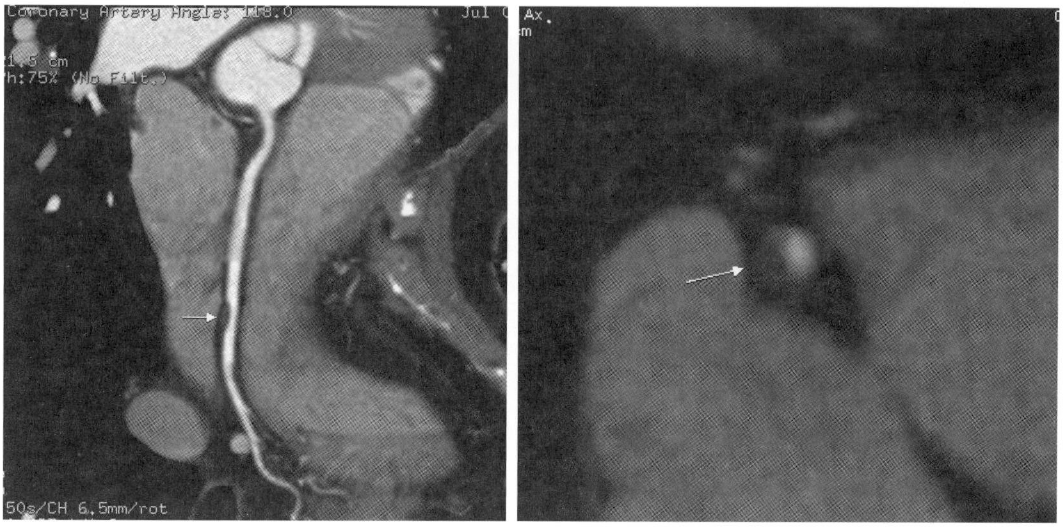

A B

图 2-2-12 冠状动脉富含脂质的斑块

女，65 岁。MDCT 示右冠状动脉富含脂质的斑块（箭头）

（2）冠状动脉钙化斑块：钙化的存在提示冠状动脉粥样硬化斑块形成时间较长，结构较硬且不易破裂，不易引发急性冠状动脉综合征。钙化与粥样硬化斑块的分布和体积具有显著相关性。MDCT 对冠状动脉钙化斑块的显示具有独特的敏感性（图 2-2-14），但钙化影响局部管腔的 CT 评价，致使 MDCT 诊断冠心病的特异度和阳性预测值显著降低。尽管通过二维曲面图像重组技术拉直和旋转血管并结合 CT 横断面图像分析有助于钙化部位管腔的评价，但广泛重度钙化的斑块可导致管腔不可评价。

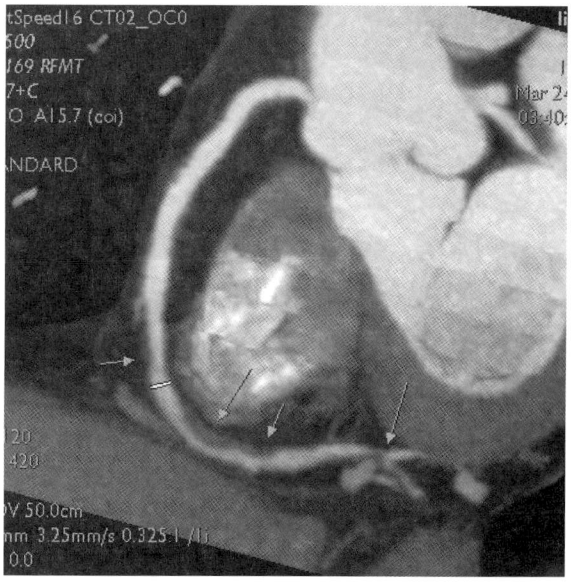

图 2-2-13 冠状动脉富含纤维组织的斑块

男，70 岁。MDCT 示右冠状动脉多发富含纤维组织的斑块（箭头）

迄今为止，MDCT 的空间分辨率尚不能满足冠状动脉斑块细微组织结构的评估，例如，它对斑块

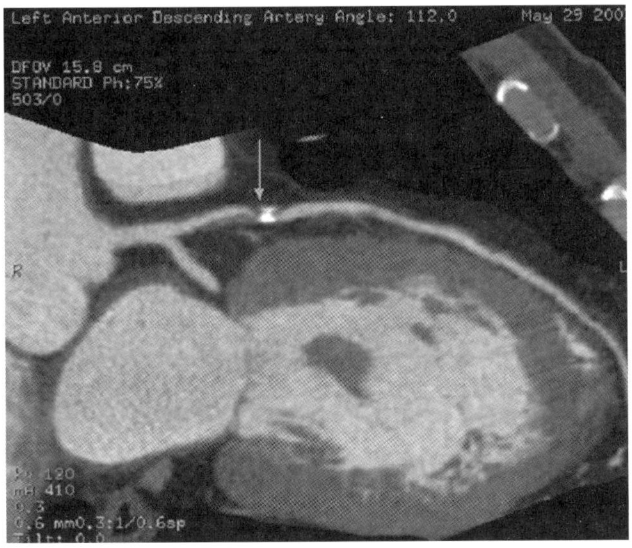

图 2-2-14　冠状动脉钙化斑块

男，53 岁。MDCT 示左前降支钙化斑块（箭头）

纤维帽的形态结构和厚度的评价有限，而且对于体积较小的斑块而言，其 CT 密度测量的准确性受到部分容积效应的影响。

二、冠状动脉狭窄的 CT 诊断

冠状动脉狭窄是冠状动脉粥样硬化病理改变中最常见且具有特征性的表现，其定量评价有助于冠心病的风险分层和治疗方案的制订。冠状动脉狭窄程度可采用狭窄直径减少的百分数或狭窄面积减少的百分数表示。目前，国际上一般习惯于以狭窄直径减少的百分数表示。研究表明，在冠状动脉狭窄程度≥50％的患者，运动可以诱发心肌缺血；在冠状动脉狭窄程度＜50％的患者，由于冠状动脉小血管阻力降低的代偿作用，即使运动也不会发生心肌缺血。所以，一般将≥50％的冠状动脉狭窄（面积减少≥75％）称为有临床意义的病变。尽管＜50％的冠状动脉狭窄在血流动力学上可无显著意义，但其狭窄部位的粥样斑块可发生破裂而演变为急性冠状动脉综合征（急性心肌梗死、非 ST 段抬高型心肌梗死和 ST 段抬高型心肌梗死）。当冠状动脉狭窄程度达 80％～85％以上时，静息时的冠状动脉血流量减少。冠状动脉闭塞是指管腔血流中断，通常由冠状动脉粥样硬化或伴急性、亚急性血栓形成所致，可发生在冠状动脉的任何部位，绝大多数发生在冠状动脉近中段。

临床上一般习惯于将左前降支、左回旋支和右冠状动脉称为三支血管，按其受累支数分为单支、双支和三支病变。对角支和边缘支等分支血管病变归于相应的主支统计。

1. 冠状动脉狭窄的 CT 诊断

目前，冠状动脉狭窄程度的 CT 评价一般采用目测法。尽管 CT 图像工作站上配备的冠状动脉分析软件可对血管腔进行计算机辅助定量分析，但在 CT 图像质量较差时，该方法测得的血管狭窄程度与实际情况有一定偏差。心脏容积重现重组图像对冠状动脉分布类型的判断较好。二维曲面重组图像可展开和拉直冠状动脉及其分支，能够直观和整体显示走行迂曲的血管，还可将拉直的血管沿着血管长轴旋转，有利于血管狭窄的定量分析。目前，大多采用二维曲面重组和最大密度投影等图像后处理技术做出二维和三维冠状动脉 CT 图像，通过目测法对其狭窄程度做出诊断（图 2-2-15，图 2-2-16），并

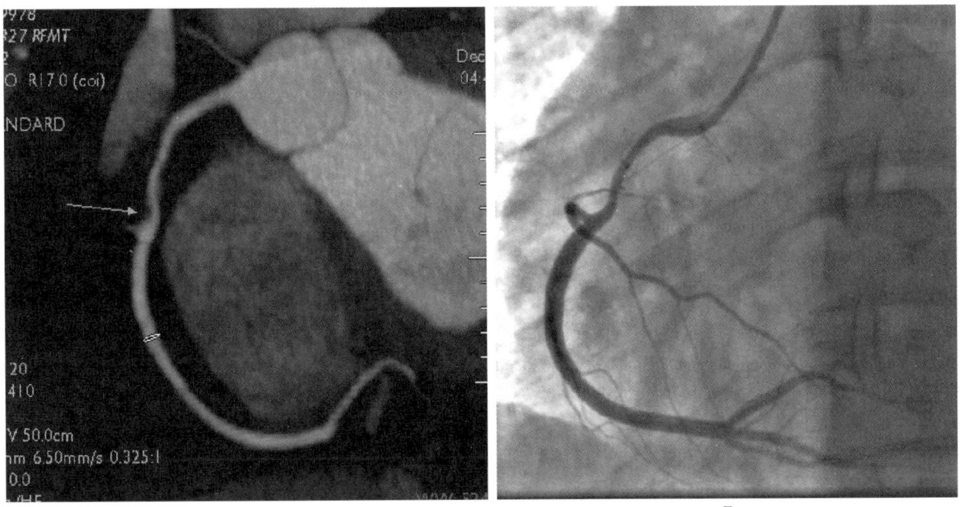

A　　　　B

图 2-2-15　冠状动脉狭窄（50％）

男，35 岁。A. MDCT；B. 导管法冠状动脉造影，示右冠状动脉中段狭窄（50％），狭窄后轻度扩张

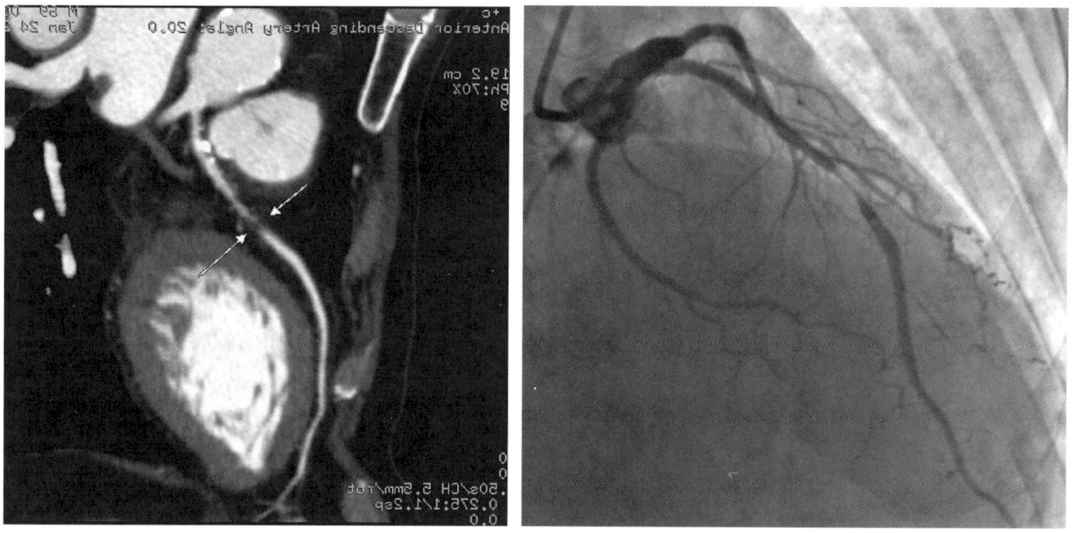

A　　　　B

图 2-2-16　冠状动脉狭窄（90%）

男，61 岁。A. MDCT；B. 导管法冠状动脉造影，示左前降支狭窄（90%）。CT 显示狭窄处富含脂质的斑块，导管法冠状动脉造影未能显示斑块

结合 CT 横断面图像进行定量分析。

根据冠状动脉狭窄的 CT 表现可区分向心性狭窄和偏心性狭窄。在某一体位的冠状动脉 CT 重组图像上，偏心性狭窄可能会被漏诊或者低估其狭窄程度，这主要与观察体位和角度偏小有关。临床上，冠状动脉狭窄大多为偏心性，故在某一体位上的狭窄程度可能较重，而在另一体位上的狭窄程度较轻，判断狭窄程度时应以几个体位的平均值计算。钙化的存在是冠状动脉粥样硬化的标志之一。CT 成像对钙化敏感，高密度的冠状动脉钙化影响局部血管腔的定量评估，钙化越重，血管腔定量评价越困难，冠状动脉广泛重度钙化甚至不能满足管腔定量评价。在对冠状动脉钙化部位的血管腔进行定量评价时，一般采用二维曲面图像重组技术拉直和旋转血管并结合 CT 横断面图像进行分析，对于冠状动脉钙化不很严重的患者，该方法也许有助于冠状动脉狭窄程度的定量评价[13]。

冠状动脉闭塞是指血管狭窄程度为 100%，其 CT 表现为病变部位的血管无强化（图 2-2-17），提示该部位血管未充盈含造影剂的血液，闭塞部位远侧血管的强化程度主要取决于侧支循环情况。由于冠状动脉的侧支循环较丰富，闭塞部位远侧的血管通常明显强化，故 MDCT 可以测量血管闭塞的长

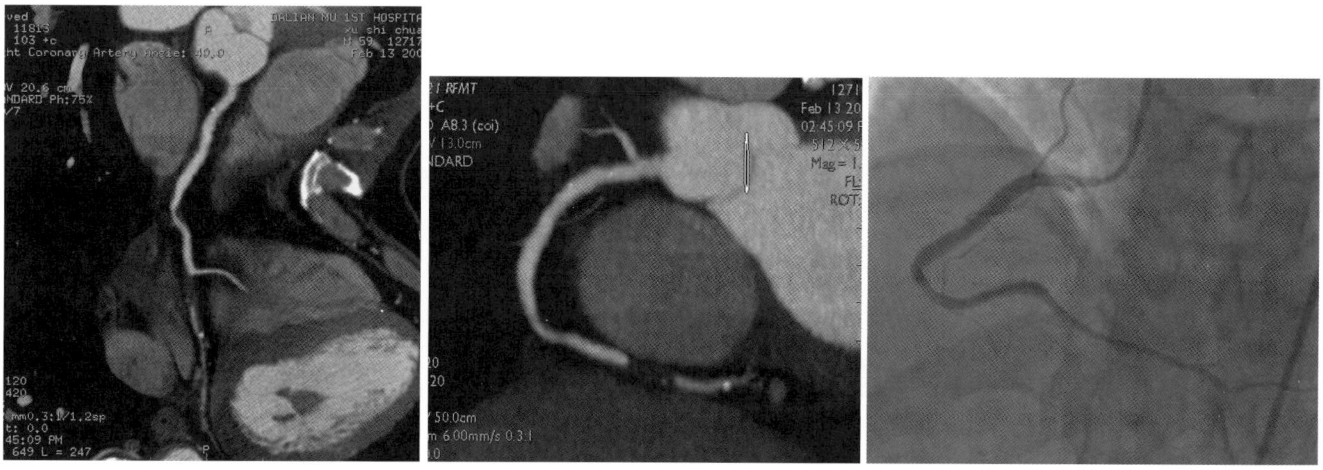

A　　　　B　　　　C

图 2-2-17　冠状动脉闭塞

男，59 岁。A. B. MDCT；C. 导管法冠状动脉造影，示右冠状动脉的左室后支闭塞，闭塞段长约 13mm，右冠状动脉中段狭窄（50%），右冠状动脉近段和左室后支有点样钙化

度。冠状动脉闭塞可发生在任何管径的冠状动脉。由于冠状动脉相对细小，而且 MDCT 的空间分辨率与导管法造影相比仍有差距，在冠状动脉闭塞病变较短（主要指闭塞段仅为数毫米）的病例，当血管闭塞两侧的冠状动脉均有含造影剂的血液流入时，其 CT 表现类似于重度狭窄，两者不易区分。

2. MDCT 对冠状动脉狭窄诊断的准确度

近十年来，随着 MDCT 时间分辨率的逐步提高（例如，双源 CT 的时间分辨率达 66ms），冠状动脉 CT 检查适用的心率范围逐步扩大，但仍不能完全满足冠状动脉成像的要求，高心率、窦性心律不齐、房性或室性期前收缩（早搏）以及心房颤动等心律失常仍有时会降低 CT 图像质量，影响冠状动脉管腔的定量评价。另外，钙化的存在也影响血管腔的评价。迄今，MDCT 的时间分辨率和空间分辨率仍偏低，该方法对于冠状动脉狭窄的诊断准确度与导管法造影相比仍有一定差距。

有关冠状动脉狭窄 CT 诊断准确度的单中心或多中心研究的文献报道很多，研究结果差异较大，这主要是由于各医学中心在 CT 扫描参数（例如，探测器排数、螺旋扫描速度、图像重建算法、层厚、球管电压和电流、对比剂注射速度、用量和注射方式等）、使用者掌握该技术的熟练程度以及医师的诊断经验等方面存在差异。综合国内外多项研究，以导管法造影作为参照标准，对于直径≥1.5mm 的冠状动脉节段，MDCT 显示冠状动脉狭窄（>50%）的敏感度为 83%～87%，特异度为 95%～97%，阳性预测值为 71%～82%，阴性预测值为 95%～98%。由此可见，MDCT 显示有临床意义的冠状动脉狭窄（>50%）的准确性较高，基本能够满足冠心病初步诊断的要求。尤其值得关注的是，MDCT 对冠状动脉狭窄（>50%）的阴性预测值很高，有助于避免冠状动脉正常或不需介入治疗（指无临床意义的冠状动脉狭窄）的患者接受有创性的导管法造影检查[14]。

三、冠状动脉扩张的 CT 诊断

冠状动脉可发生扩张，其扩张部位的直径超过病变近侧和远侧正常或相对正常的血管直径平均值 1.5 倍时即诊断为动脉瘤。冠状动脉扩张和动脉瘤的最常见病因是动脉粥样硬化，可不伴有血管狭窄，也可与狭窄并存而呈串珠样改变。一般认为，冠状动脉瘤的发生是由于动脉粥样硬化或其他病因破坏了血管中膜并导致血管异常扩张。此外，某些疾病也可引起冠状动脉扩张和动脉瘤，其中常见病因为川崎病（Kawasaki disease），少见病因包括结节性动脉周围炎、红斑狼疮、硬皮病、梅毒、马方（Marfan）综合征、大动脉炎或外伤等，少见有先天性冠状动脉瘤。

单纯冠状动脉瘤的患者一般无临床症状和体征，通常在冠状动脉影像学检查时被偶然发现。冠状动脉瘤破裂为猝死的原因之一。导管法造影对冠状动脉瘤的检出率为 1.2%～4.9%，以男性相对多见，发生在右冠状动脉约占半数，发生在左前降支占 30%～40%，发生在左冠状动脉主干占 10%。

冠状动脉瘤 CT 表现为冠状动脉局限或弥漫性扩张，形态为囊状（图 2-2-18）、梭形或不规则形，动脉粥样硬化所致冠状动脉瘤的瘤壁可有钙化，冠状动脉瘤伴有附壁血栓形成少见。通过容积重现、最大密度投影以及二维曲面重组等图像后处理技术做出的二维或三维冠状动脉 CT 图像能够显示冠状动脉瘤的全貌，有利于瘤体大小、形态、范围以及与主要分支血管关系的显示，CT 横断面图像有助于冠状动脉瘤壁的观察[15]。

单纯冠状动脉瘤的 CT 定性和定量评价不难。当冠状动脉扩张与狭窄并存时（图 2-2-19），应在二维或三维 CT 重组图像上仔细分析以便正确评价冠状动脉扩张和狭窄程度。弥漫性或长段冠状动脉扩张或动脉瘤的 MDCT 评价应注意以下问题：①长段

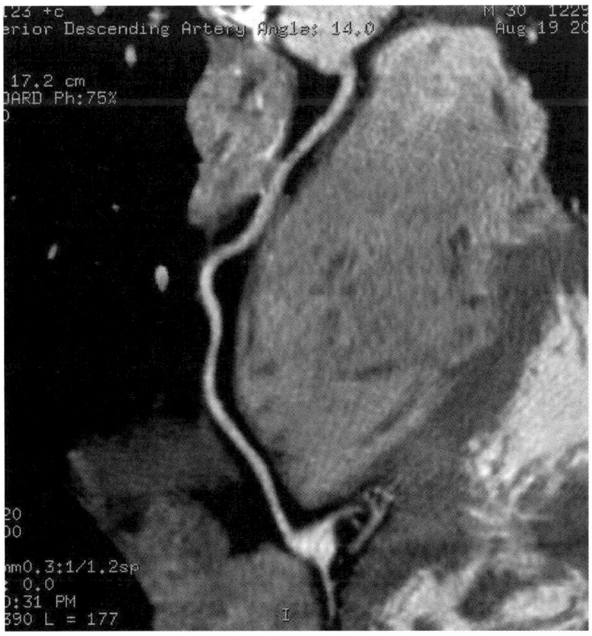

图 2-2-18 冠状动脉瘤

男，30 岁。MDCT 示右冠状动脉远端局部扩张，形成动脉瘤

轻度扩张的冠状动脉易被认为是正常管径的血管；②长段扩张的冠状动脉中存在短的正常冠状动脉时，易被认为是血管狭窄；③长段扩张的冠状动脉中存在狭窄时，其狭窄程度易被高估。

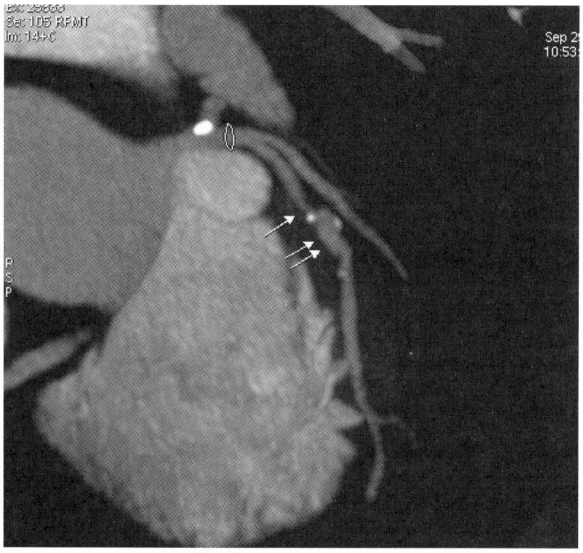

图 2-2-19 冠状动脉瘤与狭窄并存

男，30 岁。MDCT 示左前降支狭窄与扩张（动脉瘤）并存

四、冠状动脉夹层的 CT 诊断

冠状动脉夹层是指血管壁中层分离，内膜片和真、假腔是其基本病理学特征。冠状动脉典型夹层（内膜有撕裂口）在临床上不少见，可自发产生，其病因不明，可能与动脉粥样硬化有关[16]。导管法造影或介入治疗操作不当也可导致冠状动脉夹层。

冠状动脉典型夹层的 CT 表现为血管内中等密度线条影（内膜片），真、假腔因对比剂进入而呈高密度，真腔变形或变细。CT 横断面图像可直接显示内膜片和真、假腔（图 2-2-20），通过容积重现、最大密度投影及二维曲面重组等图像后处理技术做出的二维或三维冠状动脉 CT 图像能为临床提供更丰富的诊断信息。

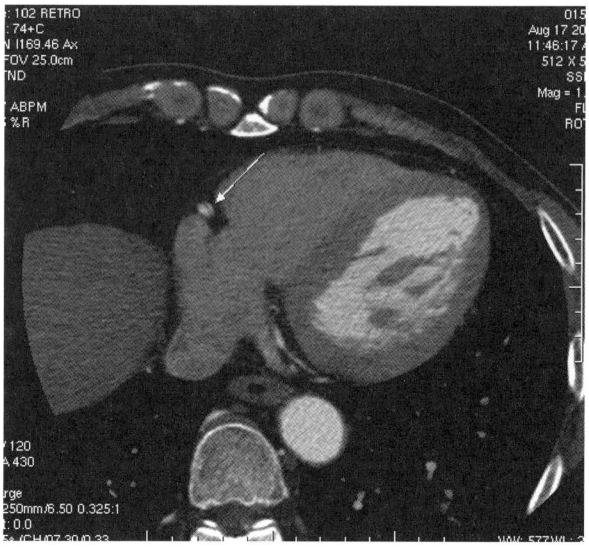

图 2-2-20 冠状动脉夹层

男，58 岁。MDCT 示右冠状动脉中远段腔内膜片，呈线状分隔（箭头）

医源性冠状动脉夹层的内膜片多起始于血管开口部或主动脉窦（图 2-2-21），结合导管法造影或介入治疗的病史，与原发性冠状动脉夹层一般不难鉴别。

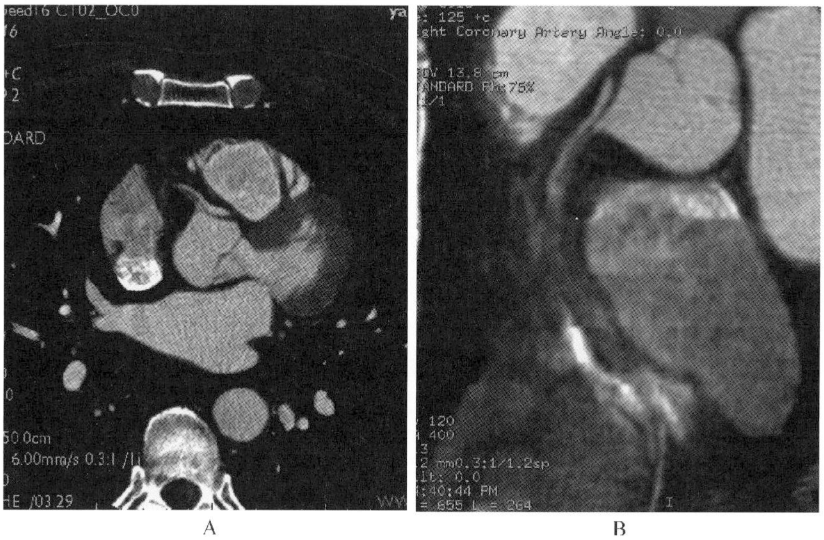

A　　B

图 2-2-21 医源性冠状动脉夹层

男，59 岁。MDCT 横轴位（A）与右冠状动脉 MPR（B）示夹层起始于右冠状动脉近端，病变较长

（王照谦）

第四节 多排螺旋CT冠状动脉钙化积分

冠状动脉钙化（coronary artery calcium，CAC）是动脉粥样硬化出现的标志，组织学上已证明由动脉粥样斑块组成。

一、冠状动脉钙化的病理生理基础

冠状动脉钙化斑块（coronary artery calcified plaque，CACP）的形成是一个动态的过程，多数发生在粥样硬化的基础上。病变主要分布于冠状动脉主干及大分支、尤其好发于开口和血管分叉周围。随着年龄的增长，粥样硬化的发生率、钙化斑块数量和程度也逐步增加。

早期动脉内膜脂质沉积[17]，脂纹形成。内皮细胞轻度损伤，平滑肌细胞增生或移位，血小板黏附。以后由于内膜大量低密度脂蛋白的产生、泡沫细胞坏死及细胞外脂质核心形成，平滑肌细胞继续增生，胶原弹力纤维产生，局部增厚的管壁发展成为粥样斑块。之后随着血栓、出血和斑块的破裂，演变成为复合斑块。此种复合斑块呈螺旋状分布或者偏心位于管壁一侧，造成血管的不规则或偏心性狭窄。随着纤维结缔组织的不断增生，局部管壁继续增厚，坏死组织、细胞内变性的蛋白、细胞分解产生的磷酸盐以及钙合成磷酸钙沉积于粥样斑块内形成钙化。若斑块进展迅速则容易破裂导致不稳定型心绞痛，严重时发生阻塞则致心肌梗死或猝死。若进展缓慢，则有足够时间形成侧支循环，可不发生心肌梗死。

二、冠状动脉钙化积分（CACS）的计算方法

1. Agatston积分法

该方法于1990年由Agatston等提出[18]，建立于电子束CT（EBCT）基础上。Agatston的扫描方法固定不能随意改变：层厚3mm，层距3mm，自主肺动脉分叉下缘向下连续无间隔扫描20层以上图像。将面积≥$1mm^2$，CT值≥130Hu的区域认定为钙化灶。钙化积分＝f（CT值权重系数）×钙化面积。全部兴趣区的钙化积分之和为钙化积分总数。

130Hu≤CT峰值＜200Hu，f＝1

200Hu≤CT峰值＜300Hu，f＝2

300Hu≤CT峰值＜400Hu，f＝3

400Hu≤CT峰值，f＝4

2. 容积积分法

为了改善Agatston积分法重复性差的缺陷，1998年Callister等提出了基于各向同性插入法的容积算法（calcium volumetric score，CVS）[19]。对于CT值大于130Hu的体素即认为是钙化（MSCT中一个体素＝0.586×0.586×0.586＝$0.201mm^3$）。通过在每幅图像上画出钙化兴趣区，对于兴趣区内CT值≥130Hu的每个体素进行累加，即得到兴趣区的钙化容积数；将所有的钙化区域的容积数求和，即得到总的钙化容积分数。一般将冠状动脉分为左主干、前降支、回旋支及右冠状动脉4个部分进行积分计算。各血管的分支钙化计入相应的血管，如对角支的钙化计入前降支，钝缘支的钙化计入左回旋支。

3. 质量积分法

由于目前使用的MSCT的扫描模式、成像参数及重建算法和EBCT不一样，继续使用Agatston积分法计算则不能得到准确的钙化积分。因此Hong等提出了计算钙化灶质量的方法[20]。CT值间接反映了被扫描体的密度值，对于冠状动脉的钙化灶，假定钙化区域的密度与该区域的平均CT值成正比，即钙化区域的平均CT值乘以一个比例常数等于该区域的密度，得到钙化区域的质量。质量积分计算的是钙化灶体积的质量，在对动脉钙化进行量化分析时，可采用薄层扫描消除部分容积效应对平均CT值的影响，从而减少钙化积分的误差。

三、冠状动脉钙化的临床意义

1. 冠状动脉钙化积分结果的分析（表2-2-1）

钙化积分分为以下等级：无钙化（0分），微小钙化（0～10分），轻度钙化（11～100分），中度钙化（101～399分），广泛钙化（＞400分）。CT上未发现冠状动脉钙化说明在未来2～5年发生冠状动脉事件的可能性低。CT钙化评分高则说明在未来2～5年有中高度发生冠状动脉事件的危险性[21-22]。

表 2-2-1　冠状动脉钙化积分（CACS）与冠心病风险相关性

CACS	0 分	1～10 分	11～100 分	101～399 分	>400 分
动脉硬化斑块负荷	没有或很少	微量斑块	轻度斑块	中度斑块	广泛斑块
血管病危险性	非常低	低	中度	中度	高度
冠心病可能性	<5%	<10%	低	可能存在有意义的狭窄	至少存在有意义的狭窄
心血管事件危险性	非常低	低	中度	中高度	高度
建议	可以考虑是否按指导方案给予血管一级预防	可以考虑是否按指导方案给予血管一级预防	严格给予心血管一级预防，每天服用阿司匹林	专业化危险因素干预，冠心病二级预防；进行运动负荷试验，每天服用阿司匹林	专业化积极危险因素干预，冠心病二级预防，进行运动负荷试验和同位素检查，每天服用阿司匹林

2. 钙化积分的临床应用

（1）CAC 对冠状动脉狭窄的评估[23-24]：CAC 与冠状动脉狭窄并不完全存在相关性。未见钙化病变并不能排除冠状动脉狭窄以及行冠状动脉造影的必要性；而 CAC 严重不一定存在狭窄性病变，这可能与冠状动脉粥样硬化进程中发生冠状动脉重构有关。CACP 对于冠状动脉狭窄的敏感性很高，但是特异性不高。因为冠状动脉钙化不仅存在于梗阻性病变中，也存在于非梗阻性病变中。一般说来，年龄越大，钙化积分的敏感性越高，特性性越低；年龄越低，则敏感性越低，特异性越高。

（2）CAC 的影响因素[25]：①性别，男性较女性 CAC 的发病率高。②年龄，CAC 随着年龄的增长而增加，60 岁以上男性的 CAC 程度高于 50 岁以下男性。③血压，收缩压、脉压与 CAC 呈正相关，舒张压与其呈负相关。④终末期肾病，由于终末期肾病时出现了钙磷代谢的紊乱，所以 CAC 的发病率高。另外，透析对 CAC 也有影响，长期透析的患者中有 80%～83%存在 CAC。⑤血尿酸，高血尿酸是 CAC 的独立危险因素，高血尿酸患者 CAC 或轻中度钙化演变为重度钙化的风险性高。⑥阻塞性睡眠呼吸暂停，阻塞性睡眠呼吸暂停独立于传统的危险因素之外，其严重性也与 CAC 相关。⑦其他，吸烟、高脂血症、高血糖等也是 CAC 的危险因素。

（3）CACS 与无症状患者的关系：冠状动脉钙化的发生与冠状动脉粥样硬化的严重程度和范围大致呈比例。有研究发现因心脏病死亡患者的冠状动脉钙化总量为同年龄阶段由于其他原因死亡人群钙化量的 2～5 倍。无症状患者进行 CACS 的检测有助于及时发现冠状动脉事件的高危人群，从而降低不良事件（死亡或非致死性心肌梗死）的发生率[26-27]。

（4）CACS 与有症状患者的关系：对于急性心肌梗死患者，CACP 的敏感性可达 98%～100%，而阴性结果的患者发生心血管事件的可能性很低。由于其高敏感性和高阴性预测率，对于那些 CACS 为 0，而 ECG 改变非特异的患者，基本可以排除心血管事件的可能[28-29]。此外，CACS 与心肌灌注关系密切，CACS≥400 的人群心肌灌注储备下降率是 CACS 为 0 的人群的 5 倍[30]，且不论灌注显像的心肌缺血程度，CACS 积分越高，不良事件（死亡与非致死性心肌梗死）的发生率越高，表明 CACS 在有症状患者的心血管事件发生率方面同样具有较高的预测价值。

（李　茜　夏黎明）

第五节　心肌血流灌注的 CT 评价

CT 技术目前已经实现了对心肌灌注和活性的评价。冠心病患者是否会受益于或者是否需要行冠状动脉支架（stenting）置入术和旁路移植术（CABG）治疗，需要评价其心肌缺血的情况。

临床评价心肌缺血较为成熟的技术是静息和负荷单光子发射计算机断层成像（SPECT）心肌灌注显影或正电子发射断层扫描（PET），但是，这两种技术由于注射药物为同位素的原因，临床广泛应用受到限制。磁共振（MRI）评价心肌具有一定优势，但是它却不能准确评估冠状动脉血管的狭窄程度，同时检查时间过长也造成临床应用不便。因此，如果临床上有一种技术，能够同时对冠状动脉形态学诊断与心肌灌注功能学诊断互相结合，检查便利和安全，则是很有前途的技术。近年来随着 CT 成像技术的发展，对于冠状动脉形态学上狭窄的诊断准确性越来越高，同时 CT 心肌灌注成像（CTP）的应用已逐步开展，并成为心血管领域研究的热点之一。

一、CT 心肌灌注成像的方法

1. 一过性 CT 心肌灌注扫描

CT 心肌灌注扫描最佳方案，应该包括负荷扫描、静息扫描、延迟扫描。负荷期 CT 增强扫描需要在腺苷［140μg/(kg · min)］静脉注入 3～4min 后，以 4～5ml/s 注入对比剂，使用对比剂触发团注的方法开始采集图像。静息扫描需要在负荷心肌扫描结束至少 20min 后进行，以避免负荷药物的干扰；静息扫描同时获得冠状动脉解剖狭窄情况。静息和负荷期需要注射（每次约 60～75ml）对比剂共约 120～150ml。如果预先发现心肌内异常密度影，延迟 5min 后再次扫描（不用注射对比剂），称为延迟扫描，观察感兴趣区的“延迟强化”（心肌坏死瘢痕），类似于 MRI 的延迟强化征象。

2. 连续动态 CT 心肌灌注扫描

该技术是随时间变化对碘对比剂在心肌的血流动力学情况进行连续记录。扫描架可以保持静止模式或穿梭模式进行，后处理软件及去卷积重建技术，可以得到时间衰减曲线（time attenuation curve，TAC），其最大斜率即为心肌血流灌注（myocardial blood flow，MBF），将缺血心肌与正常心肌的 MBF 进行比较，并可获得冠状动脉血流储备值。

3. CT 心肌灌注新技术

近年双能量 CT 和能谱 CT 心肌灌注扫描，也是采用一过性 CT 灌注成像的方法，通过两个球管（或单球管）在扫描时分别发射高低不同能量 X 射线，利用身体器官组织和碘对比剂在不同能量下对 X 线的不同吸收特性，可以在心肌中显示出不同的碘分布图，从而反映不同程度的心肌灌注。

二、CT 心肌灌注成像的诊断标准及准确性

1. 诊断标准

定性诊断：心肌血流灌注减低的部位表现为 CT 值降低，肉眼看上去较正常心肌组织（CT 值约 70～100Hu）的密度降低（变黑）。心肌梗死时心肌密度更低（＜50Hu）。定量诊断：需要后处理软件，测量并对照正常与疑似心肌缺血区域的血流灌注量[单位可以是 ml/(100g · min)]，正常心肌血流灌注量高于 100ml/(100g · min)。

2. CT 诊断准确性

（1）定性或半定量指标：Blankstein 等报道了 34 例患者，以 SPECT 和冠状动脉造影（ICA）作为金标准，显示 CT 诊断≥50％狭窄和相关灌注缺损的敏感性为 79％，特异性为 80％，总体辐射剂量（负荷 CTP＋CTA）与 SPECT 相似，分别是 12.7mSv±4.0mSv 和 12.7mSv±0.4mSv。Rocha 等的研究结果证明，CT 心肌灌注能够使冠脉 CTA 的诊断敏感性从 83％提高到 91％，诊断特异性从 71％提高到 91％。Ruzsics 的研究显示了双能量 CT 心肌灌注与 SPECT 结果对照，诊断心肌灌注缺损的敏感性和特异性分别为 96％和 95％，诊断可逆性灌注缺损的敏感性和特异性分别为 88％和 89％。

（2）定量指标：George 等在 2006、2007 年率先完成动物实验模型的腺苷负荷 64 排 CT 的心肌灌注扫描，以微球测得 MBF 为参考标准，结果显示 CT 测得的 MBF 与微球测得 MBF 呈较强相关性（R＝0.91，P＜0.0001）。另一项研究证明，在人体上采用动态腺苷负荷 CTP 是可行的，并与侵入性血流储备分数（FFR）比较，CTP 显示 MBF 在非缺血的左心室前壁为 159ml/(100ml · min)，在缺血的下后壁和后间隔为 86ml/(100ml · min)。Bastarrika 等在 CTP 中测出的 MBF 低灌注区为 96ml/(100ml · min)±27.9ml/(100ml · min)，而正常心肌为 122.2ml/(100ml · min) ±49.4ml/(100ml · min)。这些研究结果均提示 CTP 可定量 MBF 而应用于临床。

3. CT 心肌灌注对治疗方案的指导价值

虽然 CTP 的应用仍处于初步发展阶段，但是 CTP 与 CTA 结合可提高诊断有意义狭窄的准确性，这就为合理使用介入治疗或者旁路移植手术提供依据。CT 获得量化 MBF 具有潜在优势：①明确亚临

床冠心病患者的血流灌注意义及其风险；②提高对有血流动力学意义狭窄的诊断水平，避免或降低单纯解剖诊断的假阳性；③指导冠心病治疗策略的制订和随访。

4. CT心肌灌注扫描辐射剂量和安全性

CT心肌灌注检查可能包括负荷、静息和延迟扫描三部分，其中负荷和静息扫描均要完成。在现在的CT设备上，尽可能采用低剂量模式，两次扫描共带来约5～9mSv的辐射剂量，相当于1～2次冠状动脉造影或者一次SPECT核医学检查，在安全范围内。负荷CTP需要注射腺苷或腺苷三磷酸（ATP）等血管扩张药，可能会诱发心肌缺血或者心绞痛，故需要监测生命体征，并配备抢救设备和急诊预案。CTP平均的检查时间为20～30min，较SPECT的检查时间短。

三、待解决问题及应用前景

虽然CTP具有较好的图像空间分辨率，但是与MRI心肌灌注相比，组织对比度略低。CTP存在的图像伪影，如运动伪影、呼吸伪影、钙化伪影、硬线束伪影等，以及重建方法可能会影响心肌内碘对比剂的密度值，从而影响心肌灌注缺损的诊断。另外，注入的碘对比剂的量较多，对于肾功能受损的患者需要引起重视。

随着CT技术的不断进步，如探测器宽度的增加，使一次旋转成像覆盖全部心肌，效率增高，辐射剂量降低；能谱和双能量CT成像，以及图像后处理技术等，使CTP有了新的解决方案。目前，国际多中心临床CTP的多项研究正在进行，不久的将来，将会公布和发表相关结果。

第六节　冠状动脉CT造影基础上的血流储备分数

冠状动脉管腔狭窄与心肌缺血之间的关系是复杂的，特别是临界病变（管腔狭窄50%～70%），或者更严重一些的狭窄病变，是否引起远端血流障碍，是否引起灌注区域的心肌缺血？既往研究显示，即使CT和冠状动脉造影证实的中重度狭窄，只有部分引起心肌缺血；单纯CT诊断的中重度狭窄有近一半并不引起心肌缺血，这些研究显示CT诊断有血流动力学意义的狭窄病变，存在较高的“假阳性”率，常规冠状动脉造影检查也是如此。因此，需要进一步的血流动力学检查。

冠状动脉血流储备分数（fractional flow reserve，FFR）是指存在狭窄病变时，血管的最大血流量与假设不存在狭窄病变时所能获得的最大血流量之比，换算成压力，即狭窄远端压力与狭窄近段正常血管的压力之比，比值＞0.75，说明该狭窄没有血流动力学意义，否则，提示狭窄导致了远端的血流障碍。但是，FFR需要经导管测量，是有创性的诊断方式而不易普及。近几年，从常规CT冠状动脉造影（computed tomography coronary angiography，CTCA）图像中获得FFR值已经成为现实，这种计算机后处理技术称为FFR-CT。由于FFR-CT并非额外的CT扫描，患者不需要增加辐射剂量；同时，不需应用腺苷负荷，因此迅速成为心血管领域研究的热点之一。

一、FFR-CT的基本工作流程

CTCA可在64排以上的CT机上完成，将CTCA详细的图像资料以标准DICOM3.0的格式导入专用计算机，首先完成从CTCA资料中提取冠状动脉解剖信息，进行冠状动脉树的重建，获取冠状动脉三维（3D）定量的解剖学模型。然后计算机进一步重建冠状动脉的病变信息，包括斑块的位置、范围、管腔狭窄程度等。计算机进一步建立冠状动脉的病理生理模型，包括使用平均动脉压、血液的密度和黏度等参数，以及模拟冠状动脉对腺苷的反应。计算机还需要量化计算心肌质量，这可以从CTCA的容积数据中获得。

获取上述资料后，计算机同时运算数百万个非线性偏微分方程，并且反复数千次，最后得到冠状动脉内的血流速度和压力，冠状动脉内每个点的FFR值都可通过该处的压力与平均动脉压相比得出，从而可提供任意血管、任一部位的FFR值，并重组成彩色图像，以不同颜色标记不同的FFR值的范围，FFR＜0.75为阳性所见。

二、FFR-CT对CTCA图像质量的要求

按照专家建议的FFR-CT所要求的CTCA扫描方案，应该使用回顾性心电门控采集技术，采集时

间窗应该包括心动周期的收缩末期和舒张中期（35%～75% RR 间期），尽可能地采用薄层扫描（目前是 0.5～0.7mm）。为了增加血管分辨率，建议扫描前舌下含服或喷服 0.1～0.2mg 硝酸甘油。为了减少心脏跳动对图像质量的影响，患者的心率应该控制在 65 次/分以下，所以对于心率>65 次/分的患者，检查前口服 β 受体阻滞剂（如美托洛尔 25～50mg）。推荐应用两期相注射对比剂方案，以减少上腔静脉内尚未稀释的高密度对比剂对右冠状动脉管腔显影的影响。为了得到最为理想的图像质量，并不建议使用 CT 低剂量扫描方案，如 100kV 低管电压扫描等等。图像质量的不足，例如运动伪影、心律不齐或呼吸导致的错层伪影等，以及上腔静脉对比剂伪影、高图像噪声、对比剂强化不均匀、冠状动脉大量钙化等，均可能导致 FFR-CT 的失败。

三、FFR-CT 的研究现状

FFR-CT 的研究现状

最早报道的 DISCOVER-FLOW 研究，共纳入 103 例患者，包含 159 支冠状动脉血管。纳入标准包括：怀疑或已知冠心病患者，首先经 CTCA 显示主要冠状动脉血管存在大于 50%狭窄，患者同时接受侵入性冠状动脉造影和经导管 FFR 检查。排除标准包括：未签署知情同意书、碘过敏、血肌酐>1.7mg/dl、既往冠状动脉旁路移植术病史、明显心律失常。以经导管测量的 FFR<0.80 为缺血的诊断标准，结果显示在 CTCA 扫描基础上计算出的 FFR-CT，在血管水平诊断有意义缺血性狭窄的准确性为 84.3%、敏感性为 87.9%、特异性为 82.2%、阳性预测值为 73.9%、阴性预测值为 92.2%[31]，而 CTCA 诊断的准确性为 58.5%、敏感性为 91.4%、特异性为 39.6%、阳性预测值为 46.5%、阴性预测值为 88.9%。FFR-CT 与 CTCA 诊断缺血性狭窄的 ROC 曲线下面积分别为 0.90、0.75。该研究得出的结论是：FFR-CT 与“金标准”FFR 比较，具有较高的诊断准确性，能精确识别和排除引起心肌缺血的有意义的狭窄病变。

该研究的不足之处是样本量相对不足，要证明在每个患者水平上的诊断能力需要更多的病例。另外，该研究中 FFR-CT 存在一定的假阴性或假阳性，提示针对此类病变需要进一步研究。

DeFACTO 研究旨在评价 FFR-CT 与 CTCA 诊断冠状动脉缺血的价值，该研究纳入 252 例患者，包含 407 支血管，纳入标准包括：怀疑或者已知冠心病患者，同时接受 CTCA、侵入性冠状动脉造影和经导管 FFR 检查，患者既往未接受冠状动脉支架置入或旁路移植术治疗。排除标准包括：急性冠脉综合征、心力衰竭、既往起搏器植入、人工瓣膜置换、碘过敏、血肌酐>1.5mg/dl、既往冠状动脉旁路移植术病史，以及明显心律失常。以经导管测量的 FFR 值为金标准，FFR-CT 与 CTCA 相比，诊断有血流动力学意义的狭窄病变的准确性有所提高（73%和 64%），诊断敏感性亦提高（90% 和 84%），诊断特异性提高（54% 和 42%），诊断的阳性预测值（67%和 61%）和阴性预测值（84%和 72%）均获得提高。对于存在中度狭窄（30%～70%）的患者，在不降低诊断特异性的情况下，FFR-CT 诊断的敏感性从 CTCA 的 37%提高到 82%[32]。

但是在患者水平，FFR-CT 与 FFR 相比其诊断的准确性为 73%、敏感性为 90%、特异性为 54%、阳性预测值为 67%、阴性预测值为 84%。研究显示，如果应用 FFR-CT 指导治疗，会使部分重度狭窄但实际没有缺血的患者接受支架治疗。因此，未来需要对于这部分患者做进一步研究。尽管该研究诊断特异性并没有达到预期，但不能否定 FFR-CT 的价值，FFR-CT 加上 CTCA 其诊断和排除缺血的能力可得到提高。FFR-CT 对患者远期预后的影响还有待于进一步随访研究。

Yoon 等[33]报道的结果显示，以 FFR<0.80 为金标准，FFR-CT 诊断缺血性狭窄的敏感性为 81%、特异性为 94%、阳性预测值为 90%、阴性预测值为 89%，单纯 CTCA、CT 心肌灌注、FFR-CT 诊断缺血性狭窄的 ROC 曲线下面积分别为 0.73、0.63 和 0.94，与前两者相比，FFR-CT 在诊断缺血方面，显示出更好的诊断效能。

四、FFR-CT 的局限性

1. 原理本身的局限性

FFR-CT 是模拟腺苷负荷后血管的最大充血状态，而不是真正应用腺苷，腺苷负荷后阻力的降低因人而异，例如有微循环疾病的患者，FFR-CT 难以将其准确建立模型，因而准确性降低。

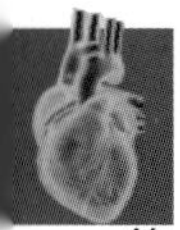

2. CTCA 图像质量的局限性

良好的 CTCA 图像质量是获得 FFR-CT 图像的基础[34]，因为 FFR-CT 需要精确的解剖学模型，许多因素可以影响 CTCA 的图像质量，导致 FFR-CT 的失败。对 CTCA 图像质量要求过高，在一定程度上限制了其临床应用。

3. 目前已获证据的局限性

FFR-CT 的应用研究仍处于初步阶段，基本上是诊断学试验等方法学领域的对照研究内容，尚未完成与临床相结合的大规模循证医学研究内容。虽然与有创 FFR 相比，FFR-CT 诊断缺血性狭窄的能力得到了肯定，但是因为是新技术，应用 FFR-CT 指导患者治疗方案的选择仍缺少循证医学证据，应用 FFR-CT 评价支架内再狭窄及冠状动脉旁路移植（搭桥）血管通畅性的研究尚未见报道。

参考文献

[1] Kopp AF, Schroeder S, Kuettner A, et al. Coronary arteries retrospectively ECG-gated multi-detector row CT angiography with selective optimization of the image reconstruction window. Radiology, 2001, 221: 683-688.

[2] Achenbach S, Ulzheimer S, Baum U, et al. Noninvasive coronary angiography by retrospectively ECG-gated multislice spiral CT. Circulation, 2000, 102: 2823-2828.

[3] 邝平定，张敏鸣，朱建华，等. 多层螺旋 CT 回顾性心电门控冠状动脉重建的最佳 R-R 时相及其临床应用. 中华放射学杂志，2004，38：178-183.

[4] Van Ooijen PM, Dorgelo J, Zijlstra F, et al. Detection, visualization and evaluation of anomalous coronary anatomy on 16 slice multidetector row CT. Eur Radiol, 2004, 14: 2163-2174.

[5] 王利东，杨晓光，刘挨诗. 等，多层螺旋 CT 诊断成人先天性冠状动脉畸形的临床价值. 中国介入心脏病学杂志，2010，18：65-68.

[6] 田云生，雷剑，王肇平，等. 64 排 CT 冠状动脉成像检测冠状动脉畸形的诊断价值. 中外医疗，2013，13：11-12.

[7] 朱新华，熊华峰，曾惠良，等. 16 层 CT 在冠状动脉起源异常及壁冠状动脉诊断中的价值. 中国 CT 及 MRI 杂志，2007，5：12-15.

[8] Schmitt R. Froehner S. Brunn J. et al. Congenital anomalies of coronary arteries: imaging with contrast-enhanced, multidetector computed tomography. Eur Radiol, 2005, 15: 1110-1121.

[9] 周诚，王国华，肖诗亮，等. 先天性冠状动脉瘘的外壳治疗. 华中科技大学学报（医学版），2012，21（4）：470-480.

[10] 朱培菊，曲海波，白红利，等. 先天性冠状动脉瘘多排螺旋 CT 诊断. 实用放射学杂志，2007，23（7）：998-999.

[11] 刘彤华. 诊断病理学. 3 版. 北京：人民卫生出版社，2012：1008.

[12] Papadopoulou SL, Brugaletta S, Garcia-Garcia HM, et al. Assessment of atherosclerotic plaques at coronary bifurcations with multidetector computed tomography angiography and intravascular ultrasound-virtual histology. Eur Heart J Cardiovasc Imaging, 2012, 13 (8): 635-642.

[13] 王照谦，朱皓，周旭晨，等. 多层螺旋 CT 诊断冠状动脉狭窄的价值和限度. 中华心血管病杂志，2008，36（11）：989-993.

[14] Salavati A, Radmanesh F, Heidari K, et al. Dual-source computed tomography angiography for diagnosis and assessment of coronary artery disease: systematic review and meta-analysis. J Cardiovasc Comput Tomogr, 2012, 6 (2): 78-90.

[15] Roy SK, Kadakia J, Shittu A, et al. Coronary artery aneurysms as seen on multidetector computed tomography angiography. Catheter Cardiovasc Interv, 2011, 78 (7): 1127-1132.

[16] Karaahmet T, Tigen K, Gürel E, et al. Spontaneous dissection of the left main coronary artery regressed with thrombolytic therapy: evaluation with multislice computed tomography angiography. Anadolu Kardiyol Derg, 2009, 9 (1): E2-3.

[17] Wexler L, Brundage B, Corouse J, et al. Coronary artery calcification: pathophysiology, epidemiology, imaging methods, and clinical implication: a statement for health professionals from the American Heart Association. Circulation, 1996, 94: 1175-1192.

[18] Agatston AS, Janowitz WR, Hildner FJ, et al. Quantification of coronary artery calcium using ultrafast computed tomography. J Am Coll Cardiol, 1990, 15: 827-832.

[19] Callister TQ, Cooil B, Raya SP, et al. Coronary artery disease: improved reproducibility of calcium scoring with an electron beam CT volumetric method. Radiology, 1998, 208: 807-814.

[20] Hong C, Bae KT, Pilgram TK. Coronary artery calcium: accuracy and reproducibility of measurement with multi-detector row CT-assessment of effects of different thresholds and quantification methods. Radiology, 2003, 227: 795-801.

[21] He ZX, Hedrick TD, Pratt CM, et al. Severity of coronary artery calcification by electron beam computed tomography predicts silent myocardial ischemia. Circulation, 2000, 101: 244-251.
[22] 刘国荣，李月春. 炫速双源 CT 心脑血管病诊断. 北京：人民卫生出版社，2013：161-165.
[23] 吕滨，蒋世良. 心血管病 CT 诊断. 北京：人民军医出版社，2012.
[24] 彭万宏，鲁锦国. 钙化积分、CCT 以及两者联合对冠状动脉狭窄的诊断价值. 放射学实践，2012，27（1）：57-60.
[25] 罗玮，孙根义. 冠状动脉钙化的研究进展. 医学综述，2011，17（17）：2644-2646.
[26] Budoff MJ, Shaw LJ, Liu ST, et al. Long-term prognosis associated with coronary calcification: observations from a registry of 25, 253 patients. J Am Coll Cardiol, 2007, 49 (18): 1860-1870.
[27] Chang SM, Nabi F, Xu J, et al. The coronary artery calcium score and stress myocardial perfusion imaging provide independent and complementary prediction of cardiac risk. J Am Coll Cardiol, 2009, 54 (20): 1872-1882.
[28] lkadhi H, Schefel H, Desbioles L, et al. Dual-source computed tomography coronary angiography: influence of obesity, calcium load, and heart rate on diagnostic acuracy. Eur Heart, 2008, 29 (6): 766-776.
[29] Burgstahler Creimann A, Drosch T, et al. Cardiac dual-source computed tomography in patients with severe coronary calcifications and a high prevalence of coronary artery disease. Cardio- vasc Comput Tomogr, 2007, 1 (3): 143-151.
[30] McClelland RL, Nasir K, Budoff M, et al. Arterial age as a function of coronary artery calcium (from the Multi-Ethnic Study of Atherosclerosis [MESA]). Am J Cardiol, 2009, 103 (1): 59-63.
[31] Koo BK, Erglis A, Doh JH, et al. Diagnosis of ischemia-causing coronary stenoses by noninvasive fractional flow reserve computed from coronary computed tomographic angiograms. Results from the prospective multicenter DISCOVER-FLOW (Diagnosis of Ischemia-Causing Stenoses Obtained Via Noninvasive Fractional Flow Reserve) study. J Am Coll Cardiol, 2011, 58: 1989-1997.
[32] Min JK, Leipsic J, Pencina MJ, et al. Diagnostic accuracy of fractional flow reserve from anatomic CT angiography. JAMA, 2012, 308: 1237-1245.
[33] Yoon YE, Choi JH, Kim JH, et al. Noninvasive diagnosis of ischemia-causing coronary stenosis using CT angiography: diagnostic value of transluminal attenuation gradient and fractional flow reserve computed from coronary CT angiography compared to invasively measured fractional flow reserve. JACC Cardiovasc Imaging, 2012, 5: 1088-1096.
[34] Abbara S, Arbab-Zadeh A, Callister TQ, et al. SCCT guidelines for performance of coronary computed tomographic angiography: a report of the Society of Cardiovascular Computed Tomography Guidelines Commillee. J Cardiovasc Comput Tomogr, 2009, 3: 190-204.

第三章　CT冠状动脉造影与其他检查的比较

第一节　CT冠状动脉造影与选择性冠状动脉造影的比较

随着后64排螺旋CT的广泛应用，CT冠状动脉造影已经被临床医师认可，在很多医院已经作为冠状动脉（冠脉）造影的首选方法，与传统的选择性冠状动脉造影相比较各有所长，以下概括各自的优缺点。

一、CT冠状动脉造影（CT coronary angiography，CTCA）

也称CT冠脉成像，是经静脉注射对比剂后，当靶血管（冠脉）内的对比剂浓度达到最高峰时，进行螺旋CT扫描，所得数据经计算机后处理重建冠脉，因此是一种无创性检查，但有很多因素影响CTCA的质量。

（一）MSCT冠脉造影的适应证与禁忌证[1-2]

1. 适应证

①冠状动脉疾患的筛选：对临床症状表现为不典型胸痛或典型缺血性心绞痛症状或心电图异常的患者可先进行MSCT冠状动脉造影进行筛选。②体检：可以观察到冠状动脉是否存在斑块、狭窄、是否存在冠状动脉异常（包括走行、起源、结构异常等）。③冠脉支架置入术及冠状动脉旁路移植术的术前诊断与术后评估：术前利用本技术可了解血管变异情况，明确病变的位置、范围，观察其与周围结构的关系，减少操作风险，提高手术的成功率；术后复查，创伤小，检查方便。④先天性心脏病及瓣膜疾病的检查：了解心腔结构及心脏的功能情况。⑤心肌梗死的患者稳定期的检查。⑥心脏功能检查：通过相关处理软件，评价心功能。

2. 禁忌证

①对碘造影剂过敏的患者；②二至三度房室传导阻滞者；③严重心律不齐者；④严重心、肺、肾功能不全患者。

（二）MSCT冠脉造影的优、缺点[3-6]

1. 优点

①扫描速度快，成像时间短，减少了造影剂的使用；②多种三维成像技术的联合应用，不受体位限制，任意角度成像，使形态学与功能学相结合，能充分显示冠状动脉的形态关系，评价冠脉斑块及其稳定性；③可以清楚显示冠脉闭塞的软组织影，有利于估计病变的长度和内部结构，为介入器械的前进指明方向；④实现了心脏解剖与功能的全面、完整的综合评价，为临床治疗提供丰富有力的诊断支持，且能指导介入治疗方案的制订。

2. 缺点

①心率过快和心律失常等因素显著影响冠脉CT检查；②患者能否配合、呼吸等因素也有一定影响；③严重钙化对MSCT评价冠状动脉病变的准确性有显著影响；④部分冠状动脉旁路移植术所采用的金属夹可产生伪影，对桥血管的形态学尤其是管腔的评价有一定影响。

二、选择性冠状动脉造影（coronary angiography，CAG）

是选择性地向左、右冠状动脉开口插入造影导管，注入造影剂，显示冠状动脉走行及病变的一种心血管造影方法，自1959年由Sones开创以来，经由Judkin进行改良，一直作为冠状动脉疾病诊断的金标准。

（一）选择性冠状动脉造影的适应证与禁忌证[7]

1. 适应证

①对冠状动脉疾病和左室功能损害的确诊；②各种血管重建术术前准备以判定左室功能和冠状动脉病变；③评价患者预后。

2. 禁忌证

可以说冠状动脉造影术没有绝对禁忌证，而且ACC/AHA（美国心脏病学会/美国心脏协会）也没有特殊规定。

相对禁忌证：①不能控制的严重充血性心力衰竭；②严重肝肾功能障碍；③发热及感染性疾病；④碘制剂过敏者；⑤急性心肌炎；⑥凝血功能障碍者；⑦低钾血症：低钾时心脏兴奋阈值低，在心脏导管操作时易诱发出室性心动过速（室速）、心室颤动（室颤），导致患者严重的血流动力学改变；⑧预后不好的心理或躯体疾病，严重的痴呆或病情呈进行性加重的精神障碍，晚期播散性癌肿，此时进行冠脉造影显然没有任何治疗价值。

（二）选择性冠状动脉造影的优、缺点[8]

1. 优点

①具有较高的空间分辨率，能精确反映冠脉管腔的改变，是判断冠脉狭窄程度的最好的方法；②其不仅能准确地判断冠状动脉内病变程度和范围，还可以通过指出受损害血管数量及受损心肌的范围，准确地判断预后；③兼具诊断及治疗的作用，能直接进行球囊扩张及冠状动脉内支架置入等介入操作（图 2-3-1 至图 2-3-2）。

2. 缺点

①它是一项复杂的有创检查，价格昂贵，操作过程中存在并发症的风险，且需要具备一定经验的操作者执行，因此不能完全普及开展。②其在评价冠脉完全闭塞性病变时存在无法回避的局限性，无法显示冠脉闭塞段的病变性质、闭塞段血管走行及远端血管情况，评价闭塞段长度有困难；并且对于冠脉斑块识别的敏感性较低。③介入治疗策略要在CAG后才能制定，缺乏预见性。

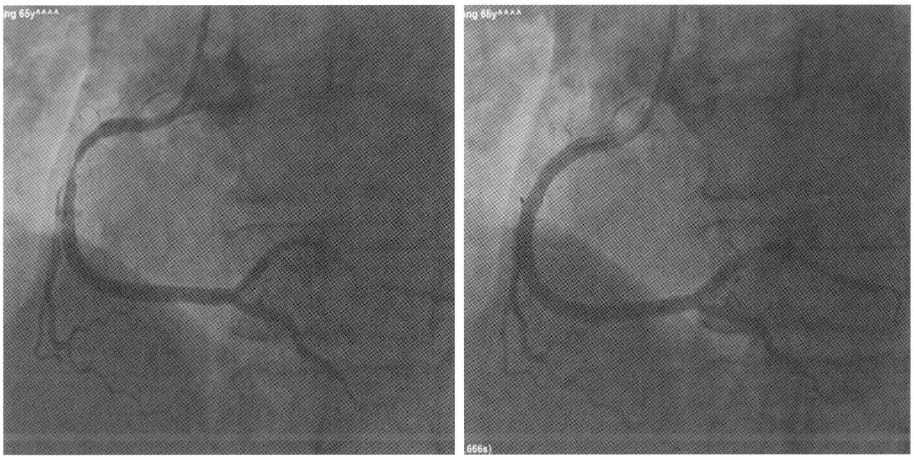

图 2-3-1 CAG 显示右冠脉近段狭窄（左），支架置入后狭窄部扩张良好（右）

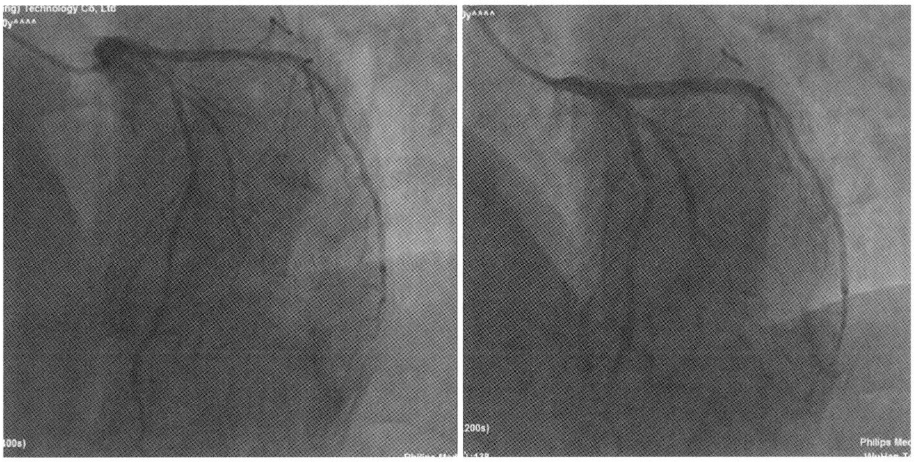

图 2-3-2 CAG 显示左前降支近段及第一对角支起始部狭窄（左），支架置入后狭窄部扩张良好（右）

三、冠脉粥样硬化导致冠状动脉的形态改变

主要包括冠状动脉狭窄或扩张，而冠状动脉狭窄是冠脉粥样硬化引起冠状动脉病理改变中最常见和最具特征性的表现。冠脉形态改变主要有以下几个方面[9-10]：

1. 向心性狭窄

指冠状动脉粥样硬化斑块以冠状动脉管腔中心线为中心均匀地向内缩（图 2-3-3）。

2. 偏心性狭窄

指狭窄部位的冠状动脉粥样硬化斑块向冠状动脉管腔中心线不均匀缩窄或于中心线一侧造成缩窄（图 2-3-4）。

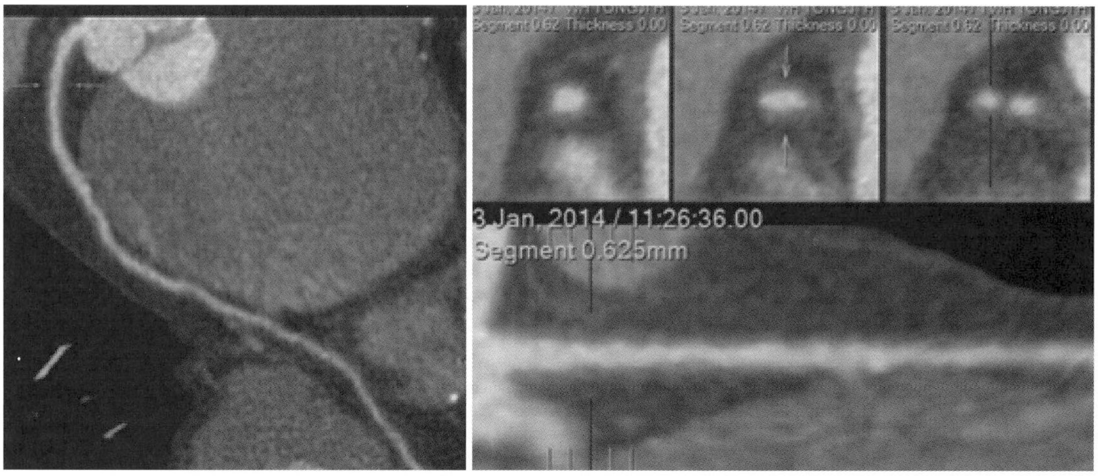

图 2-3-3 左前降支向心性狭窄（左），冠脉拉直后放大显示狭窄部位，管腔轴位图像显示管壁向心性增厚及狭窄更明显（右）

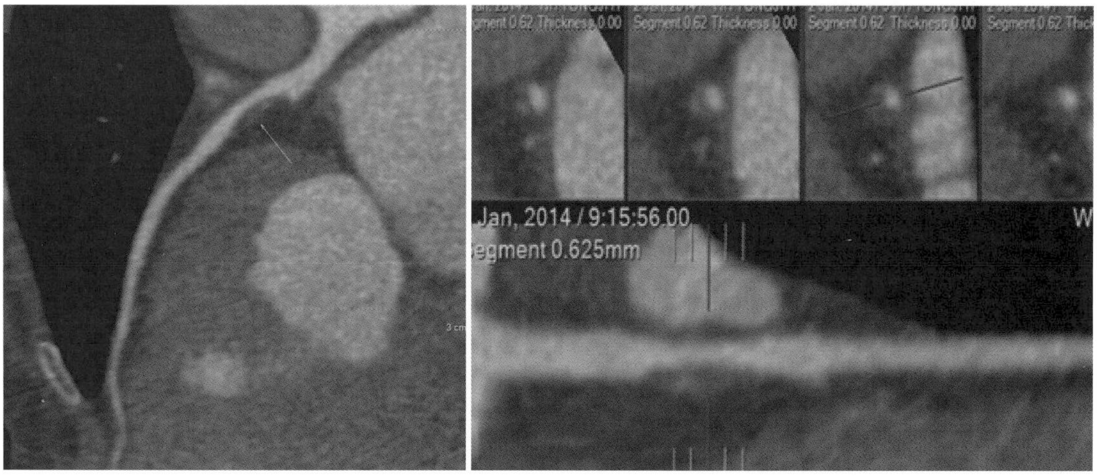

图 2-3-4 左前降支局限性偏心性狭窄（左），轴位显示管壁的偏心性增厚及管腔狭窄（右）

3. 局限性狭窄

指长度＜10mm 的狭窄（图 2-3-5）。

4. 管状狭窄

指长度介于 10～20mm 之间的狭窄（图 2-3-6）。

5. 弥漫性狭窄

指长度＞20mm 的狭窄，常伴有明显的钙化（图 2-3-7，图 2-3-8）。

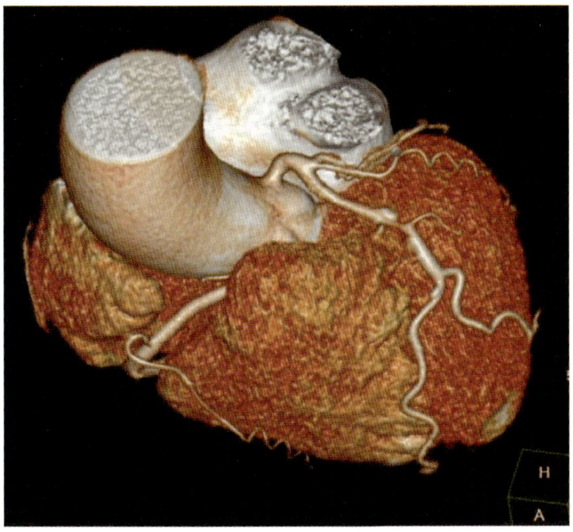

图 2-3-5 VR 图像显示左前降支局限性狭窄

6. 不规则狭窄

指管腔狭窄程度<25%的弥漫性狭窄，是冠状动脉粥样硬化较轻的表现，其不产生血流动力学改变，但在此基础上，冠脉容易发生痉挛（图 2-3-9）。

7. 管腔闭塞

指冠状动脉粥样硬化或伴急性、亚急性血栓形成，导致冠状动脉管腔完全闭塞，血流中断，远端血管无对比剂充盈（图 2-3-10）。

8. 瘤样扩张

指冠状动脉粥样硬化或先天性因素改变、破坏了血管壁内层及内弹力纤维层，导致管壁向外扩张，直径≥7mm 或超过邻近冠状动脉节段直径 50%。如为局限性扩张则称为冠状动脉瘤，如为弥漫性扩张则称为冠状动脉扩张。

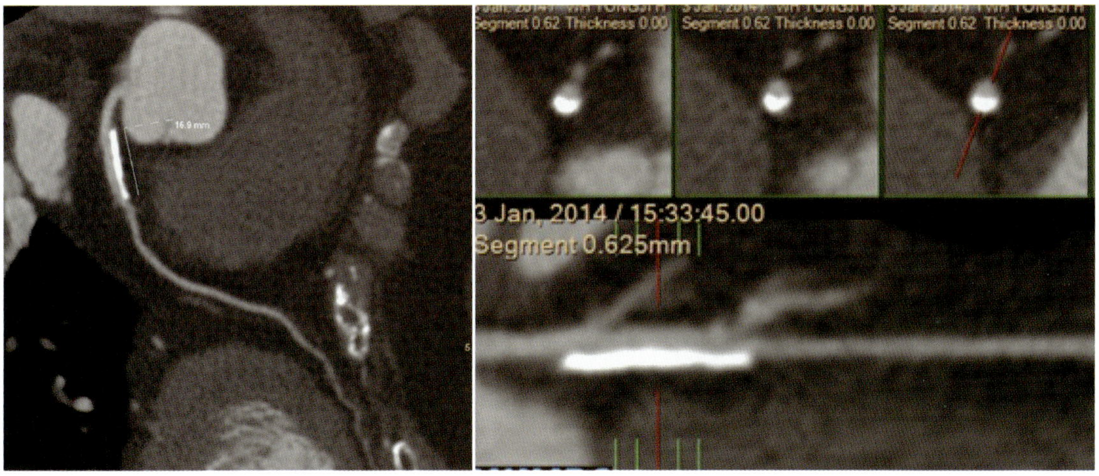

A B

图 2-3-6 A. 管壁钙化导致的管状狭窄；B. 轴位显示管壁钙化及管腔狭窄

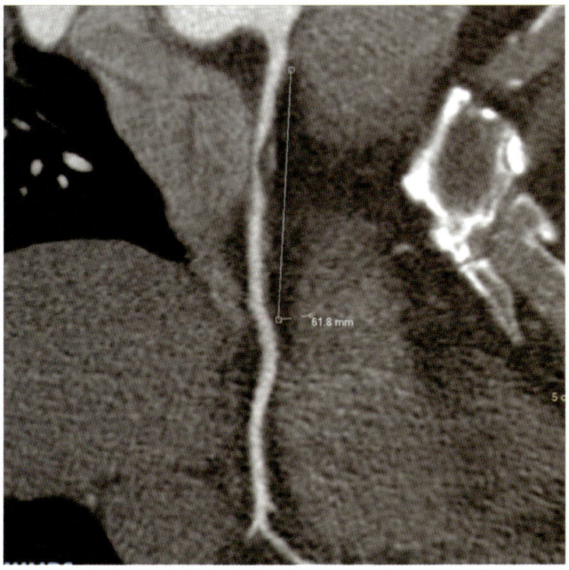

图 2-3-7 右冠状动脉弥漫性狭窄（钙化不明显）

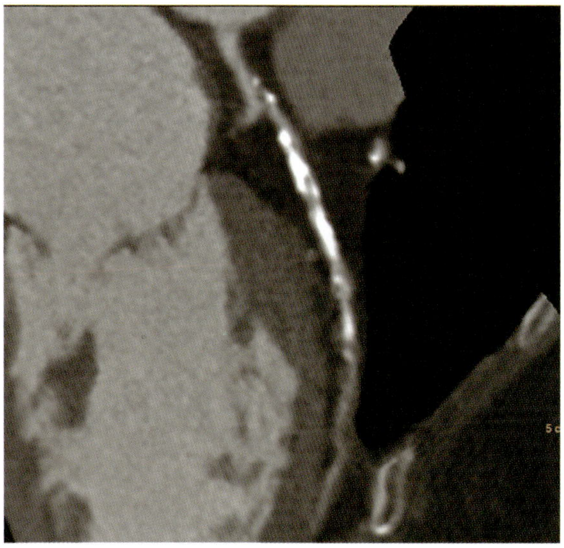

图 2-3-8 左前降支弥漫性狭窄（伴明显钙化）

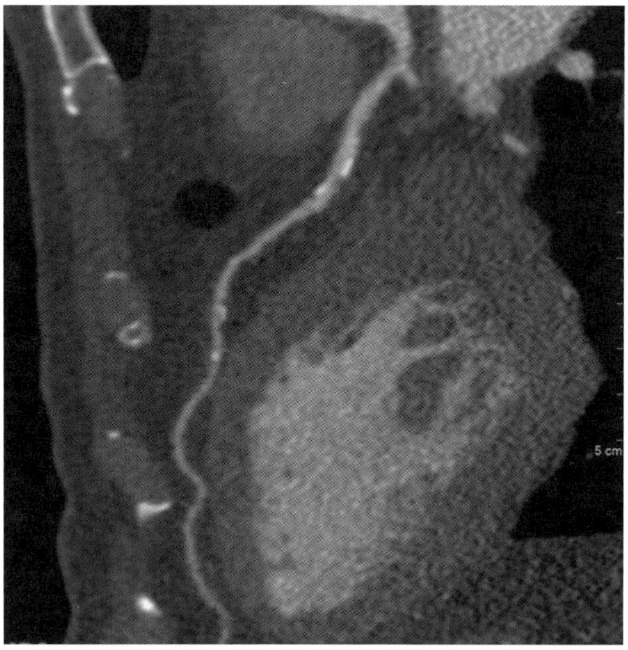

图 2-3-9 左前降支不规则狭窄

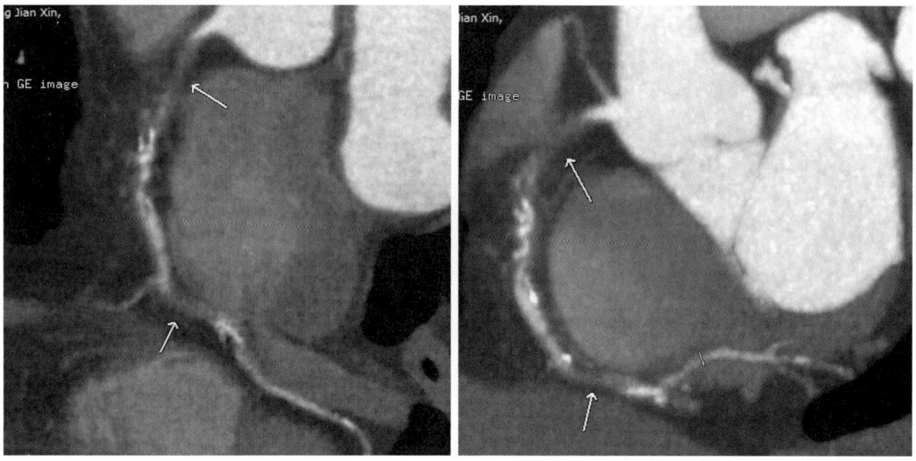

A　　　　B

图 2-3-10 A. 右冠状动脉近段及远段局部管腔闭塞（经 CAG 证实）；B. MIP 图像显示右冠状动脉局部管腔闭塞

四、MSCT 冠脉造影与选择性冠脉造影

目前判断冠状动脉狭窄的常用方法均为目测直径法，即目测判断冠状动脉狭窄处管径比紧邻狭窄段的近心端和远心端的正常冠状动脉管径减少了百分之多少。Proudilit 将冠状动脉造影显示的冠状动脉狭窄程度分为 6 级[7,9]。1 级：正常，无冠状动脉狭窄；2 级：轻度狭窄，狭窄<30%；3 级：中度狭窄，狭窄程度介于 30%～50%之间；4 级：重度狭窄，狭窄程度介于 50%～90%之间；5 级：次全堵塞，狭窄程度>90%；6 级：完全闭塞，管腔完全闭塞，无血流通过。

国内外研究表明，与选择性冠脉造影（CAG）相比，在图像质量满足诊断要求的情况下，MSCT 冠脉造影能显示大多数的冠脉狭窄（≥50%）（图 2-3-11，图 2-3-12），有较高的敏感性（>80%）和特异性（>90%），阳性预测值>70%，而阴性预测值可高达 95%左右[3,10]，这对于大多

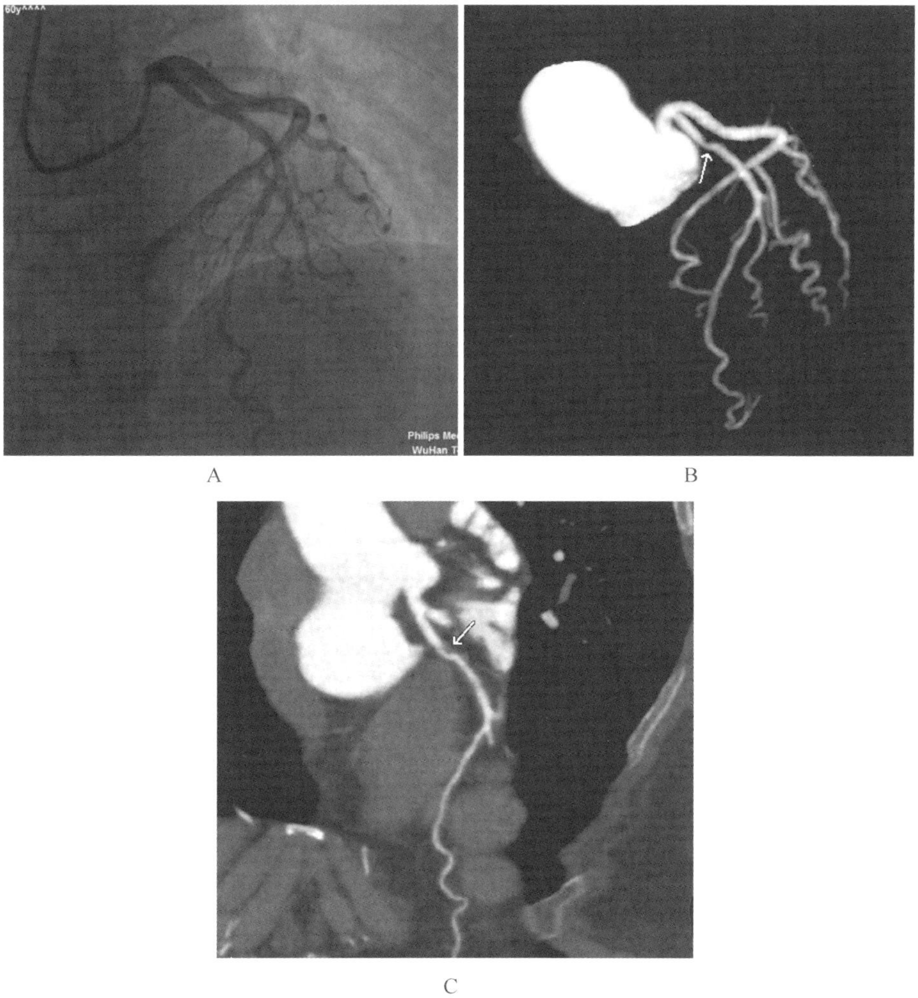

图 2-3-11 A. CAG 显示左前降支近段局限性狭窄；B. MIP 显示左前降支局限性狭窄；C. CPR 显示狭窄部位低密度斑块

数无明显冠脉狭窄的冠心病的排除有重要价值。并且 MSCT 冠脉造影在冠状动脉肌桥的显示上要优于 CAG 检查，可以清楚显示狭窄的部位及程度，还可以明确狭窄部位心肌的情况，从而对临床的治疗提供帮助。

五、影响 MSCT 评估冠脉的因素

主要包括以下几个方面：①MSCT 时间分辨率较 CAG 低，部分患者可因心率过快、心律不齐、呼吸等引起的运动伪影，造成狭窄的假象；②部分容积效应也可造成狭窄的假象；③多个血管分支分叉处及血管扭曲明显等解剖结构复杂处的病变，准确测量狭窄度也有困难；④冠状动脉管壁严重钙化可使管腔遮蔽导致狭窄程度难以判断或高估狭窄程度。而且，冠状动脉严重弥漫钙化时常伴血管重构，也易错误估计狭窄程度。

因此，检查前将患者心率控制在 70 次/分以下，有效抑制心律不齐；并选择合适的重建相位减少运动伪影；薄层重建以减少部分容积效应；结合多种后处理技术，多方位、多角度观察病变；都可以大大提高 MSCT 诊断的准确性。

尽管 CAG 一直作为诊断冠脉疾病的金标准，但其在冠脉狭窄程度的评估中也存在着局限性[7]，CAG 仅仅显示冠脉血管的内腔，并且对病变狭窄的程度测定依赖于邻近的“正常”血管节段。目前通常应用冠状动脉内径减少的百分比来表示冠状动脉狭窄程度，即有粥样硬化的斑块凸入血管腔的“病变节段”直径与邻近“正常”血管节段的比值。但是，这种所谓“正常”血管段并非真正没有粥样硬化性病变，冠脉造影正常的冠状动脉在尸检中经常

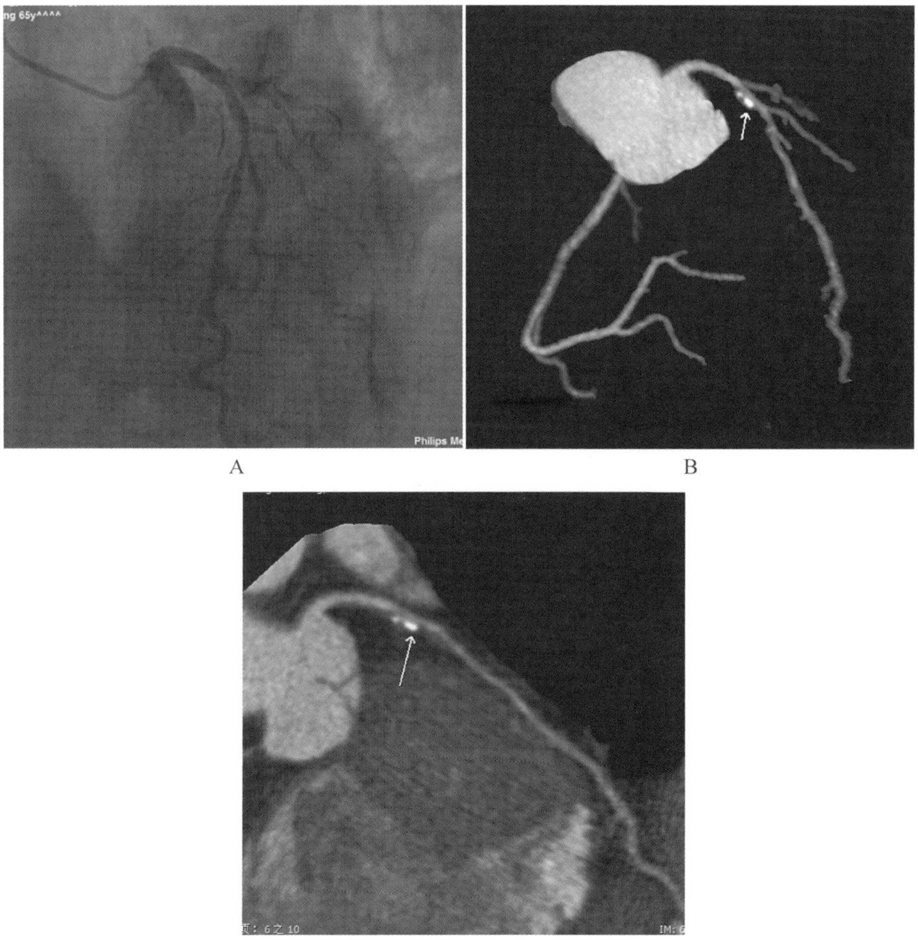

图 2-3-12 A. CAG 显示左前降支近中段管腔狭窄；B. MIP 清楚显示狭窄段的钙化斑块；C. CPR 显示狭窄由混合性斑块造成

发现广泛的动脉粥样硬化病变。如果冠状动脉存在弥漫性病变，由于血流灌注不良，血管均匀变细，在冠脉造影时难以对狭窄节段与邻近的血管段进行比较，必然低估病变狭窄的程度。如果粥样硬化广泛累及全程血管，则可能冠脉造影“正常”。冠脉狭窄的远端血管由于动脉粥样硬化使动脉中层破坏而导致冠状动脉局限或弥漫性扩张，这就造成参照“正常”血管直径变大，会过高地评估冠脉病变狭窄的程度，可能将正常的血管段误认为存在病变的狭窄血管。对于狭窄的显示选择性冠脉造影需采用多个投照角度以避免血管重叠，显露偏心性病变。狭窄程度应以狭窄最严重的投照角度所做出的判断为准。另外，管腔闭塞可以发生在冠状动脉的任何部位，绝大多数发生在冠脉的近中段，如果发生在冠脉的开口处，特别是分支血管的开口处时，极易被误认为该闭塞血管不存在，因此，在上述情况下，MSCT 冠脉造影的优势较选择性冠脉造影更为显著。另外，MSCT 不但可以很好地显示冠状动脉管腔狭窄，准确判断管腔的狭窄程度，还可以直接显示冠状动脉管壁粥样硬化改变，对管壁改变的显示有助于发现早期的以及未引起管腔狭窄的粥样硬化，而这种病变在选择性冠脉造影中易被漏诊；MSCT 还可对冠脉钙化成分进行评价，提示斑块稳定性，这都是选择性冠状动脉造影所无法比拟的。

（王玉锦　夏黎明）

第二节　CT 冠状动脉造影与其他非侵入性检查的比较

冠状动脉的非侵入性检查方式除了多排螺旋 CT 造影以外，还包括磁共振血管造影（magnetic resonance angiography，MRA）。冠脉 CTA 存在电离辐射，且碘过敏的患者无法进行检查。冠脉 MRA 则有几个优势：①避免了电离辐射；②可联合评估心脏局部和整体的心肌功能、心肌缺血的程度、心肌梗死的范围等。但相对于 CT 而言，MRI 更容易因金属置入物（支架、起搏器）、幽闭恐惧症等因素的影响而禁止检查。本文将简单介绍冠脉 MRA 的成像方法，并就 CTA 与 MRA 两种技术对冠脉的评估进行比较。

一、冠脉 MRA 的成像方法

冠脉的 MR 成像多采用心脏线圈或相控阵线圈，大多数为"白血"技术，使用抑制脂肪和心肌信号的序列，使得快速流动的血液为高信号，从周围的肌肉、心包脂肪和静脉中突显出来，而涡流、流速减慢或血流淤滞为低信号，则有利于显示病变的血管段（图 2-3-13）。

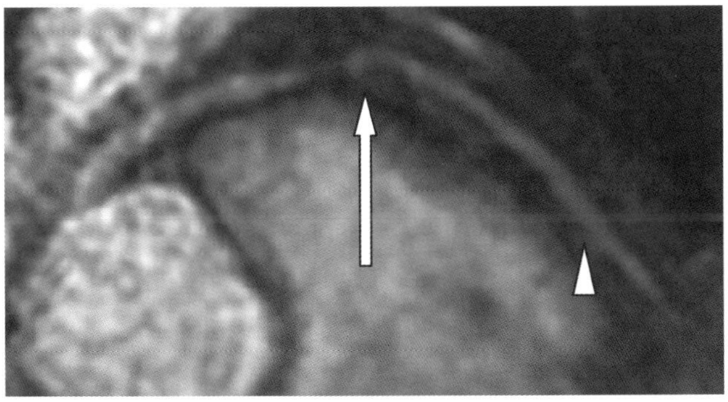

图 2-3-13　三角箭头所指为血流快速的部分，为高信号，长白箭号所指为因斑块形成导致的流速减慢的部分，为稍低信号

冠脉 MRA 最早报道于 20 世纪 90 年代。在近些年由于软硬件的发展，技术才得以逐渐成熟。冠脉 MRA 成像的难点在于呼吸和心脏搏动产生的运动伪影。为了克服这些难点产生的局限性，成像技术除了要考虑高空间分辨率以外，还应该考虑设法减少呼吸运动和心脏搏动的影响，可以使用屏气或呼吸门控技术实现。由于心脏的容积扫描过于耗时，且一次屏气不能获取较大范围的心脏成像，现在一般使用呼吸门控技术：即通过设定时间窗，减少心脏运动产生的伪影，即结合心电门控技术分段采集数据，每次采集窗设定在心脏运动幅度最小的舒张期；通过可以监测膈肌位置的导航技术减少呼吸运动产生的伪影，即只有当呼气末的膈顶部运动至设定的接受窗之内时才采集冠状动脉的数据。

在二维冠脉 MRA 中运用呼吸门控技术时，患者需要在整个采集数据过程中做多次 16～20s 的屏气，三维冠脉 MRA 中可能需要更多的时间。

二、冠脉 CTA 与 MRA 的比较

当前，CTA 最大的局限性就是高辐射剂量，约为 12～16mSv，是传统血管造影的 3～4 倍；其次就是必须注射碘造影剂以形成组织间的强烈对比，这种造影剂可能是具有肾毒性的或是变应（过敏）原。相对于 CT 而言，冠脉 MRA 检查的禁忌证主要包括：①带有心脏起搏器、人工金属心脏瓣膜、冠脉支架等金属置入物；②重度高热；③幽闭恐惧症。

CTA 能提供良好的信噪比和空间分辨率（64 排 CT 机，0.625mm × 0.625mm × 0.625mm，而 MRA 仅达到 1mm×1mm×1.5mm）。另外，CTA 数据采集速度相对较快（12s），MRA 常常超过 20min。CTA 和 MRA 对于患者的心率和心律都有着较严格的要求。心律不齐的患者 CTA 和 MRA 检查都不容易成功。64 排螺旋 CT 冠脉成像的患者一般要求检查前心率<75 次/分。

冠脉 CTA 和 MRA 都可以直接、无创地直观显示出冠状动脉树，检出粥样硬化斑块、管腔狭窄或闭塞。冠脉 CTA 还能更好地评估斑块的稳定性，监测斑块的进展和退化情况。

Nikolaou[11] 等评估了经 CTA、回顾性门控导航回波冠脉 MRA 检查的 20 例患者，这些结果与传统的冠脉造影进行比较，冠脉 MRA 检出显著性狭窄（≥50%）的敏感性和特异性分别为 79%和 70%，CTA 的敏感性和特异性分别是 85%和 77%。目前，很多研究通过静脉注射造影剂等策略来提高 MR 冠脉血管造影的诊断准确率，如 Deshpande[12] 等试验

结果显示血池对比剂能够显著改善信噪比和血管成像效果。但不同的研究由于运用了不同的技术，设计方案不均一，对于 CTA 和 MRA 评估冠脉准确性的对比结果有着较大的差异，如表 2-3-1：

表 2-3-1 不同研究的比较

第一作者	研究技术	病例数	敏感性（%）	特异性（%）
Raff[13]	64 排 CT	70	95	86
Leschka[14]	64 排 CT	67	94	97
Mollet[15]	64 排 CT	52	97	95
Pugliese[16]	64 排 CT	35	99	96
Miller[17]	64 排 CT	291	85	90
总计		515	94	92
Jahnke[18]	MR	55	78	91
Sakuma[19]	MR	38	82	91
Sardanelli[20]	MR	42	82	89
Kim[21]	MR	109	83	42
Weber[22]	MR	15	88	94
总计		259	82	81
Regenfus[23]	MR（注射造影剂）	50	94	57
Nikolaou[24]	MR（注射造影剂）	20	79	70
总计		70	87	64

通过这些研究可以得知，多排螺旋 CTA 冠脉成像能获得各个冠脉血管段良好的图像质量，并对这些血管做出判断，包括细小的分支；相对于冠脉造影其检查冠脉狭窄的敏感性和特异性都可达到 90%以上。MRA 已经逐渐改善，但仍然不能与 CTA 相比。

Kim[21]等首先通过多中心的试验，采用统一的自由呼吸的 MR 成像方案及相似的软硬件、后处理技术评估 109 例患者，敏感性为 83%，然而，这项技术仅限于评估近、中段冠脉，这项研究也表明该技术的主要局限性在于扫描时间长（平均约 70min），低特异性（42%）和低诊断准确性（70%）。MRA 对于 RCA 的显示较少受到运动伪影的影响，但总的冠脉显示率是不佳的，而 CTA 对冠脉全程均可实现良好的显示。冠脉 MRA 对于评估细小、迂曲、复杂的冠状动脉狭窄的存在及严重程度仍具有挑战性。

有学者进行了更细致的对比，刘新等[25]研究得到：CTA（16 排）和 MRA（FIESTA）诊断非钙化斑块显著性狭窄（≥50%），相对于传统的冠状动脉血管造影，其敏感性和特异性分别为 85.7%、85.7%和 47.6%、71.4%，诊断钙化斑块显著性狭窄的敏感性和特异性分别为 83.3%、31.6%和 83.3%、73.7%，由此得出结论 CTA 诊断非钙化斑块引起的显著性狭窄有很好的准确性，而 MRA 评价严重钙化斑块引起的管腔变化有明显优势（图 2-3-14）。

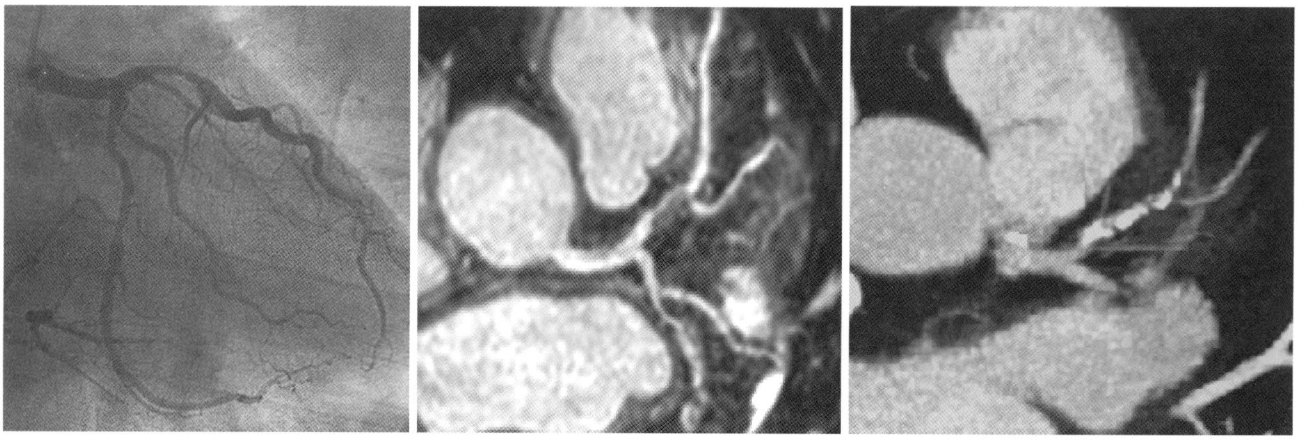

A B C

图 2-3-14 数字减影血管造影（DSA）、MRA、CTA 比较。A. DSA 示左前降支近段明显狭窄；B. MRA 显示血管管壁低信号斑块附着，左前降支近段明显狭窄，狭窄程度与 DSA 一致；C. CTA 示左前降支近段管壁多发钙化斑块附着，管腔结构欠清晰，狭窄程度不易评估

研究表明，MRI通过多样化的序列对于评估动脉粥样硬化斑块的性质是很有前景的，被认为是无创性研究在体斑块形态和成分的重要手段。MR能有效鉴别纤维斑块、脂质斑块和钙化斑块（图2-3-15），且这些结果与组织学有高度相关性[26]。在一些动物模型中，MR还可以连续评估在体动脉粥样硬化斑块的进展和消退。如果该领域得以迅速发展，将来可以对有高风险斑块的患者进行连续监控[27]。

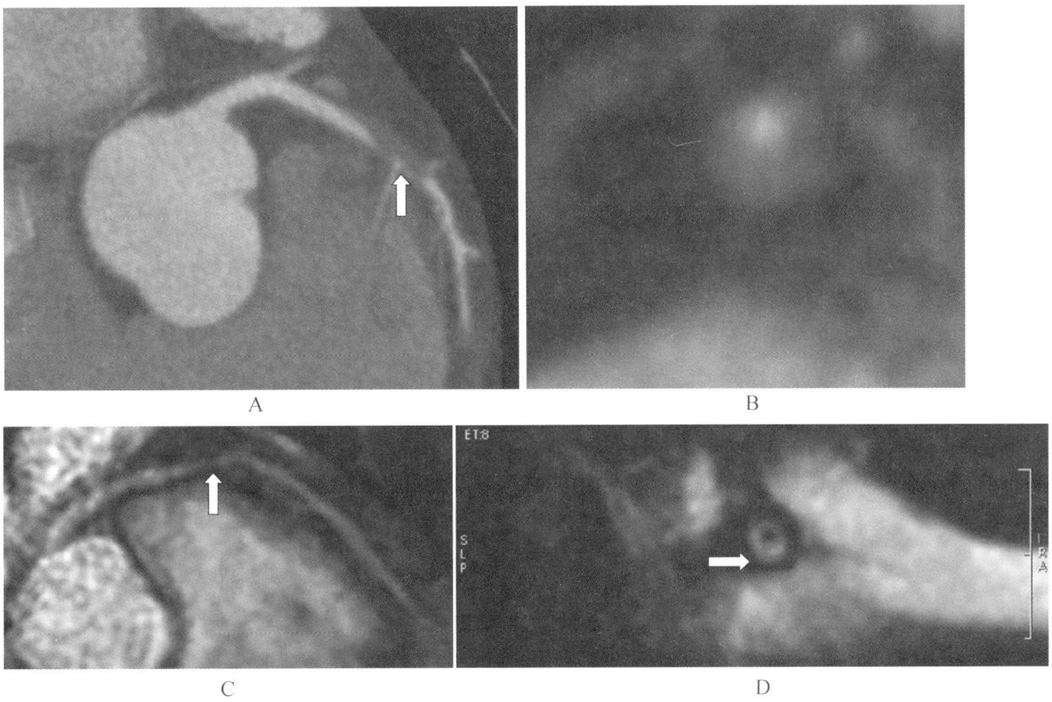

图2-3-15 A. CTA多平面重建示左回旋支中段软斑块附着，管腔重度狭窄（箭头）；B. CTA狭窄段横断面示管腔周围低密度斑块，与管腔分界欠清晰；C. MRA示左回旋支局部流速减慢、管腔狭窄段呈低信号（箭头）；D. MRA狭窄段横断面示管壁局部脂质斑块明显增厚（箭头），与管腔分界清晰

此外，MRI能够评估心肌的灌注、代谢和功能等多项指标，是一种评估心肌存活情况的无创性方法，相对于CT而言，有着高空间分辨率、无电离辐射的优点。目前大多数MR心肌灌注的评估主要基于静脉内注射对比剂的首过灌注和延迟扫描时心肌信号强度的改变。正常灌注区信号高，低灌注区信号低，通过信号高低区分缺血及坏死组织。有研究[28]进行了MR心肌灌注成像、CT冠脉成像与选择性冠脉造影的对比研究，以冠脉造影为参考标准，MR首过灌注减低区和延迟心肌强化区与CT显示冠脉狭窄部位具有高度一致性，两者评判冠脉显著性狭窄（≥50%）的敏感性和特异性分别达到84.44%、91.11%和90.48%、97.09%。

许多研究表明CT心肌灌注与MR心肌灌注符合性较好，可以用于冠心病的诊断及治疗前后对比，可以评价心肌微循环功能和心肌活性，但MR与金标准PET符合率更高，有望成为新的无创性评价心肌存活的金标准。

（李　嫣　夏黎明）

第三节 CT与血管内超声、光学相干断层成像、血流储备分数评价冠状动脉病变的比较

一、概述

1971年9月，英国阿特金森-莫利医院安装了第一台CT（computed tomography），自此医学影像诊断步入了CT时代。目前，CT的临床应用已有超过40年的历史，CT成像的发展已经由“解剖成像”转向“功能成像”。由于CT对全人类的贡献，1979年诺贝尔生理学或医学奖破例授予豪斯菲尔德和科马克这两位没有医学专业经历的科学家。从第1代头颅CT到第3代全身CT，从传统CT（第1代至第4代）到多排螺旋CT，CT的每一次技术革新都推动了临床影像诊断的进展。当然，CT扫描技术最大的革新莫过于对快速运动的心脏和冠状动脉的成像。豪斯菲尔德教授在1979年荣获诺贝尔奖时，曾被问及CT发展到何种程度是其一生最大愿望，他的回答是，最大梦想是希望我的CT能看到心脏冠状动脉血管。

心脏和冠状动脉运动幅度较大且管腔较细，冠状动脉CT成像对时间分辨率和空间分辨率要求很高。近十余年来心脏CT技术的发展紧紧围绕提高时间分辨率、空间分辨率及Z轴的覆盖范围。1989年螺旋CT问世，采用滑环技术，扫描机架可沿人体长轴连续匀速旋转，扫描床同步匀速递进，扫描轨迹呈螺旋状前进，可快速、不间断地完成容积扫描。采集的容积信息可以得到真正的三维重建图像，使血管成像（CT angiography）成为可能。1998年在单螺旋、双螺旋的基础上，又推出了多排螺旋CT，采用锥形X线束，多排探测器，大大提高了扫描速度，使扫描覆盖范围更长，扫描时间更短，扫描层厚更薄，重建图像更清晰。2004年北美放射学会年会上推出的64排螺旋CT，开创了容积数据成像的新时代，时间分辨率达到165ms，运动伪影少，可广泛应用于心脏扫描。2005年推出的双源CT，通过两套X线球管系统和两套探测器采集数据，这种设计突破了单源CT的速度局限性，实现了单扇区的数据采集，将时间分辨率提高到83ms。2008年推出的二代双源CT则更进一步，将冠状动脉成像的时间分辨率提高到75ms，大大有利于冠状动脉的成像。

近年来，64排CT及128排CT、双源CT、320排CT等后64排CT设备已经在临床普及应用，广泛应用于冠状动脉病变的评价。大量临床研究表明，CT诊断冠心病（coronary artery disease，CAD）具有较高的准确性。CT冠状动脉造影（computed tomography coronary angiography，CTCA）主要用于CAD低中度风险患者的检查，对于急性胸痛的急诊患者也已成为一种有效的检查方法。冠状动脉CTCA的主要优势在于其极高的阴性预测值（97%～100%），在低到中度CAD风险患者中，可以起到可靠排除冠心病的作用，从而避免部分阴性患者经受有创的冠状动脉造影检查。

2012年2月6日，《美国心脏病学会杂志》在线发表了美国多中心高级心血管成像协会的一项研究。结果显示，CTCA与有创冠脉造影检查结果存在较强的关联性，提示在需要接受负荷试验判定的患者中，CTCA或可成为有创检查的有效“门槛”[29]。鉴于目前的循证医学证据，CTCA不适用于CAD预测风险为高度患者的检查。也没有充分证据显示，其可以作为无症状者大规模筛查的工具。在其成为隐匿性冠心病的常规筛查方法之前，还需要充分评估其电离辐射问题和患者的风险受益。众多的研究也显示CTCA具有较高的预后评价价值，该技术可以对患者进行有效的危险分层。

此外，随着扫描模式和相关技术的不断改进，广受诟病的CTCA的辐射剂量已经显著降低，更先进的双源大螺距心脏扫描辐射剂量甚至远低于正常人每年接受的本底辐射剂量（2～3mSv）。而其他诸如钙化和支架金属物等影响评估的因素也正在被有效改善。这些都为心脏CT扫描更广泛地运用于冠心病诊断提供了重要的理论和实践基础。同时，未来冠心病的介入治疗不会只单纯关注血管解剖学改变，与患者预后密切相关的更多信息，如心肌缺血负荷及梗死区域的功能学改变，将有助于医生决定患者是否适合接受血运重

建治疗，或仅需药物治疗。尽管目前心脏 CT 已具有较高的时间分辨率和空间分辨率，但与冠脉造影（CAG）、血管内超声（intravenous ultrasound，IVUS）、光学相干断层成像（optical coherence tomography，OCT）、血流储备分数测定（fractional flow reserve，FFR）等检查比较，还存在着各自的优缺点，在临床上应根据患者具体情况合理选择[30-31]。

二、CT 与血管内超声（IVUS）评价冠脉病变比较

1. 临界病变

冠脉造影受投照体位的限制，对于临界病变的狭窄评估不准确。CTCA 虽然不受投照体位影响，可以任意角度对斑块进行成像分析，但受到时间和密度分辨率的影响，评估冠脉狭窄 40%～70%的临界病变时，常低估或高估病变的严重程度。尤其对于钙化病变，受到硬线束伪影的影响，常常高估狭窄程度。而 IVUS 不受投照位置的影响，通过微型超声探头 360°断层扫描，可明确临界病变的形态、性质及分布，检出 CTCA 无法准确评价的钙化病变及看似正常部位的微小动脉粥样硬化斑块，并能准确测定冠脉狭窄程度，如最小管腔直径、最小管腔面积、斑块体积等。

2. 左主干病变

IVUS 可用于 PCI 术前评估左主干病变狭窄程度、斑块性质、斑块分布，左主干和左主干分叉病变累及的前降支和回旋支的直径、病变位置等，有利于左主干病变介入治疗的选择。在术中 IVUS 可指导导丝的操作，避免重置导丝位置错误。术后可采用 IVUS 观察支架边缘夹层、支架扩张不良、贴壁不良和不同支架置入术式后的支架几何形状变形情况等，优化支架置入，改善 PCI 患者近、远期疗效和安全性。同样，CT 对于较粗大的左主干也可清晰显示病变的情况，各种三维重建图像可以很好地显示斑块的性质、狭窄的程度以及分叉处前降支、回旋支开口的受累情况。此外，CT 还可以评价局部主动脉窦有无扩张、左主干有无高位起源于升主动脉等重要信息，这些都可以很好地指导 PCI 手术。更有价值的是，CTCA 已在临床广泛应用，而 IVUS 很难作为临床常规技术用于 PCI 手术的术前或术中指导。

3. 慢性闭塞病变（chronic total occlusion，CTO）

慢性闭塞病变发生于约 20%的冠心病患者，随着年龄的增长发生率逐年升高。CTO 病变介入治疗中，在 IVUS 直接指导下穿刺近端纤维帽，经桡动脉途径的 6F 指引导管适用于这种操作。通过闭塞段帧数，判断闭塞血管与邻近冠脉的大致角度，有利于导丝的塑形和血管走行判断，并鉴别血管真、假腔。IVUS 能指导导丝进入真腔的位置，提高进入真腔的可能；也能帮助血管开通后置入支架的定位和尺寸选择。

冠状动脉造影因是实时动态成像，对 CTO 的显示具有很大的局限性：当没有或侧支血供很少时，仅能显示闭塞的残端及残端的形态，无法观察闭塞段及闭塞远端的情况，即使有侧支并通过侧支间接显示闭塞节段，但对于闭塞段内的信息仍然一无所知。而 CTCA 是经过体肺循环的成像，可全面显示 CTO 的所有信息：闭塞的残端及其形态，闭塞段的长度、闭塞段有无弯曲或成角、闭塞段内斑块的性质及有无重度的钙化，闭塞两端有无分支血管发出，闭塞远端的血管有无狭窄病变等等。这些信息对于 CTO 病变介入治疗成功率的提升有很大帮助。Rolf 等[32]观察了 CTCA 检查对于提高 CTO 病变 PCI 成功率的影响，纳入 30 例 CTO 患者（平均年龄 73 岁，其中 26 例为男性），采用 64 排双源 CT，根据 CT 图像判断 CTO 病变的位置、闭塞长度、钙化程度、闭塞血管远段血管走行及闭塞近远段管腔直径等指标评估 CTCA 对于冠状动脉介入治疗的指导意义。结果提示 CTCA 指导的 CTO 患者介入治疗成功率明显高于未行 CTCA 的对照组，30 例 PCI 术前行 CTCA 检查的患者中，PCI 成功率为 90%，而非 CTCA 指导组仅为 63%，$P=0.009$。CTCA 检查可显著提高 CTO 病变冠脉介入治疗的成功率。

4. 支架内再狭窄

冠状动脉 CT 已广泛应用于冠状动脉支架的评价，但由于支架直径小而且存在金属伪影，支架的 CT 成像及支架内再狭窄的 CT 评价存在很大的局限。近年的众多研究表明，CTCA 可用于评估支架的通畅性，但支架管腔内的精确评价受到晕状伪影（blooming artifact）的严重干扰，支架的材质、支架的直径是影响支架内腔显示的重要因素。目前 CT 仅能评价支架内通畅、支架内内膜增生以

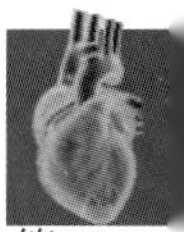

及有无再狭窄，但无法准确评价再狭窄的程度。对于内径小于3mm的支架内腔，CT无法明确评价。尽管采用更高的重建核或采用迭代重建技术可有效降低支架的金属伪影，但其对于再狭窄的评价准确性仍然有限。对于冠状动脉支架内再狭窄的评价，IVUS明显优于CTCA。IVUS观察支架内再狭窄可评估内膜增生，计算参考血管直径、最小管腔直径、最小管腔面积等。IVUS可精确检出支架内再狭窄的“边缘效应”，即支架内内膜增生量有从支架中段向支架两端逐渐增加的趋势。

5. 斑块成分分析

血管内超声虚拟组织成像（VH）判断斑块特性是近年来研究的热点。VH的原理是将回声波背向散射信号与预先建立的数据库进行相关性分析，进而将斑块成分区分为几种主要的类型并以不同颜色显示。VH技术可通过20MHz相控阵血管内超声导管实现。IVUS-VH基于斑块成分分析将冠脉内斑块分为纤维斑块、纤维钙化斑块、病理性内膜增厚、厚纤维帽粥样硬化斑块和薄纤维帽粥样硬化斑块（VH-TCFA）。VH-TCFA被认为是高危病变，定义为病变没有厚纤维帽的证据（纤维帽厚度为200μm），至少占病变周径的33%，而且在3个连续性图像中坏死核所占百分比超过10%。CTCA在冠脉斑块性质的评估中同样具有重要价值。IVUS测定的不同斑块超声回声与CTCA测量的CT值有高度相关性，目前CTCA评价不同斑块图像特点的临床研究均是以IVUS作为参照标准进行对比分析，并应用CT软件以斑块密度的CT值（Hu）为依据来确定斑块不同组成成分。早期CTCA定义软斑块的CT值为－15～50Hu，纤维斑块的CT值为50～100Hu，钙化斑块的CT值一般大于100Hu。但2006年国际心血管CT协会（SCCT）发布的专家共识则认为64排CT无法识别含脂斑块及纤维斑块，故建议分为钙化斑块和非钙化性斑块。CTCA诊断非钙化性斑块的敏感性为53%～94%，诊断钙化斑块的敏感性为88%～95%，特异性为92%～94%。之后CTCA对斑块的研究进一步获得进展，2007年Motoyama S发表在JACC上的文章验证低密度、正性重构或点状钙化的斑块与急性冠脉事件相关，可有高出20倍的心脏事件发生率。2009年，CT评价薄纤维帽斑块并预测易损斑块的价值得到肯定，并在此基础上进一步明确了CT评价易损斑块的特异性征象——Napkin-Ring征，该征象与斑块病理的坏死核心和薄纤维帽一致，高度预测急性冠状动脉事件。

6. CTCA和血管内超声的对照研究

Fischer等[33]比较了CTCA和IVUS对于冠脉狭窄的诊断作用，纳入42项研究中的1360例患者（75%为男性，平均年龄59岁），结果表明CTCA和IVUS采用面积法评估冠状动脉最小管腔面积、斑块面积、面积狭窄百分比等无明显统计学差异（图2-3-16）。

Voros等[34]观察了雰CTCA、IVUS、冠脉造影和FFR评估冠脉狭窄的准确性及功能学意义，共纳入85例患者，冠脉狭窄程度40%～99%，观察最小管腔直径（MLD）、直径狭窄程度（%DS）、最小管腔面积（MLA）、面积狭窄程度（%AS）。采用ROC分析、kappa分析、多元回归等方法评估上述评估手段的相关性。图2-3-17示CTCA和IVUS评估钙化病变和非钙化病变所致冠脉狭窄和FFR关系的典型病例。与IVUS比较，CTCA测量的最小管腔直径（MLD）、直径狭窄程度（%DS）、最小管腔面积（MLA）、面积狭窄程度（%AS）与FFR的相关性更强（图2-3-18）。冠脉造影MLD对于心肌缺血的预测最准确，其次为CTCA和IVUS。冠脉造影、CTCA、IVUS预测心肌缺血的阈（Cut-off）值分别是1.15mm、1.11mm、1.73mm。IVUS测量的%DS对于心肌缺血的预测优于CTCA，Cut-off值分别为83%和76%。CTCA测量的MLA对心肌缺血的预测优于IVUS，其Cut-off值分别为3.11mm^{2}和2.68mm^2（表2-3-2）。

Noll等比较了CTCA和IVUS对于钙化病变的评估差异，共纳入60例患者的97支靶血管的252个冠脉节段。结果提示CTCA和IVUS对于钙化病变的测量指标不一致，27例（11%）冠脉钙化病变未被CTCA检出，CTCA显著低估了冠脉钙化范围，高估了最小管腔直径、平均管腔直径和管腔面积[35]。

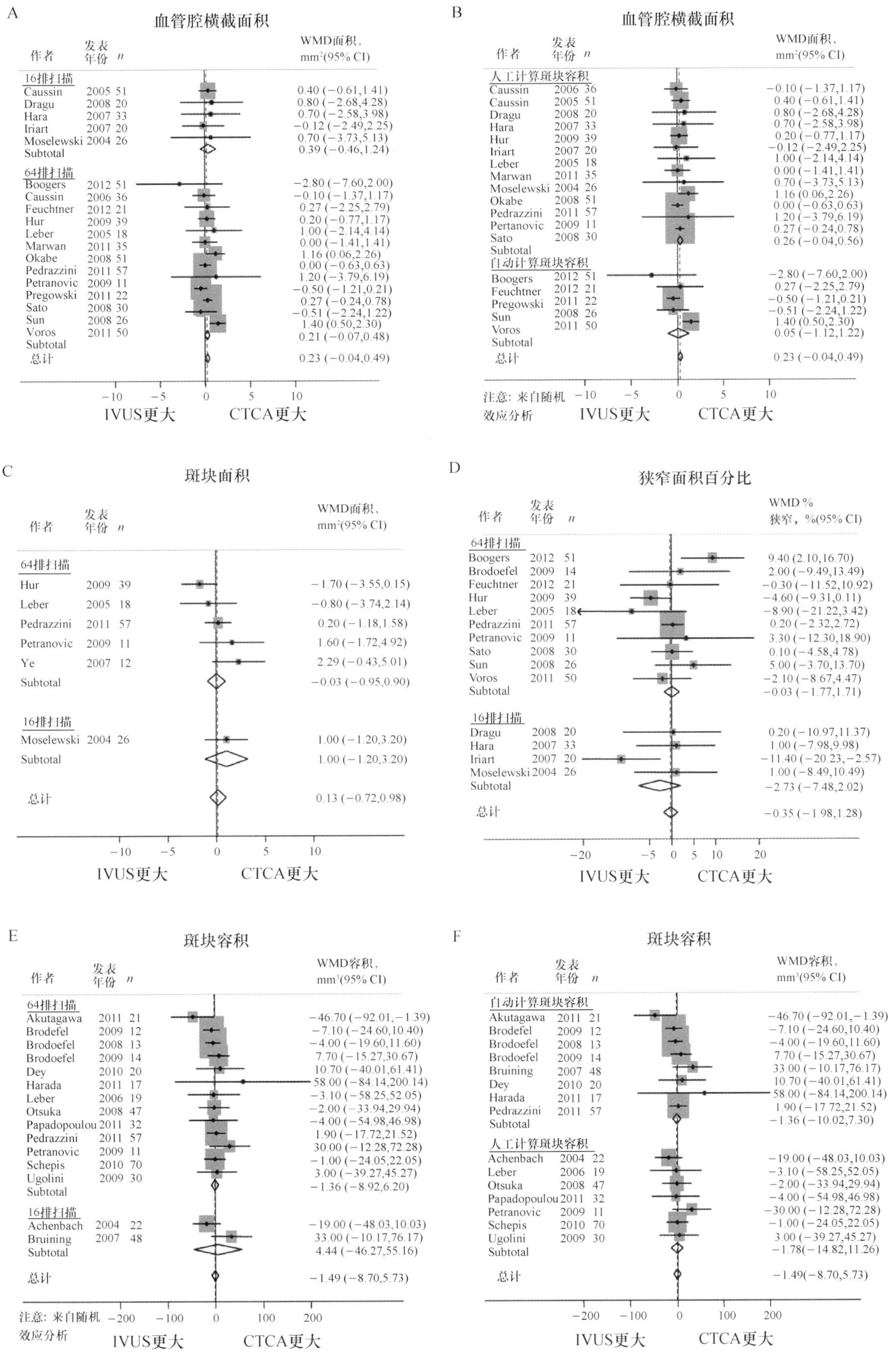

图 2-3-16 CTCA 和 IVUS 对于冠脉狭窄的诊断作用比较

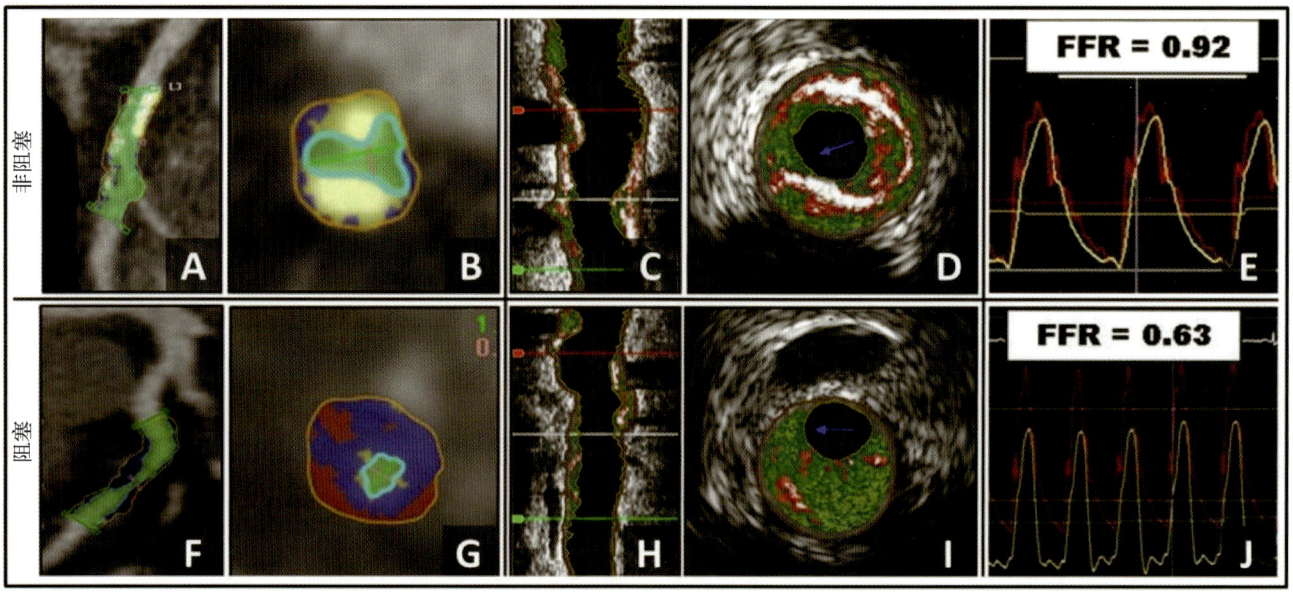

图 2-3-17 CTCA 和 IVUS 评估冠脉狭窄程度[34]。CTCA 显示钙化病变导致的冠脉狭窄（A，长轴；B，短轴）；IVUS/VH 评估相同病变结果（C，长轴；D，短轴）；FFR 提示该冠脉狭窄未导致心肌缺血（FFR＝0.92）（E）。CTCA 显示另一非钙化病变导致的冠脉狭窄（F，长轴；G，短轴）；IVUS/VH 评估相同病变结果（H，长轴；I，短轴）；FFR 提示该冠脉狭窄导致明显心肌缺血（FFR＝0.63）（J）

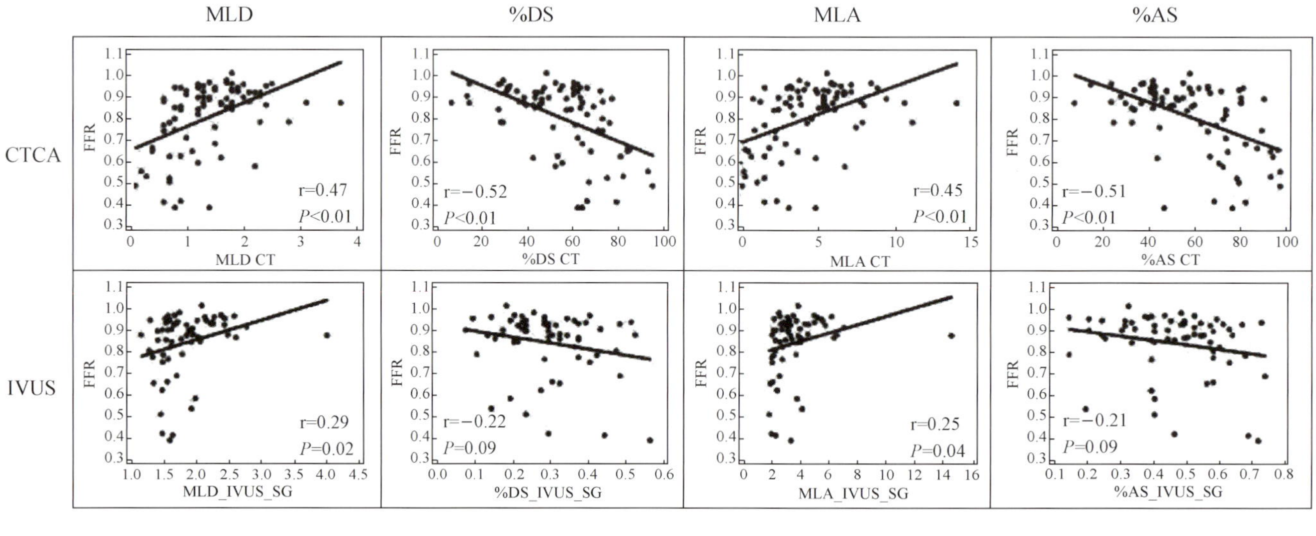

图 2-3-18 CTCA 和 IVUS 测量的最小管腔直径（MLD）、直径狭窄程度（%DS）、最小管腔面积（MLA）、面积狭窄程度（%AS）与 FFR 相关性分析。与 IVUS 比较，CTCA 测量的 MLD、%DS、MLA、%AS 与 FFR 的相关性更强[34]

表 2-3-2 ROC 曲线评估冠脉造影（QCA）、CTCA、血管内超声（IVUS）测量参数预测 FFR＜0.75 的指标分析[34]

	阈值点	AUC	敏感性	特异性	PPV	NPV	准确性	Kappa	LR＋	LR－
MLD（mm）										
QCA	1.15	0.95	95%（86%～100%）	82%（72%～91%）	64%（48%～81%）	98%（94%～100%）	85%	0.67	5.19	0.06
CTA	1.11	0.83	76%（58%～94%）	78%（67%～89%）	55%（37%～73%）	90%（82%～98%）	78%	0.48	3.46	0.31
IVUS	1.73	0.71	80%（55%～100%）	57%（44%～71%）	26%（10%～41%）	94%（86%～100%）	61%	0.2	1.88	0.35
%DS										
QCA	64%	0.91	90%（78%～100%）	83%（74%～93%）	66%（48%～83%）	96%（91%～100%）	85%	0.66	5.43	0.11
CTA	62%	0.85	81%（64%～98%）	75%（63%～86%）	53%（36%～70%）	92%（84%～99%）	76%	0.48	3.18	0.26
IVUS	44%	0.58	30%（1.6%～58%）	93%（86%～100%）	43%（62%～80%）	88%（79%～96%）	83%	0.26	4.05	0.76
MLA（mm^2）										
CTA	3.11	0.86	81%（64%～98%）	81%（71%～91%）	61%（43%～79%）	92%（85%～100%）	81%	0.56	4.34	0.23
IVUS	2.68	0.75	70%（42%～98%）	80%（69%～90%）	39%（16%～61%）	93%（86%～100%）	78%	0.37	3.44	0.38
%AS										
CTA	64%	0.86	90%（78%～100%）	75%（63%～86%）	56%（39%～73%）	96%（90%～100%）	79%	0.54	3.56	0.13
IVUS	69%	0.62	30%（1.6%～58%）	98%（95%～100%）	75%（33%～100%）	88%（80%～96%）	88%	0.37	16.2	0.71

AVC，曲线下面积；PPV，阳性预测值；NPV，阴性预测值；LR，线性回归

三、CT 与光学相干断层成像（OCT）评价冠脉病变比较

1. 易损斑块评估

研究表明超过 60%的急性心肌梗死（心梗）发生于冠状动脉没有显著狭窄的无症状患者，在这些患者中急性冠脉事件发生的主要原因是斑块破裂或表面侵蚀，在此基础上继发血栓形成导致急性心梗的发生。因此，急性冠状动脉事件与狭窄程度无关，与斑块的易损性相关，确定斑块的易损性具有重要的临床意义。光学相干断层成像（OCT）利用光纤干涉仪和能发射低能量、波长 1320nm 的近红外光光源，通过导管技术，可提供冠状动脉的二维横截面图像和三维重建图。不同组织的光散射反射指数不同，表现为密度和回声不同的 OCT 图像，可用于组织定性。与超声相比，钙化组织对红外光的反射较弱，因此可显像钙化组织和钙化病变后方的组织。目前临床上所用的 OCT 的轴向分辨率约为 10～15μm，是 IVUS 的 10 倍（轴向分辨率约 110μm），因此，OCT 可提供接近于组织学检查的超高分辨率的图像。体外研究结果显示，OCT 判断不同性质病变的敏感性（71%～96%）和特异性（90%～98%）较高，其中对钙化性斑块和富含脂质的斑块的敏感性高于纤维性斑块，但对富含脂质斑块的诊断特异性稍低。OCT 测定的纤维帽厚度与组织病理学相关性良好。OCT 是早期发现不稳定斑块、破裂斑块和斑块糜烂的最佳技术。OCT 能半定量观察病变内的巨噬细胞，其检测病变内巨噬细胞的原理是含有巨噬细胞的斑块的光折射指数高度不均一，呈现为强的光散射。

钙化斑块相对稳定，而富含脂质核的不稳定斑块破裂是导致急性冠脉综合征的重要原因之一。CTCA 可以提供斑块成分的信息，能将钙化斑块与混合和非钙化斑块区分开来，CT 还可以提供管腔重构的信息。管腔正性重构和低密度斑块被认为是易损斑块的特性。受到空间分辨率和密度分辨率的限制，CTCA 对冠状动脉内细小病变的 CT 值测量

易受到容积效应的影响而不够准确，对于非钙化斑块中脂质成分及稳定纤维成分之间的进一步细分依然有一定局限性。因此，OCT 对于易损斑块的评价明显优于 CTCA 成像。但 CTCA 的优势在于其无创、易操作性及临床应用广泛。

2. 支架内血栓检测

介入治疗是冠心病的主要治疗措施，可以显著改善患者预后，我国 2011 年冠心病介入治疗数量达 31 万例。支架内血栓形成（stent thrombosis，ST）是严重的 PCI 术后并发症。冠脉支架内血栓形成是指支架置入术后，支架置入处形成血栓，导致冠状动脉管腔完全性或不完全性阻塞，在临床上可表现为心脏性猝死、急性心肌梗死或不稳定型心绞痛等。ACUITY 研究[36]报道 PCI 术后急性和亚急性血栓的发生率为 1.4%，晚期血栓发生率为 0.8%。随着高压球囊及强效抗血小板药物的广泛应用，支架内血栓发生率降低至 0.7%[37]。支架内血栓一旦发生后果严重，病死率高达 20%～25%[38]。支架内血栓患者 1 年内心源性死亡、心肌梗死和靶血管再次血运重建率明显增高[8]。因此，及时发现与治疗支架内血栓对于此类患者的预后至关重要。

既往研究表明，OCT 对于冠脉内血栓的检出率远高于 CTCA[39]。近年来随着 CTCA 技术的迅速进展，CTCA 已经用来观察 PCI 治疗后支架内再狭窄及支架内血栓[40]。但由于内膜增生和血栓在 CTCA 中均表现为支架内的低密度影，所以，CTCA 很难对支架内的低密度病变识别出是内膜增生还是血栓形成。Kubo 等[41]进行了 64 排 CT 和 OCT 对照研究，纳入 79 例 PCI 术后 1 个月内胸痛患者。OCT 检查发现 21 例患者发生支架内血栓，这 21 例患者中的 20 例同样被 CTCA 检出有支架内血栓形成，但是另有 4 例患者出现假阳性结果，1 例 CTCA 未检出的支架内血栓患者通过 OCT 检查发现其血栓直径为 1.0mm。CTCA 检测支架内血栓的敏感性、特异性、阳性预测值和阴性预测值分别为 95%、93%、83%和 98%。OCT 和 CTCA 均可检出支架内非闭塞性血栓（图 2-3-19）和闭塞性血栓

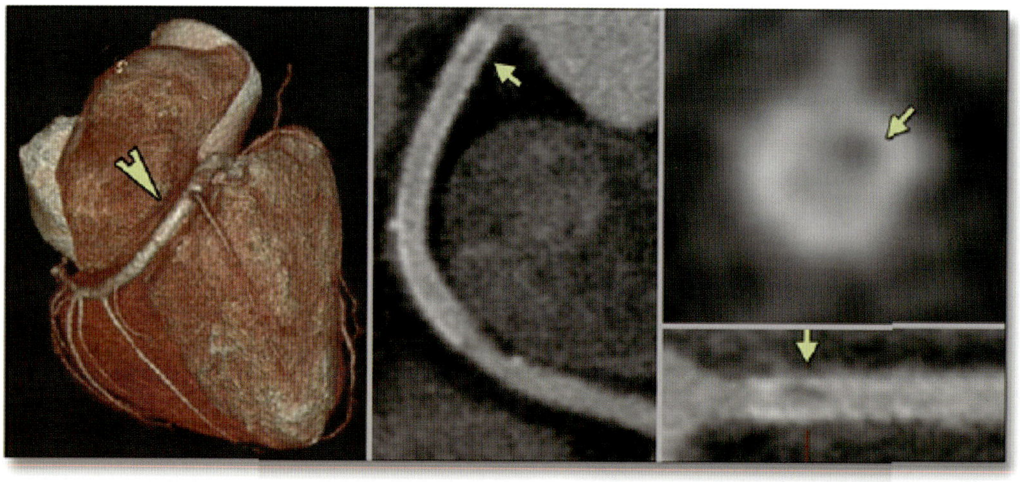

A

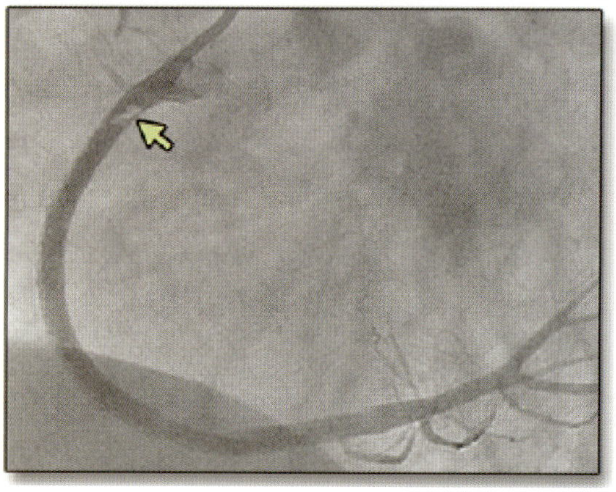

B

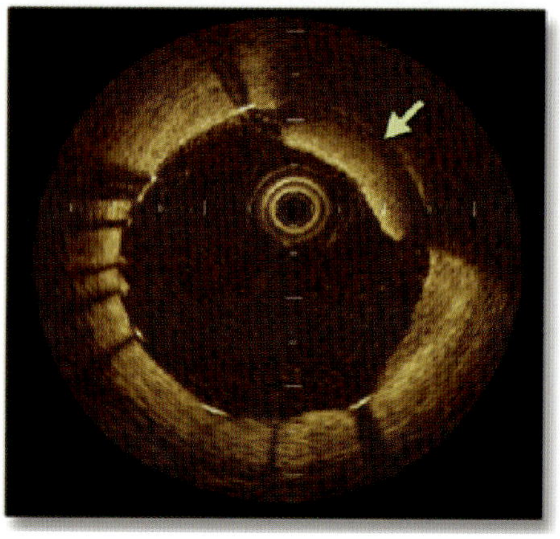

C

图 2-3-19 CTCA 和 IVUS 评估非阻塞性支架内血栓对比[41]

56 岁男性右冠状动脉于 3 天前置入 4.0mm×28mm 及 4.0mm×32mm 2 枚药物洗脱支架，PCI 后 3 天。A. CTCA 提示冠脉不完全闭塞，箭头所指为支架近段血栓形成；B. 冠脉造影提示右冠近段支架内血栓形成；C. OCT 可见支架内血栓形成

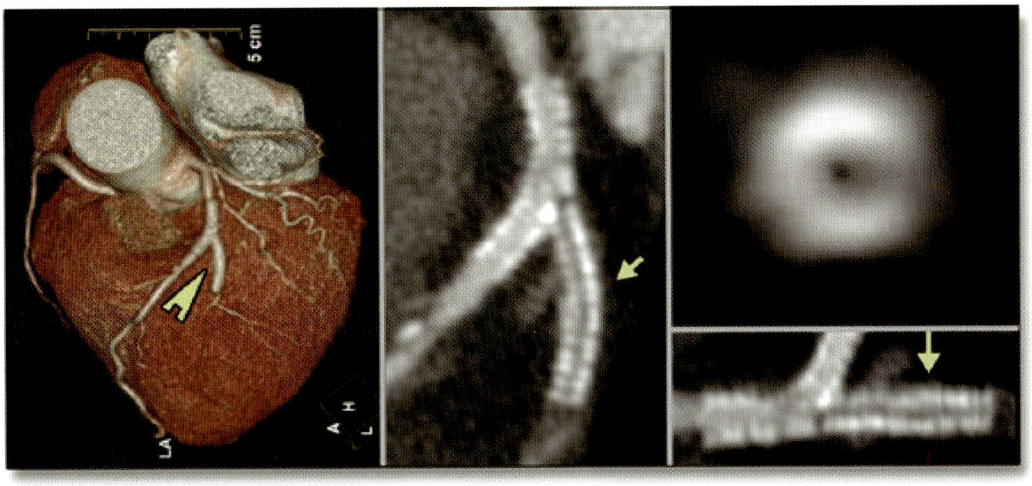

A

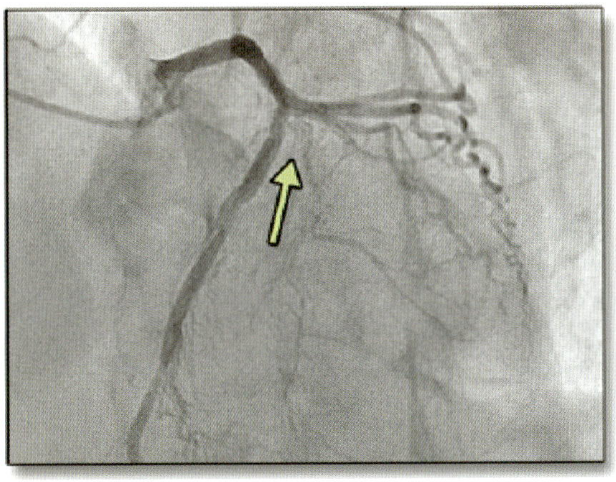
B

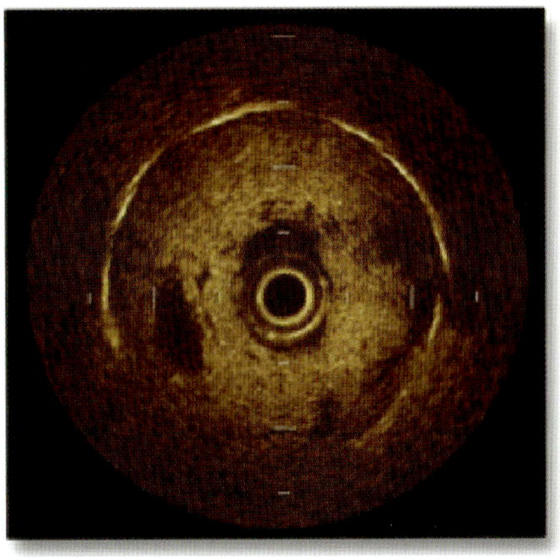
C

图 2-3-20 CTCA 和 IVUS 观察阻塞性支架内血栓对比[41]

65 岁男性 12 天前行左冠状动脉前降支分叉病变 T 支架置入术治疗，前降支置入 3.0mm×18mm 药物洗脱支架，对角支置入 2.5mm×18mm 药物洗脱支架。A. CTCA 提示对角支支架内完全闭塞，箭头所指为支架内血栓处；B. 冠脉造影提示对角支支架内完全闭塞；C. OCT 提示对角支支架内多发血栓形成，管腔闭塞

（图 2-3-20），图 2-3-21 显示 CTCA 的假阳性结果，CTCA 检测支架内血栓的假阳性结果通常发生在直径小于 3.0mm 的小血管中。

3. 开口病变及直径较大的冠脉病变

新一代 OCT 不需阻断血流，显著拓宽了临床应用范围，但仍存在一定局限性。由于血流干扰，OCT 不能用于冠状动脉开口病变显像，而 CTCA 可清晰显示冠脉开口。此外，OCT 的穿透性较差，直径较大（如＞4.0mm）的血管显像欠清晰，或仅能显像血管管腔面的组织结构，因此，OCT 不适合于血管壁深层结构如深部钙化、血管外膜或支架周围组织的成像。对于直径较大的血管，CTCA 成像更加清晰，可有效评估冠脉狭窄并进行斑块分析。

四、CT 与心肌血流储备分数 （FFR）

血流储备分数（FFR）是指狭窄血管中能获得的最大血流量与假设该血管无狭窄情况下的最大血流量之比。FFR 于 1993 年由 Pijls 博士提出，是一种通过压力测定来推算冠脉血流的指标。它是目前公认的评估冠状动脉狭窄对血流影响程度的功能性评价指标。FFR 主要通过计算冠状动脉狭窄远端压力与主动脉根部压力之比来获得，狭窄远端压力可以通过压力导丝在最大灌注血流（通过冠脉内或静脉内注射罂粟碱或腺苷或 ATP）测得。FFR＝Pd/Pa（Pd 为压力导丝测量的冠脉狭窄远端压力，Pa 为指引导管测量的主动脉压）。

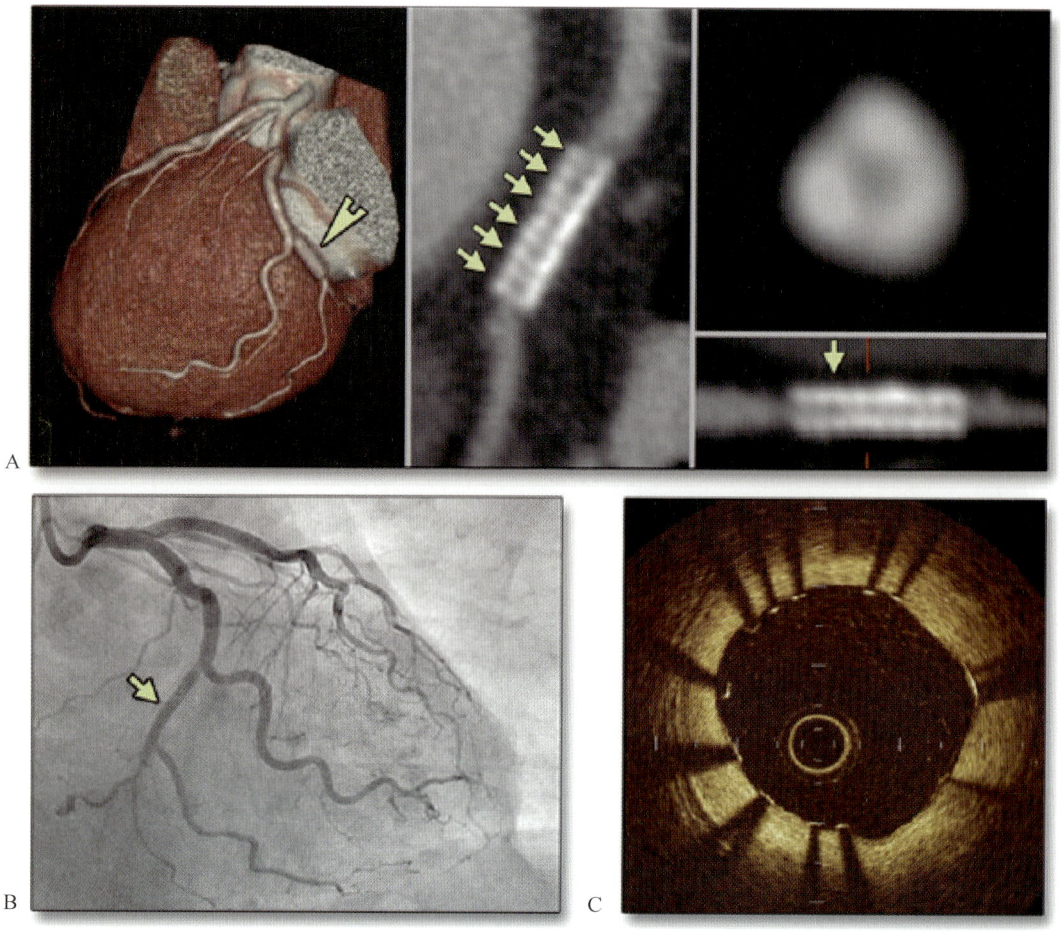

图 2-3-21 CTCA 检测支架内血栓的假阳性结果[41]

65 岁女性左冠状动脉回旋支 6 天前置入一枚 2.5mm×12mm 裸支架。A. CTCA 提示支架内血栓形成；B. 冠脉造影提示支架通畅；C. OCT 提示支架内无血栓形成

FFR 是指最大充血状态下的血流量，不存在静息"FFR"的概念。正常心外膜冠状动脉对血流的阻力很小，FFR 的正常值为 1.0；当心外膜冠脉有狭窄病变存在时，FFR<1.0。FFR=0.60 说明这支冠脉的血供只有正常时的 60%。FFR<0.8 的狭窄几乎都会导致心肌缺血，FFR≥0.8 的狭窄则造成心肌缺血的可能性非常小。FFR 导丝可以当作介入导丝使用，不会过多增加介入治疗的难度和时间。FFR 能对冠脉病变进行功能性评价，简单易行，过去的临床研究已经提供了很多的循证医学依据，它的临床价值已经被证实。FFR 对于判断冠脉病变的严重程度及对治疗策略的选择提供了重要参考依据，此外，FFR 尚可对介入手术的效果进行评估。FFR 虽然能够提供冠脉狭窄的功能信息，但无法提供解剖信息。

传统 FFR 测量需要侵入性的有创方式，可重复性受到限制，对于功能性评价的延续性存在局限。无创性 CT 血流储备分数（FFR-CT）是一种崭新的非侵入性 FFR 检测方法，它为临床医生提供了一个无创性获取 FFR 指标的方法，使 CTCA 从单纯评价解剖狭窄转向评价解剖与功能的领域。FFR-CT 先以常规 CTCA 原始成像数据获得冠脉三维图像，再用计算机以专用的软件基于流体力学原理及 CTCA 图像的模型模拟计算腺苷诱导或静息状态下的冠状动脉内血流及压力，计算出模拟的 FFR 值（图 2-3-22）[42]。定义 FFR_{CT}≤0.80 为存在缺血性狭窄病变。无创 FFR-CT 已成为 CTCA 功能成像研究领域的前沿与热点。

最近两项临床试验研究结果使医学界普遍关注 FFR-CT 在冠脉功能性狭窄诊断方面的临床价值。为了评估 FFR-CT 在诊断冠脉显著狭窄的血流动力学改变方面的价值，研究者设计进行了一系列临床

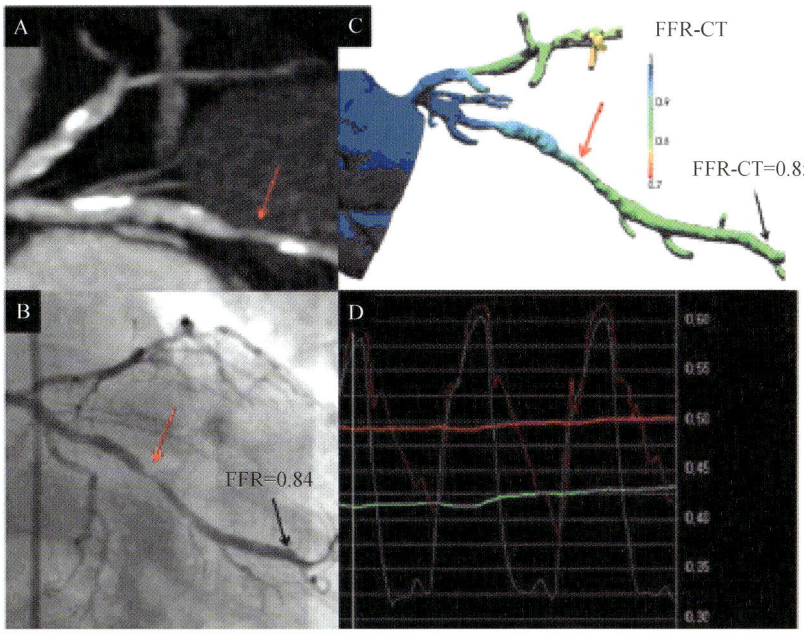

图 2-3-22 FFR-CT 评估心肌缺血[42]

研究。研究的主要终点为评估 CTCA 结合 FFR-CT 是否能提高患者总体的诊断准确性。以有创的 FFR 检测为参照，用 CTCA 合并无创 FFR-CT 对疑似或确诊冠心病的稳定患者而言，其诊断特异性、敏感性、准确性、分辨率均高于单独使用 CTCA。研究人员认为 FFR-CT 可以成为一个重要的用来有效识别高度狭窄和确定病变的血流动力学意义的工具。DISCOVER-FLOW 研究[42]是早期的评价 FFR-CT 的研究，共评估 159 个冠脉血管，将 FFR-CT 测量数值与参考的侵入性 FFR 进行相关性分析。结果显示，受试者操作特征（ROC）曲线下面积达 0.90，说明两者具有良好一致性。同时，FFR-CT 将单纯 CTCA 的假阳性率降低 70%，将 CTCA 的诊断准确性提高 25%。进一步研究入选中度冠脉狭窄（40%～69%）的 60 例患者，共计 66 支血管，缺血标准定义为 FFR＜0.80，比较 FFR-CT 与侵入性 FFR 的诊断相关性。结果发现，FFR-CT 的诊断准确性、敏感性、特异性、阳性预测值和阴性预测值分别为 86.4%、90.3%、82.9%、82.4% 和 90.6%。同时，相关的 ROC 曲线下面积和相关系数分别为 0.95 和 0.60，差异均有统计学意义。研究者认为，FFR-CT 可成为诊断中度冠脉狭窄病变的可靠无创影像学方法。

FFR-CT 可提供冠脉血管功能学信息，而传统 CTCA 本身可提供解剖学信息，那么同时结合血管的功能学和解剖学信息的 FFR-CT 对于缺血患者的检出效果如何？于 2012 年欧洲心脏病学会年会上，美国 Cedars-Sinai 心脏研究所 James K. Min 公布了 DeFACTO 研究结果[43]。该研究涉及 5 个国家 17 个中心的 252 例疑诊冠脉疾病患者，结果显示，FFR-CT 诊断准确性、敏感性、特异性、阳性预测值和阴性预测值分别为 73%、90%、54%、67% 和 84%；单纯 CTCA 的 ROC 曲线下面积为 0.68，而 FFR-CT 的 ROC 曲线下面积可达 0.81。DeFacto 试验结果提示，在冠状动脉 CT 中，FFR-CT 结果的分析提供了那些真正限制血流及增加患者危险性的病变的生理信息。FFR-CT 结合了 CTCA 和 FFR 的优势，可以从结构和功能两方面来评估冠状动脉狭窄，成为一种提供冠脉病变解剖学和功能学信息的崭新无创性检测方法。

然而，FFR-CT 仍处于临床研究阶段。其计算需要并联的计算机，每一病例计算需耗时 5～6h，很难在临床广泛应用。此外，FFR 测量的基石为最大程度充血，并且真实的血管是有弹性的，根据 CT 图像重建的冠状动脉模型是否能够达到这一要求尚未可知。目前 FFR-CT 的研究人群都是未置入支架的冠心病患者，其在置入支架的患者中是否依然有效，诊断效能如何，都是今后需要解决的问题。正如 FFR 经历的 FAME 和 FAME Ⅱ 研究，我们也需要类似的研究来证实 FFR-CT 指导介入治疗是否安全有效。当然，FFR-CT 这一崭新的技术的确给冠心病的 CT 功能评价带来了新的希望，若技术的发展将其计算时间大大缩小，并经大规模临床研究证实其安全、有效，必将有广阔的应用前景。

五、小结

近十余年，CT 的最大发展均集中于心脏成像，不论是扫描速度的不断提高，还是辐射剂量的逐步降低，均取得了长足的进步。当今心脏病学的最大进展莫过于心脏影像学，而心脏影像学的最大进展莫过于冠状动脉 CT。64 排 CT 是奠定 CT 冠状动脉成像临床广泛应用的里程碑，64 排 CT 的时间分辨率为 165ms，需口服美托洛尔（倍他乐克）将心率控制在 65 次/分以下才可获得具有诊断价值的图像，且辐射剂量高达平均 15mSv（冠状动脉造影的平均辐射剂量约为 10mSv）。而今，最新的后 64 排 CTCA 成像对于高心率甚至心律不齐的患者也能获得高质量的图像。最新的二代双源 CT（DSCT）大大提升了 CT 扫描时间分辨率，使心脏单扇区采集的时间分辨率达到 75ms，几乎可以忽略心率对 CT 图像的影响，并且仍然保证良好的图像质量。由于采用了大螺距扫描、管电压及管电流调控技术等新技术，辐射剂量也明显减低，研究显示采用大螺距或前置门控技术结合迭代重建，可将辐射剂量降至 1mSv 以下，甚至低于 0.1mSv。2008 年推出的宝石 CT 采用宝石作为探测器材料，具备瞬时变能高压发生器等技术及能谱栅功能。能谱栅 CT 能做到单能谱图像提取、物质分离、消除伪影，可以彻底根除射线硬化伪影，鉴别冠状动脉斑块性质，定量分析斑块中血栓、纤维化、钙化成分。这种单能谱图像还可以消除由于钙化、金属、造影剂造成的硬化伪影等，对狭窄程度的判断更加真实。宝石的动态 400 排技术，可以实现四维动态 CTCA 成像和大范围的灌注，这对 CT 的心肌灌注成像大有帮助。更重要的是，它同时使放射剂量下降了 50%。非侵入性评估血流储备分数（FFR-CT）使得 CT 的发展取得了另一个飞跃，FFR-CT 能为心血管医师提供冠脉狭窄的解剖学及功能学信息，突破了无创检查无法评估冠脉狭窄功能性意义的瓶颈。然而 CTCA 并非十全十美，对于左主干病变，IVUS 检查的意义明显优于 CTCA，IVUS 可在 PCI 术前精确测量左主干参考直径、最小管腔直径、最小管腔面积、斑块体积等，并于 PCI 术后及早发现支架膨胀不全或贴壁不良。IVUS 可在 PCI 术中指导慢性闭塞病变真腔的寻找；对于分叉病变处理、支架内再狭窄评估等也有很好的指导作用。OCT 以其高分辨率著称，尤其适用于不稳定斑块的识别，冠脉内夹层、血栓的检出，在 PCI 术中可观察支架置入后支架边缘的微小夹层，清晰显示支架贴壁情况，降低支架内血栓的发生率，这也是 CTCA 无法比拟的。FFR-CT 虽然可以在 PCI 术前评估冠脉狭窄的功能学意义，但仍处于临床研究阶段，其有效性尚未得到多中心临床研究的证实，而有创的 FFR 检查主要通过冠脉最大充血状态的血流储备情况，评估冠脉狭窄是否导致心肌缺血，可优化冠脉多支病变、分叉病变、左主干病变的治疗策略，降低不必要的支架置入，降低医疗成本，改善患者预后。因此，CTCA、IVUS、OCT、FFR 在评估冠脉病变时各有侧重，在冠心病患者的评估中，应结合患者特点，开展个体化治疗，优化治疗策略。

（李　妍　孙冬冬）

参考文献

[1] 谈金强. 64 排螺旋 CT 冠脉成像与选择性冠脉造影的对照分析. 航空航天医学杂志，2012，23（10）：1211-1212.

[2] 关婧，曹波，曾静. 64 排 CT 冠脉成像与常规冠脉造影的对照. 齐齐哈尔医学院学报，2011，32（6）：911.

[3] Brodoefel H，Burgstahler C，Tsiflikas I，et al. Dual-source CT：effect of heart rate，heart rate variability，and calcification on image quality and diagnostic accuracy. Radiology，2008，247：346-355.

[4] Zhang S，Levin DC，Halpern EJ，et al. Accuracy of MDCT in assessing the degree of stenosis caused by calcified coronary artery plaques. Am J Roentgenol，2008，191：1676-1683.

[5] 左琦，李天发，秦将均，等. 64 排螺旋 CT 冠脉成像与冠状动脉造影对高龄冠心病诊断的对比研究. 海南医学院学报，2011，17（6）：828-832.

[6] 朱应礼，徐益明，朱昭环. 64 层螺旋 CT 冠状动脉成像诊断冠状动脉狭窄的初步探讨. 放射学实践，2009，24（4）：396-399.

[7] 李占全. 冠状动脉造影与临床. 沈阳：辽宁科学技术出版社，2001.

[8] Brodoefel H，Reimann A，Heuschmid M，et al. Non-

invasive coronary angiography with 16-slice spiral computed tomography: image quality in patients with high heart rates [J]. Eur Radiol, 2006, 16: 1434-1441.
[9] 毛定飚，张国桢，滑炎卿. 多层螺旋 CT 冠状动脉成像. 北京：科学技术文献出版社，2005：90-95.
[10] 吴梅. MR 心肌灌注成像、CT 冠脉成像与选择性冠脉造影的对比研究. 中国 CT 和 MR 杂志，2010，8 (2)：10-12.
[11] Nikolaou K, Huber A, Knez A, et al. Intraindividual comparison of contrast-enhanced electron-beam computed tomography and navigator-echo-based magnetic resonance imaging for noninvasive coronary artery angiography. Eur Radiol, 2002, 12: 1663-1671.
[12] Deshpande VS, Cavagna F, Maggioni F, et al. Comparison of Gradient-Echo and Steady-state Free Precession for Coronary Artery Magnetic Resonance Angiography Using a Gadolinium-Based Intravascular Contrast Agent. Invest Radiol, 2006, 41: 292-298.
[13] Raff GL, Gallagher MJ, O'Neill WW, et al. Diagnostic accuracy of noninvasive coronary angiography using 64-slice spiral computed tomography. J Am Coll Cardiol, 2005, 46: 552-557.
[14] Leschka S, Alkadhi H, Plass A, et al. Accuracy of MSCT coronary angiography with 64-slice technology: first experience. Eur Heart J, 2005, 26: 1482-1487.
[15] Mollet NR, Cademartiri F, van Mieghem CA, et al. High-resolution spiral computed tomography coronary angiography in patients referred for diagnostic conventional coronary angiography. Circulation, 2005, 112: 2318-2323.
[16] Pugliese F, Mollet NR, Runza G, et al. Diagnostic accuracy of non-invasive 64-slice CT coronary angiography in patients with stable angina pectoris. Eur Radiol, 2006, 16: 575-582.
[17] Miller JM. Coronary Evaluation Using Multi-detector Spiral Computed Tomography Angiography using 64 Detectors (CorE-64). Late Breaking Clinical Trials. American Heart Association Scientific Sessions, 2007.
[18] Jahnke C, Paetsch I, Nehrke K, et al. Rapid and complete coronary arterial tree visualization with magnetic resonance imaging: feasibility and diagnostic performance. Eur Heart J, 2005, 26: 2313-2319.
[19] Sakuma H, Ichikawa Y, Suzawa N, et al. Assessment of coronary arteries with total study time of less than 30 minutes by using whole-heart coronary MR angiography. Radiology, 2005, 237: 316-321.
[20] Sardanelli F, Molinari G, Zandrino F, et al. Three-dimensional, navigator-echo MR coronary angiography in detecting stenoses of the major epicardial vessels, with conventional coronary angiography as the standard of reference. Radiology, 2000, 214: 808-814.
[21] Kim WY, Danias PG, Stuber M, et al. Coronary magnetic resonance angiography for the detection of coronary stenoses. N Engl J Med, 2001, 345: 1863-1869.
[22] Weber C, Steiner P, Sinkus R, et al. Correlation of 3D MR coronary angiography with selective coronary angiography: feasibility of the motion-adapted gating technique. Eur Radiol, 2002, 12: 718-726.
[23] Regenfus M, Ropers D, Acherbach S, et al. Comparison of contrast-enhanced breath-hold and free-breathing respiratory-gated imaging in three-dimensional magnetic resonance coronary angiography. Am J Cardilo, 2002, 90: 725-730.
[24] Nikolaou K, Huber A, Knez A, et al. Intraindividual comparison of contrast-enhanced electron-beam computed tomography and navigator-echo-based magnetic resonance imaging for noninvasive coronary artery angiography. Eur Radiol, 2002, 12: 1663-1671.
[25] 刘新，赵锡海，程流泉，等. 冠状动脉 CT 和 MR 血管成像诊断粥样硬化斑块和狭窄的对比研究. 材料物理与化学（专业）博士论文，2000.
[26] Worthley SG, Helft G, Fuster V, et al. Noninvasive in vivo magnetic resonance imaging of experimental coronary artery lesions in a porcine model. Circulation, 2000, 101: 2956-2961.
[27] Helft G, Worthley SG, Fuster V, et al. Progression and regression of atherosclerotic lesions: monitoring with serial noninvasive magnetic resonance imaging. Circulation, 2002, 105: 993-998.
[28] 吴梅，梁志伟，邝锦锋，等. MR 心肌灌注成像、CT 冠脉成像与选择性冠脉造影的对比研究. 中国 CT 和 MRI 杂志，2010，8 (2)：10-12.
[29] Chinnaiyan KM, Raff GL, Goraya T, et al. Coronary computed tomography angiography after stress testing: results from a multicenter, statewide registry, ACIC (Advanced Cardiovascular Imaging Consortium). J Am Coll Cardiol, 2012, 59: 688-695.
[30] Kruk M, Noll D, Achenbach S, et al. Impact of coronary artery calcium characteristics on accuracy of CT angiography. JACC Cardiovasc Imaging, 2014, 7: 49-58.
[31] Yu BB, Zhai JL, Sun G. Diagnostic accuracy of CT angiography, intravascular US, and optical frequency do-

main imaging in the differentiation of advanced coronary plaques. Radiology, 2013, 268: 304.

[32] Rolf A, Werner GS, Schuhbäck A, et al. Preprocedural coronary CT angiography significantly improves success rates of PCI for chronic total occlusion. Int J Cardiovasc Imaging, 2013, 29: 1819-1827.

[33] Fischer C, Hulten E, Belur P, et al. Coronary CT angiography versus intravascular ultrasound for estimation of coronary stenosis and atherosclerotic plaque burden: a meta-analysis. J CardiovascComputTomogr, 2013, 7: 256-66.

[34] Voros S, Rinehart S, Vazquez-Figueroa JG, et al. Prospective, head-to-head comparison of quantitative coronary angiography, quantitative computed tomography angiography, and intravascular ultrasound for the prediction of hemodynamic significance in intermediate and severe lesions, using fractional flow reserve as reference standard (from the ATLANTA Ⅰ and Ⅱ Study). Am J Cardiol, 2014, 113: 23-29.

[35] Noll D, Kruk M, Pręgowski J, et al. Lumen and calcium characteristics within calcified coronary lesions. Comparison of computed tomography coronary angiography versus intravascular ultrasound. Postepy Kardiol Interwencyjnej, 2013, 9: 1-8.

[36] Palmerini T, Dangas G, Mehran R, et al. Predictors and implications of stent thrombosis in non-ST-segment elevation acute coronary syndromes: the ACUITY Trial. Circulation: Cardiovascular interventions, 2011, 4: 577-584.

[37] Wang F, Stouffer GA, Waxman S, et al. Late coronary stent thrombosis: early vs. late stent thrombosis in the stent era. Catheterization and cardiovascular interventions: official journal of the Society for Cardiac Angiography & Interventions, 2002, 55: 142-147.

[38] Kuchulakanti PK, Chu WW, Torguson R, et al. Correlates and long-term outcomes of angiographically proven stent thrombosis with sirolimus- and paclitaxel-eluting stents. Circulation, 2006, 113: 1108-1113.

[39] Kubo T, Imanishi T, Takarada S, et al. Assessment of culprit lesion morphology in acute myocardial infarction: ability of optical coherence tomography compared with intravascular ultrasound and coronary angioscopy. J Am Coll Cardiol, 2007, 50: 933-939.

[40] Cademartiri F, Schuijf JD, Pugliese F, et al. Usefulness of 64-slice multislice computed tomography coronary angiography to assess in-stent restenosis. J Am Coll Cardiol, 2007, 49: 2204 -2210.

[41] Kubo T, Matsuo Y, Ino Y, et al. Diagnostic accuracy of CT angiography to assess coronary stent thrombosis as determined by intravascular OCT. JACC Cardiovasc Imaging, 2011, 4: 1040-1043.

[42] Koo BK, Erglis A, Doh JH, et al. Diagnosis of ischemia-causing coronary stenoses by noninvasive fractional flow reserve computed from coronary computed tomographic angiograms. Results from the prospective multicenter DISCOVER-FLOW (Diagnosis of Ischemia-Causing Stenoses Obtained Via Noninvasive Fractional Flow Reserve) study. J Am Coll Cardiol, 2011, 58: 1989-1997.

[43] Nakazato R, Park HB, Berman DS, et al. Noninvasive fractional flow reserve derived from computed tomography angiography for coronary lesions of intermediate stenosis severity: results from the DeFACTO study. Circ Cardiovasc Imaging, 2013, 6: 881-889.

第四章　CT 冠状动脉成像在介入治疗中的应用

第一节　多排螺旋 CT 在冠状动脉介入治疗中的应用

相对于常规选择性冠状动脉造影（selective coronary angiography，CAG）和血管内超声（intravascular ultrasound，IVUS）的有创性、高费用，以及具有一定的并发症而言，CT 冠状动脉成像（computed tomography coronary angiography，CTCA），尤其后 64 排 CT（包括双源 CT）已逐步成为经皮冠脉介入治疗（percutaneous coronary interventions，PCI）术前评估及术后随访的常规无创检查方法。

PCI 术前行 CTCA 检查的主要目的：①评估冠脉有无狭窄；②狭窄程度及斑块负荷情况；③发现或排除一些冠脉常见变异。CTCA 相对 CAG 不仅能观察血管腔的大小，而且管腔外及管壁情况均能显示。冠状动脉病变早期，血管可发生正性重构现象，单纯 DSA 检查常可漏诊，而 CTCA 能很好显示管腔外的斑块情况，从而更客观地指导临床治疗[1]（图 2-4-1）。目前业内一致共识：CTCA 的阴性预测值高，几近 100%[2]。人群中可疑冠心病者，CTCA 检查能可靠排除。因此，CTCA 的最大优势是为侵入性 CAG 检查做好筛选工作，尽可能减少不必要的造影。针对狭窄程度的判读，CTCA 可以通过计算机软件等精确测量，了解冠脉病变管腔直径或者面积。鉴于为与 CAG 结果保持一致性，同时，为提高工作效率，目前临床上 CT 报告的狭窄程度常采用主观视觉测量方法评估病变管腔直径，研究表明：视觉测量评估常较实际结果高估病变冠脉狭窄程度约 10%～20%[3]。

CTCA 对斑块成分分析主要基于 CT 值的测量，Schroeder 等提出三类斑块标准：①CT 平均值≤60Hu 为脂性为主的软斑块；②CT 平均值 61～119Hu 者为纤维斑块；③CT 平均值≥120Hu 者为钙化为主斑块。目前普遍认为 CTCA 易于低估非钙化斑块的体积[4]，而临床更关注的易损斑块的特征，主要决定因素除斑块部位和形态外，还与三类软斑块密切相关[5-6]：①软斑块中可见低密度的脂性核心，常伴戒环样强化或套餐巾环征（图 2-4-2）；②软斑块

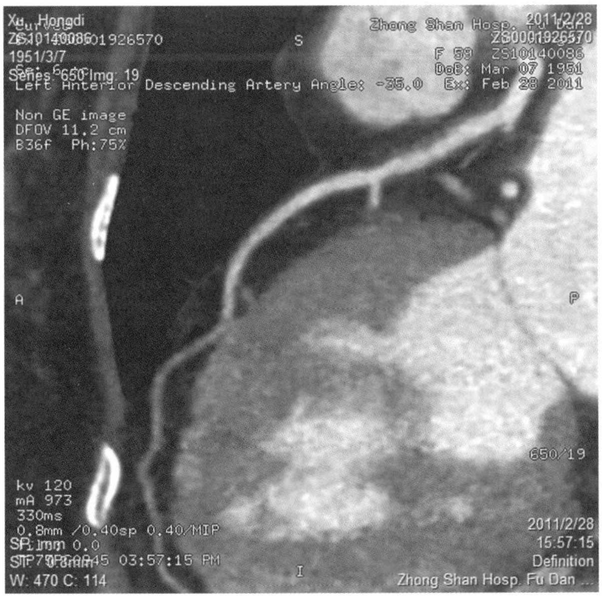

图 2-4-1　LAD 曲面重建（CPR）显示 LAD 近段管腔周围条状低密度软斑块影，血管稍扩大表现为正性重构

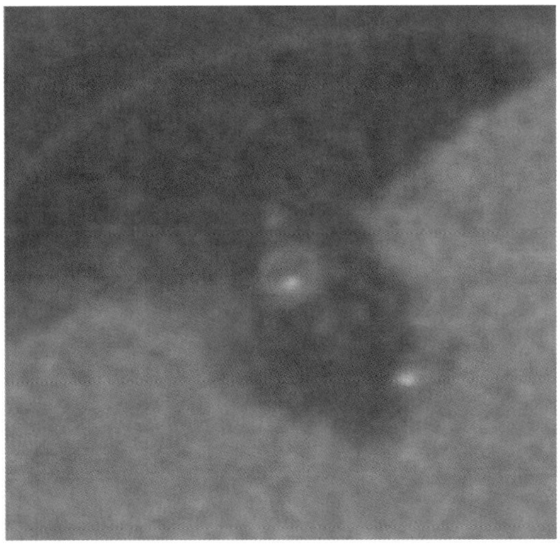

图 2-4-2　RCA 近段斑块区血管断面图显示血管周围软斑块以中心脂性低密度伴周边低密度纤维环为表现，属于易破损斑块

存在，且病变血管正性重构明显；③软斑块内具有细小点状钙化。

除了评估冠状动脉狭窄及斑块外，CTCA 常可发现一些冠脉血管变异，从而可指导临床医生介入插管的实施。常见的冠状动脉高开口、多开口、异位开口伴走行异常等（图 2-4-3），均会给介入插管寻找冠状动脉开口带来一定困难，如术前行 CTCA 检查，便可很好地指导手术操作，缩短手术时间，减少放射辐射。

一般支架置入 1 年内，最易发生内膜增生，导致支架内再狭窄（in-stent restenosis，ISR）；而急性血栓形成，致支架内闭塞，则常发生在 PCI 术后 1 个月。

由于 CT 金属线束硬化效应的存在，即金属会夸大支架的尺寸，使得支架内腔在 CT 图像上显示明显小于实际尺寸。为更好地显示支架节段管腔，常需要在最佳时相采集数据，并采用较为锐利的滤过函数重建一组图像，使支架的边缘显示更加清晰锐利，从而提高支架内腔的显示度。近期开发的双能扫描或减影软件技术，旨在去除支架对管腔的干扰，有望更客观评估支架节段管腔内情况，提高对支架内膜增生或血栓形成诊断的准确性。

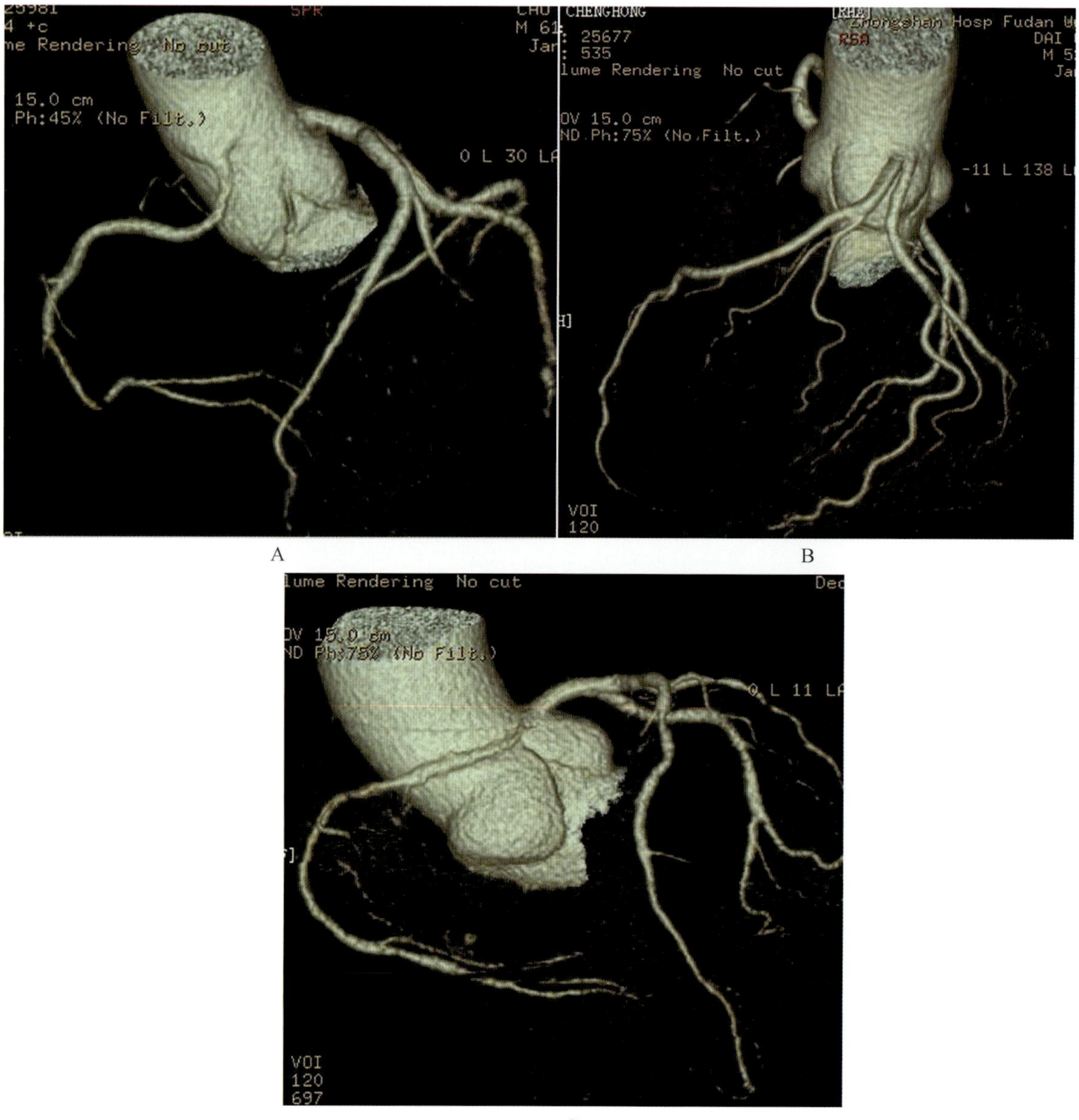

图 2-4-3 A. 容积重建图（VR）显示 LCA 和 RCA 开口均位于冠状窦与主动脉移行段上方；B. VR 图显示 LAD 和 LCX 分别独自开口于左冠状窦，缺乏左主干；C. VR 图显示 RCA 发自左冠状窦，走行于主肺动脉之间

支架通畅，CT上表现为管腔内造影剂充盈均匀，支架远端血管也见良好显示（图2-4-4）。支架内再狭窄表现为支架内低密度的充盈缺损，可为局限性，也可呈弥漫不规则的贴壁充盈缺损（图2-4-5），支架远端可表现为造影剂充盈浅淡（图2-4-6），也可由于侧支血管的逆向供血而显示良好（图2-4-5）。支架闭塞表现为支架内密度骤然降低，完全无造影剂充盈（图2-4-7），往往可见侧支血管供应支架远端血管。断裂支架表现为支架节段性的离断。

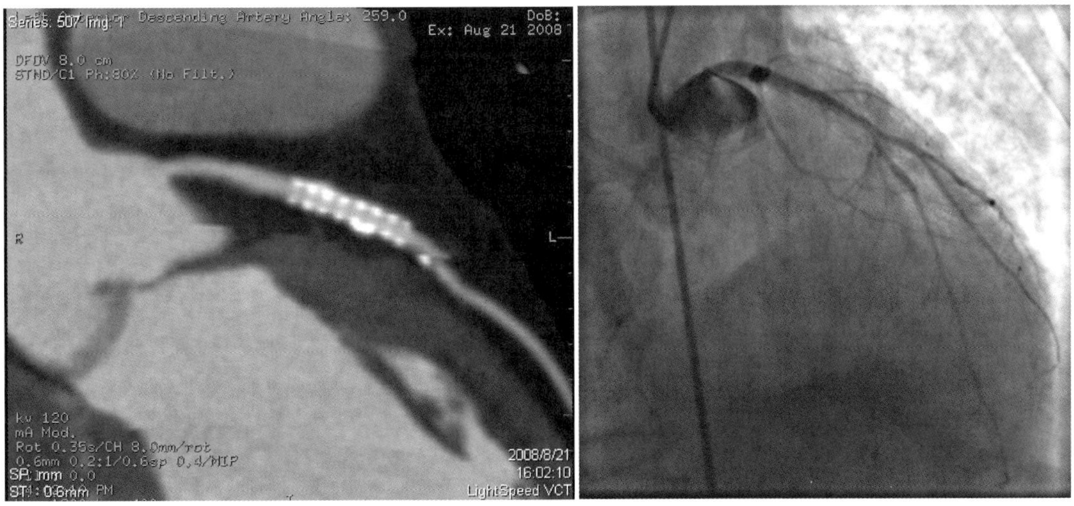

A　　B

图2-4-4　A、B分别为LAD的CPR及相应DSA图，显示LAD近段支架通畅，CTCA与CAG结果一致

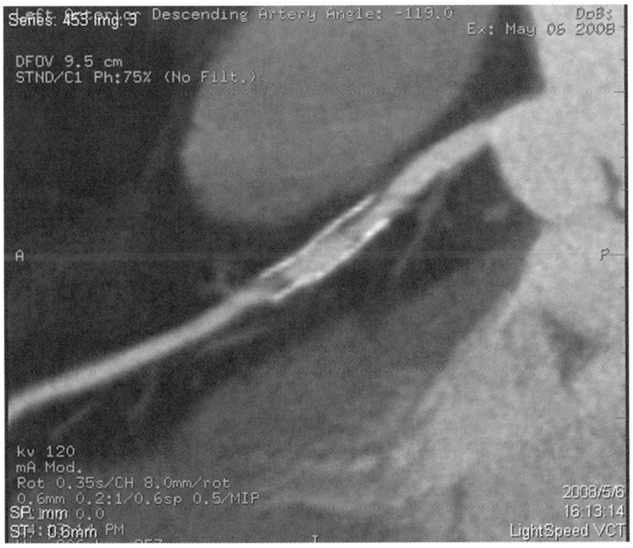

图2-4-5　LAD的CPR图显示LAD近段支架内弥漫的贴壁条状低密度充盈缺损影，考虑支架内再狭窄

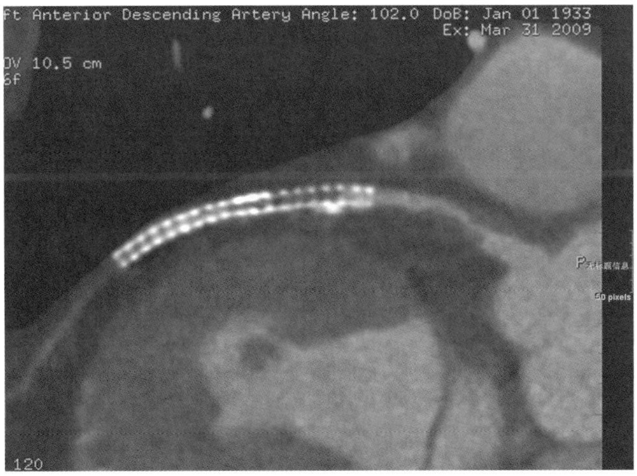

图2-4-6　LAD的CPR图显示LAD近段支架内充满低密度影，远端血管充盈浅淡呈细线样改变

支架内腔造影剂局部或弥漫的充盈缺损，是冠脉支架内再狭窄的直接诊断依据，支架远端冠脉可由于侧支血管的逆向供血而充盈良好，故仅当远端冠脉充盈不良时可作为辅助诊断。由于空间分辨率限制，目前CT难于区分内膜增生与血栓，尽管大部分的支架内再狭窄是由于内膜增生造成的。

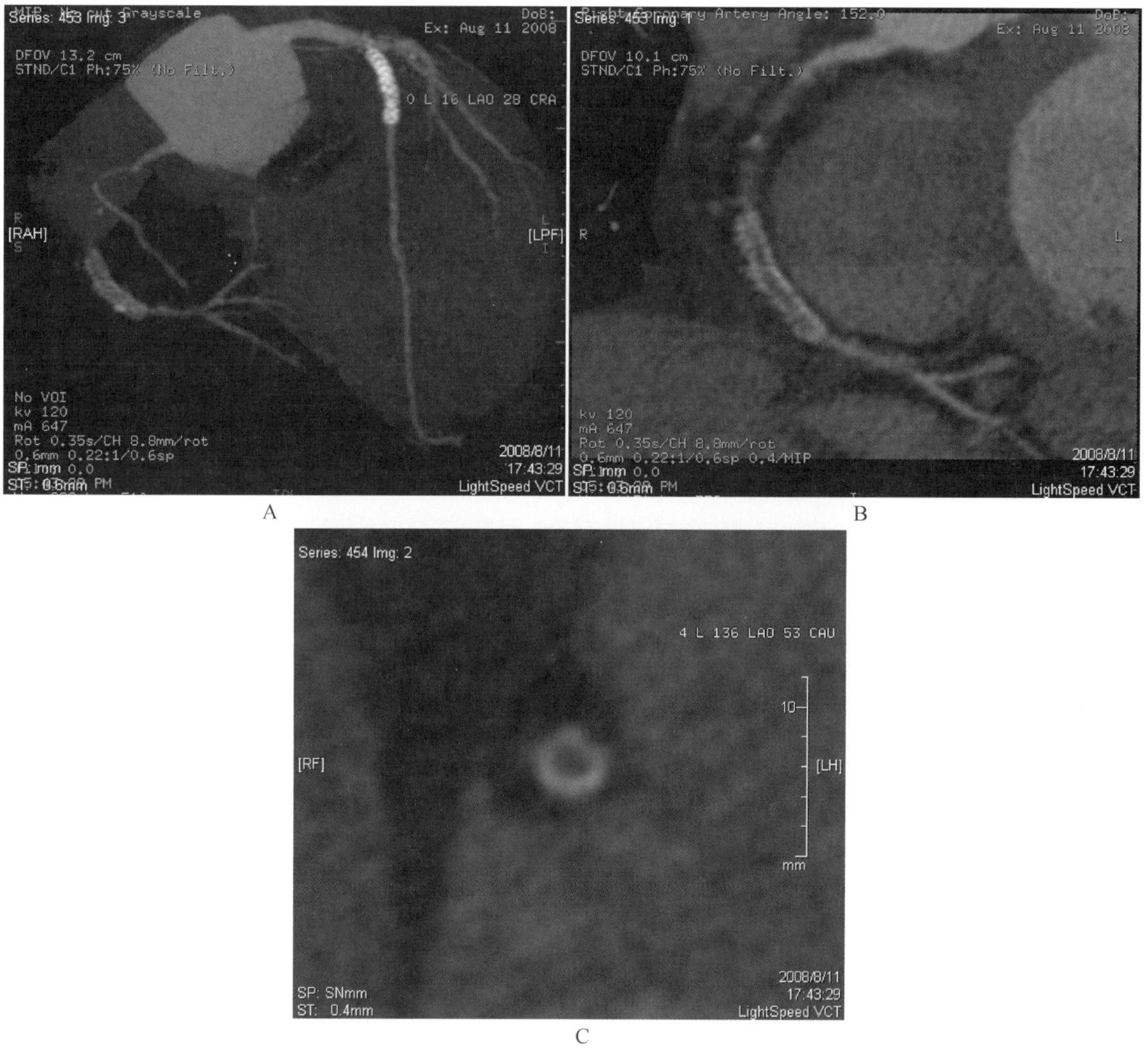

图 2-4-7 A～C 分别为冠脉 MIP、RCA 的 CPR 和支架水平血管断面图，显示 RCA 中远段支架内密度骤然降低，完全无造影剂充盈，考虑支架闭塞

大量文献报道，以常规冠脉造影为金标准，目前 320 排螺旋 CT 和双源 CT 对冠状动脉粥样病变的检查成功率和准确性最高。如以支架内再狭窄判断为例，64 排螺旋 CT 判断支架内再狭窄的敏感性和特异性分别达 67%～100%、74%～100%[7]；双源 CT[8] 和 320 排 CT 分别为 84%～100%、92%～100%。目前，制约后 64 排螺旋 CT 诊断冠脉支架内再狭窄的准确性的主要因素，仍是时间及空间分辨率限制，64 排螺旋 CT 对冠脉三支主干近段直径大于 3mm 的薄壁支架通畅性的判断较为准确，但多数内膜增生发生在直径更小（<3mm）的支架内，而即使是大大提高了扫描时间分辨率的最新双源 CT[8] 和 320 排 CT，仍然对 5%～10%的支架无法评价，且对直径小于 2.75mm 的支架内再狭窄诊断准确性明显降低，尚需要不断提高 CT 空间分辨率来加以改善。

第二节　多排螺旋 CT 在慢性完全闭塞病变中的应用

冠状动脉慢性完全闭塞（chronic total occlusion，CTO）病变因其特殊的病理及解剖特点，与非 CTO 病变相比，其手术成功率低、并发症发生率高，被称为介入手术治疗的“最后一块阵地”。

CTO 病变能否介入开通，与多种因素有关，Olivari 等[9]研究显示，多支血管病变情况下，闭塞病变长度>15mm、病变存在中重度钙化是手术失败的独立预测因子。开通失败的预测因素可总结为：闭塞端的非锥形形态、闭塞端成角大于 45°、闭塞节段大于 15～20mm、血管直径小于 2.5mm、闭塞血管存在多处病变、严重钙化、有桥侧支存在、闭塞部位有分支血管、长闭塞节段、血管迂曲等。这些因素部分可以通过术前 CTCA 进行评估。

闭塞节段的长度、冠状动脉的走行弯曲度、病变钙化情况在 CTCA 上均可得到清楚显示，且较 CAG 有一定优势。研究表明对于钙化病变 CT 扫描远较冠状动脉造影敏感，CAG 对冠状动脉钙化的检出率仅是经 CT 或冠状动脉 IVUS 检查证实为钙化病变的 60%～70%[10]。如果 CT 扫描提示闭塞血管节段内钙化严重，则 CTO 病变介入治疗的成功率明显降低，其中管腔内的钙化较管壁钙化更重要（图 2-4-8）。在 Soon 等[11]研究中，对 CTO 病变进行 CT 扫描，根据闭塞节段内钙化的横截面积与该处血管管腔横截面积之比是否大于 50%，将 CTO 病变分为重度钙化组和轻度钙化组，前者介入治疗的成功率仅为 21%，而后者介入治疗成功的概率可达

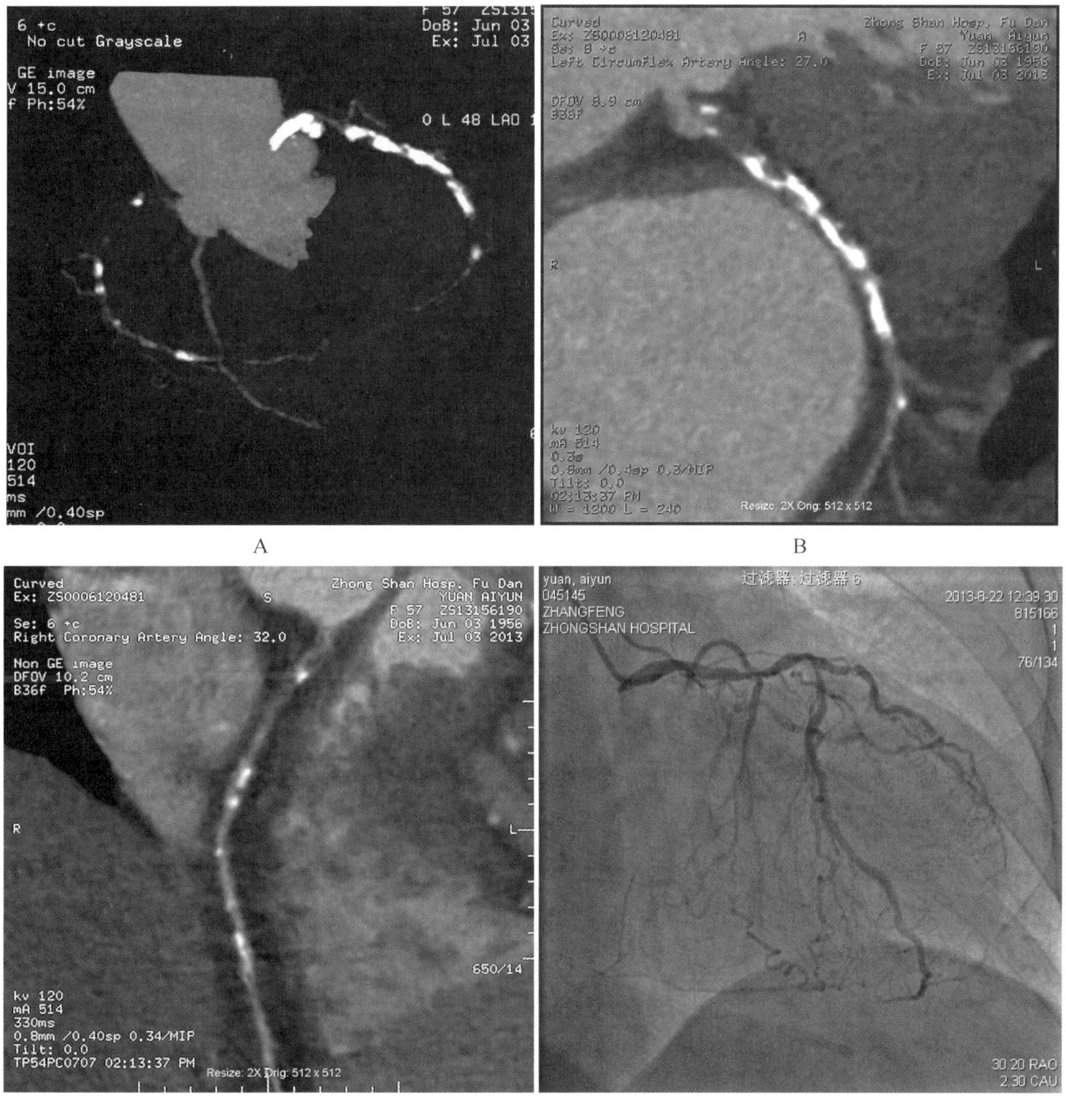

A B C D

图 2-4-8 A～C 分别为 MIP、LCX 的 CPR 图和 RCA 的 CPR 图，显示冠脉三支多斑块，以钙化斑块为主，管腔不同程度狭窄，LCX 及 RCA 近段闭塞，远端血管显示充盈欠佳；D 为左冠状动脉造影图显示 LCX 近段闭塞，远端血管由 LAD 侧支供血，RCA 远端部分血管亦由侧支供血显影。考虑左右冠脉均有闭塞病变且钙化严重，最终介入手术未开通闭塞血管，转为旁路移植术治疗

72.4%（P=0.003）。近期有研究观察到闭塞段血栓内线性强化的存在是PCI治疗成功的唯一独立预测指标[12]，推测这种征象的形成与血管腔内微血管形成或侧支循环的建立致闭塞管腔再穿通有一定关系（图2-4-9）。在CTCA上有时CTO与次全闭塞难以鉴别，有学者提出可利用阻塞远端反流的CT值反向递减征象进行鉴别[13]，此征象被描述为血管阻塞性病变远端管腔内反向的对比剂填充梯度，即近端节段血管内CT值较低，而向远侧血管内CT值反而逐步增加。

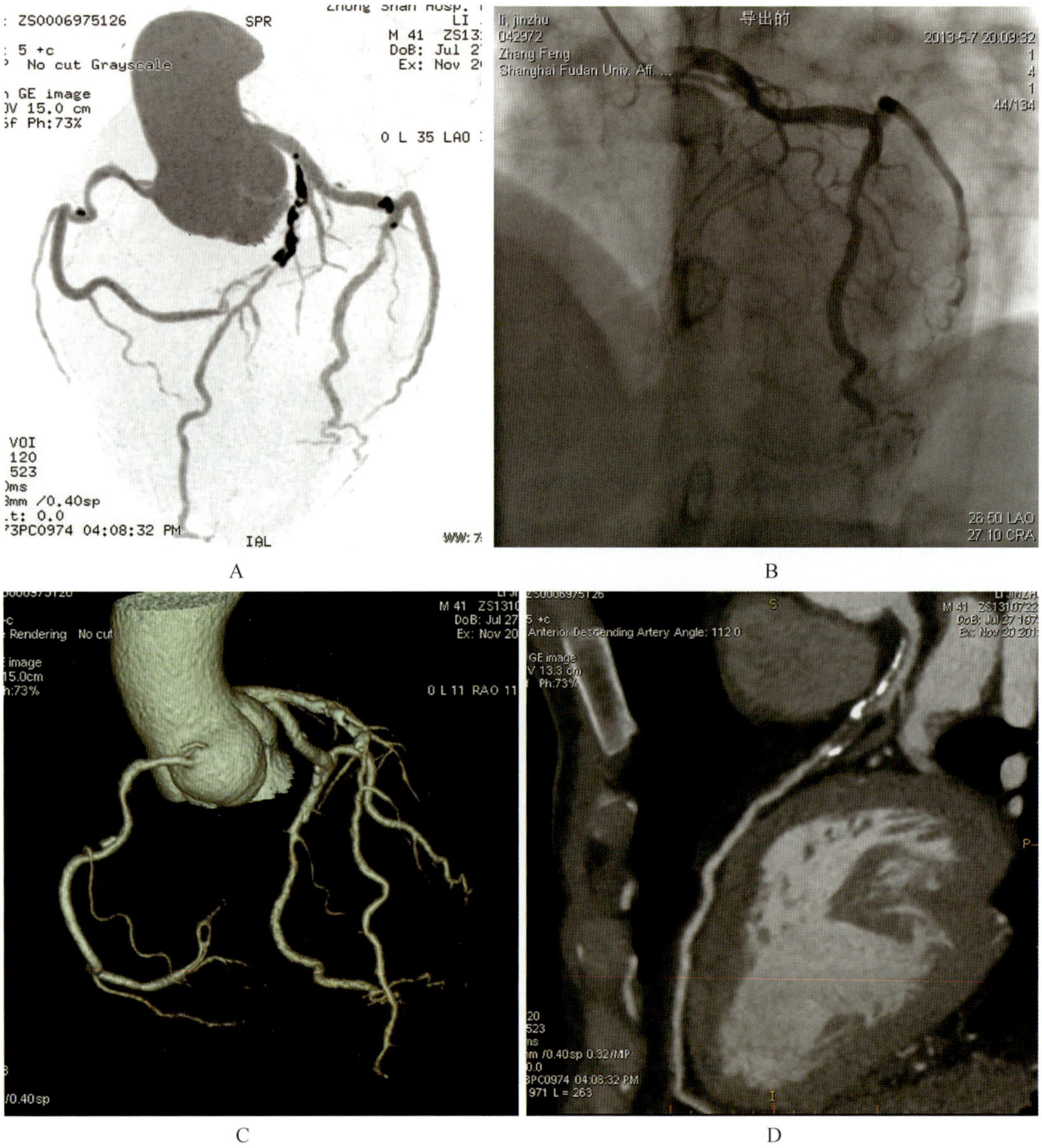

图 2-4-9 A为MIP的反转图，类似冠状动脉造影图，显示LAD近段条状钙化伴管腔明显狭窄闭塞；B为相应的左冠状动脉造影图，显示LAD近段完全闭塞未见显影，两者一致性良好；C为VR图；D为LAD CPR图，显示近段混合斑块，闭塞节段斑块内可见细线样强化影，最终该病例介入开通成功

除了对CTO介入开通的可行性预测外，临床还需关注闭塞血管供血心肌节段的存活状态。CTO病变以远段心肌血流的灌注完全是侧支循环依赖性的，良好的侧支循环能满足闭塞段血管所营养心肌在静息状态下的灌注需求，但在负荷状态下常不能满足需要，表现为有稳定的、劳力型心绞痛发作或缺血性心电图改变。但以往的核素心肌显像研究表明根据CAG上显示的侧支循环分级分组，患者心

肌核素的灌注缺损情况差异均无统计学意义，即使在静息状态下情况亦如此[14]。因此单纯从侧支循环的好坏并不能判断 CTO 病变远段心肌血流灌注情况。近年，采用后 CT 螺旋心肌灌注扫描判断缺血心肌以及延迟增强显示梗死心肌取得了一定进展，心肌 CT 灌注扫描常采用负荷-静息扫描方式，对比前后两次心肌密度改变情况，从而检出缺血心肌，亦可通过同层动态扫描模式获得全心的时间密度曲线，计算心肌的血流量（myocardial blood flow，MBF）和心肌血容量（myocardial blood volume，MBV）等参数值[15-16]。同时，对心肌坏死和瘢痕的延迟增强显示，有研究报道与 MR 对心肌延迟强化的检出一致性较高[16]。但鉴于辐射剂量、扫描机器要求高及存在一定风险因素等，目前，多排螺旋 CT 对心肌灌注和存活心肌的判断等，基本还处于临床研究阶段，临床并未得到广泛推广应用。而针对 CTO 的活性心肌更客观科学的判断，也有待更深入的研究。

第三节　多排螺旋 CT 在冠状动脉旁路移植术中的应用

与 PCI 术后随访类似，多排螺旋 CT，尤其后 64 排螺旋 CT，可以直接显示冠状动脉旁路移植术（coronary artery bypass grafts，CABG）桥血管的管腔内外情况，是目前最好的无创检查技术[17-19]。该检查与常规冠脉 CTCA 相比：扫描范围常需扩大，且与手术方式相关。对于隐静脉桥血管及桡动脉桥血管，扫描上界需包括主动脉弓；对于内乳动脉桥血管，扫描上界应包括锁骨下动脉近段；对于胃网膜右动脉桥血管，扫描下界应包括膈下腹主动脉。

CT 显像除需重点显示桥血管有无病变外，对原冠状动脉病变有无加重也需注意。通畅桥血管表现为管壁光滑，腔内造影剂充盈均匀，吻合口显示清晰，远端血管明确显示（图 2-4-10）。病变桥血管表现为不同程度的管壁增厚，管腔狭窄或闭塞，而吻合口为好发部位。静脉桥受动脉血流的冲击更易发生粥样硬化，常可见管壁的增厚（图 2-4-11），久之即发生闭塞，也可仅见与升主动脉吻合的残端（图 2-4-12）。左内乳动脉的远期通畅率较高[20]，发生狭窄时管腔极细且管壁不规则（图 2-4-13）。桡动脉易发生痉挛，闭塞时表现为管腔完全不显影，常仅见血管旁金属夹影提示桥血管走行路径（图 2-4-14）。

对 CABG 术后病例桥血管有无闭塞的诊断，64 排或后 64 排螺旋 CT 准确性高，且可靠性强，为目前 CABG 术后患者随访的最佳常规无创检查技术。针对优质 CT 图像，结合患者临床表现及症状，桥血管管腔局部狭窄或闭塞的诊断不难做出，关键点在于更早、更清晰显示相应的吻合口，由于大多的桥血管病变是从远端吻合口逐渐向近段进展的，早

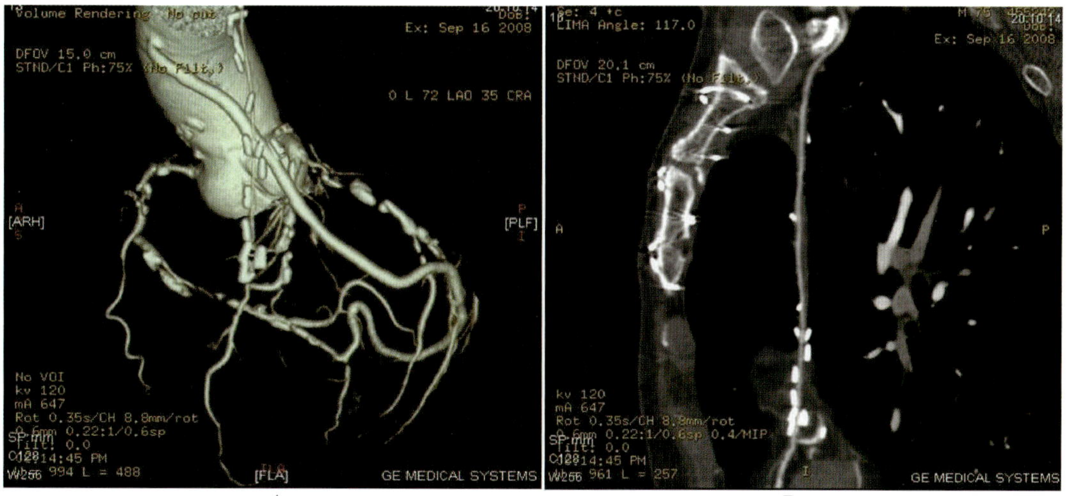

A　　　　B

图 2-4-10　A，B 分别为 VR 和动脉桥血管 CPR 图，A 图三维显示整个桥血管走行、形态及吻合口位置，B 图显示左内乳动脉-左前降支（LIMA-LAD）动脉桥血管通畅，吻合口显示良好，未见狭窄

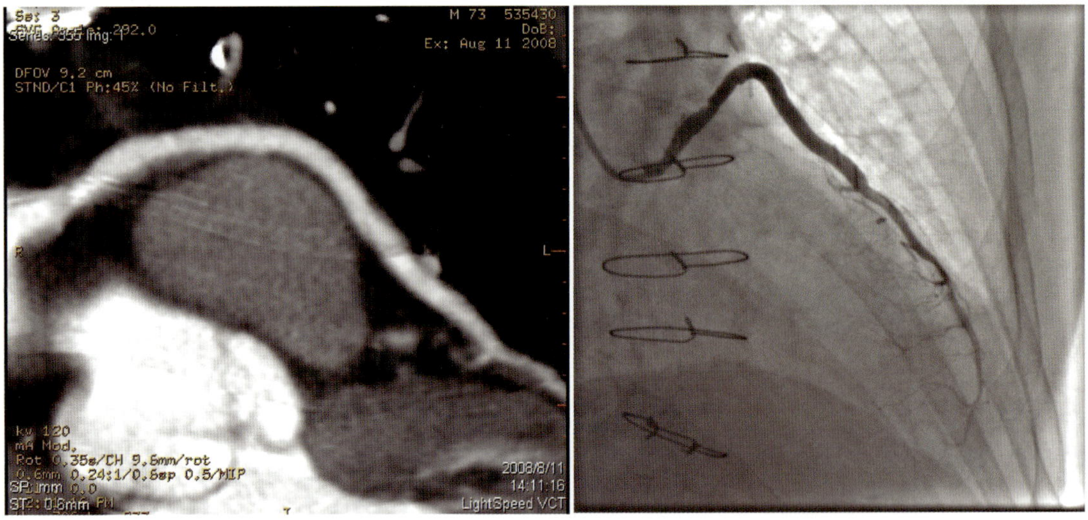

A B

图 2-4-11 A，B 分别为静脉桥血管（SVG）的 CPR 图和 DSA 图，CTA 上显示 SVG 血管壁增厚伴局部管腔狭窄，与 DSA 结果一致

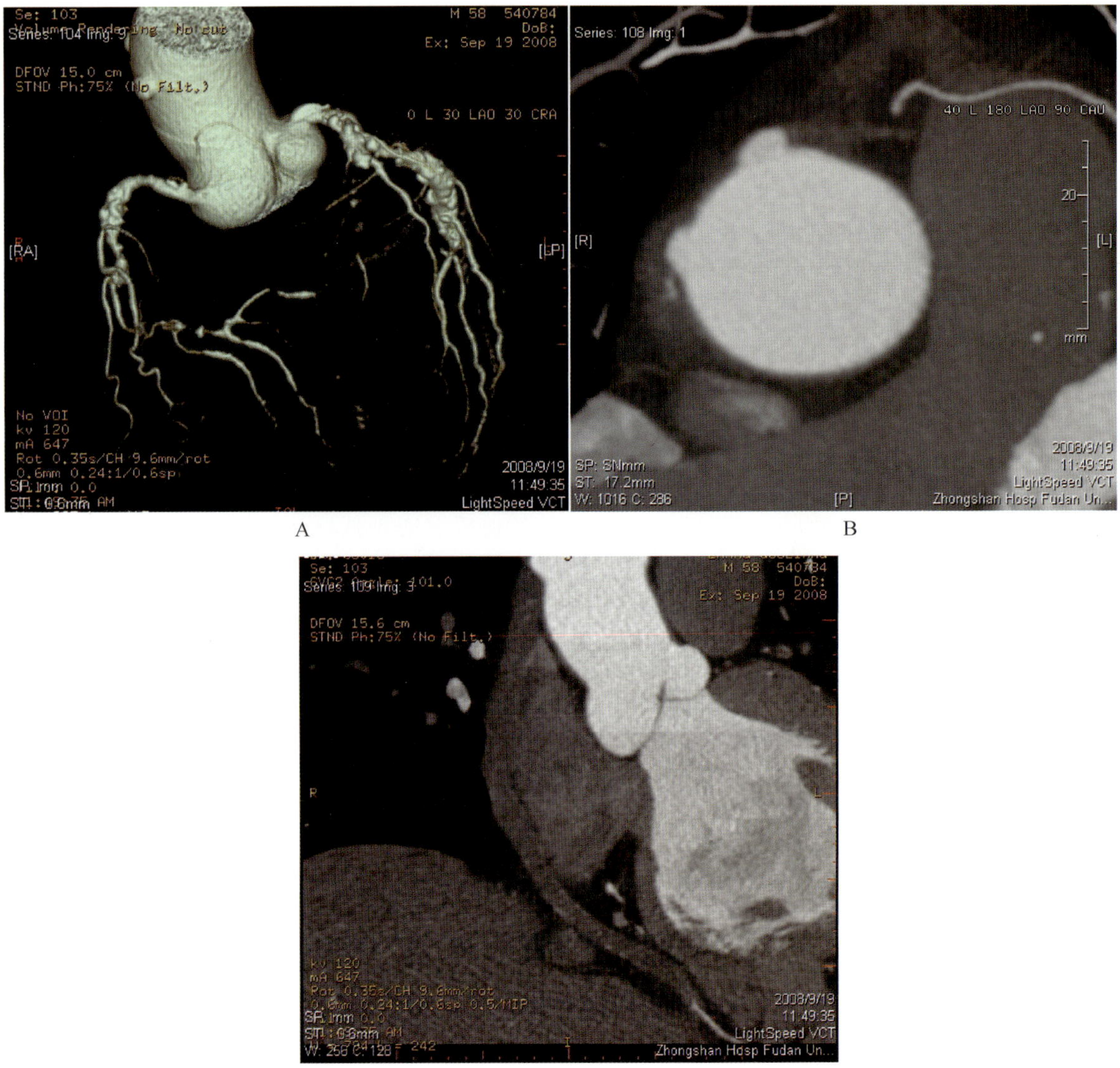

A B C

图 2-4-12 A～C 分别为 VR、薄层 MIP 和 CPR，未见明确静脉桥血管显影，仅表现为升主动脉前壁两个吻合的残端，CPR 上显示沿右心房边缘走行的静脉血管内充满了低密度影，证实静脉桥血管闭塞

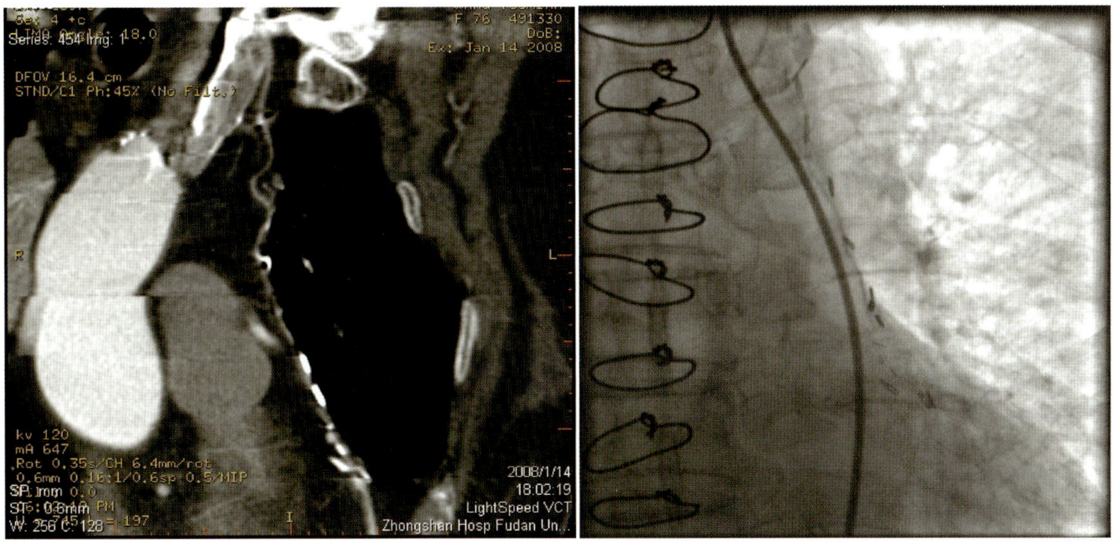

A　　B

图 2-4-13　A，B 分别为 LIMA-LAD 动脉桥血管 CPR 和相应 DSA 图，LIMA 狭窄显示为血管极细且管壁不规则

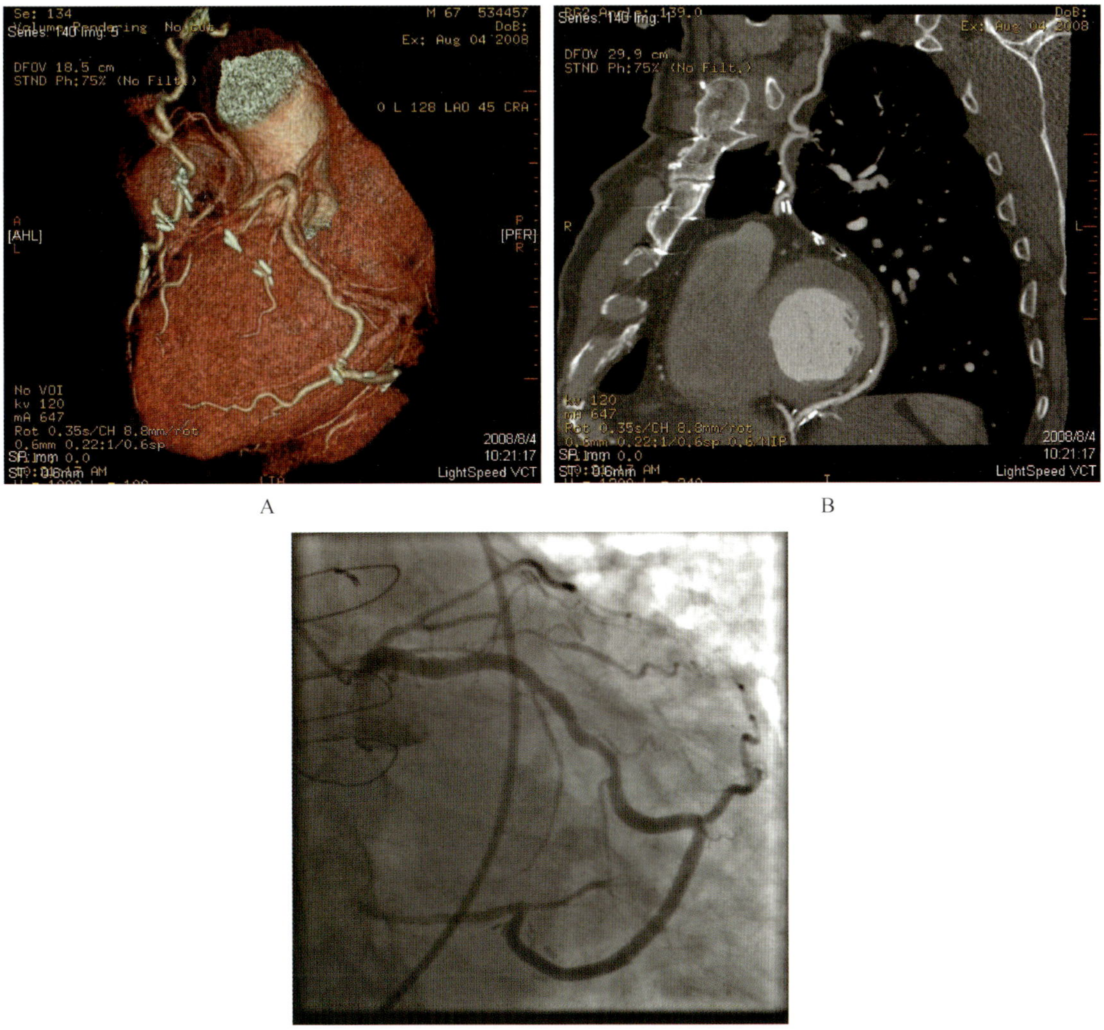

A　　B

C

图 2-4-14　A～C 分别为 VR、桡动脉桥血管 CPR 和 DSA 图，桡动脉完全闭塞未见显示，仅见金属夹以提示血管走行

期发现吻合口病变可以为临床治疗方案调整提供依据。

吻合血管细小、金属夹以及心脏搏动伪影，是影响桥血管CT成像质量的主要因素。如桥血管近中段往往受心脏搏动影响小，成像质量高；而远端吻合口则由于贴近心肌，受心脏搏动伪影影响大，而显示效果不如近中段。有研究认为：64排螺旋CT显示桥血管远端吻合口的图像质量在60%RR间期为最佳。其对桥血管的可评价率达94.5%～100%，诊断敏感性和特异性分别达98%～100%和91.4%～97%[21-22]。

隐静脉管腔较为粗大，由于不需金属夹夹闭属支血管，而且很少有管壁钙化，其管腔的显示很少受周围伪影的影响，特别是吻合口的显示较动脉桥血管为佳，但与钝缘支远段吻合口的图像质量则不如其他冠脉吻合口，这与钝缘支远段受心脏搏动影响较大有关。动脉桥血管的近端显示受到心脏搏动的影响较小，故图像质量常常良好，但术中放置于血管走行两侧的用于夹闭分支血管的金属夹则会产生金属伪影，远段吻合口更加明显，往往是导致桥血管无法评价的重要原因，目前心脏外科倾向于全动脉化旁路移植（搭桥）术式的趋势使得这种金属伪影的影响更加明显，多个不同时相重建以及多角度显示有助于改善图像质量，提高诊断正确率。

除观察CABG术后桥血管通畅情况外，CTCA亦可协助诊断手术相关并发症。早期并发症见于血栓形成、桥血管位置异常或扭结、桥血管痉挛、医源性并发症、心包积液、胸腔积液、胸骨感染、肺栓塞等；晚期除了前面提到的桥血管狭窄闭塞外，还可见桥血管动脉瘤等，当然，这些并发症，也可通过普通胸部CT增强或CTA检查得到确诊或提示。

（杨　姗　曾蒙苏）

参考文献

[1] Taylor AJ, Cerqueira M, Hodgson JM, et al. ACCF/SCCT/ACR/AHA/ASE/ASNC/ NASCI/ SCAI/SCMR 2010 Appropriate Use Criteria for Cardiac Computed Tomography. A Report of the American College of Cardiology Foundation Appropriate Use Criteria Task Force, the Society of Cardiovascular Computed Tomography, the American College of Radiology, the American Heart Association, the American Society of Echocardiography, the American Society of Nuclear Cardiology, the North American Society for Cardiovascular Imaging, the Society for Cardiovascular Angiography and Interventions, and the Society for Cardiovascular Magnetic Resonance. J Am Coll Cardiol, 2010, 23: 1864-1894.

[2] Nikolaou K, Knez A, Rist C, et al. Accuracy of 64-MDCT in the Diagnosis of Ischemic Heart Disease. Am J Roentgenol, 2006, 187: 111-117.

[3] Sun Z1, Choo GH, Ng KH. Coronary CT angiography: current status and continuing challenges. Br J Radiol, 2012, 85: 495-510.

[4] Horiguchi J, Fujioka C, Kiguchi M, et al. Soft and intermediate plaques in coronary arteries: how accurately can we measure CT attenuation using 64-MDCT? Am J Roentgenol, 2007, 189 (4): 981-988.

[5] Pugliesea F, Meijboom WB, Ligthart J, et al. Parameters for coronary plaque vulnerability assessed with multidetector computed tomography and intracoronary ultrasound correlation. J Cardiovas Med, 2009, 10: 821-826.

[6] Sato A. Coronary plaque imaging by coronary computed tomography angiography. World J Radiol, 2014, 6: 1480-1590.

[7] Das KM, El-Menyar AA, Salam AM, et al. Contrast-enhanced 64-section coronary multidetector CT angiography versus conventional coronary angiography for stent assessment. Radiology, 2007, 245: 424-432.

[8] Pflederer T, Marwan M, Renz A, et al. Noninvasive assessment of coronary in-stent restenosis by dual-source computed tomography. Am J Cardiol, 2009; 103: 812-817.

[9] Olivari Z, Rubartelli P, Piscione F, et al. Immediate results and one-year clinical outcome after percutaneous coronary interventions in chronic total occlusions: data from a multicenter, prospective, observational study (TOAST-GISE). J Am Coll Cardiol, 2003, 41: 1672-1678.

[10] Stone GW, Colombo A, Teirstein PS, et al. Percutaneous recanalization of chronically occluded coronary arteries: procedural techniques, devices, and results. Catheter Cardiovasc Interv, 2005, 66: 217-236.

[11] Soon KH, Cox N, Wong A, et al. CT coronary angiography predicts the outcome of percutaneous coronary intervention of chronic total occlusion. J Interv Cardiol, 2007, 20: 359-366.

[12] Li MH, Zhang JY, Pan JW, et al. Coronary Total Occlusion Lesions: Linear Intrathrombus Enhancement

at CT Predicts Better Outcome of Percutaneous Coronary Intervention. Radiology, 2013, 266: 443-451.

[13] Li M, Zhang J, Pan J, et al. Obstructive coronary artery disease: reverse attenuation gradient sign at CT indicates distal retrograde flow-A useful sign for differentiating chronic total occlusion from subtotal occlusion. Radiology, 2013, 266: 766-772.

[14] Aboul-Enein F, Kar S, Hayes SW, et al. Influence of angiographic collateral circulation on myocardial perfusion in patients with chronic total occlusion of a single coronary artery and no prior myocardial infarction. J Nucl Med, 2004, 45: 950-955.

[15] Zhang J, Li Y, Li M, et al. Collateral vessel opacification with CT in patients with coronary total occlusion and its relationship with downstream myocardial infarction. Radiology, 2014, 271: 703-710.

[16] Meinel FG1, Ebersberger U, Schoepf UJ, et al. Global quantification of left ventricular myocardial perfusion at dynamic CT: feasibility in a multicenter patient population. Am J Roentgenol, 2014, 203: W174-W180.

[17] Schlosser T, Konorza T, Hunold P, et al. Noninvasive visualization of coronary artery bypass grafts using 16-detector row computed tomography. Am J Coll Cardiol, 2004, 44: 1224-1229.

[18] Chiurlia E, Menozzi M, Ratti C, et al. Follow-up of coronary artery bypass graft patency by multislice computed tomography. Am J Cardiol, 2005, 95: 1094-1097.

[19] Martuscelli E, Romagnoli A, D'Eliseo A, et al. Evaluation of venous and arterial conduit patency by 16-slice spiral computed tomography. Circulation, 2004, 110: 3234 -3238.

[20] Nazeri I, Shahabi P, Tehrai M, et al. Assessment of patients after coronary artery bypass grafting using 64-slice computed tomography. Am J Cardiol, 2009, 103: 667-673.

[21] Taylor AJ, Cerqueira M, Hodgson JM, et al. ACCF/SCCT/ACR/AHA/ASE/ASNC/ NASCI/ SCAI/SCMR 2010 Appropriate Use Criteria for Cardiac Computed Tomography. A Report of the American College of Cardiology Foundation Appropriate Use Criteria Task Force, the Society of Cardiovascular Computed Tomography, the American College of Radiology, the American Heart Association, the American Society of Echocardiography, the American Society of Nuclear Cardiology, the North American Society for Cardiovascular Imaging, the Society for Cardiovascular Angiography and Interventions, and the Society for Cardiovascular Magnetic Resonance. J Am Coll Cardiol, 2010, 23: 1864-1894.

[22] Onuma Y, Tanabe K, Chihara R, et al. Evaluation of coronary artery bypass grafts and native coronary arteries using 64-slice multidetector computed tomography. Am Heart J, 2007, 154: 519-526.

第五章 CT冠状动脉造影的放射损伤

随着CT技术的发展及日臻完善，CT冠脉造影逐渐成为临床实践中的常规检查。而辐射剂量对被辐射人群存在潜在的增加癌症发生概率的危害性，已经得到社会公认，特别是在儿童CT扫描所诱发的癌症概率要高于成人已获得了充分的证据支持。如何合理使用低剂量（as low as reasonably achievable，ALARA）原则，在满足临床诊断要求的前提下尽量降低患者剂量是人们关注的焦点，也是众多厂商及医疗工作者研究的重要课题。

第一节 CT辐射剂量的表达

CT检查的辐射损伤已经得到世界公认，如何控制CT检查中的辐射剂量，深入研究CT扫描所致受检者的辐射剂量表达是解决此问题的前提和基础。只有在掌握各种CT扫描的辐射剂量表达的准确内涵及其监测方法基础上，才能保证正确合理应用CT扫描，在保证最佳影像诊断质量的同时，确保受检者与工作人员的放射防护与安全。

一、CT剂量指数（computed tomography dose index，CTDI）

CTDI是CT中辐射剂量测量最重要的基本概念，它的定义是：在一个连续的序列扫描曝光中，沿长轴方向吸收剂量的平均值，单位：Gy，mGy。

国际上对于CTDI的定义和表述依据CT的发展可分为两个阶段。第一阶段1994年至1999年，主要是针对医用单排（CT）X线辐射源的现场检测，国际电工委员会（international electrotechnical commission，IEC）根据美国国家药品监督管理局（food and drug administration，FDA）对CTDI的表述，首次公布了对CTDI的定义，即IEC61223-2-6 First Edition 1994，该标准是对CT机稳定性的测试，其中对CT剂量指数的定义进行了详细的描述。CT剂量指数——剂量剖面除以断层厚度与一次扫描的断层数之积，沿垂直于断层面的方向从-7T到+7T的积分，见公式（1）。

$$CTDI = \int_{-7T}^{+7T} \frac{D(Z)}{NT} dZ \qquad (1)$$

式中：T：标称断层厚度；N：一次扫描断层层厚数；D（Z）：垂直于断层Z向的剂量剖面。

目前，JJG961-2001《医用诊断计算机断层摄影装置（CT）X射线辐射源》国家计量检定规程中对CT剂量指数有详细的规定。即模体中的吸收剂量用公式（2）表示：

$$D = M_X \cdot N_X \cdot F_1 \cdot F_2 \cdot K_s \cdot K_{tp} \cdot d^{-1} \qquad (2)$$

式中 M_X：剂量仪的示值，单位：div；

N_X：在标准或校准实验室中由X射线刻度的照射量校准因子，单位：2.58×10^{-4}C·cm（/g·div）；

F_1：由测量的照射量转换成空气中的吸收剂量的转换因子，单位：33.97×10^3mGy·kg/C；

F_2：由空气中的吸收剂量转换成模体中的吸收剂量的转换系数，其值为0.88；

K_s：层厚的修正系数，相对于测量CT剂量的10cm长杆电离室数值（表2-5-1）；

K_{tp}：空气的修正因子。

第二阶段是2000年至今。由于CT技术的发展，单排CT逐步向多排CT发展，国际上对CT剂量指数的内涵有了新的定义，涉及的国际标准有：

①CT的安全标准IEC 60601-2-44

②CT的验收测试的标准IEC 61223-3-5

目前公认使用的CTDI有以下三个：“CT剂量指数100”（$CTDI_{100}$）、“加权CT剂量指数”（$CTDI_w$）以及“容积CT剂量指数”（$CTDI_{vol}$）。它们

表 2-5-1 不同层厚的修正系数

层厚（mm）		10	9	8	7	6	5	4	3	2	1
头部	中心	1.12	1.09	1.06	1.10	0.95	0.87	0.79	0.69	0.56	0.40
	边缘	1.05	1.03	1.02	1.00	0.97	0.94	0.90	0.84	0.76	0.66
腹部	中心	1.20	1.15	1.09	1.01	0.92	0.82	0.71	0.58	0.48	0.29
	边缘	1.05	1.04	1.02	1.00	0.98	0.95	0.91	0.85	0.78	0.67

都不能直接表示受检者的直接剂量，但与患者所受辐射的剂量大小密切相关。

1. CT 剂量指数 100（$CTDI_{100}$）

$CTDI_{100}$是迄今广泛应用的最基本的反映 X-CT 机扫描剂量特性的表征量，其定义为：X-CT 旋转一周，将平行于旋转轴（Z）（即垂直于断层平面）的剂量分布 D（z）沿 Z 轴从－50mm 到＋50mm 积分，除以层厚 T 与扫描断层数 N 的乘积之商。$CTDI_{100}$表达式即：

$$CTDI_{100} = \int_{-50mm}^{+50mm} \frac{D(z)}{N \cdot T} dz \qquad (3)$$

$CTDI_{100}$可以用图 2-5-1 形象表示，用虚线标示的 $CTDI_{100}$，实际上是用实线标示的剂量分布曲线 D（z）在－50mm 到＋50mm 的积分面积除以扫描断层数与标称层厚之积（图 2-5-1）。

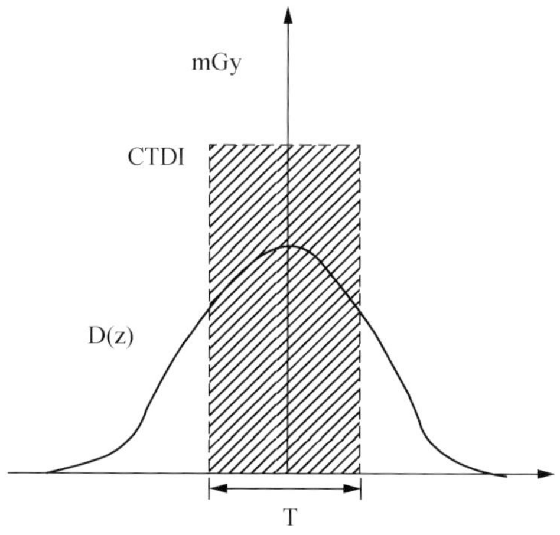

图 2-5-1 CT 剂量分布曲线与剂量指数关系示意图

$CTDI_{100}$可以用热释光探测器（TLD），在专用的 TLD 插件中进行各点剂量分布的测量，进而得出剂量分布曲线 D（z），再依剂量分布曲线的半高宽（full width at half maximum，FWHM）通过拟合计算求得 $CTDI_{100}$。

2. 加权 CT 剂量指数（$CTDI_w$）

在 IEC61223-3-5 中还提出了加权 $CTDI_{100}$，即加权剂量指数（$CTDI_w$），其定义为：

$$CTDI_W = \frac{1}{3} CTDI_{100(中心)} + \frac{2}{3} CTDI_{100(边缘)} \qquad (4)$$

$CTDI_{100(中心)}$和 $CTDI_{100(边缘)}$分别为测试体模中心和周围处测量的平均吸收剂量。加权 CT 剂量指数 $CTDI_w$已被选作 X-CT 诊断医疗照射的指导（参考）水平的表征量之一。它可以反映多层连续扫描的平均剂量（仅当 X 射线管每次旋转中诊视床移动距离等于准直器标称限束宽度，即螺距等于 1 时）。但对于不连续的多层扫描，$CTDI_w$则不能准确反映其平均剂量。

3. 容积 CT 剂量指数（$CTDI_{vol}$）

由于螺旋 CT 在检查时，进行连续扫描，因此在螺旋 CT 扫描中引入容积 CT 剂量指数（$CTDI_{vol}$）的概念，$CTDI_{vol}$与螺距因子密切相关。

$$CTDI_{vol} = CTDI_w / CT_{螺距因子} = (N \cdot T/\Delta d)\ CTDI_w \qquad (5)$$

可见容积 CT 剂量指数在某种程度上取决于螺距（或称螺距因子）的大小。

目前螺距有两种不同的定义方法，IEC 采用一种比较通用的螺距表达方式，且专门称为螺距因子（$CT_{螺距因子}$）：

$$CT_{螺距因子} = \Delta d / N \cdot T \qquad (6)$$

其中 N 为一次旋转扫描产生的断层数，它等于某次扫描中所用的数据通道的数目，需要注意到在多排（层）螺旋 CT 中有可能采用几个探测器元件组成一个数据通道；T 为扫描层厚；Δd 为 X 射线管每旋转一周检查床移动的距离。

二、剂量长度乘积（DLP）

受检者的辐射剂量肯定与扫描长度相关，因此引入了剂量长度乘积（dose length product，DLP）这个量。

国际辐射防护委员会（ICRP）在《控制CT扫描中的患者剂量》中，把一次完整的X-CT扫描实践的剂量长度乘积DLP（单位：mGy·cm）表达为：

$$DLP={}_{i}\Sigma_{n}CTDI_{w}\cdot nT\cdot N\cdot C \quad (7)$$

式中，i为X-CT扫描序列数；N为旋转圈数；nT为每旋转一圈的标称限束准直宽度（cm）；C为X射线管每旋转一周的管电流与曝光时间之积（mAs）；而$nCTDI_w$则表示与所用管电压和总标称限束准直宽度相对应的归一的加权CT剂量指数[mGy/(mA·s)]。多排螺旋CT因引入了容积CT剂量指数，剂量长度乘积DLP也可更加方便地表达为：

$$DLP=CTDI_{vol}\cdot L \quad (8)$$

式中，$CTDI_{vol}$为多排（层）螺旋CT扫描的容积CT剂量指数；L为沿Z轴的扫描长度。

三、全身有效剂量（E）

有效剂量（effective dose，E）专指当所考虑的效应是随机性效应（例如辐射诱发的癌症等）时，在全身非均匀照射的情况下，人体所有组织或器官的当量剂量的加权总和，即：

$$E=\Sigma W_{T}\cdot H_{T} \quad (9)$$

式中，H_T为组织或器官T所受的当量剂量；W_T为T的组织权重因子。

现在普遍使用一种比较简便的方法，即用螺旋CT扫描的容积CT剂量指数$CTDI_{vol}$及其扫描长度L计算出剂量长度乘积，然后再乘以特定的转换系数k来估计出有效剂量E：

$$E=k\cdot DLP \quad (10)$$

式中由实验研究所得的转换系数k [mSv/(mGy·cm)]与受检者身体的不同部位有关。

对于转换系数k，美国医学物理学家协会（American Association of Physicists in Medicine，AAPM）与欧共体工作文件（EUR16262.1997.4）的表述略有差别，见表2-5-2及表2-5-3。

不同年龄的受检者对X线辐射敏感性存在差异，因此AAPM根据不同年龄赋予不同转换因子K，见表2-5-4。

表2-5-2 常用部位k值剂量换算表（AAPM）

部位	k [mSv/(mGy·cm)]
颅脑	0.0021
颈部	0.0059
胸部	0.014
腹部	0.015
盆腔	0.015

表2-5-3 常用部位k值剂量换算表（EUR16262）

部位	k [mSv/(mGy·cm)]
颅脑	0.0023
颈部	0.0054
胸部	0.017
腹部	0.015
盆腔	0.019

表2-5-4 不同年龄及不同部位转换因子换算表*

	k [mSv/(mGy·cm)]				
部位	成人	10岁	5岁	1岁	0岁
颅脑	0.0021	0.032	0.0040	0.0067	0.0110
颈部	0.0059	0.0079	0.0110	0.0120	0.0170
胸部	0.014	0.0130	0.0180	0.0260	0.0390
腹部	0.015	0.0150	0.0200	0.0300	0.0490
盆腔	0.015	0.0150	0.0200	0.0300	0.0490

* 该表数值来源于AJR，2011，Volume 196，Number 3

国际辐射防护委员会（ICRP）在医学影像诊断参考水平审查和额外的建议中提出：诊断参考水平（diagnostic reference levels，DRLs）允许选择和实施的灵活性。ICRP出版物也给出与上面数值存在差异的转换因子，见表2-5-5。

表2-5-5 不同年龄及不同部位转换因子换算表（ICRP102，2007）

身体部位	转换因子k [mSv/(mGy·cm)]				
	<1岁	1岁	5岁	10岁	成年
头、颈部	0.013	0.0085	0.0057	0.0042	0.0031
头部	0.001	0.0067	0.0040	0.0032	0.0021
颈部	0.017	0.012	0.011	0.0079	0.0059
胸部	0.039	0.026	0.018	0.013	0.014
腹部和骨盆	0.049	0.030	0.020	0.015	0.015
躯干	0.044	0.028	0.019	0.014	0.014

无论遵从哪种转换因子，都说明在CT检查过程中，对低龄及婴幼儿更要加强防护，尽量减少不必要的检查。

第二节 冠状动脉CT检查的辐射剂量

人类每年接受宇宙射线的辐射剂量大约是3mSv，无论利用CT做临床诊断还是筛查体检都明显提高了患者的累积辐射剂量，虽然对于单个患者引发癌症的长期风险较小，但对大范围人群的风险还是存在的[1-2]。联合国原子辐射效应科学委员会（United Nations Scientific Committee on the Effects of Atomic Radiation，UNSCEAR）明确指出，X射线诊断产生的医疗照射已经成为公众所受各种电离辐射照射中最大的，又是不断增加的人工电离辐射照射来源。包括X射线在内的电离辐射引发的两大类生物学效应中，除了与剂量阈值相关，并且其严重程度取决于受照剂量大小的确定性效应（deterministic effect，DE）以外，人们更加关注发生率与受照剂量大小有关的随机性效应（stochastic effect，SE），特别是电离辐射诱发的肿瘤与遗传效应等。

对二战日本原子弹爆炸后幸存者的队列研究显示，在平均接收40mSv辐射的小剂量亚组中，癌症危险已经显著增加（图2-5-2）。

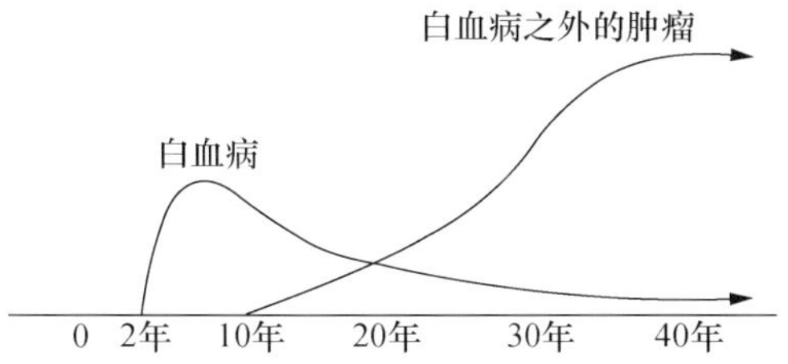

图2-5-2 日本原子弹爆炸后幸存者肿瘤发生率随时间的变化

有研究显示，CT辐射损伤与性别、年龄、受照器官密切相关。在所有器官中肺部最容易受到辐射损伤，而在年轻的女性中乳腺对辐射最为敏感。2005年，美国科学院（National Academy of Sciences，NAS）发布了电离辐射的生物学效应的报告（简称BEIR. Ⅶ），报告内容的重点是医用X射线和Y射线的生物学效应问题，认为诊断过程中的辐射剂量与人类癌症发病率存在线性非阈值的剂量效应关系。同时指出对男性而言，在其生命的最初几年接受相同剂量辐射引起的癌症风险会是其在20～50岁期间的3～4倍[3]，而且，在相同剂量情况下，女婴发生的辐射风险几乎是男婴的两倍。美国电离辐射生物效应委员会（Biological Effects of Ionizing radiation，BEIR）基于美国人口的正态分布计算出10mSv辐射剂量的癌症发生风险为1/1000（但他们同时承认可能高估了风险），而国际辐射防护委员会（ICRP）估计10mSv辐射剂量可能导致的癌症发生风险是1/2000[4]。

一、辐射剂量参考值

人们普遍关注在一次X线检查时，典型的有效剂量到底有多大，来自2007年ICRP 102号报告给出了一个参考值（表2-5-6）。

表2-5-6 医学诊断照射的典型有效剂量2007（ICRP102）

X射线摄影	典型有效剂量（mSv）	CT检查	典型有效剂量（mSv）
胸部	0.02	颅脑	2.0
颅骨	0.06	胸部	8
腰椎	1.0	腹部	10
盆腔	0.7	盆腔	10
腹部	0.7	胸部常规高分辨扫描	12.0
静脉尿路造影	2.4		

来自美国医学物理学家协会（American Association of Physicists in Medicine，AAPM）的No96（2008）号报告则给出了更加全面的有效剂量（表2-5-7）。

从以上有效剂量报告表可以看出，在医用诊断范围内冠脉血管造影单次检查的辐射剂量不是很高，但随着CT设备的社会拥有量增加及人们对自身健康状况的关注，受检人群增加，社会累积剂量是一个不容忽视的问题。

表 2-5-7 医学诊断照射的典型有效剂量 AAPM No96（2008）

CT 检查有效剂量（mSv）	非 CT 检查有效剂量（mSv）
头部 1～2	头部摄影＜0.1
胸部 5～7	牙科口内片＜0.1
腹部 5～7	胸部摄影 0.1～0.2
骨盆 3～4	乳腺摄影 0.3～0.6
腹部＋骨盆 8～14	腰椎摄影 0.5～1.5
冠脉钙化积分 1～5	钡灌肠 3～6
冠脉血管造影 5～15	冠脉造影（诊断）5～10
	^{99m}Tc-MIBI 心肌灌注 13～16
	201 铊心肌灌注 35～40

在我国辐射剂量也越来越多地受到普遍关注，《心脏冠状动脉多排 CT 临床应用专家共识》中对不同辐射也给出了相应的参考值：①每年每个成人在地球上生活的本底剂量为 3.0mSv 左右；②胸部 X 线平片的剂量是 0.02mSv（前后位）和 0.05mSv（侧位片）；③常规冠状动脉造影的平均剂量是 2～3mSv，加上左心室造影可以达到 6～8mSv；④采用^{99m}Tc 行核素心肌灌注扫描（静息＋运动），剂量达到 12mSv；PET 心肌显像达到 7mSv；⑤冠状动脉 CTA 不使用管电流调制的回顾性心电门控达到 13～15mSv，使用管电流调制降为 10～14mSv；使用前瞻性心电门控 120kV 管电压扫描，则可以降为 2.6mSv，使用 100kV 管电压，则更可以降为 1.2mSv。

据北京华通人商用信息有限公司（Advisory Committee of Medical Research，ACMR）的调查发现截至 2011 年，CT 全国拥有量超过一万台。我国每百万人口 CT 的拥有量由 2007 年的 6.1 台增加到 2011 年的 9.1 台，保持较快水平的增长（图 2-5-3，图 2-5-4）。其中冠脉 CT 检查比例也在快速增加，因此必须规范冠脉 CT 扫描流程，合理控制辐射剂量。

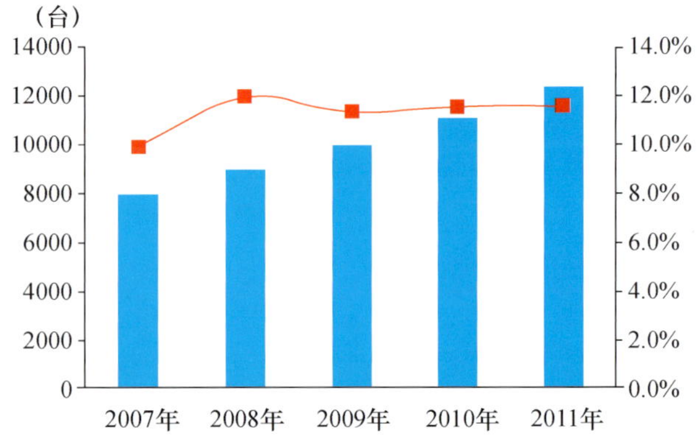

图 2-5-3 我国 CT 装机总量

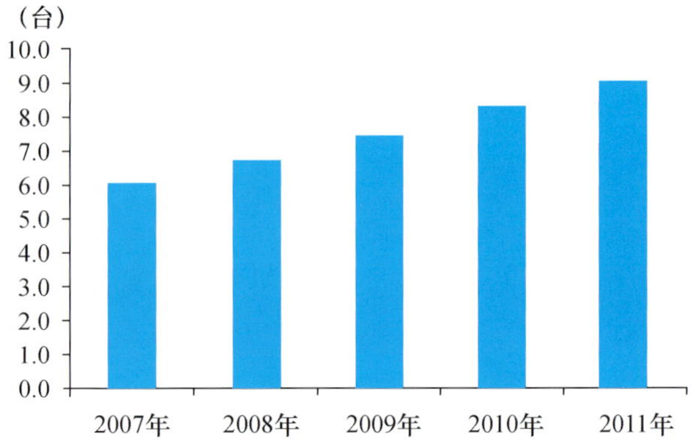

图 2-5-4 我国每百万人口设备拥有量

第三节 冠状动脉 CT 检查辐射剂量控制

控制冠脉 CT 检查辐射剂量，首先要有设备厂商开发新的扫描固件、扫描控制软件及图像重建软件，其次政府相关部门要制订相应的管理规程并认真监管，特别是医务工作者要熟练掌握设备的特性，结合患者的个体情况，制订个性化扫描方案。只有几个方面共同努力，才能让冠脉 CT 检查辐射剂量控制在一个合理水平。

一、辐射剂量与设备固有因素的关系

1. 探测器

探测器是 CT 系统中的关键组件，定量地记录穿过被照体的电离辐射，将 X 射线强度转换成电信号。探测器的量子检出效率（detective quantum efficiency，DQE）愈高，在获取相同图像质量的情况下所需照射 X 射线的剂量愈少，患者的受照剂量则

随之降低。

探测器的发展经历了从气态到固态的发展历程，固体探测器中，传统闪烁晶体探测器（如钨酸镉）也逐渐被稀土陶瓷探测器（如氧硫化钆）所替代，相比而言稀土陶瓷探测器的转换效率更高（DQE达98%以上），余辉时间更短，辐射剂量较普通探测器降低约30%。

美国GE公司研发的宝石探测器也成功应用于临床，具有纯度高、通透性强、清空率快、光电转换率高、硬度高、更稳定等优点，可以在低辐射剂量的情况下获取高清图像。西门子公司开发的Stellar光子探测器，在减低辐射剂量方面也有不俗的表现。

2. 准直器

准直器具有限定扫描层厚和遮挡无用射线的作用，对抑制辐射剂量有很大帮助。在螺旋扫描模式下都会存在“过扫描”，西门子等公司开发的Z轴动态准直器系统，在探测器进入及移出检查范围的过程中，通过其非对称性的移动，可屏蔽“过扫描”的无效线束，降低辐射剂量达4%～55%[5]。

3. 前置适形滤过器

人体的横断面多为椭圆形，外周的X射线衰减低于中心部分，而“硬化”的线束更易穿透人体，于是通过位于X射线源与受检者之间可吸收低能量的软X射线的滤过器，可有效减少受检者的吸收剂量。适形滤过器（bowtie filter）（如领结形）针对性地减少到达人体外周的射线，降低25%左右的辐射剂量，尤其可减少皮肤表面吸收剂量。

GE公司新推出的高档CT机还可根据扫描野的大小自动选配大、中、小号以及心脏专用等不同尺寸的各种滤过器，充分达到“适形”效果，更大效率发挥降低辐射剂量的作用。

4. CT检查辐射剂量与曝光控制的关系

CT图像的质量与曝光剂量呈线性关系，但人体不是一个规则均匀体，在Z轴路径上的器官密度也存在差异，固定曝光模式势必造成局部曝光剂量过剩，自动曝光控制（automatic exposure control，AEC）是一个较好的解决方法，自动曝光控制系统在满足诊断要求的前提下，最大化地实现了降低辐射剂量的技术要求，并保证了图像质量的一致性。

几个不同厂家采用了不同的AEC控制方法，概括起来有患者尺寸的AEC、Z轴AEC、旋转（X，Y）AEC、组合AEC几种。采用上述三维AEC曝光，在保证图像质量的同时，降低受检者的辐射剂量达20%～50%[6]。

5. CT检查辐射剂量与重建模式的关系

解析重建（analytic reconstruction，AR）和迭代重建（iterative reconstruction，IR）是CT图像重建的两种基本方法。滤过反投影（filtered back projection，FBP）是解析重建的主要算法，代数重建算法（algebraic reconstruction technique，ART）是迭代重建中常用的算法。

FBP基于解析重建方式，图像重建具有闭合形式，其过程是反求公式，每组投影数据都要经过校准、滤波、反投影、加权，当最后一组采集的投影数据处理完成，整个重建过程结束并产生最终重建的图像。FBP重建速度较快，但它要求每次投影测量数据是精确定量的和完全的，X射线光子统计波动对它有很大影响，它对噪声和伪影都很敏感。当辐射剂量降低或投影数据采集不足时，重建出的图像质量就会很差，因此使用FBP就不能大幅度降低辐射剂量。

随着计算机技术的发展，制约迭代重建的技术瓶颈不复存在。2008年，GE公司首先推出基于系统统计模型的自适应统计迭代重建技术（adaptive statistical iterative reconstruction，ASiR），ASiR重建技术通过首先建立噪声兴致和被扫描物体的模型，并利用迭代的方法对噪声加以校正和抑制，得到更清晰的图像，ASiR技术可以显著降低重建图像的噪声，改善图像质量，与FBP算法相比，下降了约50%的扫描计量。继第一代迭代重建技术推出并取得良好的临床应用效果之后，2011年，GE公司推出以模型为基础的迭代重建技术（model-based iterative reconstruction，MBIR）。与第一代迭代重建技术不同的是，MBIR技术除了建立系统统计模型之外，还建立了系统光学模型，体素、X射线光子初始位置和探测器几何因素均通过模型进行模拟，真实还原了X射线从投射到采集的过程，其中计算量最大的部分是系统光学模型的建立，其价值主要体现在提高重建图像的空间分辨率。与此同时，其他厂家也推出了相应的迭代重建模式，这些厂家包括西门子公司（iterative reconstruction in image space，IRIS），飞利浦公司（iDose4技术）和东芝公司（adaptive iterative dose reduction，AIDR）。

ASiR 技术在原始数据空间利用系统统计噪声模型来消除统计波动造成的图像噪声影响。IRIS 技术是在图像数据空间利用迭代技术降低图像噪声。iDose4 技术在原始数据空间降低噪声的同时，试图保持传统 FBP 技术重建图像的噪声谱特征，以更好地符合医生传统的读片习惯。AIDR 技术可以自适应地计算最佳迭代次数以加快重建过程。西门子开发的新一代迭代重建 SAFIRE（sinogram affirmed iterative reconstructing），结合了“原始数据域”及“图像域”两个迭代核心，进一步抑制了噪声，提高了图像质量。GE 公司 optima660 序列机型在结合自适应迭代重建基础上增加了半剂量（half dose）模式，在操作中可以依据患者情况，自由设置辐射剂量的降低幅度，极大地方便了操作者合理控制辐射剂量。

二、扫描方式及参数对剂量的抑制

扫描方式及参数主要包括：前瞻性心电门控触发扫描技术、调节管电压技术、调节管电流技术、前瞻性心电门控触发大螺距扫描技术以及心电脉冲技术、回顾性心电门控 ECG 调节技术。

1. 前瞻性心电门控触发扫描模式

前瞻性心电门控触发扫描模式的原理是：数据的采集只发生在选定的心动周期，在所选期相 X 线管由同步心电图信号触发而曝光，而在所选期相以外的 RR 间期，X 线管关闭或者曝光量极低。在扫描期间扫描床固定不动，完成数据采集后移动到下一位置由后续心电脉冲触发扫描。借此通过几个位置的曝光和移床，完成整个心脏的数据采集。由于只在选定期相进行扫描，X 线曝光时间大幅度减少，且避免螺旋扫描中大部分的重叠扫描产生的辐射剂量，与回顾性心电门控技术相比，患者接受的辐射剂量最多可降低 90%左右。这项技术要求严格控制心率（<70 次/分或 65 次/分）和心律（波动范围<10 次/分），见图 2-5-5。

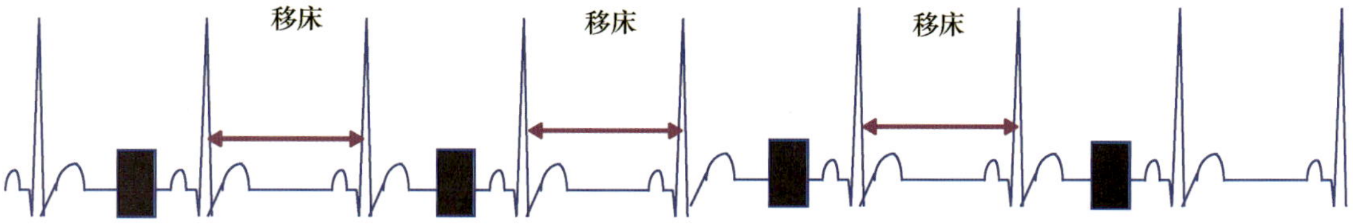

图 2-5-5 前瞻性心电门控触发扫描模式（黑色部分扫描）

一般患者在扫描的时候不能保证心率绝对稳定，为了提高检查成功率，增加扫描后的可编辑性，在实际操作中要延展扫描范围即 padding 方式，延展范围与心率相关，范围越宽，辐射剂量也越大。设备厂商会给出参考的 padding 范围，表 2-5-8 是通用电气公司（GE）HD750 的建议值。在实际应用中可依据患者实际情况进行修改。

表 2-5-8 不同心率 padding 参考值（GE HD750）

心率	Padding（ms）
30～39 次/分	175
40～49 次/分	150
50～59 次/分	125
59 次/分	100

图 2-5-6 是增加 padding 后前瞻性门控扫描示意图。

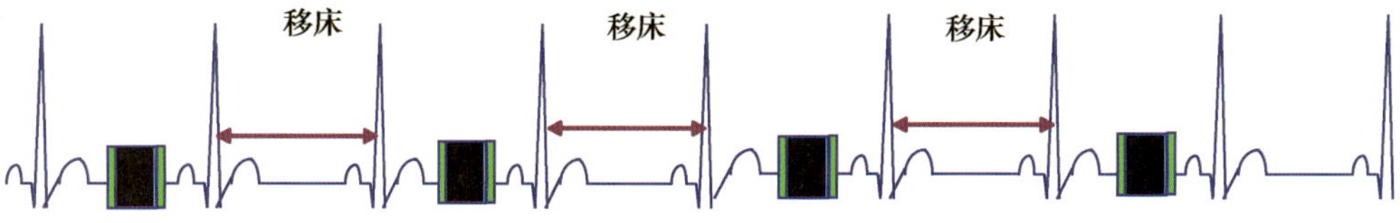

图 2-5-6 增加 padding 后前瞻性门控扫描示意图（灰色为 padding 部分）

Hausleiter 等[6]的 CTCA 前瞻性心电触发横断面扫描辐射剂量多中心研究Ⅲ（PROTECTIONⅢ）对比应用前瞻性心电触发扫描和回顾性心电门控螺旋扫描，显示前瞻组图像并不比回顾组图像差，前瞻组有效辐射剂量为 3.5mSv±2.1mSv，较回顾组（11.2mSv±5.9mSv）降低 69%。同时 Feng 等[7]将 78 名疑似冠心病患者在管电压 100kV 的低剂量条件下对比施行前瞻性心电门控扫描模式和回顾性心电门控扫描模式，结果发现前瞻组中有 3 名患者在扫描中心律出现变异，使得其采集到的冠脉图像中有 22 个冠脉节段因质量较差而被评为 4 分，不适宜进行 CAD 诊断，故而两组主观图像评分出现了有统计学意义的差异，且前瞻组中冠脉节段评分达到极好或好的比率为 90.43%，低于回顾组的 98.55%。虽然前瞻性门控技术降低了辐射剂量，但同时也带来检查失败的风险，在检查中严格把控适应证，是减少公众辐射剂量的关键。

320 排 CT 采用断面容积扫描方式，每次扫描都可获得完整容积数据，单次心跳可以完成扫描，在结合其他控制辐射剂量条件下，部分标准体型患者剂量可以控制在 1mSv 以下。但当心率不稳及过高时需几个心动周期（Beat）扫描，从而使剂量成倍增加。

继前瞻性心电门控触发横断面扫描之后，第二代双源 CT 还增加了前瞻性心电门控触发大螺距螺旋扫描模式，此为新双源 CT 特有的一项螺旋式图像采集技术。其前瞻性心电门控大螺距扫描模式的螺距达到 3.4，相应进床速度达 450mm/s，能在一次心跳中对心脏进行无缝隙成像且采集不重复的数据，可以大幅降低辐射剂量。Alkadhi 等[8]研究结果表明，前瞻性心电门控大螺距扫描有效辐射剂量可低至 0.9mSv。同样也会因心率问题出现“双闪”，即“double flash protocol”模式，剂量倍增。

2. 心电图电流调制技术

回顾性心电门控扫描在整个心动周期内采集数据（图 2-5-7A），但仅部分数据用于图像重建，造成过多的辐射。心电图电流调制技术（ECG-modulation）在心动周期中用于图像重建的时相采用高管电流输出；而在心动周期的其余时相采用最低管电流输出以减少辐射剂量，一般降幅可达 30%～50%（图 2-5-7B）。

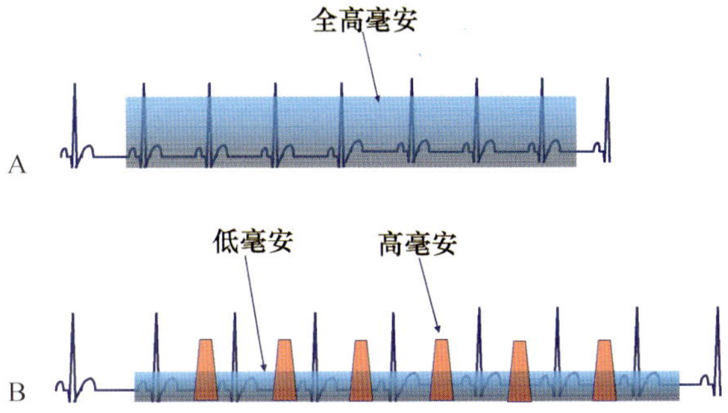

图 2-5-7 A. 无心电图调节；B. 心电图调节

回顾性心电门控扫描全剂量的范围必须覆盖可重建的 RR 间期，包括收缩末期和舒张末期，常见为 RR 间期的 28%～80%。根据冠脉运动特点，HR≤70 次/分时选择 RR 间期 70%～80%重建时相，一般 75%或 78%时相图像最佳；70 次/分<HR<75 次/分时，选择 RR 间期 70%～80%及 40%～50%重建时相；HR≥75 次/分时选择 RR 间期 40%～50%重建时相。因此可以在低心率（心率≤70 次/分）时，全剂量范围靠近舒张末期；当心率较快时（心率≥85 次/分），全剂量范围靠近收缩末期。70 次/分<HR<75 次/分时，可能选择 RR 间期 70%～80%及 40%～50%相位重建时相，全剂量范围较大，依然会有较高辐射剂量。当然也不是绝对的，必须依据具体情况灵活掌握，不要因减少剂量致检查失败，增加重新扫描的风险，得不偿失。

3. 电压调节

管电压与辐射剂量呈指数关系，当管电压降低时，辐射剂量可以大幅度降低。但管电压降低，图像噪声增大，需要加大管电流来弥补。然而，管电流与辐射剂量呈线性关系，同样会加大辐射剂量。如何在降低管电压的同时，合理控制管电流，既保证图像质量，又降低剂量是目前研究热点。体质量指数（body mass index，BMI）是划分管电压的惯用方法，但单纯的 BMI 作为划分依据，尚有不足，对于肥胖的患者，往往会高估，从而增加辐射剂量。另外，乳腺发达的女性，也会出现偏差。并且在临床工作中低管电压 CTCA 技术的应用具有一定的限制：对于 BMI<25kg/m^2 的患者应用效果较好，对于 BMI 在 25kg/m^2 以上者，则会增加噪声而影响图像的诊断质量。现在部分机型有自动管电压选择

技术、基于密度的管电压调制技术等，可依据患者的个体差异，自动选择合理的扫描参数，在控制辐射剂量的同时获取主观和客观上均满意的诊断图像。电压调节往往与AEC模式配合使用。

4. 电流调节

电流的大小与球管窗口输出剂量呈线性关系，当电压固定而降低管电流可以减少患者的辐射剂量。但当管电流过低时图像噪声会增加，合理降低管电流是该项技术的关键。体质量指数（BMI）是国际公认的肥胖程度分级方法，单纯依据BMI值也缺乏科学性。有研究者利用定位像上隆突下1cm处固定感兴趣的衰减值调节管电流，在相同的图像质量下，辐射剂量降低30%，且对50%以上的冠状动脉狭窄具有高的诊断准确性。参考BMI或扫描范围内某感兴趣区（region of interest，ROI）的噪声值确定管电流是目前常用方法。同样电流调节往往与AEC模式配合使用。

5. 扫描范围与剂量调节

辐射剂量包括扫描范围内有效剂量和在扫描期间的散射剂量，与扫描长度和扫描时长相关。因此，合理计划扫描长度、减少曝光时间也可以减少辐射剂量。缩短扫描长度，精准定位是关键，在实际操作中，训练呼吸及屏气方式是关键。呼气后屏气再腹部加压，可减少心脏随呼吸引起的位移。在钙化积分图像上确定扫描范围，要有一定余地（至少保证有1cm左右）。如果因扫描范围过小而致冠脉显示不全，可重建收缩末期图像，这时心界缩小，可能挽救此次检查，避免重新扫描。值得一提的是冠状动脉旁路移植术（搭桥）患者一定要根据搭桥模式完整扫描。

（张进华　夏黎明）

参考文献

[1] Brenner DJ, Hall EJ. Computed Tomography-An Increasing Source of Radiation Exposure. N Engl J Med, 2007, 357 (22): 2277-2284.

[2] McCauley TR. Radiation Risk of Screening CT. AJR, 2003, 180: 540-541.

[3] BEIR, NAS. Health Risks from Exposure to Low Levels of Ionising Radiations. Washington, DC: BEIR VII Report. National Academy of Sciences. Washington: National Academy Press, 2006.

[4] ICRP. Recommendations of the International Commission on Radiological Protection. ICRP Publication 60. Ann ICRP, 1990, 21.

[5] Christner JA, Zavaletta VA, Eusemann CD, et al. Dose Reduction in Helical CT: Dynamically Adjustable Z-axis X-ray Beam Collimation. AJR, 2010, 194: W49-55.

[6] Yu L, Liu X, Leng S, et al. Radiation Dose Reduction in Computed Tomography: Techniques and Future Perspective. Imaging Med, 2009, 1: 65-84.

[7] Feng Q, Yin Y, Hua X, et al. Prospective ECG triggering versus low-dose retrospective ECG-gated 128-channel CT coronary angiography: comparison of image quality and radiation dose. Clin Radiol, 2010, 65 (10): 809-814.

[8] Alkadhi H, Stolzmann P, Desbiolles L, et al. Low-dose 128-slice dual-source CT coronary angiography: accuracy and radiation dose of the high-pitch and the step-and-shoot mode. Heart, 2010, 96: 933-938.

第三篇

冠状动脉疾病核医学

第一章　放射性核素心肌显像的方法学

作为一种无创性检查，放射性核素显像在心血管疾病中的应用越来越广泛，已形成了一门独立的医学分支学科——核心脏病学（nuclear cardiology）[1-2]。与其他显像方法，如X线计算机化断层显像（CT）、超声检查、磁共振成像（MRI）相比，放射性核素显像的独特之处是它以功能显像为主，而不只是以解剖形态显像。随着新的放射性药物的研制以及单光子发射型计算机断层成像（SPECT）和正电子发射型计算机断层成像（PET）的应用，放射性核素显像已是一些心血管疾病的主要或辅助性的诊断方法。放射性核素显像是冠心病的诊断、冠状动脉病变程度和范围的评估、疗效评估以及预后判断的可靠的无创性检查方法[3-5]。负荷试验心肌灌注显像是诊断冠心病的最可靠的无创性方法，心肌灌注、代谢正电子断层成像（PET）是评估心肌活力的“金标准（golden standard)”，而且，PET使活体研究人体心脏的生理变化、代谢过程成为可能，是研究心血管生理、心血管疾病的病理生理的一种不可替代的手段[6]。

当前，大多数核心脏病学检查使用单晶体或多晶体γ相机，以单晶体γ相机（Anger相机）的应用最广泛。单晶体γ相机适用于大多数核心脏病学显像，包括心肌灌注显像、平衡法（门控）血池心血管造影（RNA）、亲梗死显像等。SPECT是通过单探头或多探头γ相机围绕患者旋转得到断层图像。断层显像通过一定厚度的断面来显示数据，能更好地定量区分心肌和非心肌组织以及冠状动脉血管床。多晶体的γ相机分辨率低，但敏感度高，因此，可用于“首次通过法”放射性核素显像。核心脏病学检查使用的另一类仪器是正电子相机或PET。PET由多环探头组成，这些探头环绕胸腔旋转探测正电子发射示踪剂发射的高能光子（511keV）而得到一系列心脏的断层图像。对于心脏SPECT和PET，国际上已有标准的断层图像重建的命名和显示格式，重建的断层图像包括短轴、垂直长轴和水平长轴三个断面。

一、单光子发射型计算机断层成像

（一）心肌灌注显像

正常心肌细胞具有选择性地摄取某些碱性或非碱性离子的能力。心肌对它们的摄取量主要取决于局部心肌血流量。当冠状动脉狭窄或阻塞，导致心肌缺血或坏死时，心肌对它们的摄取减少或不摄取。核心脏病学显像的独特之处是能反映局部心肌血流分布。心肌放射性分布不均匀与冠状动脉狭窄相关（图3-1-1）。心肌显像可以在静息或在运动试验或双嘧达莫（潘生丁）、腺苷或多巴酚丁胺等药物负荷试验时进行。心肌灌注显像通常与运动试验相结合。在运动试验最高峰时静脉注射心肌灌注显像剂，患者再坚持运动30～60s。当患者不能进行运动试验时，可以用药物“负荷试验”来代替，如双嘧达莫（潘生丁）、腺苷或多巴酚丁胺。不稳定型心绞痛和急性心肌梗死的患者可以进行静息心肌显像，根据静息显像判断静息缺血的或灌注减低但仍然存活的心肌，必要时，再进行运动试验或药物负荷试验心肌显像（表3-1-1）。

^{201}Tl是临床应用最早、最广泛的心肌血流灌注显像剂。^{201}Tl能被存活的心肌提取。静脉注射后，^{201}Tl的分布与局部心肌血流量成正比。正常心肌于运动高峰时摄取^{201}Tl最多，以后，^{201}Tl从心肌洗脱，放射性活度逐渐减少；缺血心肌由于局部血流减少，在运动高峰时，^{201}Tl摄取降低，在运动试验后的即刻显像，表现为节段性的放射性稀疏或缺损，但是，因为缺血心肌^{201}Tl清除减少，所以，3～4h后再显像时，缺血心肌的局部放射性活度可能与正常心肌接近，表现为“再分布”（redistribution）；梗死的心肌或瘢痕组织对^{201}Tl无明显的摄取，在运动试验后的即刻和3～4h“再分布”显像，均表现为放射性稀疏或缺损，或无“再分布”[7]。但是，部分在常规再分布显像（3～4h显像）表现为无再分布的灌

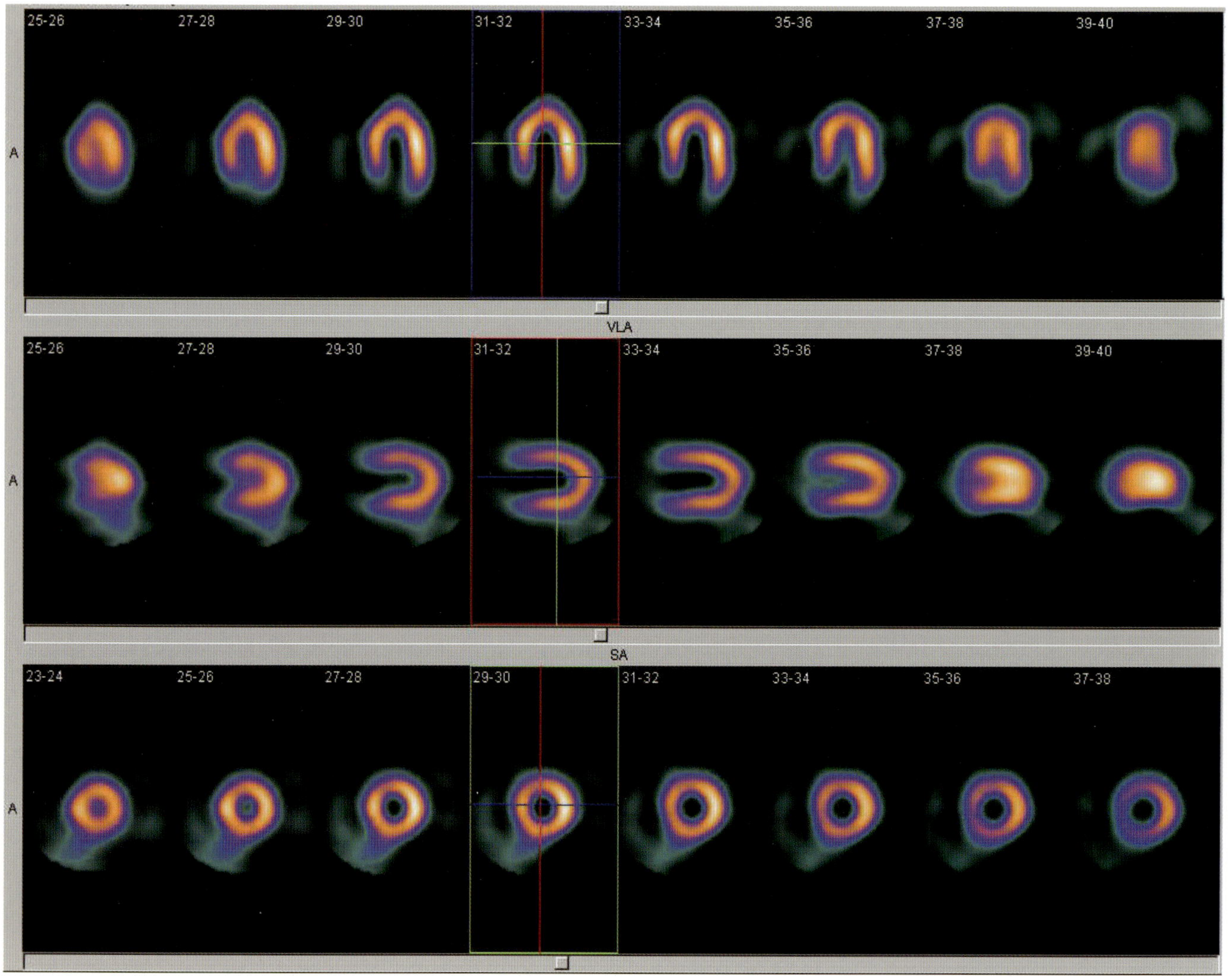

图 3-1-1　正常心肌灌注 SPECT 显像

表 3-1-1　心肌灌注显像的异常影像类型及其临床意义

类型	影像特点		临床意义
	运动试验或药物负荷试验显像	静息（或延迟）显像	
可逆性缺损	局部放射性分布稀疏或缺损	原稀疏或缺损区放射性分布正常	心肌缺血
部分可逆性缺损	心肌局部放射性分布稀疏或缺损	原稀疏或缺损区放射性增加，但是低于正常区	心肌梗死/心肌缺血并存
不可逆性缺损	局部放射性分布稀疏或缺损	与运动试验或药物负荷试验显像相比，没有变化	心肌梗死或严重心肌缺血

注异常节段，在 18～24h 后延迟再分布显像或再注射显像可表现为有再分布。即刻显像时，肺对^{201}Tl 的摄取，可以评估运动试验引起的肺静脉压力的增高[8]。

近年来，一些^{99m}Tc 标记的示踪剂，如^{99m}Tc-MIBI、^{99m}Tc-tetrofosmin 和^{99m}Tc-teboroxime、^{99m}Tc-NOET 被用于心肌灌注显像。由于^{99m}Tc 的半衰期仅为 6h（而 Tl 为 73h），因此可以通过增加注射剂量来提高心肌断层显像的质量，和获得高质量的心肌门控断层显像。此外，^{99m}Tc 还具有发射能量高、放射线散射少的物理特性。当心肌血流正常、下降或中度增加（比静态血流高近 2 倍）时，心肌对^{201}Tl 或^{99m}Tc-MIBI、^{99m}Tc-tetrofosmin 的摄取与血流有很好的相关性，但是，当血流增加至比静态血流高 2～2.5 倍以上时，心肌对这些示踪剂的摄取可能低估心肌血流。此外，^{99m}Tc-MIBI、^{99m}Tc-tetrofosmin 在初期摄取后洗脱很低，无明显的再分布。与^{201}Tl 相比，^{99m}Tc 标记的 MIBI、tetrofosmin 的主要特点是，它们没有明显的再分布，因此，对于诊断心肌缺血，需要分别在负荷试验时和静息状态下注射^{99m}Tc MIBI 或^{99m}Tc-tetrofosmin 进行二次显像，以区别负荷试验引起的灌注缺损与固定的灌注缺损。^{99m}Tc-teboroxime 是另一个在美国常用的灌注显像示踪剂。因为其洗脱快，所以需在注药后 2～8min 显像。^{99m}Tc-NOET 是另一种新的心肌灌注显像剂，据报道，它与^{201}Tl 类似，有再分布，但是，它的临床应用价值尚有待于进一步的研究。由于^{99m}Tc 的供应比^{201}Tl 方便得多，因此，它们特别适合于发展中国家和地区。在我国，绝大多数医院应用^{99m}Tc 标记的 MIBI 和 tetrofosmin 进行心肌显像。

1. 负荷试验类型

运动试验是最常用的负荷试验方式，适用于大多数患者。通常采用活动平板或踏车试验，患者应达到一定的运动试验量（达到最大预期心率的 85%以上），并于运动高峰时注射示踪剂。

各种类型的药物负荷试验的共同点是引起冠状动脉血流的不均匀分布。冠状动脉血流的增加通过以下两种机制实现：一种是直接引起冠状动脉血管扩张（包括腺苷、潘生丁和腺苷三磷酸）；另一种是通过心肌耗氧量的增加导致继发性冠状动脉血管扩张（如多巴酚丁胺）[9]。

在双嘧达莫（潘生丁）、腺苷负荷试验前 6～12h，患者应避免进食含咖啡因的饮料，12～24h 前，停用含茶碱的药物。口服潘生丁可增加腺苷水平及副作用，因此，在腺苷负荷试验前 24h，应停用潘生丁。钙通道阻滞剂和 β 受体阻滞剂能减弱多巴酚丁胺引起的心率增快，在多巴酚丁胺负荷试验前应停用。静滴腺苷和多巴酚丁胺需用输液泵；而潘生丁可直接用注射器注射。进行潘生丁试验时，静脉缓慢注射双嘧达莫 0.14mg/(kg · min)，持续 4min，在开始静滴潘生丁后第 7min，即滴完后 3min 静脉推注显像剂。腺苷试验时，静脉恒速滴注腺苷 140μg/(kg · min)，持续 6min，于静脉滴注腺苷 3min 末时，静脉注射显像剂。也可以采用递增剂量法，如对某些不稳定型心绞痛或急性心肌梗死的高危患者，可以从 50μg/(kg · min)，逐渐增加至 75、100、140μg/(kg · min)，若患者不能忍受，可以减小剂量。在注射潘生丁、腺苷期间或之后，可以进行握力运动或低负荷运动试验，然后，注射显像剂。运动试验与潘生丁、腺苷试验相结合的优点是：①增加心率及收缩压，易于诱发心肌缺血；②减低肝等脏器对显像剂的摄取，改善靶器官/本底的放射性比值；③减少与低血压有关的副作用[10]。对于支气管哮喘患者，潘生丁、腺苷是禁忌证。近年来，一些研究报道腺苷三磷酸（ATP）负荷试验的临床应用，其效果与腺苷负荷试验相似。

多巴酚丁胺负荷试验时，以 10μg/(kg · min) 的速度开始滴注多巴酚丁胺，每 3min 增加 10μg/(kg · min)，如能耐受，最大量可达 40μg/(kg · min)，总的试验时间不超过 12min（若发生副作用，则需时更短）。如患者在试验前有低血压、高血压、室性期前收缩、不稳定型心绞痛，可缓慢增加剂量。多巴酚丁胺负荷试验超声心动图时，即使心率达到次极量限度，仍常规用阿托品，但是，进行多巴酚丁胺心肌灌注显像时，不建议常规使用阿托品。多巴酚丁胺一般仅用于不适宜使用潘生丁、腺苷的患者。

2. 显像方案与类型[11-12]

（1）^{201}T1 心肌显像

1）负荷试验、3～4h 再分布显像：于运动试验或药物负荷试验后 10min 开始“即刻”显像。应当注意，运动试验后的“即刻”显像过晚，可能因为早期再分布而低估心肌缺血的程度和范围；但是，运动试验后显像过早，可能因心脏位移（heart creep）而产生假阳性。一般来说，“即刻”显像应在运动试验后 10～15min 开始；再分布显像一般在运动试验后 3～4h 进行。在即刻显像和再分布显像之间，要求患者尽可能空腹。

2）负荷试验、延迟再分布显像：除再分布显像在静脉注射^{201}T1 后 18～24h 进行外，其余同负荷试验、3～4h 再分布显像。与常规 3～4h 再分布显像相比，延迟再分布显像能增强对缺血但存活心肌的检测。但在临床上，由于延迟再分布显像时，心肌放射性明显减低，获得高质量的心肌显像图像往往是比较困难的，虽然可以通过延长数据采集时间来增加计数，提高图像的统计学可靠性，但是，对于患者来说，耐受图像采集时间往往是比较困难的，所以，它的常规临床应用价值是有限的。

3）负荷试验、再注射（reinjection）^{201}T1 显像：一些研究发现，缺血、存活的心肌在 3～4h 再分布显像无再分布，可能是因为^{201}T1 再分布不仅取决于即刻显像时的灌注缺损程度和继后的局部心肌血流量，而且取决于继后血清中的^{201}T1 浓度。近年来，一些作者报道，在运动试验或药物负荷试验后 3～4h，在静脉再注射 37～50MBq（1～1.5mCi）^{201}T1 后 10min，进行再注射显像。对于评估心肌活力，再注射显像是一种相对理想的方法。再注射显像显示为不可逆性缺损的患者，可以再进行 18～24h 延迟再分布显像、静态注射^{201}Tl 后的静态显像和 3～4h 延迟显像。

4）负荷试验、静态显像：于运动试验或药物负荷试验后 10min 行即刻显像；48～72h 后，在静息状态下，静脉注射 1.5mCi ^{201}T1 后 10min，行静态心肌显像。

（2）^{99m}Tc-MIBI 心肌显像

一天法

1）静态、负荷试验显像：①静息状态下，静脉注射^{99m}Tc-MIBI；②嘱患者在注射^{99m}Tc-MIBI 后 30min 喝 250ml 牛奶；③注射^{99m}Tc-MIBI 后 60～90min 行静态心肌平面或 SPECT 显像；④嘱患者在给药后 3h 返回行运动试验；⑤患者行运动试验，运动试验终止前 1min 静脉注射^{99m}Tc-MIBI；⑥嘱患者在运动试验后 15～30min 喝 250ml 牛奶；⑦在第二次注射^{99m}Tc-MIBI 后 30～60min，行心肌平面或 SPECT 显像。

2）负荷试验、静态显像：①患者行运动试验，运动试验终止前 1min 静脉注射^{99m}Tc-MIBI；②嘱患者在运动试验后 15～30min 喝 250ml 牛奶；③在注射^{99m}Tc-MIBI 后 30～60min 行心肌平面或 SPECT 显像；④3～4h 后，静息状态下，静脉注射^{99m}Tc-MIBI；⑤嘱患者在注射^{99m}Tc-MIBI 后 30min 喝 250ml 牛奶；⑥注射^{99m}Tc-MIBI 后 1h 行平面或 SPECT 显像。

两天法

先行负荷试验，负荷试验后 1～2 天行静态显像。如负荷试验心肌显像正常，可以不做静态显像。

1）负荷试验显像：患者行运动试验，运动试验终止前 1min 静脉注射^{99m}Tc-MIBI，嘱患者在运动试验后 15～30min 喝 250ml 牛奶，在注射^{99m}Tc-MIBI 后 30～60min 行心肌平面或 SPECT 显像。

2）静态显像：在静息状态下，静脉注射^{99m}Tc-MIBI，嘱患者在注射^{99m}Tc-MIBI 后 30min 喝 250ml 牛奶，在注射^{99m}Tc-MIBI 后 60～90min 行静态心肌平面或 SPECT 显像。

3）^{201}T1、^{99m}Tc-MIBI 顺序显像：静息状态下，静脉注射 74MBq（2mCi）^{201}T1 后采集静态显像；行负荷试验，静脉注射 925MBq（25mCi）Tc-MIBI，1h 后，采集负荷试验显像。

（3）^{99m}Tc-tetrofosmin 心肌显像

一天法

1）静态、负荷试验显像：①在静息状态下，静脉注射^{99m}Tc-tetrofosmin；②嘱患者在注射^{99m}Tc-tetrofosmin 后 15min 喝 250ml 牛奶，以促进肝、胆囊的放射性的清除；③注射^{99m}Tc-tetrofosmin 后 30～60min 行静态心肌平面或 SPECT 显像；④嘱患者在给药后 3h 返回行运动试验；⑤患者行运动试验，运动试验终止前 1min，静脉注射^{99m}Tc-tetrofosmin；⑥嘱患者在运动试验后 15～30min 喝 250ml 牛奶，以促进肝、胆囊的放射性的清除；⑦在第二次注射^{99m}Tc-tetrofosmin 后 30～45min，行心肌平面或 SPECT 显像。

2）负荷试验、静态显像：①患者行运动试验，运动试验终止前 1min，静脉注射^{99m}Tc-tetrofosmin；②嘱患者在运动试验后 15min，喝 250ml 牛奶；③在注射^{99m}Tc-tetrofosmin 后 30～45min，行心肌平面或 SPECT 显像；④3～4h 后，静息状态下，静脉注射^{99m}Tc-tetrofosmin；⑤嘱患者在注射^{99m}Tc-tetrofosmin 后 15min，喝 250ml 牛奶；⑥注射^{99m}Tc-tetrofosmin 后 30～60min，行平面或 SPECT 显像。

两天法

先行负荷试验，负荷试验后 1～2 天行静态显像。如负荷试验心肌显像正常，可以不做静态显像。

1）负荷试验显像：患者行运动试验，运动试验终止前 1min 静脉注射^{99m}Tc-tetrofosmin，嘱患者在运动试验后 15～30min，喝 250ml 牛奶，在注射^{99m}Tc-tetrofosmin 后 30～60min，行心肌平面或 SPECT 显像。

2）静态显像：在静息状态下，静脉注射^{99m}Tc-tetrofosmin，嘱患者在注射^{99m}Tc-tetrofosmin 后 30min，

喝 250ml 牛奶，在注射^{99m}Tc-tetrofosmin 后 60～90min，行静态心肌平面或 SPECT 显像。

3）^{201}Tl，^{99m}Tc-tetrofosmin 顺序显像：静息状态下，静脉注射 74MBq（2mCi）^{201}Tl 后，采集静态显像；行负荷试验，静脉注射 925MBq（25mCi）^{99m}Tc-tetrofosmin，1h 后，采集负荷试验显像。

（4）硝酸酯心肌显像

在静态注射 Tl-^{201}或 Tc-^{99m}标记显像剂前，给予患者硝酸甘油或硝酸酯，其余的步骤与上述静态心肌显像方案相似。根据文献报道，各种给药途径的效果似乎是相似的。

3. 数据采集与重建

（1）平面显像：常用的平面显像体位有三个：前后位（ANT）、30°～45°左前斜位（LAO）或 70°左前斜位。根据情况，可加左侧位（L. Lat），30°右前斜位（RAO）。采集矩阵为 64×64 或 128×128，根据 γ 相机视野大小，可选用适当的放大（Zoom）因子，如 1.5～2.5。每个体位采集计数至少 50 万。对于负荷试验，再分布/静态显像的对比，两次显像体位应尽可能相同。对于负荷试验、3～4h 再分布显像测定心肌^{201}Tl 洗脱率，运动试验后“即刻”、3～4h 再分布显像的采集时间应当相等。

（2）SPECT 显像：通常，自 45°右前斜位至 45°左后斜位采集 180°弧度，采集 30～60 个投影，也可以采集 360°弧度，在^{99m}Tc-MIBI 或^{99m}Tc-tetrofosmin 心肌显像，宜自 45°左后斜位至 45°右前斜位。每个投影采集时间为 20～40s，矩阵为 64×64，根据 γ 相机视野大小，选用适当的放大（Zoom）因子[11-12]。

（3）门电路心肌显像：心肌门控 SPECT 和非心肌门控 SPECT 的不同之处在于，心肌门控 SPECT 数据采集时，应用心电图作为门控信号，一次投影，每个心动周期可采集 8～16 帧图像（临床上通常采集 8 帧），RR 窗值为 100%；而非心肌门控 SPECT 只采集一帧图像。因此，前者每个投影图像的信息量明显地少于后者。为了解决这个问题，一般来说，需要增加显像剂的剂量、延长投影数据的采集时间，以增加图像的计数或信息量。这是在进行心肌门控 SPECT 显像时值得注意的问题。另外，与平衡法放射性核素心血管造影相似，如果患者有明显的心律不齐，心肌门控 SPECT 显像可能会不理想。

（二）心脏功能测定

1. 首次通过法放射性核素心血管造影

首次通过法放射性核素造影是快速采集^{99m}Tc（或其他合适的示踪剂）“弹丸式”通过静脉系统回流至右心房、右心室、肺动脉、肺、左心房、左心室、主动脉时的图像。因为采样率低于 RR 间期，在“弹丸式”通过左心室和右心室过程中可采集多个心动周期。通过对放射性-时间曲线可测出左、右心室射血分数（EF），也可以评估心室及肺动脉的血容量以及局部室壁运动。首次通过法的独特性在于可以利用左、右心室不同的显影时间来测量右心室 EF，并于感兴趣区用数学方法对左向右分流进行定量分析。

2. 门控平衡法心血池放射性核素造影

平衡法或门控血池通常用^{99m}Tc 标记的红细胞作为示踪剂。因为^{99m}Tc 一直在血液循环中，故可在几小时内采集图像。图像的采集常与心电图的 QRS 波同步，将 2～10min 内获得的所有心动周期的相对应的帧叠加起来。平衡法心血池 RNA 能得到可靠的左、右心室射血分数及室壁运动情况（图 3-1-2）。另外，心室容量、负荷试验情况下肺血流量的变化、瓣膜反流情况也可以测定。平衡法心血池 RNA 可以通过平面或 SPECT 显像得到。

3. 心肌门控 SPECT 显像

可以同时评估心肌血流灌注、局部室壁运动和心室功能[13]。许多研究表明，心肌门控^{99m}Tc-MIBI、tetrofosmin 和^{201}Tl SPECT 显像测定的 EF 都是可靠的，它还可以比较准确地测定心室容积。心肌门控 SPECT 显像可以帮助识别乳房衰减和膈肌衰减所造成的伪影[14]。

（三）心肌代谢显像

近年来，一些发射单光子的放射性核素标记的脂肪酸，如^{123}I 标记 IPPA、BMIPP 等被应用于人体心肌代谢显像[15]，这些放射性药物的应用可能使心肌代谢显像得到更广泛的临床应用。另外，应用 SPECT 进行脱氧葡萄糖（FDG）代谢显像更可能使 FDG 代谢显像得到较广泛的临床应用。

二、正电子发射型计算机断层成像

正电子断层成像的示踪剂通过湮没辐射产生 2 个方向相反的 511keV 高能光子。可通过符合探测接受这些同时产生的电子对，故 PET 可明显地排除

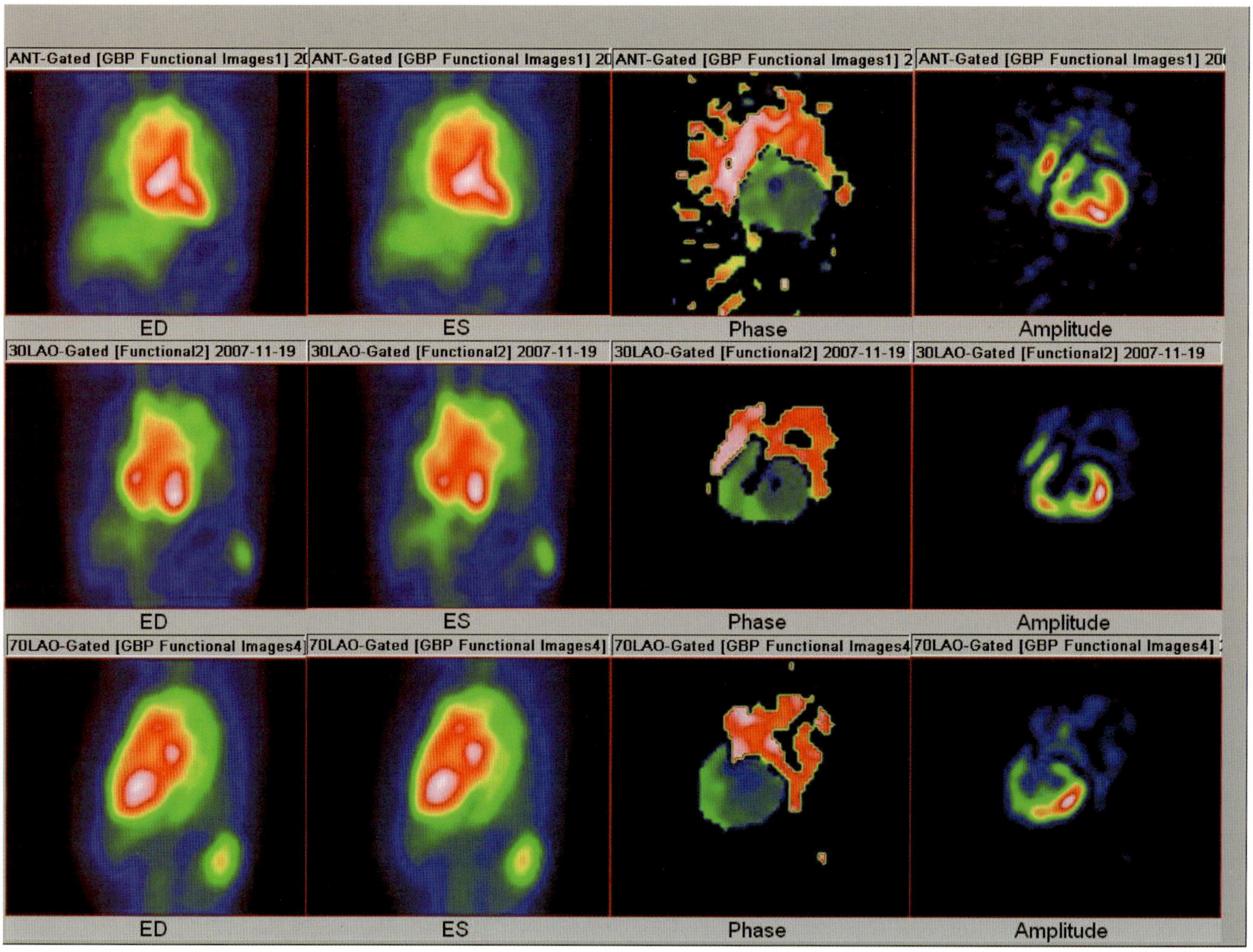

图 3-1-2 门控平衡法心血池放射性核素造影

ED：舒张末期；ES：收缩末期

随机或散射的光子。与 SPECT 相比，符合探测高能光子可以提高空间分辨率，而且，由于符合探测能进行衰减校正，PET 可以对局部放射性进行真正的定量分析，从而可以对生理和代谢过程进行评估。这种定量分析还因为 PET 的高空间分辨率而进一步实现。PET 可被用于定量评估许多生理过程，包括局部心肌血流、代谢、氧的消耗、受体活性及细胞膜功能。已有许多正电子发射示踪剂在临床应用。如^{15}O（半衰期 2min），13N（半衰期 10min），^{11}C（半衰期 20min），^{18}F（半衰期 110min）。这些标记物通常与一个有生理活性的分子结合。这些示踪剂（除^{18}F 外），都需要有现场的加速器来获得；^{82}Rb（半衰期 75s）可通过发生器直接得到。

在生理状态下，棕榈酸占血液中循环脂肪酸的 25%～30%，它在血液中与清蛋白结合，是心肌能量代谢的主要底物。正常情况下，心肌的总的能量产物的 40%～80%来自脂肪酸氧化，其中大约一半来自棕榈酸的氧化，在心肌缺血时，心肌的能量代谢从脂肪酸和葡萄糖的有氧氧化转向葡萄糖的无氧酵解。心肌对^{11}C-棕榈酸的摄取通过被动扩散完成，在心肌细胞内，脂肪酸从清蛋白上转移到细胞内的载体蛋白上，以原形存在或被硫脂化。^{11}C-乙酸被用于心肌 PET 评估心肌有氧代谢。在心肌细胞内，乙酸首先通过一个合成酶被转化为乙酰辅酶 A，后者经三羧酸循环氧化为^{11}C-CO_2。因此，^{11}C-CO_2 的清除反映心肌的血流和代谢状态。^{18}F-脱氧葡萄糖（FDG）被广泛地用于心肌 PET 显像评估心肌的葡萄糖代谢[16]。在静脉注射后，^{18}F-FDG 被存活的心肌细胞摄取，在心肌细胞内，被磷酸化成为^{18}F-FDG-6-磷酸，但不进入进一步的葡萄糖分解代谢。^{18}F-FDG 在心肌细胞内的蓄积量与心肌对葡萄糖的转运和磷酸化成正比。

三、其他显像

心脏对血压或精神紧张的反应是通过自主神经系统和心脏受体，如胆碱能和肾上腺素能受体来实现的，胆碱能受体包括烟碱和毒蕈碱受体；肾上腺素能受体包括肾上腺受体。受体系统的异常可以通过标记受体激活剂或拮抗剂的心脏受体显像来检测。^{18}F-FMR 和^{11}C-HED 都是代谢稳定的去甲肾上腺素假性神经递质。应用^{18}F-FMR 或^{11}C-HED 可以获得清晰的心脏的肾上腺素能神经分布的图像。^{11}C-HED 是目前唯一被获准临床应用的节前交感神经 PET 显像的显像剂，可应用于评估人体的心脏交感神经。节后神经元显像剂有：^{11}C-螺环哌啶酮（MQNB），一种毒蕈碱受体拮抗剂；^{11}C-CGP-12177，一种亲水性去甲肾上腺素受体拮抗剂。后者已被临床上用于 PET 显像评估肾上腺素能受体。^{123}I 或^{131}I 标记的去甲肾上腺素类似物间碘苄胍（MIBG），可与心肌细胞的 β_1 受体结合，从而，显示心脏中该受体的分布。MIBG 显像可以应用 γ 照相机或 SPECT 来进行，已被应用于评估心肌病、心律失常和心力衰竭等。

参考文献

[1] Zaret BL. Wackers FJ. Nuclear cardiology (1). *N. Engl. J. Med*, 1993, 329 (11): 775-783.

[2] Zaret BL. Wackers FJ. Nuclear cardiology (2). *N. Engl. J. Med*, 1993, 329 (12): 855-863.

[3] Klocke FJ, Baird MG, Lorell BH, et al. ACC/AHA/ASNC guidelines for the clinical use of cardiac radionuclide imaging--executive summary: a report of the American College of Cardiology/American Heart Association Task Force on Practice Guidelines (ACC/AHA/ASNC Committee to Revise the 1995 Guidelines for the Clinical Use of Cardiac Radionuclide Imaging). *CIRCULATION*, 2003, 108 (11): 1404-1418.

[4] Marcassa C, Bax JJ, Bengel F, et al. Clinical value, cost-effectiveness, and safety of myocardial perfusion scintigraphy: a position statement. *EUR HEART J*, 2008, 29 (4): 557-563.

[5] 中华心血管病杂志编辑委员会，中华医学会心血管病学分会. 慢性稳定性心绞痛诊断与治疗指南. 中华心血管病杂志，2007，35 (3): 195-206.

[6] Schelbert HR. The usefulness of positron emission tomography. *Curr. Probl. Cardiol*, 1998, 23 (2): 69-120.

[7] Pohost GM, Zir LM, Moore RH, et al. Differentiation of transiently ischemic from infarcted myocardium by serial imaging after a single dose of thallium-201. *CIRCULATION*, 1977, 55 (2): 294-302.

[8] Boucher CA, Zir LM, Beller GA, et al. Increased lung uptake of thallium-201 during exercise myocardial imaging: clinical, hemodynamic and angiographic implications in patients with coronary artery disease. *Am. J. Cardiol*, 1980, 46 (2): 189-196.

[9] 何作祥. 药物负荷试验心肌灌注显像. 中华心血管病杂志，2008，36 (11): 1054-1056.

[10] Thomas GS, Miyamoto MI. Should simultaneous exercise become the standard for adenosine myocardial perfusion imaging? *Am. J. Cardiol*, 2004, 94: 3D-10D.

[11] EG Depuey, EV Garcia. Updated imaging guidelines for nuclear cardiology procedures, part 1. *J. Nucl. Cardiol*, 2001, 8: G5-G58.

[12] American Society of Nuclear Cardiology. Imaging guidelines for nuclear cardiology procedures, part 2. *J. Nucl. Cardiol*, 1999, 6: G47-G84.

[13] Mannting F, Morgan-Mannting MG. Gated SPECT with technetium-99m-sestamibi for assessment of myocardial perfusion abnormalities. *J. Nucl. Med*, 1993, 34 (4): 601-608.

[14] DePuey EG, Rozanski A. Using gated technetium-99m-sestamibi SPECT to characterize fixed myocardial defects as infarct or artifact. *J. Nucl. Med*, 1995, 36 (6): 952-955.

[15] Verani MS, Taillefer R, Iskandrian AE, et al. 123I-IPPA SPECT for the prediction of enhanced left ventricular function after coronary bypass graft surgery. Multicenter IPPA Viability Trial Investigators. 123I-iodophenylpentadecanoic acid. *J. Nucl. Med*, 2000, 41 (8): 1299-1307.

[16] Marshall RC, Tillisch JH, Phelps ME, et al. Identification and differentiation of resting myocardial ischemia and infarction in man with positron computed tomography, 18F-labeled fluorodeoxyglucose and N-13 ammonia. *CIRCULATION*, 1983, 67 (4): 766-778.

第二章　冠心病的诊断

心肌血流灌注显像是通过正常与缺血心肌的血流灌注的差别，反映心肌缺血的有无，以及它的范围和程度。一般来说，冠状动脉存在明显的狭窄，在静息状态下，也不至于引起心肌缺血；在运动试验时，正常的冠状动脉血流量可增加2～3倍，而狭窄的冠状动脉不能随生理负荷增加的需要，相应增加心肌血流量，造成心肌氧的供需不平衡。这时，心肌灌注显像则显示放射性稀疏或缺损（图3-2-1至图3-2-5）。因此，应用放射性核素心肌显像诊断冠心病，单纯应用静态心肌显像是不适合的，通常需要与运动试验相结合（表3-2-1）。在不能进行运动试验的患者或运动试验不适合的患者，可以进行药物负荷试验（表3-2-2），如双嘧达莫（潘生丁）、腺苷、多巴酚丁胺等（图3-2-6、图3-2-7）。

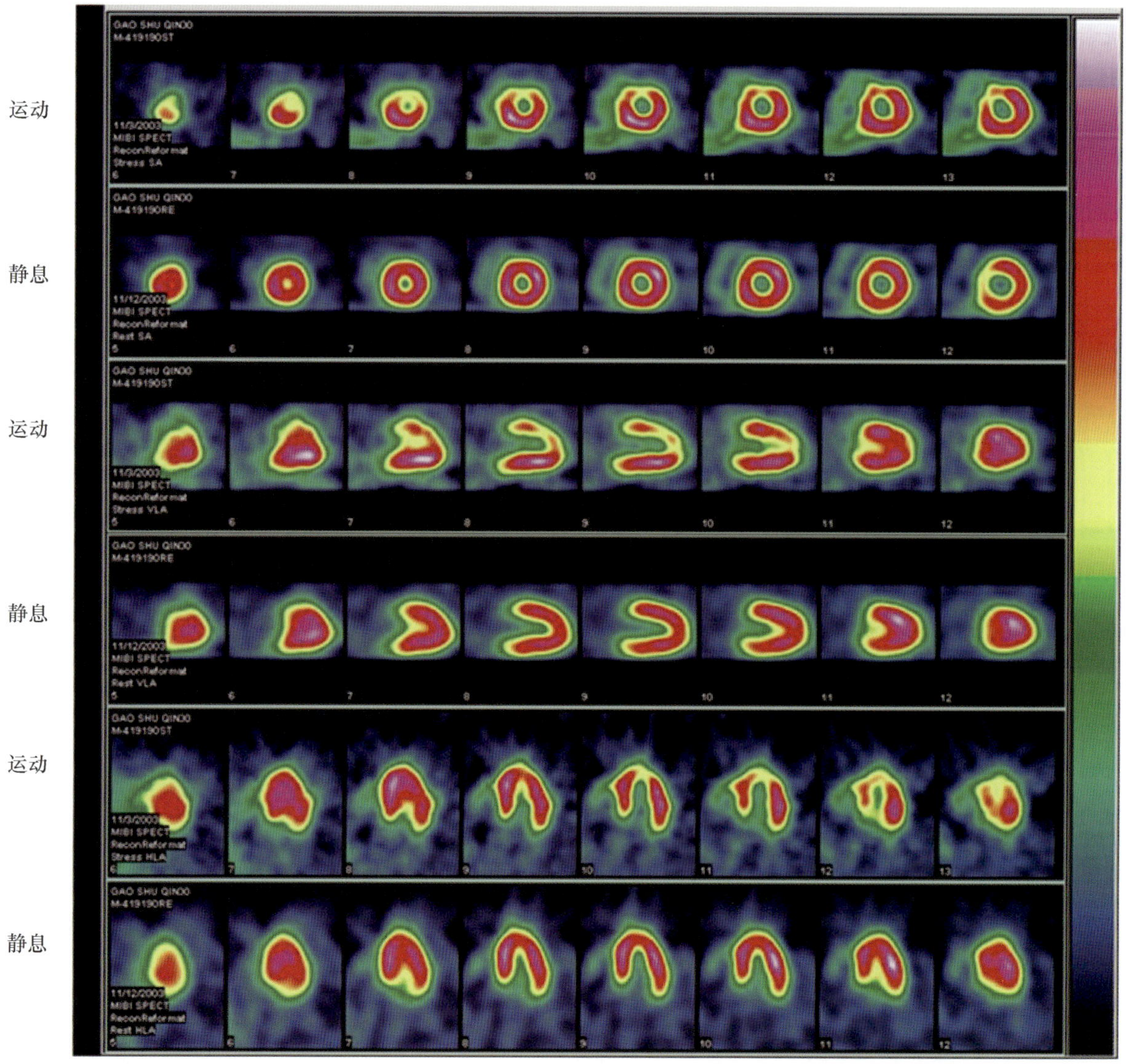

图3-2-1　运动试验、静态^{99m}Tc-MIBI心肌灌注显像显示：左心室前壁和间壁心肌缺血

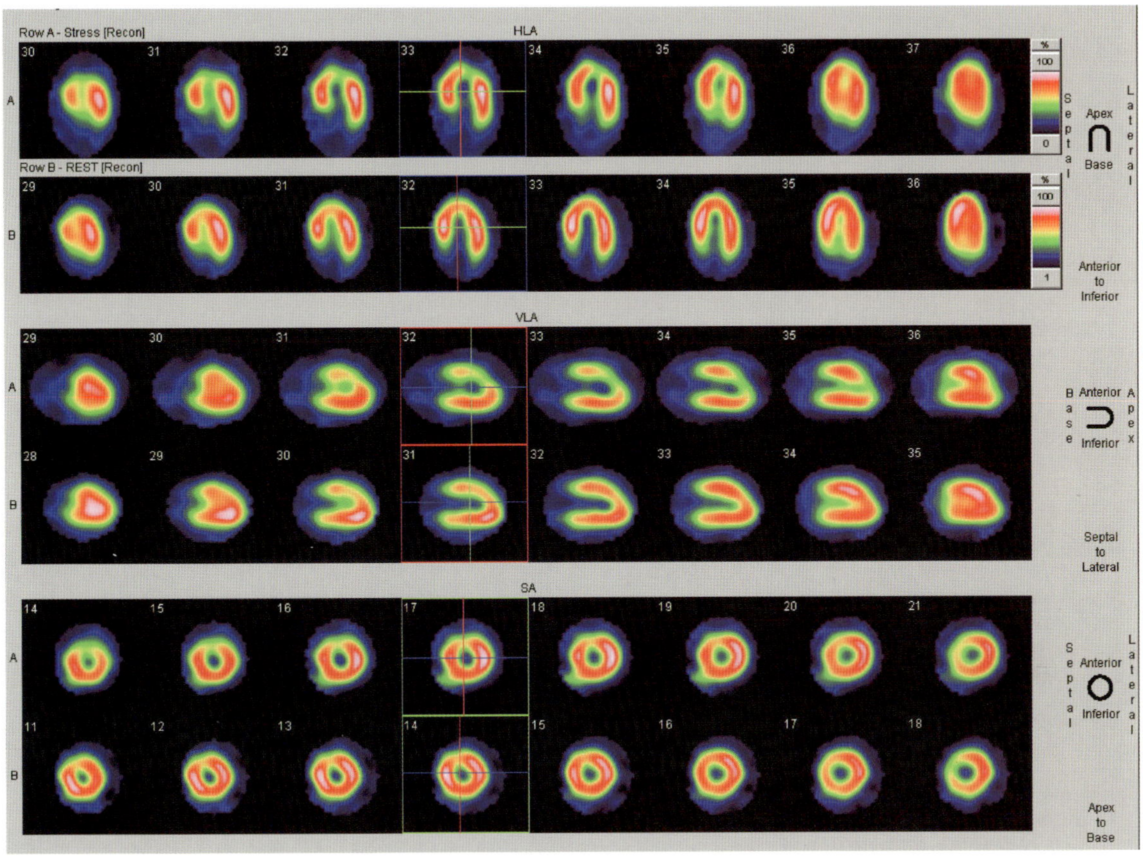

图 3-2-2 运动试验、静态^{99m}Tc-MIBI心肌灌注显像显示：左心室心尖和前壁心肌缺血

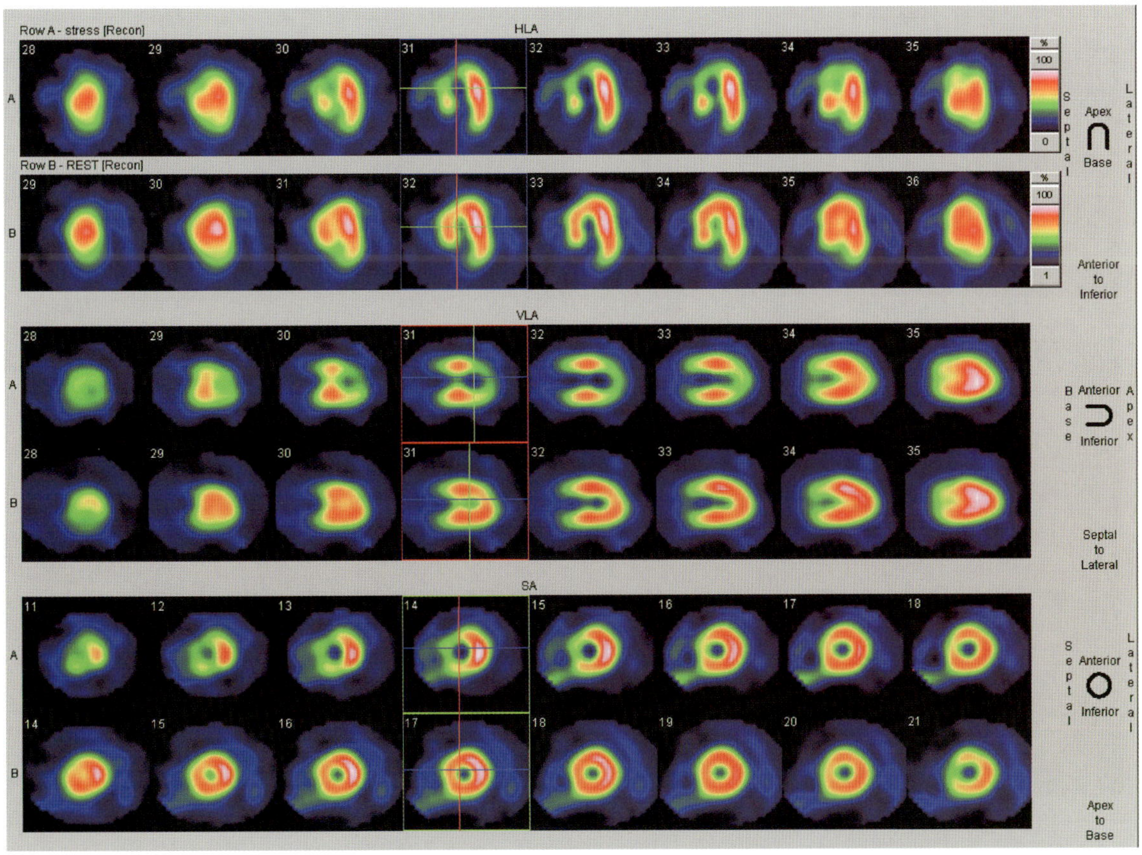

图 3-2-3 运动试验、静态^{99m}Tc-MIBI心肌灌注显像显示：左心室心尖、前壁和间壁心肌缺血

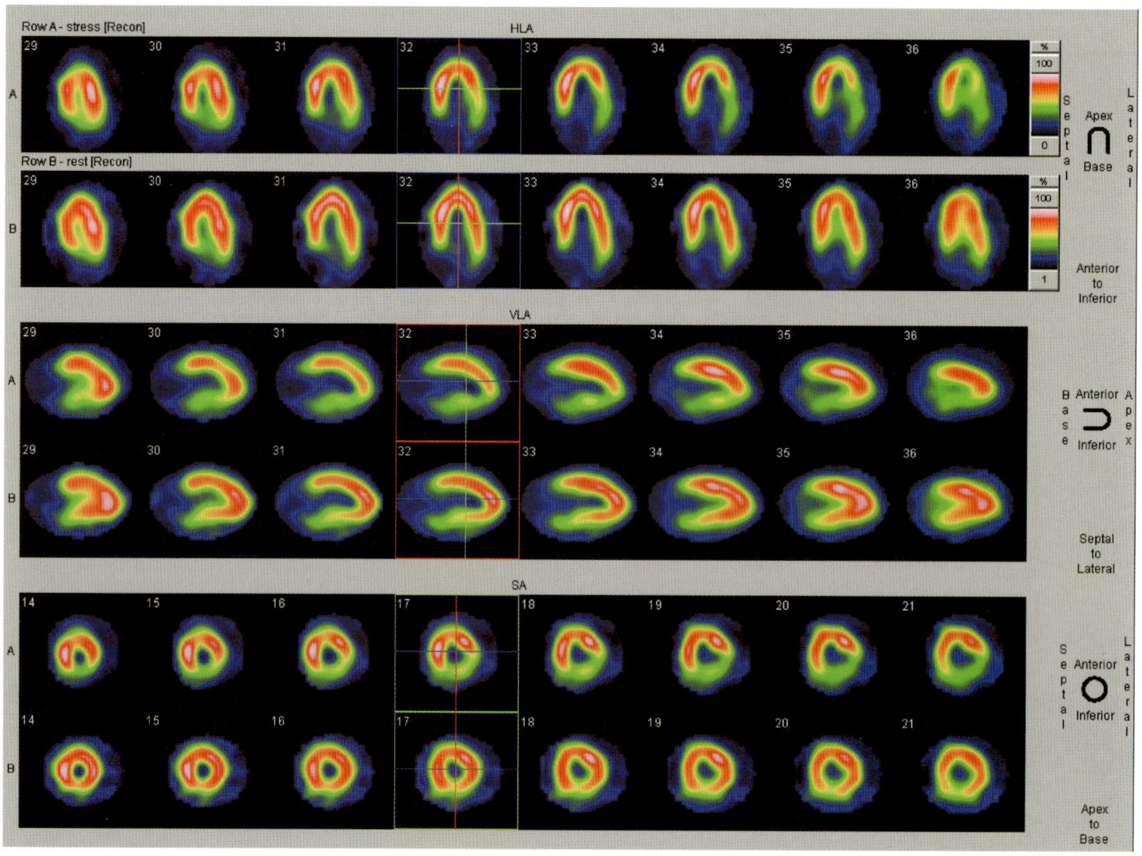

图 3-2-4　运动试验、静态^{99m}Tc-MIBI 心肌灌注显像显示：左心室外侧壁和下壁心肌缺血

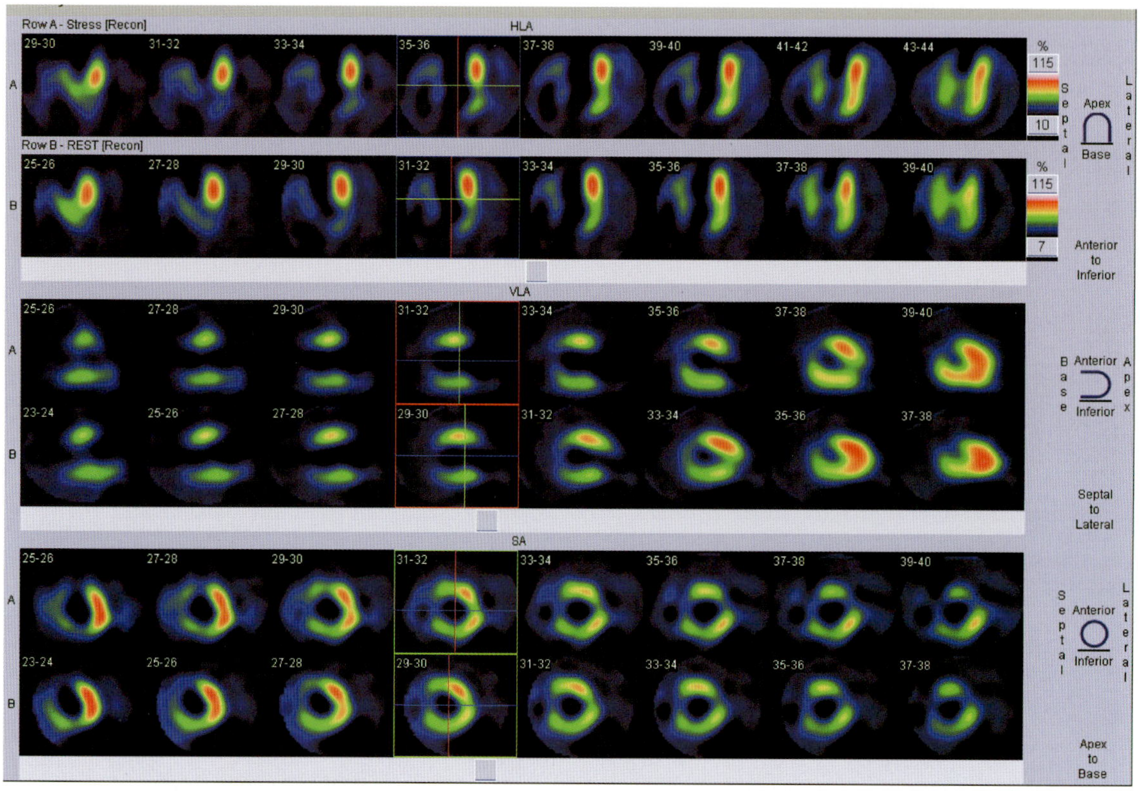

图 3-2-5　男，67 岁。运动试验/静息^{99m}Tc-MIBI 心肌灌注显像显示：左心室心尖、前壁、间隔心肌梗死

表 3-2-1 运动试验心肌灌注显像的适应证

诊断冠心病
评估冠状动脉狭窄的功能意义
药物或介入治疗的疗效判断
危险性分级
评估冠状动脉造影正常的患者的心肌缺血

表 3-2-2 药物负荷试验心肌灌注显像的适应证

患者不能进行运动试验
术前患者的危险性分级
急性心肌梗死后早期的危险性分级
左束支传导阻滞
心脏起搏

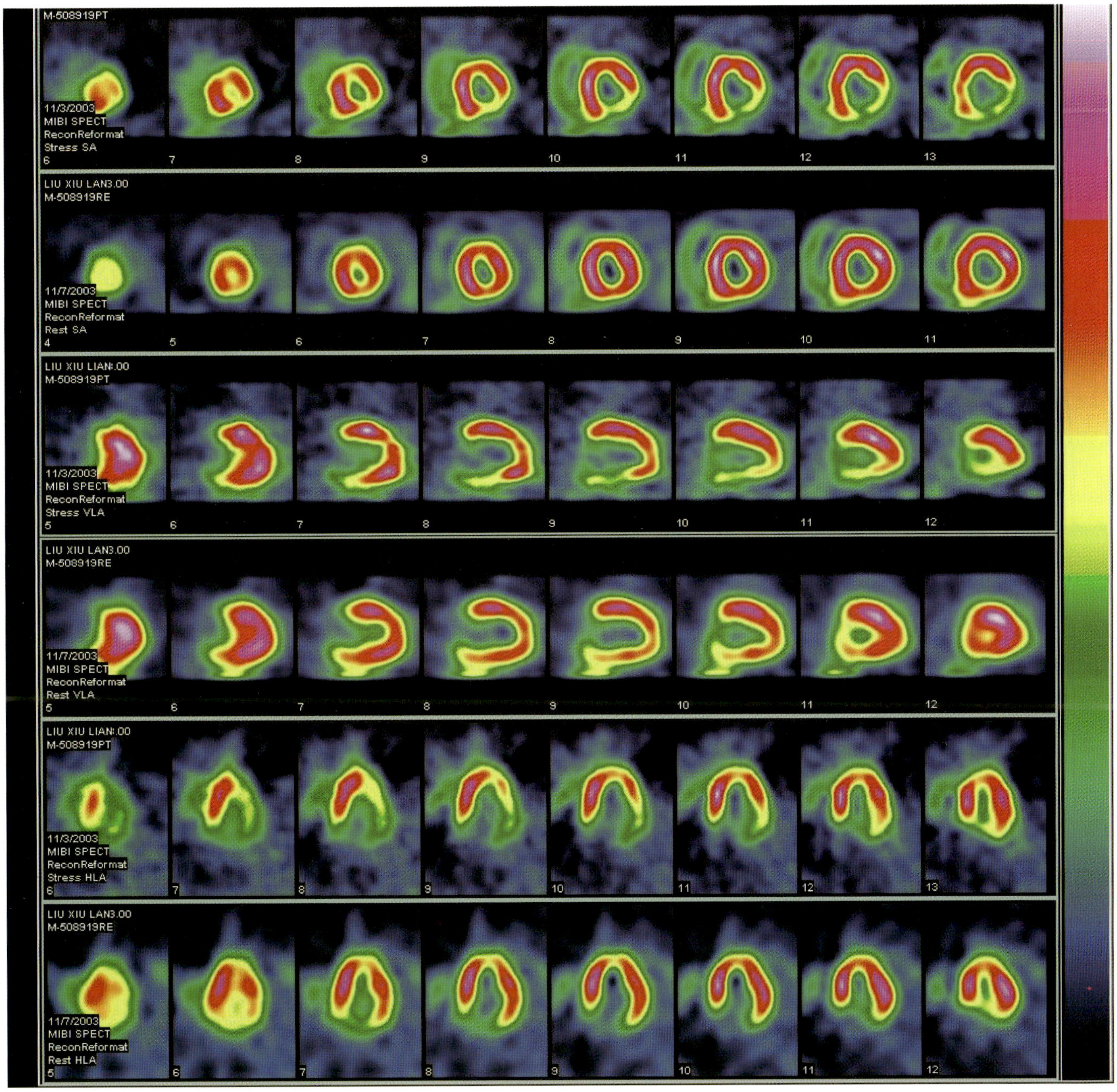

图 3-2-6 潘生丁负荷试验、静态 ^{99m}Tc-MIBI 心肌灌注显像显示：左心室下壁和侧壁心肌缺血

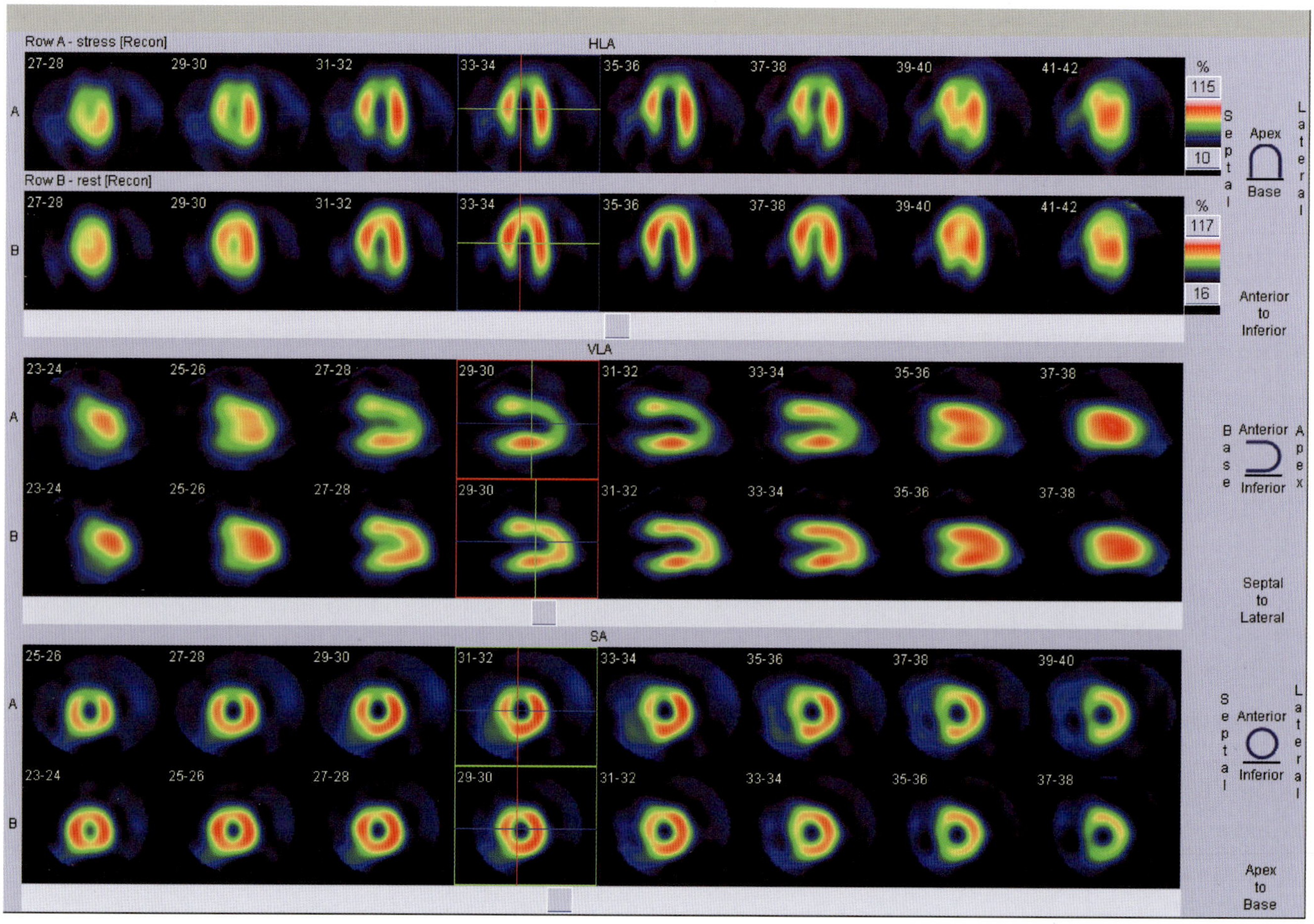

图 3-2-7 女，41 岁。腺苷负荷试验/静息^{99m}Tc-MIBI 心肌灌注显像显示：左心室心尖、前壁心肌缺血

自 1973 年，^{201}Tl 心肌灌注显像在临床应用以来，它在冠心病诊断中的价值已得到了充分的肯定[1]。心肌灌注显像已是国际上公认的诊断冠心病的最可靠的无创性检测方法（表 3-2-3 至表 3-2-8），它明显地优于心电图（ECG）运动试验[2]。文献报道了 4000 例患者的运动试验、再分布心肌灌注显像肉眼分析与冠状动脉造影诊断冠心病的结果。在这些研究中，心肌灌注显像诊断冠心病的灵敏度平均为 82%，特异度平均为 88%。在同一患者组，运动试验 ECG 的灵敏度为 50%～80%。刘秀杰等曾报道北京阜外心血管病医院 50 例运动试验^{201}Tl 心肌灌注显像与冠状动脉造影的对比，运动试验^{201}Tl 心肌显像对于诊断冠心病的敏感度为 94%，特异度为 82%。根据心肌平面或断层图像的心肌灌注缺损的部位，还可以判断冠状动脉狭窄的部位。^{99m}Tc-MIBI 或 tetrofosmin 心肌显像与^{201}Tl 心肌灌注显像检测冠心病的准确性是相近的。文献报道，双嘧达莫（潘生丁）负荷试验心肌 SPECT 显像诊断冠心病的灵敏度为 89%，特异度为 78%；腺苷负荷试验心肌 SPECT 显像的灵敏度为 88%，特异度为 85%。多巴酚丁胺负荷试验对于诊断冠心病，也有较高的灵敏度和特异度。由此可见，药物负荷试验心肌灌注显像与运动试验心肌灌注显像诊断冠心病的准确性没有明显的差别[3]。

表 3-2-3 心肌灌注显像诊断冠心病的准确性[10]

	病例数	灵敏度	特异度
ECG 运动试验	24047	68%	77%
运动试验 SPECT	28751	89%	80%
药物负荷试验 SPECT	1000	85%	91%

表 3-2-4 当前临床指南对心肌灌注显像在疑似或确诊的冠心病患者中应用的建议

临床症状	建议	发布团体	级别	证据水平
慢性胸痛	对于检查前冠心病中度可能的患者，诊断冠心病：不能进行运动试验，静息 ECG 异常	ESC ACC/AHA	Ⅰ	B
	确定靶血管病变	ESC ACC/AHA	Ⅰ	B
	评估冠状动脉狭窄的血流动力学	ESC ACC/AHA	Ⅰ	B
	PCI 或 CABG 术后评价	ESC ACC/AHA	Ⅰ	B
急性胸痛	检测静息状态下的心肌缺血	ESC ACC/AHA	Ⅱb Ⅱa	B
	检测 UA/NSTEMI 后低到中度危险患者的心肌缺血	ESC ACC/AHA	Ⅰ	B
	检测未确诊患者的心肌缺血	ESC ACC/AHA	Ⅰ	B
	评估 STEMI 后梗死范围和“处于危险状态”心肌	ESC ACC/AHA	Ⅰ	B
术前危险评估	择期、非心脏手术术前危险分层	ACC/AHA	Ⅰ	C
心力衰竭	检查心肌缺血和评估心肌存活	ACC/AHA ESC 研究组报告	Ⅱa	B
	诊断冠心病	ACC/AHA	Ⅱb	C

ACC，美国心脏病学会；AHA，美国心脏协会；ESC，欧洲心脏病学会

临床研究显示，PET 心肌灌注显像对于诊断冠心病具有很高的灵敏度和特异度，包括无症状的患者，或平衡的三支病变的患者[4]。文献报道，负荷试验 PET 心肌灌注显像的灵敏度为 94%～98%，特异度为 86%～100%。Nandalur 等对 1977—2007 年包括 PET 对冠心病诊断的研究进行了 meta 分析，包含 19 个研究报告和总共 1442 个患者，结果显示 PET 有 92%的灵敏度和 85%的特异度；对于冠状动脉分支的探测，PET 有 81%的灵敏度和 87%的特异度。通过 meta 分析研究结果显示 PET 比负荷试验超声、负荷试验磁共振成像（MRI）和 SPECT 心肌灌注显像有更高的灵敏度和特异度。meta 分析显示负荷试验 MRI 室壁运动异常对诊断冠心病的灵敏度是 83%，特异度是 86%，负荷试验 MRI 灌注异常对诊断冠心病的灵敏度和特异度分别是 91%和 81%，SPECT 心肌负荷试验灌注显像对诊断冠心病的灵敏度和特异度分别是 86%和 74%，负荷试验超声对诊断冠心病的灵敏度和特异度分别是 84%和 82%。但是，由于 PET 心肌灌注显像的显像剂的供应不方便、费用较高，而且，常规负荷试验心肌灌注显像也具有较高的灵敏度和特异度，因此，PET 或 PET/CT 心肌灌注显像不是临床上常用的诊断冠心病的方法。我们的一项最新研究结果显示，在运动试验高峰，给患者静脉注射 18F-FDG 后进行心肌 FDG 代谢显像可准确地诊断冠心病（图 3-2-8），对于诊断心肌缺血的准确性优于运动试验心肌 SPECT 灌注显像[5-7]。

近年来，一些临床研究表明，衰减校正、心肌门控灌注断层显像可以提高心肌灌注显像诊断冠心病的特异性[8]。利用 SPECT 进行心肌血流灌注显像和利用 CT 行冠状动脉成像（CTCA）已成为当今诊断冠状动脉病变和冠心病相互不可替代的两种影像技术。两者对冠状动脉病变和冠心病诊断的侧重不同，提供的诊断信息也不同，CTCA 侧重在冠

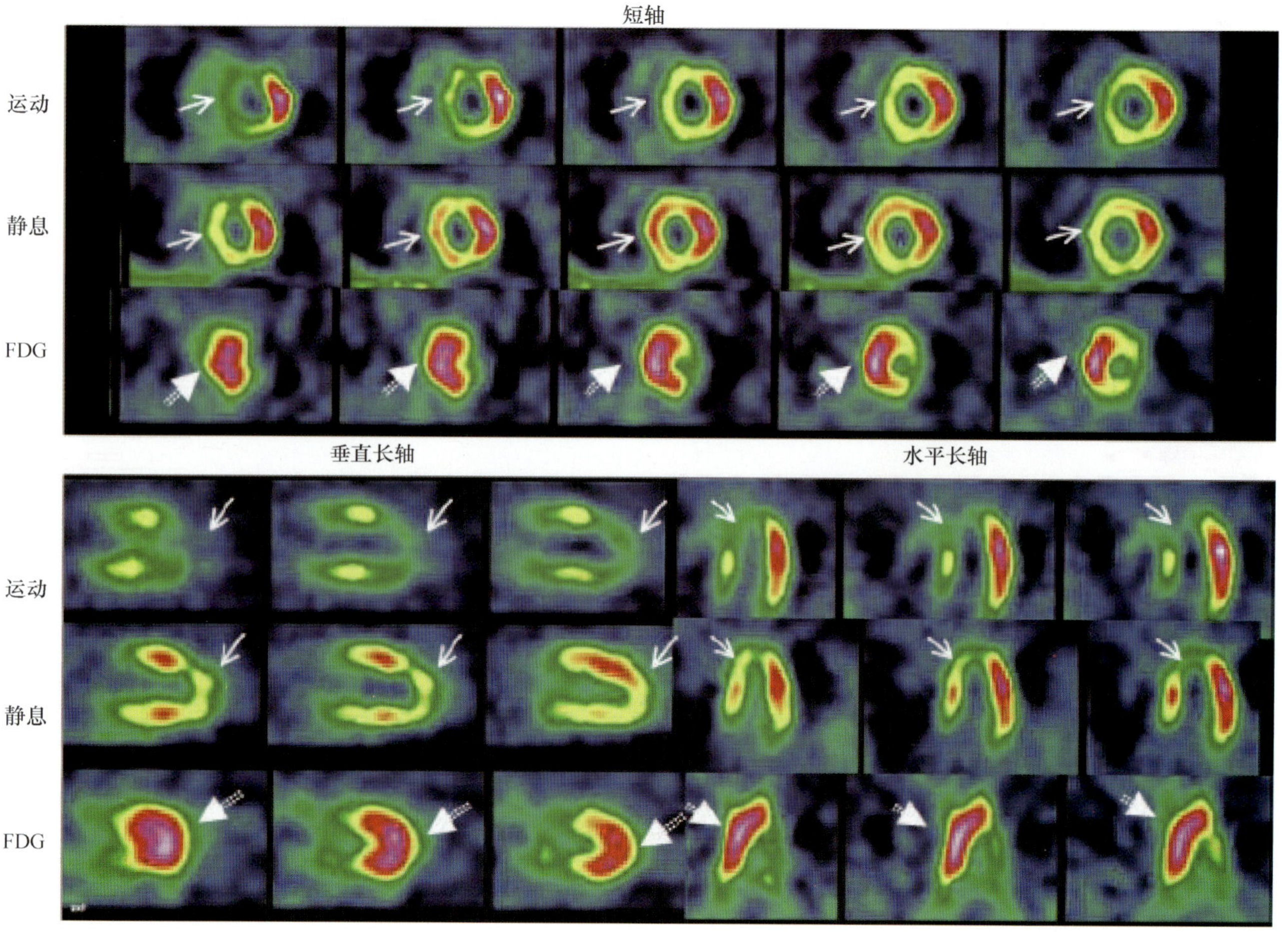

图 3-2-8 运动试验心肌灌注、代谢 SPECT 显像

状动脉解剖形态诊断方面，可用于冠心病的筛查和冠状动脉 PCI 术后支架再狭窄的诊断；心肌灌注显像侧重于心肌血流灌注功能诊断，用于对冠状动脉病变进行功能评价，确定心肌血流灌注状况和心肌细胞的功能状况；两种影像结果反映冠心病的两个不同方面，但单独依靠任何一种影像技术，在诊断中都可能出现偏差。SPECT/CT 的问世实现了心肌灌注显像和 CTCA 同机图像融合，其临床的广泛应用，必将成为无创性科学诊断冠心病的首选方法之一，对于需确诊冠心病的人群，在诊断的过程中，无论是首选冠状动脉 CT 成像还是首选负荷试验心肌灌注显像，如显像结果为阴性时，可提示为冠心病低危人群；如冠状动脉 CT 提示有冠状动脉狭窄性病变，应进一步进行负荷/静息心肌灌注显像，并进行两种影像图的融合，以确定“功能相关冠状动脉病变”，为冠状动脉血运重建术提供解剖和功能信息。另一方面，如负荷试验/静息心肌灌注显像提示有心肌缺血存在，应进一步进行冠状动脉 CT 成像，并进行两种影像图的融合，以明确导致心肌缺血之供血冠状动脉的病变情况（冠状动脉狭窄性病变还是冠状动脉畸形），为确定合理的治疗方案提供信息。国外文献报道：单纯 64 排 CTCA 对冠心病诊断的灵敏度、特异度、阳性预测值和阴性预测值分别为 96%、63%、31%和 99%；而 SPECT/CT 行心肌灌注显像/CTCA 融合显像将诊断冠心病的灵敏度、特异度、阳性预测值和阴性预测值分别提高为 96%、95%、77%和 99%。

运动试验放射性核素心血管造影也常被用来诊断冠心病，文献报道，运动试验放射性核素心血管造影优于 ECG 运动试验，其诊断冠心病的灵敏度、特异度分别为 90%、80%。一些对比研究显示，运动试验放射性核素心血管造影、^{201}Tl 心肌显像的灵敏度、特异度是相似的。但是，在临床中，一些技术性、病理性因素可能影响它的准确性，目前它在诊断冠心病方面的应用已不及心肌灌注显像。

临床研究显示，PET 心肌灌注显像对于诊断冠心病具有很高的灵敏度和特异度，但是，由于 PET 显像的高费用问题，以及常规负荷试验心肌灌注显像也具有较高的灵敏度和特异度，因此，PET 心肌灌注显像不是临床上常用的诊断冠心病的方法。

心肌灌注显像异常可见于一些其他非冠状动脉性心脏病：肥厚型心肌病、系统性红斑狼疮、高血压病伴左心室肥厚、糖尿病性心脏病、Duchenn 心肌萎缩、原发性扩张型心肌病（图 3-2-9）、冠状动脉起源异常、心脏肿瘤等[9]。

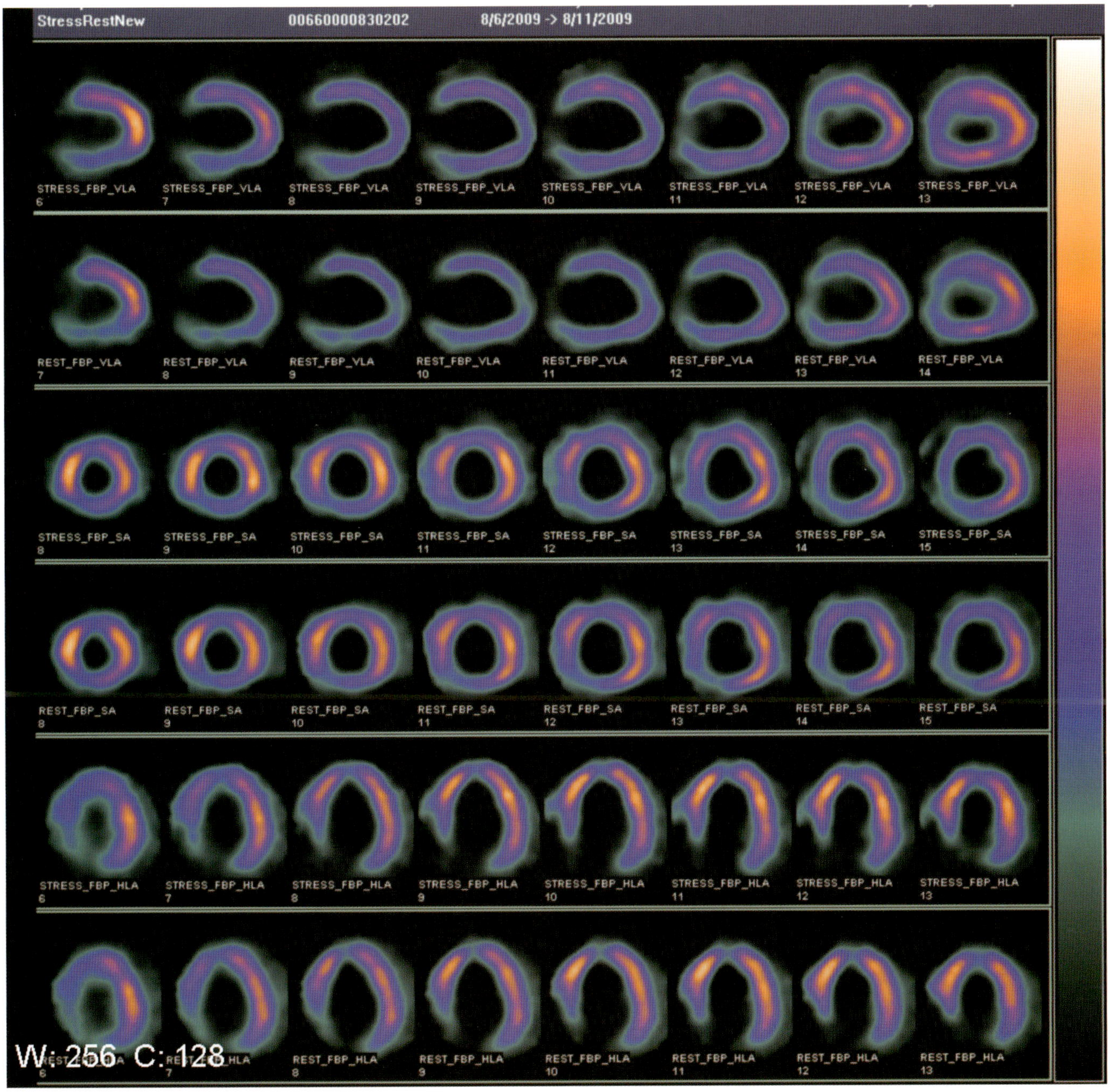

图 3-2-9 扩张型心肌病患者运动试验/静息心肌 SPECT 显像

表 3-2-5 放射性核素显像在慢性缺血性心脏病中的应用

适应证	显像方法	分级
1. 诊断有症状的患者，及筛选无症状的心肌缺血患者	运动试验或药物负荷试验心肌灌注显像，包括 PET* 运动试验心血池显像（RNA）	Ⅰ Ⅱa
2. 心室功能的评估（运动试验/静息）	RNA 门控 ^{99m}Tc-MIBI 显像	Ⅰ Ⅱb
3. 对左心室功能低下的患者血管重建术前存活心肌的评估	静息-再分布 ^{201}Tl 显像 静息-再分布-再注射 ^{201}Tl 显像 ^{18}F-FDGPET 显像 多巴酚丁胺 RNA 运动试验后 RNA 服硝酸甘油 RNA	Ⅰ Ⅰ Ⅰ Ⅱb Ⅱb Ⅱb
4. PTCA 术前确定心肌缺血的范围	运动试验或药物负荷试验心肌灌注显像 运动试验 RNA	Ⅰ Ⅱa
5. 非心脏手术前危险性分级	药物负荷试验或运动试验灌注显像	Ⅰ
6. 筛选无症状且心肌缺血可能性小的患者	所有显像方法	Ⅲ

心血管显像技术在各种疾病中的应用以下列分类方法表示：Ⅰ. 适用，且有效；Ⅱ. 可以接受，但临床应用价值还未完全确定；Ⅱa. 有相当的证据支持其应用；Ⅱb. 是有帮助的，但缺乏足够的依据；Ⅲ. 一般情况下不适合。

* 注：在选用 PET 显像时，必须考虑到，与 ^{99m}Tc 及 ^{201}Tl 心肌显像相比，PET 的价格、显像剂的问题和效果

表 3-2-6 放射性核素显像对慢性缺血性心脏病的严重程度、预后判断、危险性分级的评价

适应证	显像方法	分级
左心室功能的评价	静息或运动试验 RNA 门控 ^{99m}Tc-MIBI 心肌灌注显像	Ⅰ Ⅱb
确定心肌缺血的部位与程度	药物负荷试验或运动试验心肌灌注显像	Ⅰ

表 3-2-7 心肌显像诊断冠心病灵敏度的影响因素

增加灵敏度	减低灵敏度
心肌瘢痕	LCX 病变
达到较高的运动负荷或心率	冠状动脉分支病变
老年人	单支冠状动脉狭窄
多处冠状动脉狭窄	冠状动脉侧支循环
冠状动脉狭窄>90%	冠状动脉轻度狭窄
近心端狭窄	低运动负荷且无症状
伴有异常 ST 段改变	抗心绞痛药物治疗
定量分析	

在临床症状典型、酶学检查异常和心电图改变明显的患者，诊断急性心肌梗死是不困难的。因此，心肌显像不是诊断急性心肌梗死的首选检查方法，特别是对于急性心肌梗死可能性大的患者（表 3-2-9）。但是，大约 10%的急性心肌梗死患者的临床症状、酶学检查和心电图改变不典型。对于相当一部分因急性胸痛而就诊的患者，因为临床上不能除外急性心肌梗死，因此，对这些患者必须留观。另据报道，在因急性胸痛而到急症室就诊的患者中，其中，相当一部分患者的胸痛是由于非心脏原因所引起的。近年来的一些研究显示，在急诊室，进行静态心肌灌注显像对于急性胸痛患者的临床处理具有很重要的价值。静态心肌灌注显像异常的患者，需要进一步的诊断和治疗；静态心肌灌注显像正常可以除外急性心肌梗死和不稳定型心绞痛，这些患者

表 3-2-8 心肌显像诊断冠心病特异度的影响因素

软组织衰减
- 乳房
- 胸廓侧壁脂肪
- 横膈

消化道放射性重叠

心肌“热点”

心尖变异

非冠状动脉病变
- 左束支传导阻滞（LBBB）
- 心肌肥厚

电轴左偏/电轴右偏

患者移动

泛源野不均匀性

斜轴和极坐标靶心图重建误差

旋转中心误差

可以安全地回家，在必要时，再进行负荷试验心肌灌注显像来确定有无心肌缺血或明显的冠状动脉狭窄。

表 3-2-9　放射性核素在诊断急性心肌梗死中的应用

适应证	方法及示踪剂	分类
1. 右心室梗死	静息 RNA ^{99m}Tc-焦磷酸盐（PYP）	Ⅱa Ⅱa
2. 常规方法未能诊断的心肌梗死（近期）	静息心肌灌注显像 ^{99m}Tc-PYP	Ⅱb Ⅱb
3. 常规方法未能诊断的心肌梗死（远期）	^{99m}Tc-PYP	Ⅱa
4. 急性心肌梗死的常规诊断	所有显像方法	Ⅲ

注：RNA 可以通过^{99m}Tc 标记的示踪剂采集首次通过显像

心肌灌注显像在急性心肌梗死患者中的应用还有：检测心肌梗死后的心肌缺血，评估心肌活力和心肌梗死患者的预后（表 3-2-10）。长期以来，有创性的冠状动脉造影和冠状动脉血运重建被认为是心肌梗死患者的最有效的诊断、治疗方案。最近，美国的一项多中心临床试验（VAN-QWISH）结果清楚地表明，应用心肌显像下心肌缺血指导的“保守性”诊断、治疗方案是安全、有效的[10-11]。

表 3-2-10　放射性核素显像评价急性心肌梗死患者危险度、预后及疗效

适应证	显像方法	分类
1. 静息左、右心室功能	静息 RNA	Ⅰ
2. 负荷试验时的心肌缺血的范围/程度	负荷试验心肌灌注显像 负荷试验 RNA	Ⅰ Ⅱa
3. 存活心肌的判断	见表 3-2-5：放射性核素显像在慢性缺血性心脏病中的应用	Ⅱa
4. 梗死面积的判断	静息心肌灌注显像	Ⅱa
5. 急诊评估危险性	静息^{99m}Tc-MIBI 心肌灌注显像	Ⅱa
6. 评估被救活的心肌	多次静息^{99m}Tc-MIBI 心肌灌注显像对照	Ⅱa

参考文献

[1] 何作祥. 心肌灌注显像的临床应用. 中华心血管病杂志，2004，32（7）：665-667.

[2] Beller GA. Diagnostic accuracy of thallium-201 myocardial perfusion imaging. CIRCULATION，1991，84（3 Suppl）：I1-I6.

[3] 田月琴，王金城，何作祥，等. 腺苷负荷试验心肌灌注显像诊断冠心病的临床价值. 中华心血管病杂志，2005，33（1）：58-61.

[4] Schelbert HR. The usefulness of positron emission tomography. *Curr. Probl. Cardiol*，1998，23（2）：69-120.

[5] He ZX，Shi RF，Wu YJ，et al. Direct imaging of exercise-induced myocardial ischemia with fluorine-18-labeled deoxyglucose and Tc-99m-sestamibi in coronary artery disease. *CIRCULATION*，2003，108（10）：1208-1213.

[6] Jain D，He ZX. Direct imaging of myocardial ischemia：a potential new paradigm in nuclear cardiovascular imaging. *J NUCL CARDIOL*，2008，15（5）：617-630.

[7] Jain D，He ZX，Lele V，et al. Direct Myocardial Ischemia Imaging：a New Cardiovascular Nuclear Imaging Paradigm. *Clin Cardiol*，2014. doi：10.1002/c.22346.

[8] Taillefer R，DePuey EG，Udelson JE，et al. Comparative diagnostic accuracy of Tl-201 and Tc-99m sestamibi SPECT imaging（perfusion and ECG-gated SPECT）in detecting coronary artery disease in women. *J. Am. Coll. Cardiol*，1997，29（1）：69-77.

[9] 孙晓昕，何作祥. 非粥样硬化性冠状动脉狭窄的影像学评价. 中华心血管病杂志，2008，36（3）：280-282.

[10] Gibbons RJ，Abrams J，Chatterjee K，et al. ACC/AHA 2002 guideline update for the management of patients with chronic stable angina—summary article：a report of the American College of Cardiology/American Heart Association Task Force on Practice Guidelines（Committee on the Management of Patients With Chronic Stable Angina）. CIRCULATION，2003，107：149-158.

[11] Boden WE，O RR，Crawford MH，et al. Outcomes in patients with acute non-Q-wave myocardial infarction randomly assigned to an invasive as compared with a conservative management strategy. Veterans Affairs Non-Q-Wave Infarction Strategies in Hospital（VAN-QWISH）Trial Investigators. N. Engl. J. Med，1998，338（25）：1785-1792.

第三章　冠心病的危险分层

心肌灌注显像评估预后的价值已得到了广泛的临床证明。大量的临床资料表明，心肌灌注显像正常预示患者的预后良好，心脏事件的发生率小于每年1%，与正常人群相似[1]。即使冠状动脉造影显示冠状动脉狭窄的存在，心肌灌注显像正常的患者的预后也是很好的[2]。心肌显像也可以判断处于“高危状态”的冠心病患者。这些患者的心肌显像表现为：

（1）多发性的可逆性灌注缺损累及两个或多个冠状动脉血管床，定量分析为大面积的灌注缺损。

（2）运动试验后肺对 Tl^{201} 的摄取增加。

（3）运动试验后左心室心腔一过性扩大。

在确诊的或可疑冠心病患者，心肌灌注显像显示的心肌灌注缺损的节段数或范围和可逆性灌注缺损的程度是心脏事件的独立预测因子。Ladenheim等[3]报道：运动试验耐力好，达到预期最大心率的85%，灌注显像无异常者，心肌梗死或其他严重并发症的发生率仅为每年0.3%；而运动试验耐力差，3个或更多个节段的心肌灌注异常，心脏事件的发生率高达每年26%～78%。Pollock等[4]报道，临床资料和平面心肌灌注显像参数相结合比临床资料和冠状动脉造影参数相结合能提供更重要的预后资料。Iskandrian等[5]发现，即使患者已经有了冠状动脉造影的结果，运动试验 ^{201}Tl 心肌SPECT仍提供递增的预后资料。

静态射血分数对急性心肌梗死患者的预后的评估是有价值的。北京阜外心血管病医院曾测定了68例急性心肌梗死患者在发病48h内的左心室射血分数，并定期随诊到242天，其中5例死亡。射血分数小于30%者，半年内死亡率为31%；射血分数大于30%者，无一例死亡。1983年，Jones等[6]报道了运动试验左心室射血分数的预后意义，运动试验中，射血分数降低组比对照组死亡率高20%。美国国立卫生研究所（NIH）报道，三支血管病变、运动试验中出现ST段降低和射血分数减低的冠心病患者，4年死亡率为29%；而对照组（三支血管病变、运动试验中无心肌缺血表现者）的死亡率为0%，因此，运动试验射血分数对评估冠心病患者的预后是有价值的。

心肌灌注显像对冠心病患者预后具有良好的预测价值。它所评估的预后为临床长期治疗方案的制定，如患者是单纯药物治疗还是再血管化治疗有指导意义。心肌灌注显像对稳定性冠心病患者的预后价值，下述结论是比较肯定的。①显像正常的冠心病中度可能患者心脏事件年发生率小于1%，阴性预测值99%；②显像不正常的冠心病中度可能患者心脏事件发生率与灌注缺损严重程度密切相关，心脏性死亡或心肌梗死的发生率3%（轻～中度灌注缺损）～7%（严重灌注异常）；③心肌门控灌注显像负荷试验后左心室EF小于45%，或收缩末期容积大于70ml，心肌灌注显像即使轻微异常，也提示患者预后不良；④即使已经有运动试验心电图、冠状动脉造影检查结果和临床资料，心肌门控灌注显像仍然增加患者预后信息价值；⑤左心室功能异常预测患者死亡更有效，可逆性缺损能更好地预示缺血性事件，如胸痛、非致命性心肌梗死等的发生。

一、冠心病患者和疑诊为冠心病患者的预后

可逆性缺损的患者心脏事件发生率是灌注显像正常患者的6～12倍。受累心肌范围是预测心脏性死亡或心肌梗死的最佳预测指标。灌注显像提示左心室功能低下，如 ^{201}Tl 图像肺摄取放射性增高、一过性左心室扩大等，患者的预后欠佳。心肌灌注显像正常对患者预后良好有很高的预测价值。对3573例病例的回顾性总结发现，心肌灌注显像正常患者的心脏性死亡或心肌梗死发生率每年低于1%。对154例运动试验心电图ST段压低≥2mm但 ^{201}Tl 显像正常患者追踪（34±17）个月，无一例发生心肌梗死或心脏性死亡。75例冠状动脉造影证实的冠状动脉狭窄（36例多支病变）而 ^{201}Tl 显像正常患者随

诊2年，心脏事件发生率为0.7%。

二、心肌梗死的预后

和运动试验心电图相比，心肌灌注显像受运动试验高峰心率的影响小。心肌灌注显像能鉴别病变心肌是缺血、梗死还是存活；确定受累心肌的范围，所检测出的缺血、梗死心肌部位易于确定出病变冠状动脉。心肌门控灌注显像能观察左心室功能和节段性室壁运动异常。潘生丁或腺苷心肌灌注显像能在心肌梗死早期（梗死后2～4天）就对患者进行预后评价。凡固定性放射性缺损面积大、左心室功能低下或伴随残存心肌缺血（可逆性缺损）的患者，其预后较差。^{201}Tl显像对心肌梗死患者所有心脏事件和再发非致命性心肌梗死的预测准确性显著高于运动试验心电图和冠状动脉造影。

（1）急性心肌梗死：急性心肌梗死（acute myocardial infarction，AMI）早期左心室EF的测定对早期预后有意义。刘秀杰等观察表明，AMI患者左心室EF≤30%，半年内的死亡率为31.3%；而左心室EF大于30%，半年内无1例死亡。而且心肌梗死的部位与预后也有密切关系，前壁梗死组，左心室EF为40%，半年死亡率为12.8%，而下壁梗死组，左心室EF为51.1%，无1例死亡。

（2）陈旧性心肌梗死：放射性核素显像可评价整体功能、手术或药物治疗的疗效和预后判断。Shaw等对863例陈旧性心肌梗死患者行静息和运动试验放射性核素心室显像，所有患者均接受内科药物治疗，随访≤6年，其中147例（17%）患者发生心脏事件。危险因子分析提示，静息左心室EF、运动试验左心室EF和最大负荷量对心脏事件的预测有价值。放射性核素心室显像对预后提供63%的有价值信息。

三、围术期心肌灌注显像

潜在冠心病是决定围术期患者心脏性死亡率和冠心病发病率的主要因素。在冠心病高发人群中，如高龄男性、糖尿病患者，尤其是血管疾病手术患者（40%～80%同时患有冠心病），围术期心脏事件的发生率很高。而且许多冠心病患者无明显的临床症状，属于无痛性心肌缺血、甚至梗死。心肌灌注显像能很好地筛选出围术期心脏事件高发患者，可逆性放射性分布稀疏、缺损患者围术期心脏性死亡的发生率显著高于心肌灌注正常患者。

参考文献

[1] Brown KA. Prognostic value of thallium-201 myocardial perfusion imaging. A diagnostic tool comes of age. *CIRCULATION*, 1991, 83 (2): 363-381.

[2] Yang MF, Dou KF, Liu XJ, et al. Prognostic value of normal exercise 99mTc-sestamibi myocardial tomography in patients with angiographic coronary artery disease. *Nucl. Med. Commun*, 2006, 27: 333-338.

[3] Ladenheim ML, Pollock BH, Rozanski A, et al. Extent and severity of myocardial hypoperfusion as predictors of prognosis in patients with suspected coronary artery disease. *J. Am. Coll. Cardiol*, 1986, 7 (3): 464-471.

[4] Pollock SG, Abbott RD, Boucher CA, et al. Independent and incremental prognostic value of tests performed in hierarchical order to evaluate patients with suspected coronary artery disease. Validation of models based on these tests. *CIRCULATION*, 1992, 85 (1): 237-248.

[5] Iskandrian AS, Chae SC, Heo J, et al. Independent and incremental prognostic value of exercise single-photon emission computed tomographic (SPECT) thallium imaging in coronary artery disease. *J. Am. Coll. Cardiol*, 1993, 22 (3): 665-670.

[6] Jones RH, Floyd RD, Austin EH, et al. The role of radionuclide angiocardiography in the preoperative prediction of pain relief and prolonged survival following coronary artery bypass grafting. *Ann. Surg*, 1983, 197 (6): 743-754.

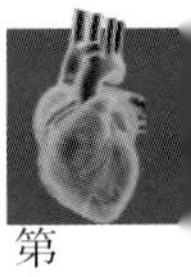

第四章　心肌存活的评估

在冠状动脉狭窄的患者，不可逆的心肌损害（心肌梗死或瘢痕）和（或）可逆性的心肌缺血（如心绞痛），均可导致心肌收缩功能异常。放射性核素心室造影和超声心动图证明，在冠状动脉血运重建（CABG、PCI）后，慢性冠状动脉狭窄患者的静态左心室局部室壁运动和整体功能改善。在冠状动脉血流减低的情况下，存活的心肌功能的持久性（persistent）损害被称为心肌冬眠（hibernating myocardium）。当心肌血流（氧的供应）恢复正常或心肌耗氧量减少时，"冬眠"心肌的收缩功能就会恢复。心肌冬眠表现为心室局部室壁运动异常，相应节段的心肌灌注减低，心肌功能也减低，但心肌细胞是存活的。在心室功能异常是由于局部心肌缺血或心肌冬眠所引起的情况下，冠状动脉血运重建可以改善局部室壁运动和整体心室功能；当心室功能异常是由于心肌梗死或瘢痕所引起时，则冠状动脉血运重建不能改善局部和整体心室功能。尽管冠状动脉血运重建的方法在不断地改进和完善，像冠状动脉旁路移植术（CABG）仍然是有相当大危险的，特别是在心室功能严重受损的患者。由此可见，因为冠状动脉血运重建可能改善局部和整体心室功能，就对所有心室功能异常的冠状动脉狭窄患者施行 CABG 或 PCI 显然是不合适的。评估心肌是否存活可以帮助选择能得益于冠状动脉血运重建的患者群，因此，它具有极其重要的临床价值[1]。

放射性核素显像是临床上应用最广泛的评估心肌活力的方法[2]（表 3-4-1）。目前，在临床上，静态-再分布^{201}Tl 显像和负荷试验-再注射^{201}Tl 心肌显像是最常用的，静态-再分布（静态注射^{201}Tl 后 5min 和 3～4h）显像，与运动试验-再注射^{201}Tl 心肌显像评估心肌存活的准确性是相似的。Bonow 等对比了 16 例冠心病患者的再注射^{201}Tl 心肌 SPECT 和 FDG 心肌 PET 的结果，发现对于评估心肌活力，再注射^{201}Tl 心肌 SPECT 和 FDG 心肌 PET 代谢显像是可以相比拟的。对于静态^{99m}Tc-MIBI 或^{99m}Tc-tetrofosmin 心肌显像评估心肌活力的价值，尚有些争论。Pagley 等[3]的研究发现，静态-再分布^{201}Tl 显像显示心肌存活患者在冠状动脉血运重建后的心脏事件发生率比心肌不存活的患者明显更低。心肌门控 SPECT 显像、定量分析和衰减校正可能提高心肌 SPECT 显像评估心肌活力的准确性。

表 3-4-1　各种显像方法评估心肌存活的灵敏度和特异度[4]

	病例数	灵敏度（%）	95%可信区间	特异度（%）	95%可信区间
^{99m}Tc-MIBI	207	83	78～87	69	63～74
^{201}Tl 再注射	209	86	83～89	47	43～51
^{201}Tl 静态-再分布	145	90	87～93	54	49～60
^{18}F-FDG PET	332	88	84～91	73	69～77

1993 年，何作祥等[5]报道了硝酸酯增强^{201}Tl 心肌 SPECT 显像评估心肌活力的灵敏度（图 3-4-1）。其后，一些作者对硝酸酯心肌显像评估心肌活力进行了研究，报道了类似的结果。与静态显像相比，硝酸酯^{99m}Tc-MIBI 心肌灌注显像明显地增强了检测心肌活力的灵敏度。一些研究显示，硝酸酯心肌显像对于预测冠状动脉血运重建后局部室壁运动的改善具有较高的准确性（表 3-4-2）。最近，我们发现硝酸酯^{99m}Tc-MIBI 心肌灌注显像显示有灌注异常但心肌存活的、接受冠状动脉血运重建的患者比接

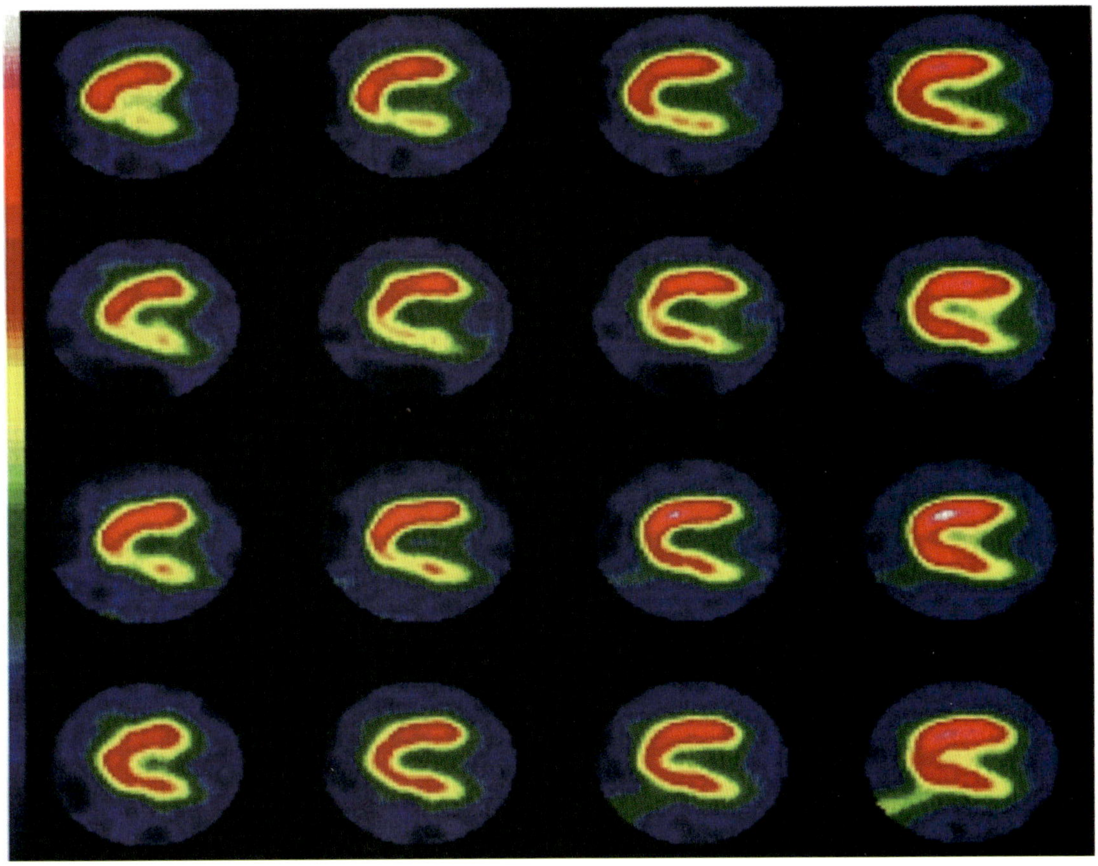

图 3-4-1 再注射^{201}Tl 显像为固定性缺损的节段在硝酸酯-再注射心肌^{201}Tl 显像上表现为可逆性缺损

表 3-4-2 硝酸酯心肌显像预测冠状动脉血运重建后左心室局部室壁运动改善的准确性[6]

作者	病例数	左心室 EF (%)	灵敏度	特异度
Senior，1995	22	26±8	92%	78%
Bisi，1994	19	35±10	91%	88%
Bisi，1995	28	36±10	95%	88%
Maurea，1995	8	—	88%	89%
Li，1996	13	—	82%	76%
Li，1996	27	35±14	83%	81%

受药物治疗的患者的心脏事件发生率明显降低；而对于无明显存活心肌的、接受药物治疗和冠状动脉血运重建患者的心脏事件发生率相似。

图 3-4-1 为一例冠心病患者的运动试验、硝酸酯-再注射^{201}Tl 心肌 SPECT 显像和运动试验、单纯再注射^{201}Tl 心肌 SPECT 显像的对比。图像显示，在单纯再注射^{201}Tl 心肌 SPECT 显像为不可逆性灌注异常区，硝酸酯-再注射^{201}Tl 心肌 SPECT 显像上显示为可逆性的缺损。

最新的 meta 分析显示，在左心室功能异常且心肌存活的冠心病患者，与内科治疗相比，冠状动脉再血管化使年心脏事件的发生率减少 79.6%[7]，反之，在没有存活心肌的患者，经冠状动脉再血管化或内科治疗患者的心脏事件发生率无明显变化。

PET 灌注/代谢显像被公认为是评估心肌存活的最可靠的方法。特别是对于心肌梗死、心室功能严重受损的患者。在冠状动脉狭窄患者，血流灌注减低、脱氧葡萄糖（FDG）摄取正常或相对增加（灌注-代谢不匹配）标志心肌缺血但仍然存活（图 3-4-2、图 3-4-3）；血流灌注减低、FDG 摄取亦减低（灌注-代谢匹配）标志心肌细胞不再存活[8]。一些研究表示，PET 灌注/代谢显像预测冠状动脉狭窄患者在冠状动脉再血管化后心室功能变化的阳性预测值为 73%～85%，阴性预测值为 74%～92%，而且，对于判断患者的预后具有重要的价值[9]（表 3-4-3）。

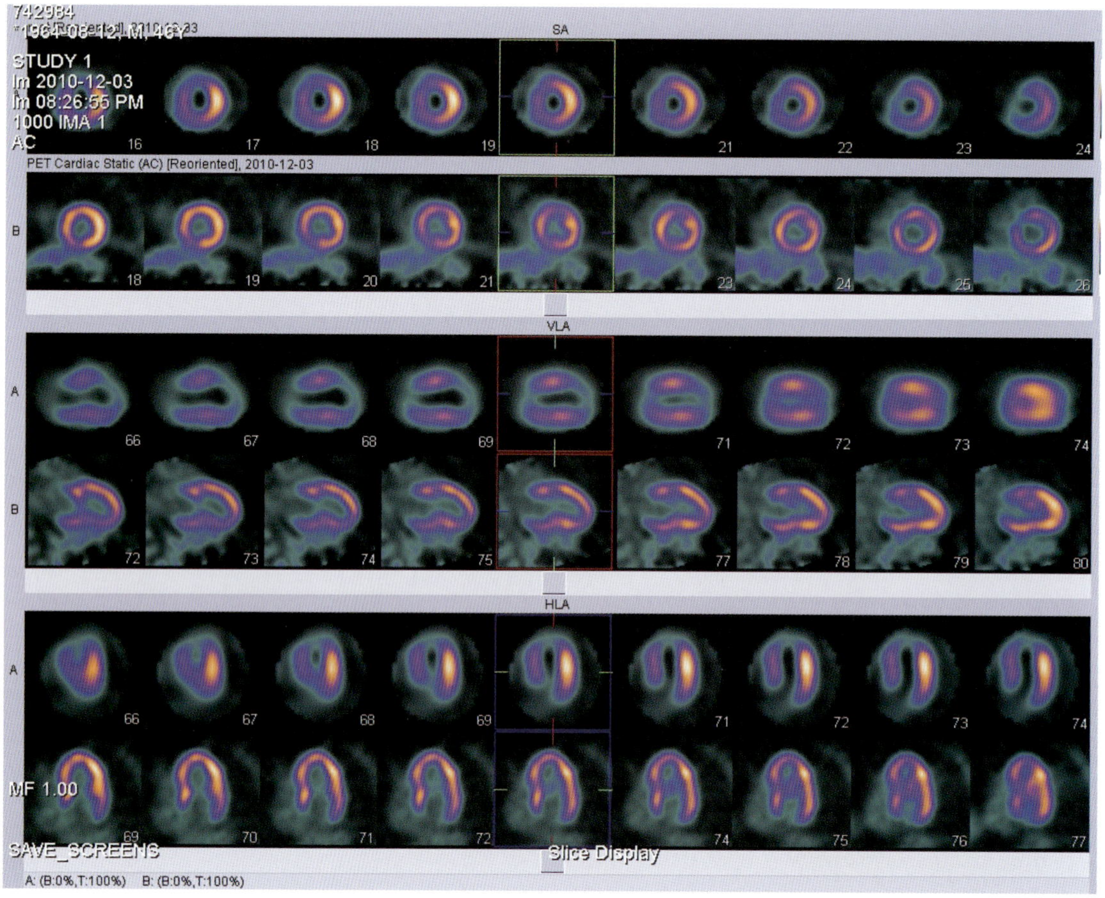

图 3-4-2 心肌灌注 SPECT/代谢 PET 显像显示：左心室前壁、心尖心肌灌注-代谢不匹配，表明心肌存活

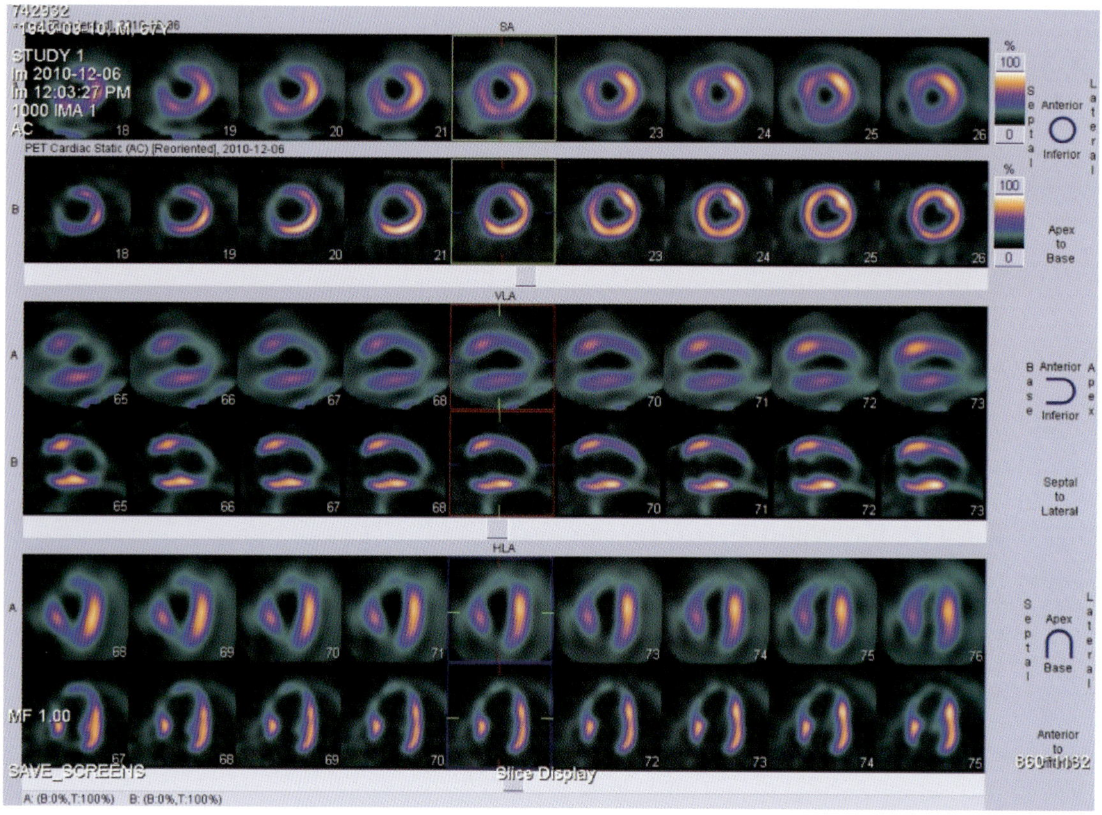

图 3-4-3 心肌灌注 SPECT/代谢 PET 显像显示：左心室前壁、心尖和间壁心肌灌注-代谢匹配，表明心肌不存活

表 3-4-3　心肌 PET 显像显示心肌存活患者经冠状动脉血运重建或内科治疗的结局

		FGD（＋）		FDG（－）		心脏事件
		血运重建	内科治疗	血运重建	内科治疗	
Eitzman，1992[10]	病例数	26	18	14	24	死亡，MI
	心脏事件	3（12%）	9（50%）	1（7%）	3（13%）	
Yoshida，1993[11]	病例数	20	5	6	4	死亡
	心脏事件	2（10%）	0（0%）	3（50%）	2（50%）	
Di Carli，1994[9]	病例数	26	17	17	33	死亡
	心脏事件	3（12%）	7（50%）	1（6%）	3（8%）	
Lee，1994[12]	病例数	49	21	19	40	死亡，MI
	心脏事件	8（16%）	13（62%）	2（10%）	7（18%）	

应当指出，血流-代谢匹配不等于说，在该节段完全没有存活（或正常）的心肌细胞。例如，心内膜下瘢痕组织可与心外膜下正常心肌同时存在。血流-代谢不匹配的心肌节段，在心肌血流完全恢复正常后，心肌功能不一定完全恢复正常。因为，在功能异常的心肌节段，正常的心肌、冬眠的心肌和瘢痕组织通常是同时存在的，在心肌血流灌注恢复正常后，心肌功能的恢复程度取决于该心肌节段内这三种组分的分布状态。

常规心肌灌注显像方法简便、费用相对便宜，是临床上评估心肌活力的比较实用的方法。由于心肌 PET 代谢显像的费用昂贵，而且技术相对复杂，拥有 PET 的单位较少，目前，它不可能被常规地应用于临床。应用 SPECT 进行 FDG 代谢显像有可能使 FDG 代谢显像得到更广泛的临床应用（图 3-4-4、图 3-4-5）。在临床上，需要进行心肌存活的评估时，应当首先选择常规心肌放射性核素显像。

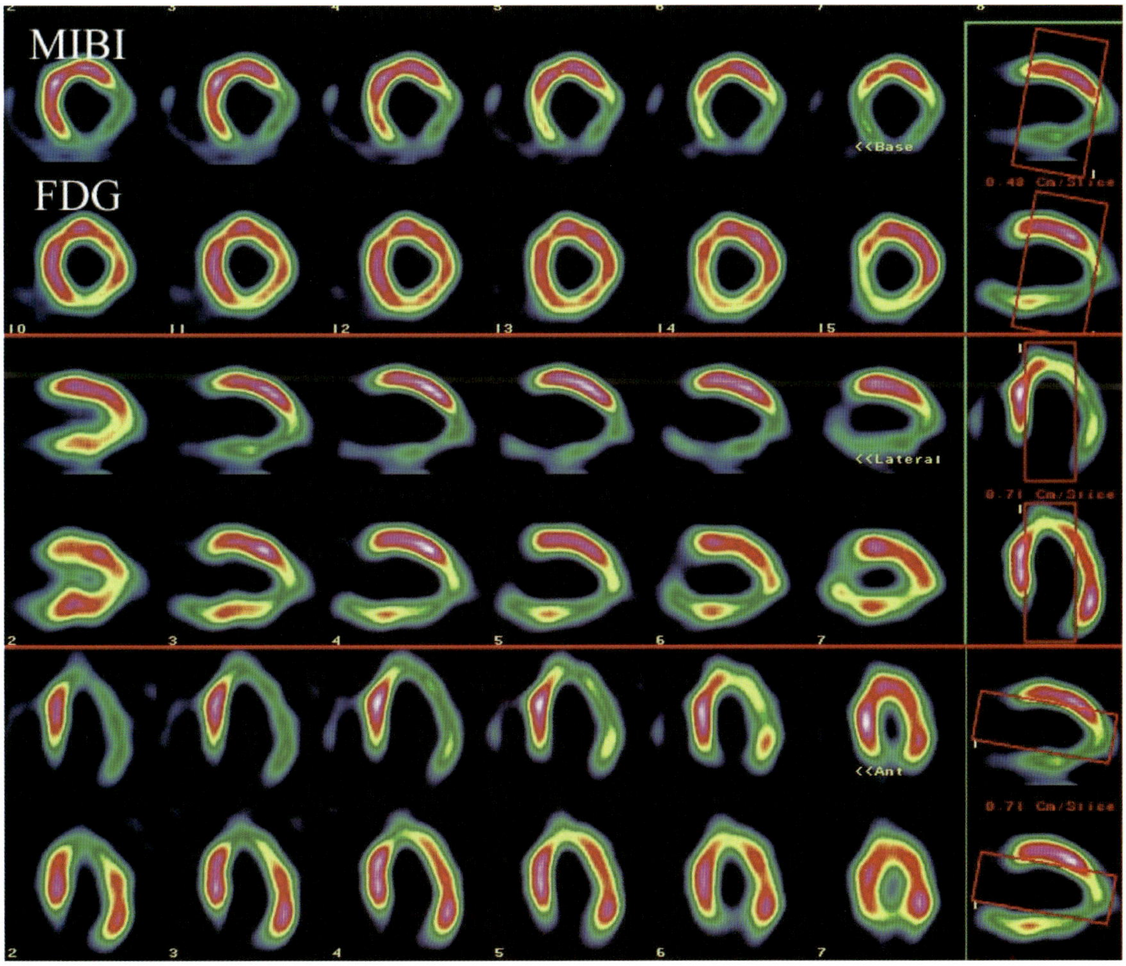

图 3-4-4　心肌灌注/代谢双核素 SPECT 显像显示：左心室外侧壁和下壁心肌灌注-代谢不匹配，表明心肌存活

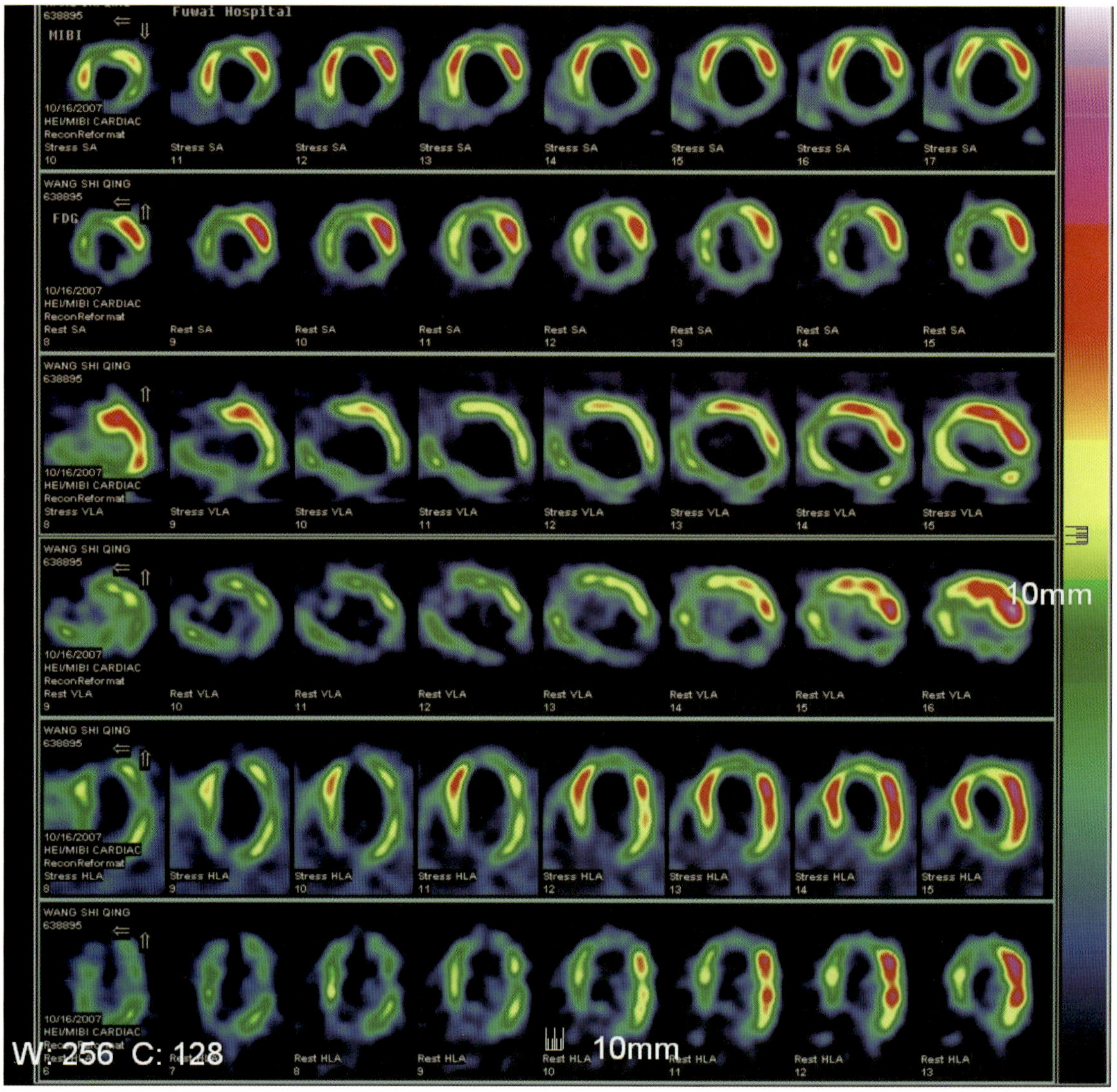

图 3-4-5 王 XX，男，45 岁。心肌灌注/代谢双核素 SPECT 显像：左心室心尖、下后壁无存活心肌

参考文献

[1] Camici PG, Prasad SK, Rimoldi OE. Stunning, hibernation, and assessment of myocardial viability. *CIRCULATION*, 2008, 117 (1): 103-114.

[2] Wijns W, Vatner SF, Camici PG. Hibernating myocardium. *N. Engl. J. Med*, 1998, 339 (3): 173-181.

[3] Pagley PR, Beller GA, Watson DD, et al. Improved outcome after coronary bypass surgery in patients with ischemic cardiomyopathy and residual myocardial viability. *CIRCULATION*, 1997, 96 (3): 793-800.

[4] Bax JJ, Wijns W, Cornel JH, et al. Accuracy of currently available techniques for prediction of functional recovery after revascularization in patients with left ventricular dysfunction due to chronic coronary artery disease: comparison of pooled data. *J. Am. Coll. Cardiol*, 1997, 30 (6): 1451-1460.

[5] He ZX, Darcourt J, Guignier A, et al. Nitrates improve detection of ischemic but viable myocardium by thallium-201 reinjection SPECT [published erratum appears in J Nucl Med 1993 Nov; 34 (11): 1909]. *J. Nucl. Med*, 1993, 34 (9): 1472-1477.

[6] He ZX, Verani MS. Evaluation of myocardial viability by myocardial perfusion imaging: should nitrates be used? *J. Nucl. Cardiol*, 1998, 5 (5): 527-532.

[7] Allman KC, Shaw LJ, Hachamovitch R, et al. Myocardial viability testing and impact of revascularization on prognosis in patients with coronary artery disease and left ventricular dysfunction: a meta-analysis. *J. Am. Coll. Cardiol*, 2002, 39 (7): 1151-1158.

[8] Tillisch J, Brunken R, Marshall R, et al. Reversibility of cardiac wall-motion abnormalities predicted by positron tomography. *N. Engl. J. Med*, 1986, 314 (14): 884-888.

[9] Di CM, Davidson M, Little R, et al. Value of metabolic imaging with positron emission tomography for evaluating prognosis in patients with coronary artery disease and left ventricular dysfunction. *Am. J. Cardiol*, 1994, 73 (8): 527-533.

[10] Eitzman D, al-Aouar Z, Kanter HL, et al. Clinical outcome of patients with advanced coronary artery disease after viability studies with positron emission tomography [see comments]. *J. Am. Coll. Cardiol*, 1992, 20 (3): 559-565.

[11] Yoshida K, Gould KL. Quantitative relation of myocardial infarct size and myocardial viability by positron emission tomography to left ventricular ejection fraction and 3-year mortality with and without revascularization. *J. Am. Coll. Cardiol*, 1993, 22 (4): 984-997.

[12] Lee KS, Marwick TH, Cook SA, et al. Prognosis of patients with left ventricular dysfunction, with and without viable myocardium after myocardial infarction. Relative efficacy of medical therapy and revascularization. *CIRCULATION*, 1994, 90 (6): 2687-2694.

第五章　冠状动脉血运重建术的应用

冠状动脉介入治疗前，心肌灌注显像被广泛地应用于评价心肌缺血的范围和程度以及心肌活力。介入治疗后的心肌灌注显像可以评估冠状动脉旁路移植术、经皮冠状动脉介入术（PCI）等介入治疗的疗效[1]，在临床上，心肌灌注显像的主要临床应用是评估介入治疗后的心肌缺血，如检测冠状动脉旁路移植术后“搭桥的”或自身的冠状动脉病变、经皮冠状动脉介入术后的冠状动脉再狭窄等（表 3-5-1）。

表 3-5-1　放射性核素显像对慢性缺血性心脏病疗效的评价

适应证	显像方法	分类
1. 药物治疗的疗效评价		
①心室功能	静息或运动试验 RNA	Ⅱa
②心肌灌注情况	运动试验心肌灌注显像	Ⅱb
2. 对 PCI 术后有胸痛的患者冠状动脉再狭窄的评价	药物负荷试验或运动试验心肌灌注显像 运动试验 RNA	Ⅰ Ⅱa
3. 对 CABG 术后有胸痛的患者心肌缺血的评价	药物负荷试验或运动试验心肌灌注显像 运动试验 RNA	Ⅰ Ⅱa
4. PCI 或 CABG 术后无症状，但运动试验心电图异常的患者，或静息心电图异常但运动试验不能确定有心肌缺血的患者	药物负荷试验或运动试验心肌灌注显像 运动试验 RNA	Ⅰ Ⅱa
5. PCI 或 CABG 术后无症状的患者的常规复查	所有显像方法	Ⅲ

如上所述，在 CABG 术前，放射性核素显像可以检测冠状动脉狭窄，鉴别缺血但存活的心肌和瘢痕（不再存活的）组织，以及评估左、右心室功能，从而选择能得益于冠状动脉血运重建的患者[2]；特别是在 CABG 术后，作为一种无创性方法，放射性核素显像可用于随访患者的左心室心肌血流灌注、功能和代谢的恢复，以及 CABG 术后的冠状动脉病变等。

大组随机对照临床研究 COURAGE 试验表明，对于稳定型心绞痛患者来说，与内科药物治疗相比，PCI 的治疗效果没有区别[3]。但是，亚组分析显示，在 PCI 治疗前 SPECT 显示有明显心肌缺血的患者，PCI 治疗优于内科药物治疗组。而且，不论是 PCI 组还是内科药物治疗组，治疗后的 SPECT 显示正常或心肌缺血范围明显较少的患者的结局好于治疗后心肌缺血范围无明显减少的患者[4]。这组研究结果表明，稳定型心绞痛患者 PCI 术前的危险分层是十分重要的。

一、术后随访心肌血流灌注、功能和代谢的恢复

一些研究评估了 CABG 对静态左心室功能的影响，CABG 术后，有的病例左心室射血分数增高，有的病例左心室射血分数无变化，还有的病例左心室射血分数降低。在大多数研究中，左心室整体射血分数平均值变化不明显。这些差别的原因可能有①术前左心室功能正常的患者在 CABG 术后静态左心室 EF 可能无改善；②围术期心肌梗死，而常规方法未能检出，它导致左心室功能降低；③术前静态左心室功能异常的患者，CABG 术后功能改善可能只发生在静态心肌缺血的患者，如果静态功能异常是由于瘢痕所致，就不可能改善；④CABG 术后心肌顿抑。

Kent 等[5]研究了一组 23 例患者 CABG 对运动

试验诱发的左心室射血分数（EF）降低和局部室壁运动异常的影响，术前，平均左心室 EF 值在正常范围。术后静态左心室 EF 无明显变化，17 例患者运动试验左心室 EF 改善，术前所见运动试验诱发功能异常的心肌节段的室壁运动改善。Austin 等[6]研究了 14 例患者的 CABG 术前，术后 8 天，3 个月静态、运动试验左心室 EF。他们发现，运动试验左心室功能改善可在 CABG 术后 8 天开始出现。在 ^{123}I IPPA 多中心临床研究中测定了 122 例冠状动脉狭窄患者在 CABG 前、后的左心室 EF。在整个研究组，CABG 术后左心室 EF 改善的发生率为 29%。术后左心室 EF 改善的发生率在术前左心室 EF 为 35%～49%的患者中为 28%；在术前左心室 EF 为 20%～34%的患者中为 27%；在术前左心室 EF 小于 20%的患者中为 38%（差异无统计学显著性）。

Tamaki 等[7]研究了 22 例患者，CABG 后 5～7 周的 ^{18}F-FDG 心肌 PET 显像显示，术前室壁运动异常、FDG 摄取增加的 19 个心肌节段中的 6 个（32%）于术后心肌 FDG 摄取仍然增加，这 6 个节段中，3 个（50%）节段的室壁运动无改善。术后心肌 FDG 摄取恢复正常的 13 个节段的室壁运动均明显改善。这表明，冠状动脉血运重建后，直到心肌对葡萄糖的利用恢复正常后，曾经缺血的心肌功能才可能恢复正常。Marwick 等[8]研究了 16 例心肌梗死患者，^{82}Rb 和 ^{18}F-FDG 心肌 PET 显像在冠状动脉血运重建术前和术后（4.9±2.6）个月进行，术前有 85 个节段心肌灌注和功能低下。术后随诊时，35 个节段心肌灌注和节段功能明显改善，其中 25 个节段的 FDG 摄取恢复正常，但是其余 10 个节段的 FDG 摄取仍然增加，与术后 FDG 摄取恢复正常的节段相比，术后 FDG 摄取仍然异常的心肌节段，其术前心肌灌注和 FDG 摄取异常的程度更加严重。这表明，冠状动脉血运重建后，曾经缺血、功能异常的心肌，在心肌灌注、功能恢复正常后，心肌代谢异常可能仍然持续一段时间。

二、术后新的冠状动脉病变的检测

在 CABG 后，症状复发或出现新的症状时，需要判断这种症状是由于冠状动脉病变所致，还是其他原因所致。如果是冠状动脉病变所致，需要判断是接受了移植的冠状动脉血管病变，移植的血管病变，未移植的冠状动脉的原有病变进展，还是其他未移植的冠状动脉的新病变。在这种情况下，临床症状、ECG 运动试验的可靠性往往是比较低的，运动试验心肌显像是很有价值的。它可以判断胸痛是否由于心肌缺血所致；根据心肌血流灌注异常的部位与接受了移植的冠状动脉供血区的对应关系，判断心肌缺血是由于接受了“搭桥”的冠状动脉或“桥”（grafting）本身的病变，还是由于未移植的冠状动脉的病变所致。一些研究报道，运动试验 ^{201}Tl 心肌显像检测 CABG 术后冠状动脉狭窄的灵敏度约为 80%。个别研究报道，^{82}Rb 心肌 PET 灌注显像的准确性可能稍高[9]。在解释 CABG 术后患者的心肌显像时，应当认识到，在 CABG 术后，心肌的灌注异常部位与冠状动脉病变部位对应关系是复杂的[10]，如冠状动脉远端血管的血流灌注比近段血管的血流灌注好等。

三、术后预后判断

迄今为止，已有 4 组、共两千多例患者的研究报道。这些研究评价了运动试验 SPECT 显像评估 CABG 术后患者预后的价值[10]。多因素回归分析表明，在 CABG 术后，负荷试验心肌 SPECT 显像是预测患者的心脏事件，包括心脏性死亡、非致死性心肌梗死等的一个独立预测因子，为临床资料、心电图运动试验和冠状动脉造影提供独立的、递增的预后资料。

参考文献

[1] Miller DD, Verani MS. Current status of myocardial perfusion imaging after percutaneous transluminal coronary angioplasty. *J. Am. Coll. Cardiol*, 1994, 24（1）：260-266.

[2] Patel MR, Dehmer GJ, Hirshfeld JW, et al. ACCF/SCAI/STS/AATS/AHA/ASNC 2009 Appropriateness Criteria for Coronary Revascularization：A Report of the American College of Cardiology Foundation Appropriateness Criteria Task Force, Society for Cardiovascular Angiography and Interventions, Society of Thoracic Surgeons, American Association for Thoracic Surgery, American Heart Association, and the American Society of Nuclear Cardiology：Endorsed by the American Society of Echocardiography, the Heart Failure Society of America, and the Society of Cardiovascular Computed Tomography. *CIRCULATION*, 2009, 119（9）：1330-1352.

[3] Boden WE, O RR, Teo KK, et al. Optimal medical therapy with or without PCI for stable coronary disease. *N. Engl. J Med*, 2007, 356 (15): 1503-1516.

[4] Shaw LJ, Berman DS, Maron DJ, et al. Optimal Medical Therapy With or Without Percutaneous Coronary Intervention to Reduce Ischemic Burden. Results From the Clinical Outcomes Utilizing Revascularization and Aggressive Drug Evaluation (COURAGE) Trial Nuclear Substudy. *Circulation*, 2008, 117 (10): 1283-1291.

[5] Kent KM, Borer JS, Green MV, et al. Effects of coronary-artery bypass on global and regional left ventricular function during exercise. *N. Engl. J. Med*, 1978, 298 (26): 1434-1439.

[6] Austin EH, Oldham HN, Sabiston DC, et al. Early assessment of rest and exercise left ventricular function following coronary artery surgery. *Ann. Thorac. Surg*, 1983, 35 (2): 159-169.

[7] Tamaki N, Yonekura Y, Yamashita K, et al. Positron emission tomography using fluorine-18 deoxyglucose in evaluation of coronary artery bypass grafting. *Am. J. Cardiol*, 1989, 64 (14): 860-865.

[8] Marwick TH, MacIntyre WJ, Lafont A, et al. Metabolic responses of hibernating and infarcted myocardium to revascularization. A follow-up study of regional perfusion, function, and metabolism. *CIRCULATION*, 1992, 85 (4): 1347-1353.

[9] Marwick TH, Lafont A, Go RT, et al. Identification of recurrent ischemia after coronary artery bypass surgery: a comparison of positron emission tomography and single photon emission computed tomography. *Int. J. Cardiol*, 1992, 35 (1): 33-41.

[10] Nallamothu N, Johnson JH, Bagheri B, et al. Utility of stress single-photon emission computed tomography (SPECT) perfusion imaging in predicting outcome after coronary artery bypass grafting. *Am. J. Cardiol*, 1997, 80 (12): 1517-1521.

第六章　冠心病合并心力衰竭的核医学显像

2009年美国心脏病学院基金会（American College of Cardiology Foundation，ACCF）/美国心脏协会（American Heart Association，AHA）专责组发表在循环杂志上最新的《心力衰竭的诊断和治疗指南》中，核医学显像作为无创的检查手段，占据着重要的地位。指南中明确指出核医学检查相关内容和适应人群如下：

Ⅰ类推荐：放射性核素心室造影评价左心室射血分数、左心室容积。这是除了二维多普勒超声心动图外，唯一的Ⅰ类推荐的左心室功能测定方法。

Ⅱa类推荐：冠心病合并左心室功能受损的患者，如果有明确的胸痛症状，心力衰竭诊治指南首选冠状动脉造影检查，明确病变的部位，缺血心肌和存活心肌评估可在之后进行，协助确定手术方案。对于确诊冠心病而又无明显胸痛的心力衰竭患者，除非患者不适合进行任何形式的血运重建手术，推荐首先利用无创性显像方法探查心肌缺血和心肌活力，确定是否进行血运重建手术。

Ⅱb类推荐：对于有冠心病可能性的心力衰竭和左心室功能下降的患者，可以考虑用无创性显像方法确诊或排除冠心病。

一、心力衰竭患者的心脏功能评价

有心力衰竭症状的患者，评价左心室功能有着重要的临床意义。目前，放射性核素显像评价心力衰竭和左心室功能受损的患者心室功能的方法主要有：平衡法和首次通过法放射性核素心室造影（包括平面显像和断层显像），心肌门控灌注显像等。特点是受到人为因素干扰较小，重复性好，能够较准确测定左心室功能。同时，随着对心力衰竭病理生理的研究和治疗手段的不断进步，放射性核素显像可以提供更多有价值的心脏功能信息[1]。

1. 左心室收缩功能和心室容积测定

放射性核素显像在测定左心室射血分数、舒张末期容积（EDV）、收缩末期容积（ESV）等数值上有很好的重复性和准确性。在冠心病合并心力衰竭的患者，左心室EF值是判断预后的最重要的独立预测因子。准确地测定左心室EF在治疗中的变化，对于判断治疗效果和预后有着极其重要的临床价值。

2. 左心室舒张功能测定

由于高血压或主动脉瓣关闭不全引起的左心室肥厚患者中，左心室舒张功能不全常早于收缩功能下降。放射性核素显像可以提供评价舒张功能的高峰充盈率（PFR）、早期充盈率（1/3 FR），及部分左心室顺应性（压力-容积关系）信息。

3. 右心室功能测定

对于因右心室心肌梗死合并心力衰竭的患者来说，评价右心室心功能初始状态和治疗后功能变化有着重要临床意义。利用门控断层放射性核素心室造影，测定右心室内放射性核素放射性计数变化可以较准确地反映右心室功能。

4. 心脏室壁运动同步性监测

利用平衡法放射性核素心室造影评价左心室运动同步性已有超过20年的历史。近年来终末期心力衰竭的心脏再同步化治疗（cardiac resynchronization therapy，CRT）逐渐开始于临床应用。最近，多项大组随机临床试验表明，心脏再同步化治疗可以改善终末期心力衰竭患者生活质量，提高心功能和运动试验量。但是，有20%～30%的患者心脏再同步化治疗无效。有研究者提出通过门控技术心肌灌注显像，可以较好地筛选适宜进行心脏再同步化治疗的冠心病合并左心室功能受损的患者。门控位相组方图可以分析左心室收缩的同步性，位相组方图越离散说明心室运动同步性越差，心脏再同步化治疗后获益更多；心肌瘢痕组织会影响同步治疗的效果，而心肌灌注显像通过对梗死部位存活心肌的定位可以帮助确定最终起搏器电极的放置位置。因此，利用门控技术的心肌灌注显像可以帮助临床确定心脏再同步化治疗的患者人群和治疗方式，传统的核医学检查技术又有了新的临床应用。

二、放射性核素心肌显像评估心力衰竭

放射性核素心肌显像，包括心肌血流灌注显像和心肌代谢显像，有助于诊断缺血和非缺血因素引起的左心室功能受损，确定缺血心肌和存活心肌，预测心力衰竭患者的预后和对治疗的反应，指导心力衰竭患者分级管理和临床治疗方案的制订。

1. 评估心肌缺血

在心力衰竭患者中，早期发现和判断左心室功能的受损是由缺血还是非缺血因素引起的，对治疗决策有重要价值。负荷试验/静息心肌灌注显像在诊断左心室功能受损中具有很高的敏感性，即如果负荷试验心肌灌注显像完全正常，则基本可以排除冠心病；同时特异性为中度，这是因为，有部分非缺血性左心室功能受损患者，也会出现固定性或可逆的灌注缺损。我们也曾对缺血和非缺血性心力衰竭患者的心肌血流灌注、代谢和功能进行全面比较[2]。一般情况下，非缺血性心力衰竭心肌血流灌注/代谢受损程度较小，通常位于心尖部，与心功能受损程度不成比例。

2. 评估存活心肌

对于冠心病合并左心室功能严重受损的患者，如果不进行血运重建预后较差，同时手术本身具有较高的风险，因此，判断梗死面积和存活心肌的数量，是这部分心力衰竭患者预后的重要指标，也是指导临床治疗方案的最重要的手段之一。过去近 20 年来的大量国内、外临床研究表明，如果患者是在存活心肌评估的指导下，选择进行血运重建术/药物治疗，与对照组相比，血运重建组患者的短期和长期生存率均有显著增加，而选择药物治疗组则生存率无明显变化。心力衰竭越严重的冠心病患者，从存活心肌评估中的获益越大，甚至在准备心脏移植的终末期心脏病患者中，存活心肌评估也改变了相当一部分患者的最终治疗方案。

3. 指导慢性心力衰竭患者的分级管理和治疗

PET 显像的独特技术可以为临床提供心肌血流灌注和代谢的绝对定量信息，定量分析冠状动脉血流储备（MBF）和葡萄糖代谢情况，可以评价和管理处于各期的慢性心力衰竭患者。A 期和 B 期的患者，测定 MBF 绝对值评价冠状动脉微血管功能，可以帮助评估预后和预判对治疗的反应。C 期和 D 期的患者，定量测定 MBF 和葡萄糖代谢对评价存活心肌、判断预后、选择可以从血运重建手术中获益的患者等方面有着重要的价值。绝对 MBF 值是心脏移植患者预后的关键预测因子；对于一些少见的冠状动脉病变，如川崎病累及冠状动脉、先天性冠状动脉异常患者，MBF 的测定对临床有重要意义。对心肌葡萄糖代谢率的定量分析，可以协助判断 C 期和 D 期心力衰竭患者对代谢治疗的反应性，监测一些新治疗方法，如基因、干细胞移植治疗的反应；定量分析心肌^{18}F-FDG 的摄取和变化，有助于对心脏结节病患者的诊断和疗效判断。

近年来，一些新型显像技术和方法，如 β-肾上腺素能受体的心脏受体显像、^{99m}Tc 标记的 annexin Ⅴ心肌细胞凋亡显像、BMIPP 和一些新型^{18}F 示踪剂的心脏游离脂肪酸代谢显像等，逐渐应用在有关心力衰竭的动物实验和临床研究中。这些研究对于理解和分析心力衰竭的病理生理、作用机制有着重要的意义。

附：冠心病与心肌病的鉴别诊断

原发性扩张型心肌病为弥散性的心肌退行性变，间质内可有灶性纤维化，因此，心肌显像可见放射性分布不均匀，同时有心腔扩大、心室壁变薄等表现；心肌灌注显像正常或异常，灌注缺损通常为“不可逆性”、不呈冠状动脉血管状分布。缺血性心肌病为冠状动脉严重粥样硬化的结果，因而心肌灌注显像表现为按冠状动脉血管床分布的节段性缺损为主（表 3-6-1）。肥厚型心肌病患者的心肌显像表现为心肌普遍性肥厚，心室腔变小。非对称性肥厚型心肌病可见某一室壁心肌增厚，放射性浓聚，而其他室壁则表现为相对放射性稀疏[3-4]。在非缺血性心肌病患者，心肌灌注异常通常是血流灌注、代谢匹配的；心肌血流灌注、代谢不匹配通常为缺血性心肌病[5]。结合心肌灌注、代谢和放射性核素心血管造影有利于缺血性和非缺血性心肌病的鉴别诊断。

表 3-6-1 扩张型心肌病和缺血性心肌病心肌灌注显像鉴别要点

	扩张型心肌病	缺血性心肌病
放射性分布	放射性分布不均匀，呈点状和小片状减低区	节段性放射性分布稀疏、缺损
稀疏、缺损区和冠状动脉的关系	放射性减低区分布与冠状动脉供血区无关	稀疏、缺损节段分布与冠状动脉供血区一致
门控显像观察室壁运动	弥漫性室壁运动减低	节段性室壁运动减低、无运动或反向运动
肺摄取^{201}Tl 增加	常见	可见
室壁瘤	无	可见
可逆性放射性分布稀疏、缺损	无	可见
左右心室均扩大	常见	可见

（何作祥）

参考文献

[1] 王峰，何作祥. 放射性核素显像在心脏再同步化治疗中的应用. 中国循环杂志，2008（06）：478-480.

[2] Wang F，Zhang J，Fang W，et al. Evaluation of left ventricular volumes and ejection fraction by gated SPECT and cardiac MRI in patients with dilated cardiomyopathy. *Eur J Nucl Med Mol Imaging*，2009，36（10）：1611-1621.

[3] 张凌，田月琴，袁建松，等. 肥厚型心肌病患者核素心肌灌注/代谢显像的研究. 中国循环杂志，2011，06：438-441.

[4] Cai M，Tian YQ，He ZX. Myocardial radionuclide imaging in patients with hypertrophic cardiomyopathy. *Nucl Med Commun*，2013，34（4）：298-305.

[5] Mody FV，Brunken RC，Stevenson LW，et al. Differentiating cardiomyopathy of coronary artery disease from nonischemic dilated cardiomyopathy utilizing positron emission tomography. *J Am Coll Cardiol*，1991，17（2）：373-383.

第四篇

冠状动脉疾病磁共振成像技术与诊断

第一章　概述与扫描技术

第二章　冠状动脉疾病磁共振表现

第三章　比较影像学、影像学检查合理应用与优化组合

第一章　概述与扫描技术

一、概述

随着心血管磁共振（cardiac magnetic resonance imaging，CMR）软硬件技术的不断发展和完善，在短短的十几年间，CMR已经发展成为评估心脏结构和功能的“金标准”[1-7]。近年来，随着高场磁共振的不断普及以及对放射性电离辐射的关注，作为完全无创的CMR已成为评估心血管疾病最为全面的影像学检查方式，越来越受到临床重视，其对缺血性心脏病的诊断和随访均具有重要临床意义[2,5,8-17]。

缺血性心脏病（ischemic heart disease，IHD）包括从稳定型心绞痛到心脏性猝死在内的多种临床疾病谱。冠状动脉粥样硬化性心脏病（coronary atherosclerotic heart disease）简称冠心病（coronary heart disease，CHD）是缺血性心脏病的主要代表性疾病[18-21]，以至于人们习惯上将缺血性心脏病作为冠心病的同义语。据世界卫生组织（WHO）的预测，到2020年缺血性心脏病将成为全球人群死亡原因的首位[21-22]。在我国，近年来随着人们饮食生活习惯的改变以及人口老龄化的加速，缺血性心脏病的发病率不断上升，并且出现了年轻化的趋势。而随着糖尿病及肥胖人群的日益增加，更加剧了缺血性心脏病的发生。

目前内科药物治疗，外科冠状动脉旁路移植术（coronary artery bypass grafting，CABG）[23-24]以及不断完善的经皮腔内冠状动脉成形术（PTCA）和支架置入术[25-27]等已显著提高了冠心病患者的生存率。但考虑到心肌细胞的不可再生性，目前的治疗措施只能够挽救缺血但存活心肌，而无法使梗死心肌再生。因此对冠心病患者来说，无论是早期诊断还是进一步准确评估病变的发生和发展都十分重要。

CMR具有超声心动图和CT等类似的层面成像技术，同时还具有其他很多优点。CMR能够像超声心动图一样任意层面成像，且视野大、空间分辨率高、无死角、不受声窗等限制，亦没有操作者依赖性。而MRI无辐射、优良的软组织分辨力、任意层面扫描以及多参数成像特点又是CT无法比拟的。简言之，MRI以其丰富的成像序列、良好的软组织对比、大视野多角度扫描等优势，能够全面评价心脏形态、功能、心肌灌注和心肌活性等。因此对冠心病患者所进行的“一站式”（one-stop shop）检查，可谓实至名归[1-2,10,28-29]。

二、扫描技术

（一）冠心病磁共振扫描序列简介

1. 电影成像序列——心功能评价

基于良好的可重复性及准确性，磁共振是目前评价心功能的金标准。目前临床常规应用的电影心电图（ECG）门控稳态自由进动电影成像（b-SSFP）序列，不但可以计算心室容积和整体心功能，也可评价节段室壁运动功能。对于心律不齐无法屏气配合的患者，最新的实时非门控电影序列也可基本满足临床需要。

对于CAD患者，有时需要在静息状态和负荷状态下（运动或者应用药物）评价心功能，例如缺血/存活试验，因此需要进行两次扫描并对结果进行对比分析。最新的网格标记电影（tagging cine）能够在心肌上虚拟标记网格线，在二维或三维全心动周期中分析局部心肌形变，计算心肌张力，发现心肌早期病变[30-35]。鉴于繁琐的后处理程序，目前tagging cine尚未广泛应用于临床。

2. 水肿成像

水肿成像主要应用于急性心肌梗死。由于急性心肌梗死后梗死心肌周围心肌的自由水增加，从而改变了组织磁化性能（例如延长质子T1和T2弛豫），这种改变与缺血持续时间有关。T2-弛豫时间与自由水含量线性相关，梗死心肌的水肿在T2加权序列上显示为亮的区域（高信号）。在急性心梗的患者，T2 高信号的区域为水肿心肌，但尚未坏死，早期干预可能挽救该部分心肌。随着心肌水肿消退和炎症再吸收的过程，信号逐渐减退。当然，除了 T2 加权成像区别急性和陈旧梗死之外，尚需与其他的引起心肌水肿的情况如急性心肌炎或者移植排斥等情况相鉴别。目前临床应用的水肿序列为 T2 加权短反转时间反转恢复，T2W—STIR MRI，也称“三重反转恢复序列”[36-37]。

3. 心肌灌注显像

心脏 MRI 灌注基于冠状动脉血流和心肌灌注的基本病理生理改变。简单地说，在静息条件下，由于冠脉舒张能力的储备，75%甚至有报道 85%～90%的冠脉狭窄，心肌灌注往往正常。但是，在扩血管药物负荷下，50%～85%的冠脉狭窄即可引起狭窄远端心肌缺血，负荷灌注提示灌注缺损，即被认为存在血流动力学上有意义的冠状动脉狭窄[38-40]。

MRI 心肌灌注是通过钆对比剂团注法结合快速成像序列评价对比剂通过心肌的“首过效应”。心肌灌注可分为静息和药物负荷（例如腺苷或双嘧达莫）两种。正常情况下灌注心肌信号均匀一致增高，灌注低下或者无灌注区域其信号强度低于周围正常心肌，往往心内膜下最为明显[38,40-41]。

4. 对比剂延迟增强

一般输入体内 10～15min，钆对比剂这种细胞外小分子物质在静脉注射后很快扩散到细胞间隙（严格讲是细胞外间隙），由肾廓清。由于正常和梗死/瘢痕心肌药代动力学和分布容积的不同，后者表现为高信号（亮），正常心肌显示无信号（黑）。

目前，临床常规使用反转恢复 T1 加权序列用于对比剂延迟强化成像，其敏感性要显著高于核医学中的 SPECT，大约 1g 的梗死心肌组织即可被探测到（而 SPECT 一般为 10g）。

急性与陈旧性心肌梗死的病理基础不同，但在延迟强化序列上均表现为异常高信号，因此在冠心病中，所有延迟强化表现为高信号的区域即为坏死心肌，也即“bright is dead”（亮的即死的）[41-45]。

（二）心血管磁共振检查前的注意事项

1. 普通磁共振检查前无需禁食、禁水，但心血管 MR 检查时间相对较长，一般需要 20～30min。扫描时患者应尽可能地保持静止状态，有时需要患者反复屏气，否则难以获得高质量的图像。

2. 磁共振检查常规扫描无需使用对比剂，心肌灌注和血管造影时所使用的对比剂并不是通常人们所熟悉的含碘 X 线对比剂，因此无需实施碘过敏试验。MRI 对比剂主要是顺磁性金属离子和配体构成的螯合物，目前临床上最常使用的是以二乙烯三胺五乙酸钆（Gd-DTPA）为代表的对比剂，无毒，经肾排泄[46-47]。

3. 磁共振检查室无论开机与否，均存在高强度磁场，故任何非磁共振兼容金属器械包括普通检查床、金属担架、听诊器、手术器械、除颤器、微量泵、球囊反搏器等严禁带入检查室，否则可致严重意外事件。其他铁磁性物品如硬币、磁卡、手表、钥匙等也不能带入检查室[48-49]。

4. 心脏起搏器乃磁共振检查的绝对禁忌证。但冠状动脉支架、大血管支架、下腔静脉滤器、避孕环、先天性心脏病封堵伞及其他心血管金属物植入者及瓣膜置换术后人群须详细询问病史，仔细查询产品说明书确认是否磁共振兼容，如无明确说明或确认为非 MR 兼容者则禁行 MR 检查；如兼容则可实施 MR 检查。一般来说，近十年来所开发生产的医疗植入体，业已考虑到磁共振的兼容性，所以基本上都是安全的。需要说明的是这些相关的外在植入体因其本身并不能产生 MR 信号，因此无法直接应用磁共振评估其性能，但并不意味着此类患者不能再实施磁共振检查[47-50]。

（三）心脏磁共振检查流程

1. 检查前准备

（1）患者准备

1）检查前应先对患者进行磁共振相关安全知识宣教，签署知情同意书，对于药物负荷患者，必须获得患者知情同意书。

2）有无磁共振相关禁忌证：起搏器、体内铁磁性物体植入、幽闭恐惧症等。

3）患者生命体征是否稳定，一般情况是否允许长时间反复屏气检查，是否存在交流障碍。

4）若行药物负荷，术前应明确无相关药物禁忌证，具体如下：

i. 多巴酚丁胺：严重的高血压（≥220/120mmHg）；不稳定型心绞痛；中重度的主动脉瓣狭窄（主动脉瓣口面积＜$1cm^2$ 或收缩压力阶差＞50mmHg）；严重的心律失常包括持续性房颤；梗阻性肥厚型心肌病；心肌炎，心内膜炎，心包炎；尚未控制的心力衰竭[51-53]。

ii. 腺苷：明确的腺苷高敏患者，明确的或怀疑有支气管狭窄或支气管痉挛，二度及以上的房室传导阻滞，窦性心动过缓（心率＜45次/分），低血压（收缩压＜90mmHg）[40,54-55]。

iii. 阿托品：闭角型青光眼，重症肌无力，尿路梗阻，阻塞性胃肠疾病。

5）药物负荷者，至少24h前停服与负荷药物产生干扰作用的药物，具体为：

i. 多巴酚丁胺：停服β受体阻断剂和硝酸甘油；

ii. 腺苷：停服含咖啡因药物或食物包括咖啡、茶、含咖啡因的食物或饮料（巧克力），氨茶碱，潘生丁。

6）磁共振检查一般不用禁食，但对于行药物负荷的患者，最好禁食4h以上，以防止负荷药物所致的恶心、呕吐等副作用。

7）必要的术前解释与呼吸训练。

8）心脏MRI检查要求患者吸气末或呼气末屏气，以保持膈肌位置的相对恒定，保证不同屏气之间心脏位置的一致性。

9）患者仰卧位平躺，胸前贴磁共振兼容的心电电极，调整R波清晰可见；心前区覆盖相控阵线圈；定位中心为心脏中心区域。

（2）设备仪器准备

1）磁共振兼容的监护仪（危重患者、麻醉患者或药物负荷患者需监测血压、心律和心率）是否工作正常。

2）除颤器是否充电完毕。

3）MR设备是否工作正常。

4）心电图（ECG）门控是否正常：建议首先根据厂家与机器型号的不同按说明书方法常规贴电极，如常规电极位置无法获得准确的R波触发，且患者无明确心律失常病史，需调整电极位置，以获得真实准确的心电信号。

5）磁共振兼容高压注射器是否工作正常。

6）对于危重、全麻、无意识或行药物负荷试验的患者必须使用磁共振兼容的心电监护仪严密监护血压、心律和心率、呼吸及血氧饱和度等。

7）如需增强，建议使用20G及以上的动静脉留置针，避免使用24G的静脉留置针（头皮针）。

8）急救药品准备

i. 常规准备：β受体阻滞剂（美托洛尔等）、硝酸甘油、安茶碱；

ii. 急救包：全套的急救药物，包括肾上腺素、去甲肾上腺素、β受体阻滞剂、阿托品、支气管扩张药、抗心律失常药。

（3）检查人员准备

1）必须有经过专业培训并有上岗证的医、技人员负责扫描与诊断。

2）检查过程中，建议放射科诊断大夫全程陪同扫描，并根据情况及时增减或改变检查部位与扫描序列。

3）对于危重或进行药物负荷试验的患者，必须有病房管床医生陪同，并准备必要的抢救药品和器材。

4）熟悉与掌握常见的药物负荷副作用及处理对策。

5）常见的副作用

i. 多巴酚丁胺：高剂量可诱发胸痛、心悸，严重者可发生急性心肌梗死、室颤、持续性室速；

ii. 腺苷：脸部充血、胸痛、心悸、气促等，严重者可发生短暂高度房室传导阻滞、短暂低血压、短暂心动过速和支气管痉挛。

2. 扫描方案[2,28,30,56-59]

（1）主要扫描序列

1）黑血序列：快速自旋回波（TSE）[T1加权成像（T1WI），T2加权成像（T2WI），T1WI＋脂肪抑制（FS），T2WI＋FS]、反转恢复序列-快速自旋回波（IR-TSE）、半傅里叶单次激发快速自旋回波序列（HASTE）。

2）亮血序列：梯度回波序列（GRE）、快速小角度激发序列（FLASH、SPGR）、扰相快速小角度激发序列（Turbo FLASH）、真实稳态进动快速成像（True FISP）。

3）Cine序列：GRE、FLASH、True FISP。

4）心肌灌注序列：Turbo FLASH。

5）心肌存活序列：相位敏感反转恢复（PSIR）、Turbo FLASH、T1WI。

6）血流：时相对比GRE（Phase-contrast GRE）。

（2）简单流程（非药物负荷），以西门子1.5T Avanto®为例

1）患者仰卧位，贴准心电极，接好心电门控，观察心电信号正常。

2）定位相：轴、冠、矢各三层；参考序列：

2D True FISP，9 层，层厚（SL）：8mm，层间距（SP）：24mm，重复时间（TR）、回波时间（TE）根据心率选择；距阵（Matrix）256×169 视野（FOV）：根据胸廓大小，一般 300～360mm。

3）黑血轴、矢向或轴向、冠向或轴向、冠向、矢向扫描，扫描覆盖范围为主动脉弓上至心脏膈面，参考序列：HASTE _16 层 _黑血序列，层厚（SL）：6mm，层间距（SP）6mm，TE 42ms，回波链：256，距阵（Matrix）256×113，视野（FOV）：根据胸廓大小，一般 300～360mm。

4）一组或多组同位置的 2D True FISP 断层切面（可选项目）。

5）在 2）、3）基础上获得左室两腔心切面，继而获得四腔心及左室短轴切面，参考序列：2D True FISP _ iPAT，SL：8mm，TE：1.1，Matrix：256×144。

6）功能检查：分别做左室两腔心、四腔心、左室流出道电影及左室短轴电影，左室短轴电影一般 8～10 层。

7）心肌首过灌注：一般采用 3 层短轴＋1 层四腔心切面，对比剂剂量为 0.1mmol/kg 体重，4～5ml/s 流速，采集 50～60 个心动周期，经肘前静脉注入后追加同流速 20ml 生理盐水。对比剂注入的同时采集图像。扫描完成后以 2ml/s 的流速追加相同剂量的对比剂与生理盐水以完成延迟增强扫描。

8）延迟增强扫描：通常于药物负荷后追加 0.1mmol/kg 钆喷酸葡胺（马根维显）（共约 0.2mmol/kg），流速 2ml/s，追加同流速 20ml 生理盐水，10～15min 后行心肌延迟增强扫描。扫描序列与方法：采用心电门控屏气 PSIR（反转恢复延迟增强两腔心切面）、Turbo FLASH 序列或 cine Turbo FLASH 于对比剂注射后 5～10min 后开始扫描。

附：心肌药物负荷试验

（1）多巴酚丁胺药物负荷：

1）以每 3 分钟 10μg/(kg・min) 的初始剂量每次递增 10μg/(kg・min) [最大 40μg/(kg・min)]，直至达到目标心率 [85%×（220－年龄）]。

2）若心率对药物反应不敏感，可少剂量添加阿托品（0.25mg 初始量，最大 2mg）。

3）每个负荷剂量下行 3 层左室短轴与 3 层左室长轴电影。

4）持续心电与血压监护。

5）实时观测负荷电影。

6）因心率加快需要调整电影序列参数，以获得最佳的时间分辨力。

7）当新出现室壁运动异常、严重的副作用或达到峰值心率时停止药物负荷试验。

（2）腺苷负荷试验

1）开放左右上肢两条静脉通路，一条用于对比剂输注（穿刺点最好位于肘前），另一条用于腺苷药物输注。必须注意血压袖带不应影响对比剂与药物的输注。

2）腺苷剂量：以 140μg/(kg・min) 的剂量至少持续 3min。

3）腺苷负荷灌注：在腺苷输入的最后 1min 里，将对比剂同时输入体内，同时行首过灌注扫描。

4）在基础状态、腺苷输注及输注完毕后 2min 内均应持续监测血压及心电情况。

5）静息首过灌注：至少于腺苷负荷后 10min 再行静息首过灌注扫描，如果负荷试验阴性，此项可略过，而直接行对比剂延迟成像。

（陆敏杰　赵世华）

参考文献

[1] 赵世华．冠心病与磁共振成像．北京：北京大学医学出版社，2009.

[2] 赵世华，蒋世良，陆敏杰．心血管病磁共振诊断学．北京：人民军医出版社，2011.

[3] 赵世华，杨旗，刘定西．2008 年国际 MR 会议报道．中华放射学杂志，2008，42：1111-1112.

[4] 赵世华．2011 年欧洲心脏病学会年会回眸及影像学热点扫描．中华心血管病杂志，2011，39：1061.

[5] Lu M，Liu S，Zheng Z，et al．A pilot trial of autologous bone marrow mononuclear cell transplantation through grafting artery：A sub-study focused on segmental left ventricular function recovery and scar reduction．International journal of cardiology，2013，168：2221-2227.

[6] Lu M，Zhao S，Jiang S，et al．Fat deposition in dilated cardiomyopathy assessed by CMR．JACC．Cardiovascular imaging，2013，6：889-898.

[7] Lu M，Zhao S，Yin G，et al．T1 mapping for detection of left ventricular myocardial fibrosis in hypertrophic cardiomyopathy：A preliminary study．European journal of

radiology，2013，82：e225-231.

[8] Lu M，Zhao S，Liu Q，et al. Transplantation with autologous mesenchymal stem cells after acute myocardial infarction evaluated by magnetic resonance imaging：An experimental study. Journal of thoracic imaging，2012，27：125-135.

[9] 赵世华. 欧洲心脏病学会工作组关于心血管磁共振成像用于成人先天性心脏病检查的推荐意见解读. 磁共振成像，2010，01：241-245.

[10] 赵世华. 心脏磁共振技术新进展. 磁共振成像，2014，5：73-77.

[11] 陆敏杰，赵世华. 超顺磁氧化铁在心血管 MRI 中的应用. 国外医学（临床放射学分册），2005，28：266-269.

[12] 陆敏杰，赵世华. MR 并行采集技术及其在心脏 MR 检查中的应用. 中华放射学杂志，2008，42：1345-1347.

[13] 陆敏杰，赵世华，蒋世良，等. 中国人心脏房室腔内径及左右心室功能正常参数的 MRI 研究. 中华放射学杂志，2011，45：924-928.

[14] 陆敏杰，赵世华，蒋世良，等. 主动脉病变 MR 检查的序列选择和程序优化. 中华放射学杂志，2006，40：1213-1218.

[15] 陆敏杰，赵世华，钱海燕，等. MRI 评价骨髓间质干细胞治疗猪急性心肌梗死效果的实验研究. 中华放射学杂志，2008，42：201-205.

[16] 陆敏杰，赵世华，宋鹏，等. 磁共振成像对猪不同心脏状态下经冠状动脉干细胞移植后体内再分布的评价. 中华心血管病杂志，2010，38：1014-1018.

[17] 陆敏杰，赵世华，张普洪，等. 时间调整敏感度编码与全局自动校准部分并行采集技术在心功能评价中的比较. 中华放射学杂志，2007，41：10-13.

[18] Lindau ST，Abramsohn EM，Bueno H，et al. Sexual activity and counseling in the first month after acute myocardial infarction among younger adults in the united states and spain：A prospective，observational study. Circulation，2014，130：2302-2309.

[19] Niccoli G，Scalone G，Crea F. Acute myocardial infarction with no obstructive coronary atherosclerosis：Mechanisms and management. European heart journal，2015，36：475-481.

[20] Kumar G，Deshmukh A，Sakhuja A，et al. Acute myocardial infarction：A national analysis of the weekend effect over time. Journal of the American College of Cardiology，2015，65：217-218.

[21] Polfus LM，Gibbs RA，Boerwinkle E. Coronary heart disease and genetic variants with low phospholipase a2 activity. The New England journal of medicine，2015，372：295-296.

[22] 赵世华. 全面认识心血管 MR 的应用价值. 中华放射学杂志，2005，39：566-568.

[23] Cuculi F，De Maria GL，Meier P，et al. Impact of microvascular obstruction on the assessment of coronary flow reserve，index of microcirculatory resistance，and fractional flow reserve after st-segment elevation myocardial infarction. Journal of the American College of Cardiology，2014，64：1894-1904.

[24] Hu S，Liu S，Zheng Z，et al. Isolated coronary artery bypass graft combined with bone marrow mononuclear cells delivered through a graft vessel for patients with previous myocardial infarction and chronic heart failure：A single-center，randomized，double-blind，placebo-controlled clinical trial. Journal of the American College of Cardiology，2011，57：2409-2415.

[25] Davies WR，Brown AJ，Watson W，et al. Remote ischemic preconditioning improves outcome at 6 years after elective percutaneous coronary intervention：The crisp stent trial long-term follow-up. Circulation. Cardiovascular interventions，2013，6：246-251.

[26] Hoole SP，Heck PM，Sharples L，et al. Cardiac remote ischemic preconditioning in coronary stenting (crisp stent) study：A prospective，randomized control trial. Circulation，2009，119：820-827.

[27] Venkitachalam L，Lei Y，Stolker JM，et al. Clinical and economic outcomes of liberal versus selective drug-eluting stent use：Insights from temporal analysis of the multicenter evaluation of drug eluting stents and ischemic events（event）registry. Circulation，2011，124：1028-1037.

[28] 赵世华. 磁共振成像在冠心病诊断中的应用. 临床荟萃，2009，24：1675-1677，1673.

[29] Bayes de Luna A，Rovai D，Pons Llado G，et al. The end of an electrocardiographic dogma：A prominent r wave in V1 is caused by a lateral not posterior myocardial infarction-new evidence based on contrast-enhanced cardiac magnetic resonance-electrocardiogram correlations. European heart journal. 2015. pii：ehv035. [Epub ahead of print]

[30] Lima JA，Jeremy R，Guier W，et al. Accurate systolic wall thickening by nuclear magnetic resonance imaging with tissue tagging：Correlation with sonomicrometers in normal and ischemic myocardium. Journal of the American College of Cardiology，1993，21：1741-1751.

[31] Kramer CM, Rogers WJ, Theobald TM, et al. Remote noninfarcted region dysfunction soon after first anterior myocardial infarction. A magnetic resonance tagging study. Circulation, 1996, 94: 660-666.

[32] Geskin G, Kramer CM, Rogers WJ, et al. Quantitative assessment of myocardial viability after infarction by dobutamine magnetic resonance tagging. Circulation, 1998, 98: 217-223.

[33] Buchalter MB, Weiss JL, Rogers WJ, et al. Noninvasive quantification of left ventricular rotational deformation in normal humans using magnetic resonance imaging myocardial tagging. Circulation, 1990, 81: 1236-1244.

[34] Sayad DE, Willett DL, Hundley WG, et al. Dobutamine magnetic resonance imaging with myocardial tagging quantitatively predicts improvement in regional function after revascularization. The American journal of cardiology, 1998, 82: 1149-1151, A1110.

[35] Sayad DE, Willett DL, Bridges WH, et al. Noninvasive quantitation of left ventricular wall thickening using cine magnetic resonance imaging with myocardial tagging. The American journal of cardiology, 1995, 76: 985-989.

[36] Zhou X, Rundell V, Liu Y, et al. T(2)-weighted stir imaging of myocardial edema associated with ischemia-reperfusion injury: The influence of proton density effect on image contrast. Journal of magnetic resonance imaging: JMRI, 2011, 33: 962-967.

[37] D Oh-I, Ridgway JP, Kuehne T, et al. Cardiovascular magnetic resonance of myocardial edema using a short inversion time inversion recovery (stir) black-blood technique: Diagnostic accuracy of visual and semi-quantitative assessment. Journal of cardiovascular magnetic resonance: official journal of the Society for Cardiovascular Magnetic Resonance, 2012, 14: 22.

[38] Jiang W, Samad Z, Boyle S, et al. Prevalence and clinical characteristics of mental stress-induced myocardial ischemia in patients with coronary heart disease. Journal of the American College of Cardiology, 2013, 61: 714-722.

[39] Iskandrian AE, Hage FG. Declining frequency of ischemia detection using stress myocardial perfusion imaging. Journal of the American College of Cardiology, 2013, 61: 1066-1068.

[40] Doesch C, Papavassiliu T, Michaely HJ, et al. Detection of myocardial ischemia by automated, motion-corrected, color-encoded perfusion maps compared with visual analysis of adenosine stress cardiovascular magnetic resonance imaging at 3 t: A pilot study. Investigative radiology, 2013, 48: 678-686.

[41] 赵世华，闫朝武，杨敏福，等. 磁共振心肌灌注延迟增强与核素心肌灌注/代谢显像识别存活心肌对比研究. 中华心血管病杂志，2006，34：1072-1076.

[42] 杨滔，陆敏杰，孙寒松，等. MRI 心肌延迟增强对冠状动脉旁路移植术后心功能改善的预测价值. 中国循环杂志，2013：67.

[43] Liu Q, Zhao S, Yan C, et al. Myocardial viability in chronic ischemic heart disease: Comparison of delayed-enhancement magnetic resonance imaging with ^{99m}Tc-sestamibi and 18f-fluorodeoxyglucose single-photon emission computed tomography. Nuclear medicine communications, 2009, 30: 610-616.

[44] Klumpp B, Fenchel M, Hoevelborn T, et al. Assessment of myocardial viability using delayed enhancement magnetic resonance imaging at 3. 0 tesla. Investigative radiology, 2006, 41: 661-667.

[45] Selvanayagam JB, Kardos A, Francis JM, et al. Value of delayed-enhancement cardiovascular magnetic resonance imaging in predicting myocardial viability after surgical revascularization. Circulation, 2004, 110: 1535-1541.

[46] 赵世华. 心脏 MR 对比剂研究现状、临床应用及其进展. 放射学实践，2007，22：772-774.

[47] Goyen M, Debatin JF. Gadopentetate dimeglumine-enhanced three-dimensional mr-angiography: Dosing, safety, and efficacy. Journal of magnetic resonance imaging: JMRI, 2004, 19: 261-273.

[48] Gilk T. Safety first: "Mr facility design guidelines" takes planners through the process. Health facilities management, 2007, 20: 41-43.

[49] Partain CL, Price RR. Mr safety. Journal of magnetic resonance imaging: JMRI, 2004, 19: 1.

[50] Schaefers G. Testing mr safety and compatibility: An overview of the methods and current standards. IEEE engineering in medicine and biology magazine: the quarterly magazine of the Engineering in Medicine & Biology Society, 2008, 27: 23-27.

[51] Kramer CM, Malkowski MJ, Mankad S, et al. Magnetic resonance tagging and echocardiographic response to dobutamine and functional improvement after reperfused myocardial infarction. American heart journal, 2002, 143: 1046-1051.

[52] Lu M, Zhao S, Wei Y, et al. Detection of viable myocardium by low dose of dobutamine cine mr imaging in

mineswine. Chinese medical journal, 2003, 116: 893-896.

[53] Liu Y, Sun L, Huan Y, et al. Effects of basic fibroblast growth factor microspheres on angiogenesis in ischemic myocardium and cardiac function: Analysis with dobutamine cardiovascular magnetic resonance tagging. European journal of cardio-thoracic surgery: official journal of the European Association for Cardio-thoracic Surgery, 2006, 30: 103-107.

[54] Feuchtner G, Goetti R, Plass A, et al. Adenosine stress high-pitch 128-slice dual-source myocardial computed tomography perfusion for imaging of reversible myocardial ischemia: Comparison with magnetic resonance imaging. Circulation. Cardiovascular imaging, 2011, 4: 540-549.

[55] Kido T, Watanabe K, Saeki H, et al. Adenosine triphosphate stress dual-source computed tomography to identify myocardial ischemia: Comparison with invasive coronary angiography. SpringerPlus, 2014, 3: 75.

[56] 赵世华, 陆敏杰, 张岩, 等. 1.5 t高端MR在心血管病诊断中的应用. 中华放射学杂志, 2005, 39: 577-581.

[57] 赵世华. 重视影像学在冠心病诊断中的合理应用. 中华心血管病杂志, 2008, 36: 961-963.

[58] Bernard M, Jacquier A, Kober F. Cardiovascular magnetic resonance in ischemic heart disease. Future cardiology, 2014, 10: 487-496.

[59] Wolk MJ, Bailey SR, Doherty JU, et al. American College of Cardiology Foundation Appropriate Use Criteria Task F. Accf/aha/ase/asnc/hfsa/hrs/scai/scct/scmr/sts 2013 multimodality appropriate use criteria for the detection and risk assessment of stable ischemic heart disease: A report of the american college of cardiology foundation appropriate use criteria task force, american heart association, american society of echocardiography, american society of nuclear cardiology, heart failure society of america, heart rhythm society, society for cardiovascular angiography and interventions, society of cardiovascular computed tomography, society for cardiovascular magnetic resonance, and society of thoracic surgeons. Journal of the American College of Cardiology, 2014, 63: 380-406.

第二章 冠状动脉疾病磁共振表现

一、心肌缺血

识别心肌缺血与判断存活心肌是磁共振在冠心病诊断中的最重要的价值。而识别心肌缺血主要通过心肌药物负荷试验实现，腺苷和双嘧达莫（潘生丁）是最常用的试验药物，前者半衰期短，安全性高，因此临床上应用更为广泛[1-4]。

需要指出的是，PET 目前作为探测冠脉血流储备（coronary flow reserve，CFR）和心肌血流储备（myocardial perfusion reserve，MPR）的无创性检查的金标准而用于临床[5-6]。药物负荷心肌首过灌注（CMR）虽然自 20 世纪 90 年代早期才出现，但已成为一种非常有前景的无创方法用于评价早期冠心病患者的 CFR 和 MPR，与 PET 相比，大视野、高空间分辨率和无放射性电离损伤为其突出优点，可以定性和定量评价心内膜下或透壁性心肌缺血。目前临床主要使用正性肌力药（多巴酚丁胺）和血管扩张药（腺苷或潘生丁）作为负荷药物，虽然两者的作用机制不同，但在 CAD 缺血心肌的评价方面与核素（SPECT 和 PET）对比，两者具有良好的一致性（敏感性 69%～87%，特异性 85%～89%），与冠状动脉造影对比，其敏感性为 83%～100%，特异性为 80～100%，准确度为 87%～89%[2,4,7-11]。

（一）腺苷药物负荷试验

由于冠状动脉血流储备的代偿作用，即使存在冠状动脉狭窄，但在静息状态下，并不一定会出现室壁运动异常（图 4-2-1A、B），因此，常规磁共振

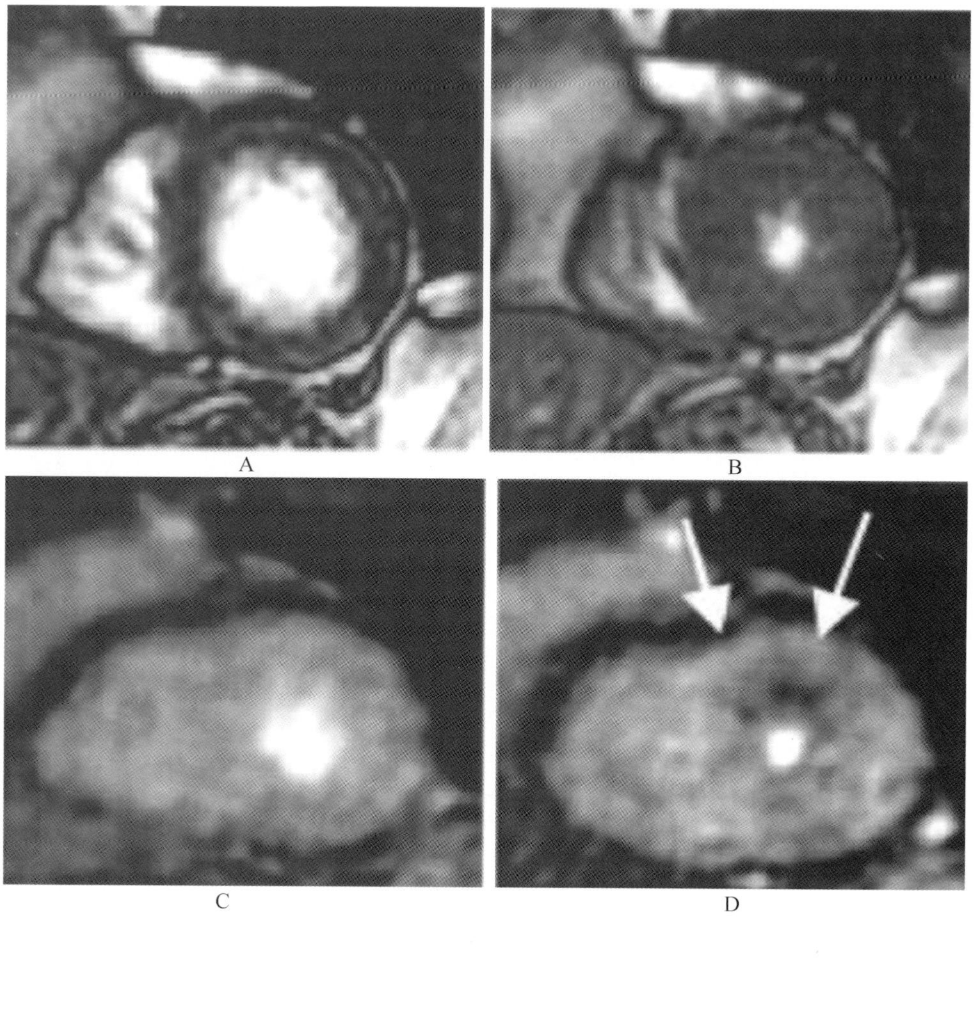

图 4-2-1 A、B 分别为静息下左室短轴舒张末期及收缩末期电影图，未见明显异常；C、D 分别为对应位置的静息下及腺苷负荷心肌灌注图，可见左室前壁心内膜下灌注缺损，提示心肌缺血

运动与功能检查往往阴性，即使行静息心肌灌注扫描，亦无阳性发现（图 4-2-1C）。通常只有在冠状动脉严重狭窄程度达 85%～90%时，才可能检测到心肌灌注异常。但在冠状动脉狭窄为 50%～85%时，通过腺苷或潘生丁负荷试验，亦可检测到心肌灌注异常，即“肇事”血管所对应的区域出现灌注减低或缺损（图 4-2-1D）。进一步定量分析可计算峰值信号强度（peak signal intensity，PSI）、对比剂到达峰值时间（time of peak signal intensity，TPSI）、平均对比剂通过时间（mean transit time，MTT）、信号-时间曲线上升支斜率（signal intensity-time curve up-slope，SITCU）等。缺血心肌表现为 PSI 降低、TPSI 延迟、MTT 增加和 SITCU 变低。定量分析较定性分析能更准确地评价心肌缺血情况。国外研究报道，当冠状动脉狭窄大于 75%时，应用腺苷或潘生丁负荷试验，定性和定量分析探测冠状动脉狭窄的敏感性、特异性和准确性分别可达 90%、83%、87%[1,3-5]，国内尚缺乏大规模的临床研究报道。

（二）多巴酚丁胺药物负荷试验

一般情况下静息时缺血心肌收缩功能无明显异常，小剂量多巴酚丁胺［5～15μg/(kg・min)］负荷下，存活心肌收缩运动会改善，但在大剂量多巴酚丁胺［40μg/(kg・min)］和（或）结合阿托品负荷试验下，冠状动脉狭窄相对应的供血区域则可出现节段性运动障碍，此为多巴酚丁胺的“双相效应”（图 4-2-2）。国外研究报道，多巴酚丁

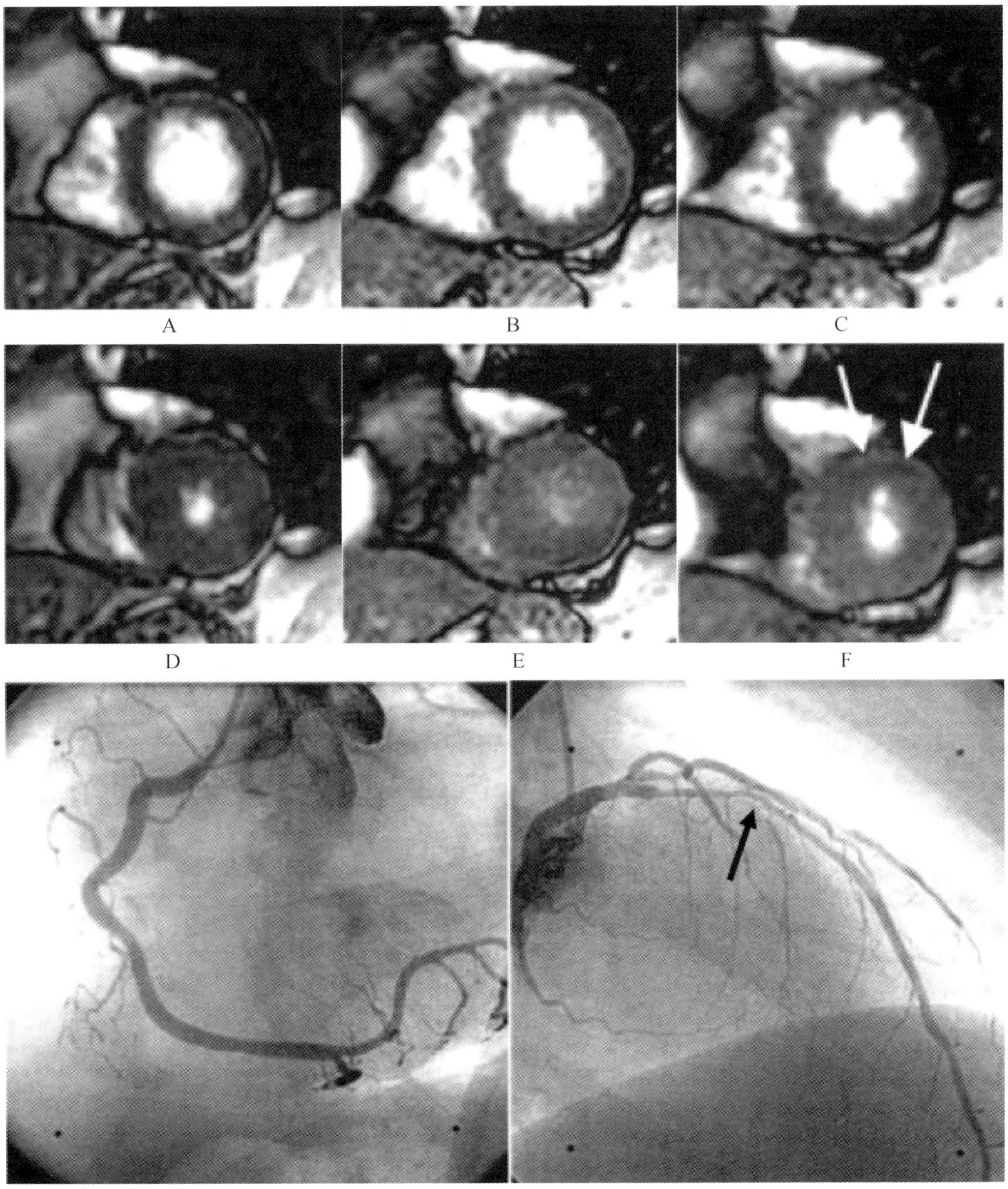

图 4-2-2 A～C 分别为静息下、小剂量多巴酚丁胺及大剂量多巴酚丁胺负荷电影舒张末期；D～F 为对应层面的收缩末期，可见左室前壁区域呈典型的“双相反应”，即小剂量多巴酚丁胺负荷时收缩运动增强，大剂量负荷下运动减弱；G、H 为同一患者的选择性冠状动脉造影中的右冠脉及左冠脉造影图像，提示左室前壁近中段节段性重度狭窄（70%～90%）

胺负荷（DS）MRI探测室壁运动异常，由此判断心肌缺血的敏感性和特异性均优于负荷超声心动图（86.2% *vs.* 74.3%；85.7% *vs.* 69.8%），两者的准确性分别为86.0%和72.7%。[9,12-13]

需要指出的是，近年来，随着MDCT对冠状动脉的直接观察和判断，这种通过药物负荷试验间接推断冠状动脉狭窄的方法的临床价值有所下降。就现阶段实际临床意义而言，通过药物负荷试验判断室壁运动障碍，远不如药物负荷试验评估心肌灌注，更不及药物负荷试验评估存活心肌。当然，MDCT抑或X线冠状动脉造影旨在进行形态学判断，而探测心肌灌注和识别存活心肌则着重于功能的评估，两者的侧重点有所不同。

二、心肌梗死

（一）急性心肌梗死

急性心肌梗死之后，缺血级联事件按时间先后主要由以下几部分组成：心肌收缩功能不良（数秒），细胞内水肿（20～30min持续缺血），随后是心肌不可逆转的损伤（30～60min）和血管内皮细胞坏死、凋亡（60～90min）。心肌坏死进展的方式从心内膜下向心外膜下进行（3～6h），使得透壁梗死具有时间依赖性，梗死的外边界与最初的受损心肌（危险心肌）密切相关。受损心肌（危险心肌）是指受累血管的灌注区域，在主要损害的远端。

急性期由于水肿、炎性细胞浸润等原因，梗死心肌厚度多在正常范围内（图4-2-3），仅表现受累节段收缩运动减弱。但随着时间的推移，无菌性炎症逐渐消退，至瘢痕组织逐渐形成后，梗死区心肌萎缩变薄。

急性或亚急性心肌梗死，在T2WI像上又称水肿权重像（edema-weighted），即使不采用任何对比剂，因水肿等因素，亦可表现为高信号，但实际梗死面积小于信号增强区域（图4-2-4A～C）。过去由于T2WI扫描时间长，图像质量欠满意，加上急性心肌梗死患者耐受性差，考虑安全等综合因素，这种序列实际临床应用较少。然而，近年来随着T2加权短时间反转恢复序列（T2-weighted STIR TSE）的开发，不仅抑制了心外膜下脂肪信号，而且减少了无或矛盾运动区域缓慢血流信号的干扰，从而进一步提高了成像质量，其应用价值也得到相应的提升[14-15]。

毫无疑问，急性心肌梗死区会出现灌注缺损，并且在心肌灌注延迟扫描时，呈现高信号强化（图4-2-4D），后者甚至被认为是急性心肌梗死预后的预测因子。目前比较一致的看法是，真正可逆性受损心肌，在延迟增强MRI（DE-MRI）上并不表现为持久性强化，但梗死区周围缺血的心肌有时也会呈现一过性的强化，不过随着时间延长，这种现象会逐渐消失。

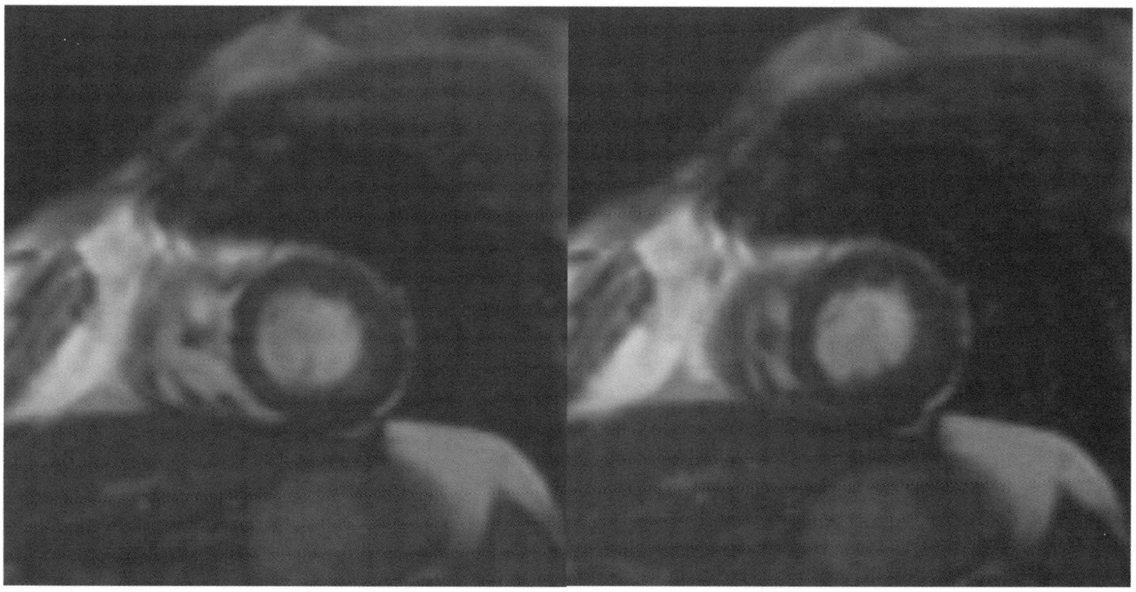

A　　　　　　B

图4-2-3　急性心肌梗死电影图。男，65岁，突发胸痛伴大汗十余天，A、B图分别为对比剂增强后电影序列左室中段短轴舒张末期（A）与收缩末期（B）图，可见左室前壁及毗邻前室间隔收缩运动明显减弱，但室壁厚度变薄不明显

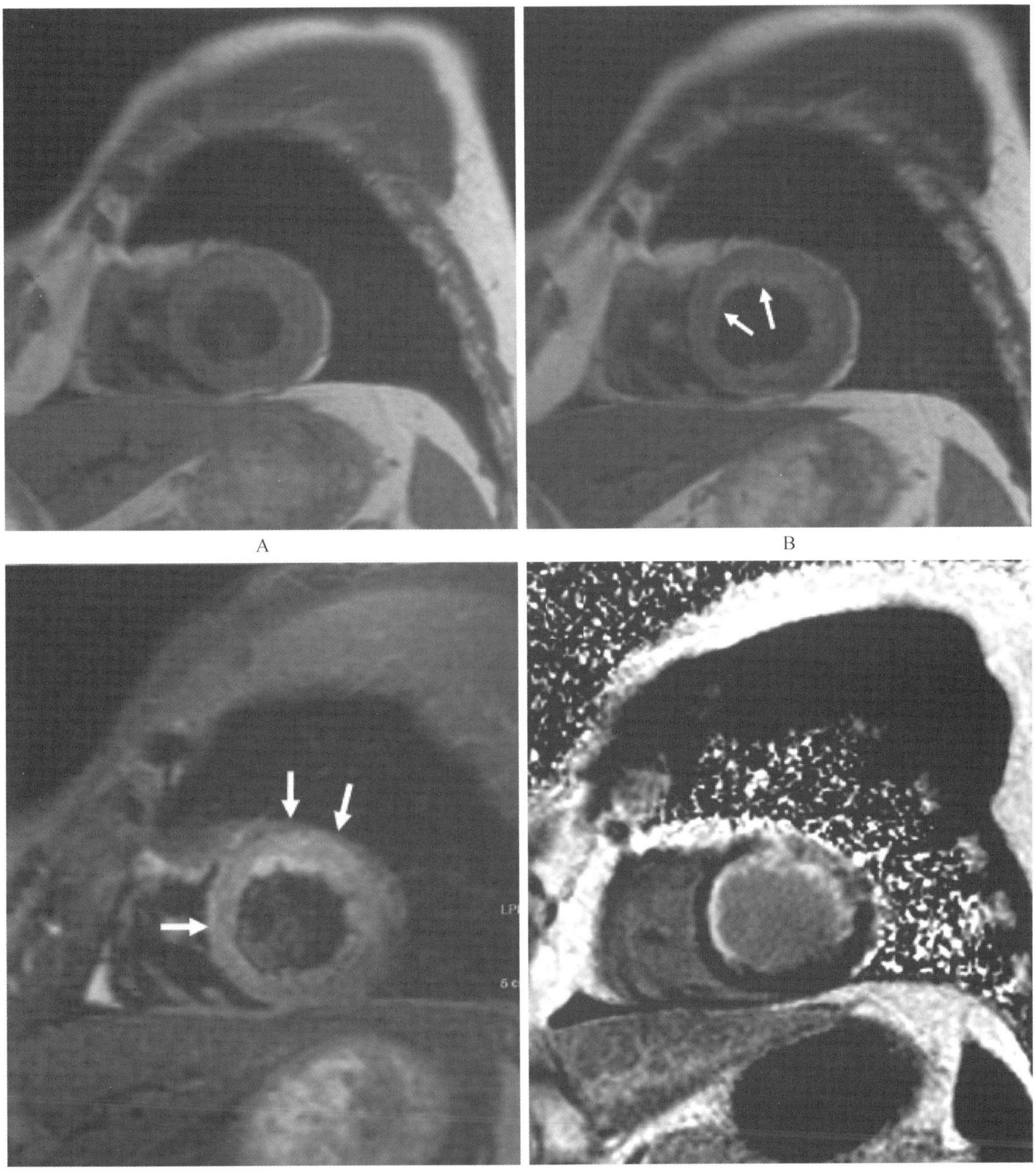

图 4-2-4 为图 4-2-3 同一患者，A、B 分别为 T1WI 及 T2WI，T1WI 各节段室壁信号未见异常，T2WI 提示左室前壁及毗邻前间隔心内膜下高信号改变（箭头），C 图为 T2 快速自旋回波（TIRM），可见整个左室前壁及毗邻侧壁、前间隔心肌信号均较正常区域（左室下壁）高（箭头），且范围大于对比剂延迟增强区域（图 D），提示存在心肌水肿，此为急性心肌梗死的特征性表现

概括起来，急性心肌梗死的延迟强化，基于其不同的病理生理学基础，通常表现为四种形式。

（1）心内膜下延迟增强，通常心外膜未被累及。DE-MRI 是目前唯一能够识别心内膜下心肌梗死的无创性检查技术。这种类型的心肌梗死临床表现为非 Q 波心肌梗死，预后良好。

（2）透壁性延迟强化，通常见于范围广泛的再灌注性心肌梗死，血运重建后无法改善心肌收缩力。

（3）类似于透壁性强化但同时伴心内膜下低信号区，即通常所称的“无复流（no-reflow）”现象[16-17]。无复流现象是指在透壁性心肌梗死的基础上，无法全部恢复再灌注，其原因包括微循环障碍、心肌坏死或严重水肿压迫壁间血管。通常被认为是不良左心室重构的预测因子。急性期心肌梗死大约有 20%～

30%患者会出现“无复流”与“低复流”现象。磁共振心肌灌注扫描无论是首过法还是延迟增强法均可显示，但DE-MRI效果最佳，表现为无信号和低信号区（图4-2-5）。对于低复流患者，当延迟大于30min时，受累区域仍可出现延迟强化。

（4）外围强化而中央区无血流灌注呈现低信号，通常在无再灌注的阻塞性心肌梗死中可以见到，预后不良。

（二）陈旧性心肌梗死

随着病程的延长，梗死区水肿的消退及胶原成分的增加，纤维瘢痕逐渐替代坏死心肌，左室形态、功能及心肌灌注亦发生相应的变化，具体表现在以下几个方面：

1. 受累室壁变薄

小面积心肌梗死或心内膜下心肌梗死时，受累节段以及心脏各房室腔多无明显变化。反之，大面积透壁性心肌梗死时，随着心肌瘢痕化逐渐形成，梗死区心肌萎缩变薄（图4-2-6）。进一步伴随着心肌重塑及室壁瘤的形成，左心室腔渐进性扩大，左心功能逐渐降低。乳头肌受累可直接引起二尖瓣关闭不全。

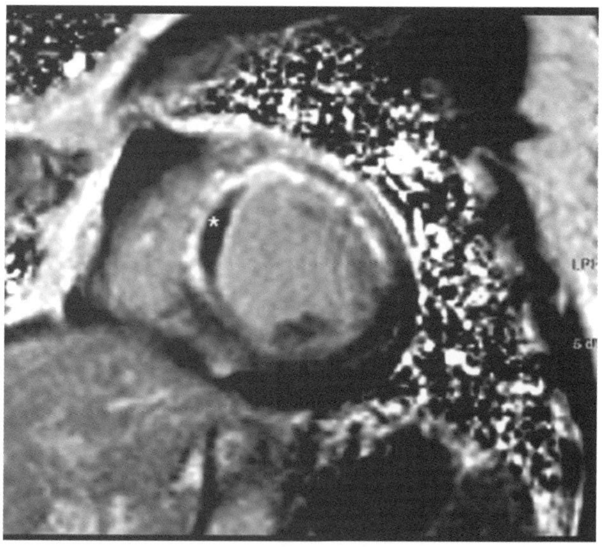

图4-2-5 急性心肌梗死无灌注心肌。左室短轴延迟强化提示左室前壁主要为透壁性心肌梗死，室间隔左、右心室面心内膜下为高信号，两者之间为无信号区（*），该处心肌无血流灌注，亦称“无复流”现象

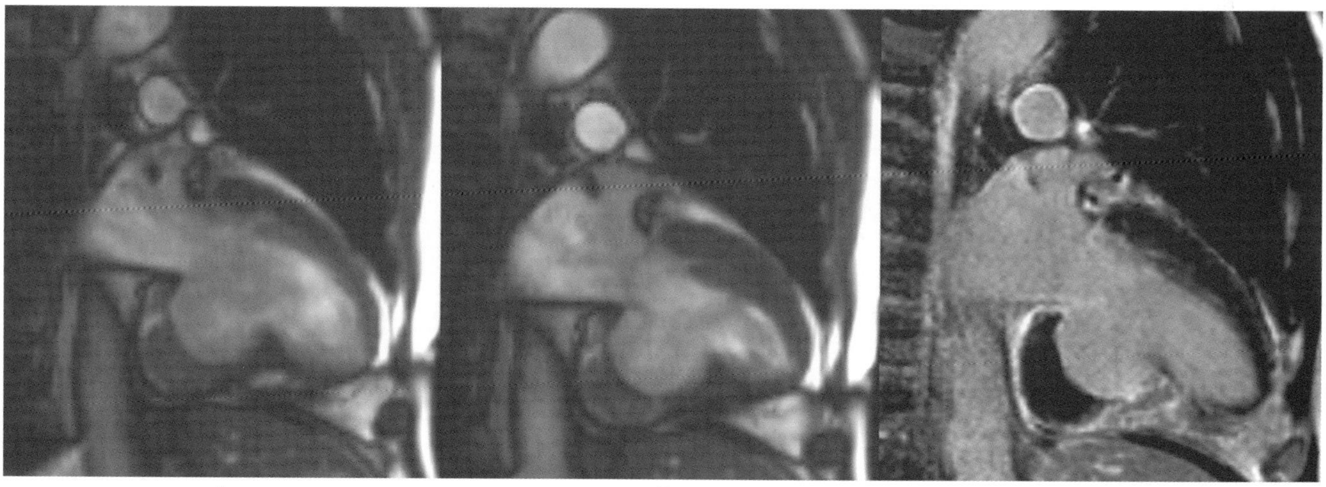

A　　B　　C

图4-2-6 左室下壁室壁瘤并附壁血栓形成

A、B分别为左室两腔心舒张末及收缩末电影，可见左室下壁近中段明显向外膨突，收缩末更为显著，呈矛盾运动。瘤壁内可见较厚附壁血栓附着，在对比剂延迟增强序列（C）上，附壁血栓呈无信号区，与透壁性强化的瘤壁对比明显

过去认为若厚度<5.5mm，则提示该区域为透壁性陈旧性心肌梗死。近年来，结合正性肌力药物负荷试验以及通过血运重建术后对比分析观察，即使室壁厚度<5.5mm，部分节段仍然能够恢复收缩功能，提示仍然残存活力心肌[18-21]。

2. 节段性室壁运动异常

根据梗死范围与程度不同，受累心肌节段表现为运动减弱、无运动或矛盾运动（图4-2-6A、B）。通过计算室壁增厚率及运用Tagging技术[22-24]，能够更加准确地进行定量分析。值得提出的是，其受累节段与冠状动脉分布区域相对应。

3. 心肌灌注异常

梗死区瘢痕组织大多数表现为灌注减低、延迟或缺损。这主要是由于纤维化组织毛细血管密度比正常心肌低。

4. 心肌异常延迟强化

早期的动物实验病理对照研究以及近十年来临床实践均反复论证，对比剂延迟增强扫描时梗死区瘢痕组织表现为异常强化，即所谓的“亮的就是死的（bright is dead）”。磁共振大视野、任意角度、良好的空间分辨力以及高度的组织特定性能够将任何部位和不同程度的心肌梗死识别出来，大体上能将心内膜下 25%、50%、75%、100%的心肌梗死一一区别出来。通过在体（in vivo）显像技术将心肌梗死的大小、范围、程度等准确显示出来，无疑能够有效指导临床治疗，也是迄今为止其他任何无创性技术都无法比拟的（图 4-2-6C、图 4-2-7、图 4-2-8）[8,18,25-30]。

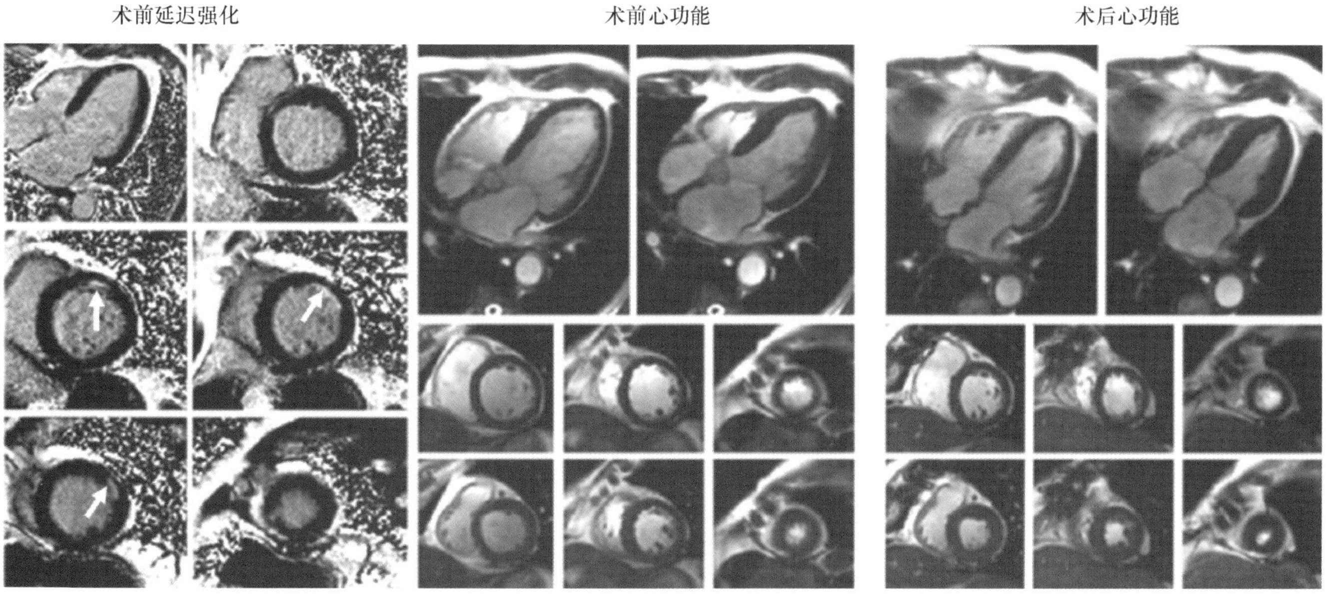

图 4-2-7 男性，56 岁，术前磁共振对比剂延迟强化，左室前壁、前侧壁可见心内膜下延迟强化，相应节段收缩运动明显减弱［左室射血分数（LVEF）39.2%，左室舒张末期内径 62mm］，术后 6 个月受累节段收缩运动明显改善，左室腔缩小，左心室整体功能亦明显提高（LVEF 53.3%，LVEDD 52mm）

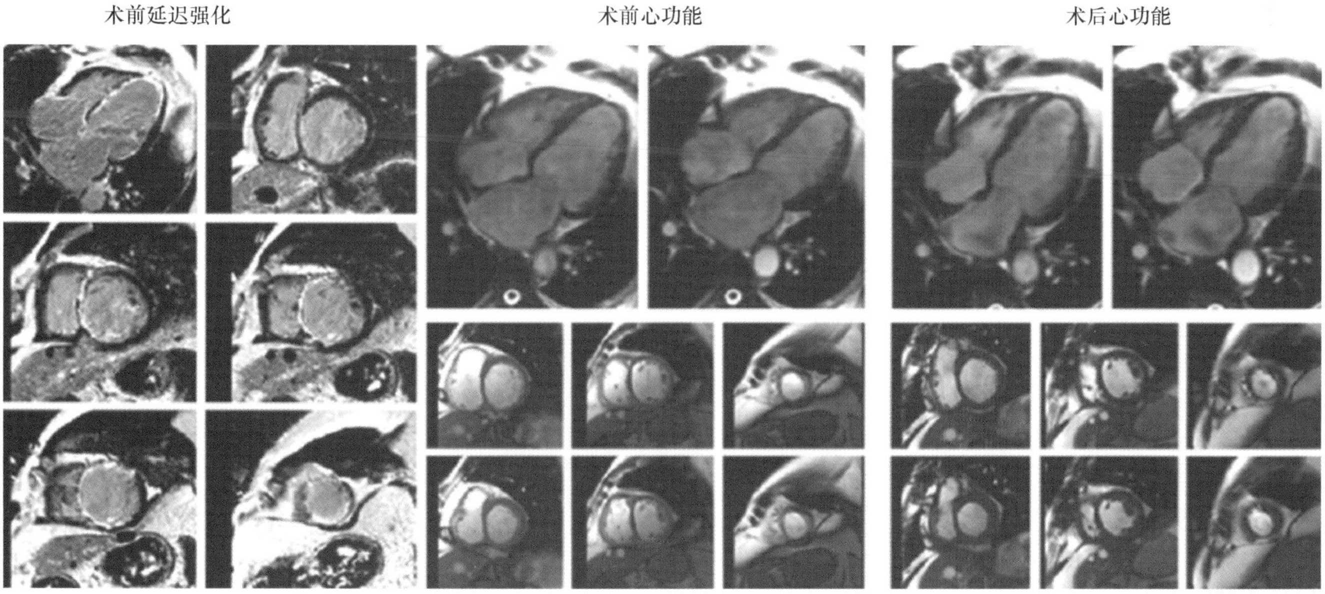

图 4-2-8 男性，69 岁，术前磁共振对比剂延迟强化，室间隔、左室前壁中远段、左室下壁及心尖部可见明显异常强化，大部分呈 75%以上的透壁或近似透壁性强化，相应节段收缩运动明显减弱（LVEF 21.8%，LVEDD 65mm），术后 6 个月受累节段收缩运动改善不明显，左室腔亦无明显缩小，左心室整体功能与前大致相同（LVEF 22.1%，LVEDD 64mm）

^{18}FDG-PET 是最早亦是迄今探测存活心肌的金标准，但由于其空间分辨率低，无法准确区分心肌各层结构，仅能定性或半定量评价，而且具有一定的放射性电离损伤[22,31-32]。而 CMR 兼有高空间分辨率与无电离辐射损伤的优点，且相对廉价，已经从实验研究进入临床应用。特别是对比剂延迟增强技术，其与 PET 对照具有很好的一致性，是识别瘢痕组织及其透壁程度的良好标准，因此有研究甚至将磁共振作为探测存活心肌的金标准。在冠心病危险分层与心血管事件预测方面，对比剂延迟强化是独立的预测指标（图 4-2-7、图 4-2-8）[25,27,33-36]。

一系列对比研究显示，心肌节段性运动异常伴对比剂延迟强化与^{18}F-FDG PET 和 SPECT 有很好的相关性。Knuesel 等报道 DE-MRI 非强化的活力节段与^{18}F-FDG PET 所检测的活力节段相关系数达 0.82（$P<0.001$）[37]。Kuhl 等报道在 165 个严重运动障碍节段中，^{18}F-FDG PET 葡萄糖吸收与 DE-MRI 强化范围和程度呈明显的负相关（$r=0.86$，$P<0.001$），DE-MRI 强化节段占 T^{99}-MIBI-SPECT 灌注缺损合并^{18}F-FDG PET 代谢缺失节段的 80%±23%，DE-MRI 探测无活力心肌的敏感性和特异性分别为 96%和 84%[38-40]。

作者所在医院一组 34 例经临床确诊的陈旧性心肌梗死患者，拟行再血管化手术治疗（图 4-2-7、图 4-2-8）。术前接受心脏 DE-MRI 及^{99m}Tc-MIBI SPECT 和^{18}F-FDG PET 检查，依据 17 节段分析法，进行半定量对比分析。结果显示三种方法一致性较好，对比剂延迟强化所显示的瘢痕组织与 PET 所识别的存活心肌具有很好的互补性[41-42]。

概括起来，陈旧性心肌梗死延迟强化即所谓的缺血性增强具有两个重要特点。其一从心内膜下向心外膜方向扩散；其二延迟强化与“肇事血管”供血区域相对应，且沿血管纵轴方向延伸。

（三）心肌梗死并发症

1. 室壁瘤

室壁瘤是心肌梗死常见的并发症之一，通常分为真性和假性室壁瘤两种。真性室壁瘤瘤壁以纤维瘢痕组织为主；假性室壁瘤是左心室壁破裂后，被外面的心包粘连包裹所致。依据病理解剖学特点，真性室壁瘤又分为功能性室壁瘤和解剖学室壁瘤。就影像学表现而言，功能性室壁瘤在舒张末期没有局部的外形膨突，收缩期才出现局部的无运动或矛盾运动（图 4-2-6、图 4-2-9）。

典型的真、假室壁瘤影像学诊断无太大困难，但对一些非典型患者，有时却充满挑战性，心脏 MR 具有一定的优势[43-45]。

真性室壁瘤（图 4-2-6、图 4-2-9）MR 影像学特点：①受累节段室壁变薄，收缩期室壁增厚率消失；②受累节段无运动或矛盾运动；③瘤体与左心室腔相通，瘤口较大；④瘤壁延迟强化，与正常左心室壁相连续，无中断现象。

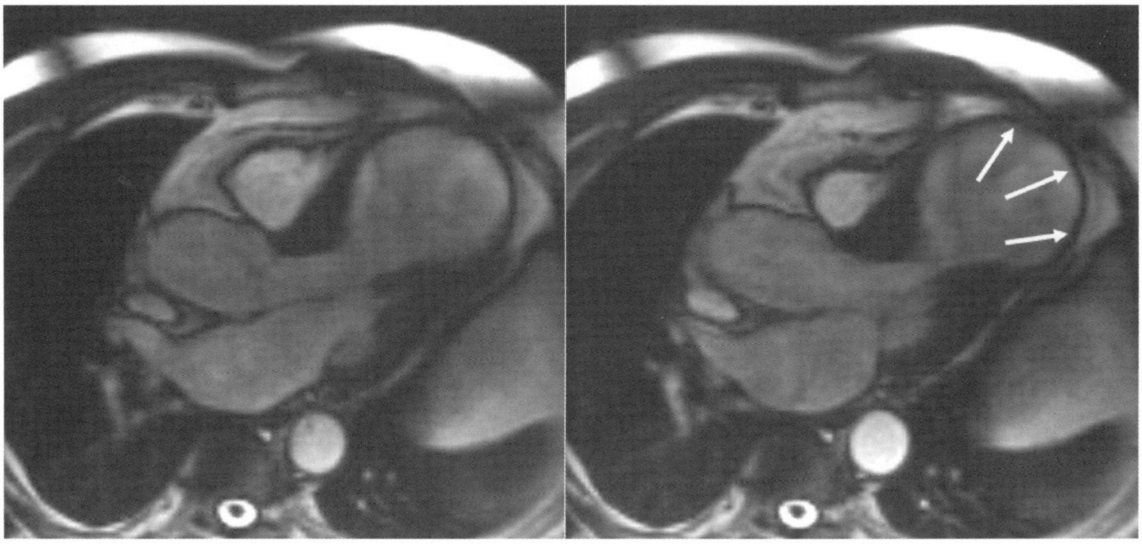

图 4-2-9 陈旧性心肌梗死电影图。男，62 岁，劳累后胸痛 4 个月余，左室长轴电影序列舒张末期图（A 图）及收缩末期图（B 图）提示左室心尖部室壁变薄，收缩末向外膨突（箭头），呈矛盾运动，为典型室壁瘤表现。该室壁瘤占左室腔的 1/2 左右

假性室壁瘤（图 4-2-10）MR 影像学特点：①瘤壁与正常左心室壁连续性中断，瘤口较小；②瘤壁无明显的延迟强化；③瘤体内可见大量血栓形成。

真性室壁瘤与假性室壁瘤的本质区别是瘤壁的组成不同，鉴别要点应是瘤壁与左心室的连续性有无中断。实际上，前者仍然是室壁的一部分，只不过纤维瘢痕组织替代了心肌组织；后者系室壁穿孔后形成的血肿。

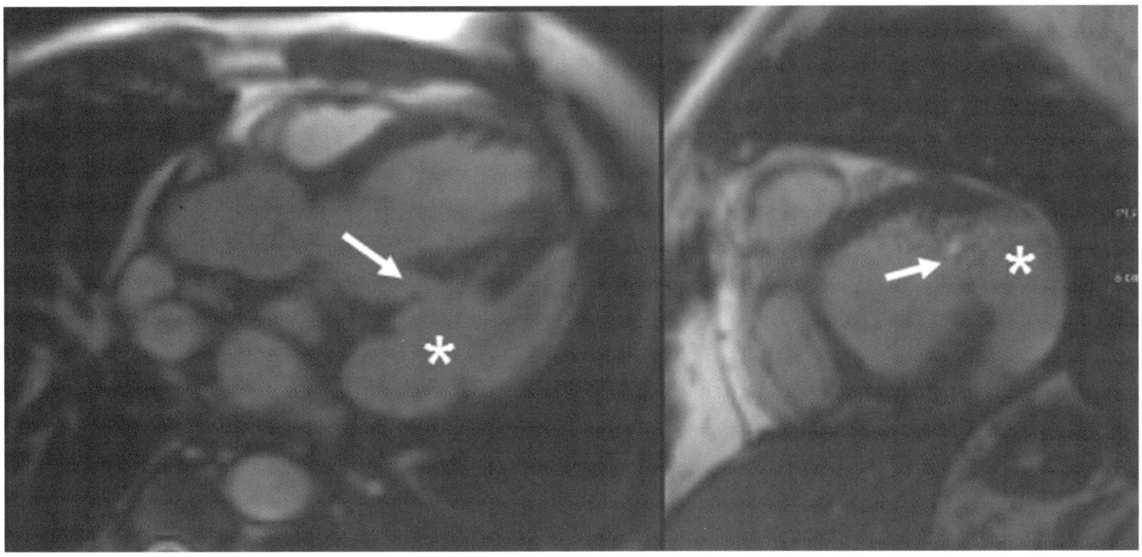

A　　　　B

图 4-2-10　假性室壁瘤。男，53 岁，突发胸痛伴胸闷气短三月余，电影序列左室长轴（A 图）及短轴（B 图）电影序列示左室侧壁局部连续性中断（箭头），并经该破口形成巨大囊腔（*）

2. 附壁血栓

附壁血栓易发生在室壁瘤或室壁运动严重障碍的毗邻心腔内，特别是在心尖部或深陷在肌小梁中，超声心动图易漏诊。心脏 MRI 电影和 DE-MRI 很容易将其识别，特别是后者高信号血池内出现无或低信号血块，两者呈良好的对比（图 4-2-6）。需要特别指出的是附壁血栓需要与无复流或低复流心肌相鉴别（图 4-2-5）[46-48]，因为两者均表现为无信号。主要鉴别要点为无复流位于心肌内，附壁血栓位于心腔内，其他鉴别征象：①无复流多位于室间隔心内膜下，血栓多位于室壁瘤腔内，特别是心尖部；②无复流边缘规则，与周围心肌连续，呈光滑弧形，血栓表面多不规则，体积大；③无复流仅见于急性或亚急性心肌梗死，血栓多发生在慢性梗死患者中。

一、鉴别诊断

（一）扩张型心肌病

与冠心病“缺血型增强”、心内膜下心肌受累、延迟增强分布与相应冠状动脉灌注区域相匹配的特点不同，典型的扩张型心肌病“非缺血型增强”，多位于壁内或心外膜下心肌，且不与任何冠状动脉的灌注区域相吻合。

扩张型心肌病（DCM）非缺血性增强的主要表现形式为局限于心室肌壁内的点片状或线性条纹状增强，多见于室间隔。DCM 壁内增强与预后有关，一般来说，壁内增强的范围越大，预后越差[49-52]。

（二）肥厚型心肌病

肥厚型心肌病（HCM）主要有两种延迟增强形式。典型表现为局限于心肌肥厚区域的多发片状或团块状增强，以右室游离壁与室间隔的连接处最多被累及；另一种形式则为弥漫于全心的散在分布的增强。HCM 的延迟增强可能是紊乱排列的心肌细胞间大量纤维组织及肥厚心肌区散在梗死灶的反映。磁共振心肌延迟强化的存在及其严重程度能够判断肥厚型心肌病的进展和预测其预后。有研究提示 HCM 延迟增强的范围和程度与心脏性猝死、左心室扩大及心力衰竭的风险相关。近年来有研究显示，与团块状延迟强化患者相比，弥漫性延迟强化患者预后更差，其猝死发生率更高[53-56]。

（三）心肌淀粉样变

心肌淀粉样变延迟强化的病理学特征是心肌组织中不可溶解的淀粉样蛋白成分的渗出。主要表现为肌壁内弥漫且不均一的增强，因心内膜下增强更为明显，故在室间隔部位常出现“斑马征”[57-61]。

（四）心肌炎

急性心肌炎主要表现为分散于心外膜下心肌的点片状增强，以左心室游离壁受累最多见，在部分病例可见室间隔的局灶性增强；慢性心肌炎主要表现为壁内增强。心肌炎的延迟增强机制可能与心肌梗死是相同的，急性期反映了心肌细胞坏死和局部组织水肿，慢性期反映了瘢痕的形成。此外急性心肌炎延迟增强的范围和形式具有动态变化的特点，在治疗过程中延迟增强灶会在几天或几周之内逐渐消散，并有可能在治愈后消失[61-68]。

（五）应激性心肌病

应激性心肌病，又称短暂性左心室心尖部球状扩张，因为这些患者左心室收缩期形态与日本的一种颈窄基底宽的捕鱼罐（Tako-tsubo）相似，故早期该病被命名为“Tako-tsubo 心肌病”。女性居多，其主要特征：①重度的心理或生理创伤；②急性胸痛伴心电图的 ST 段升高和（或）T 波倒置，且能在短期内恢复；③冠状动脉造影无有意义的狭窄；④左心室大面积收缩功能异常，主要累及左心室中远段，尤其是心尖部；⑤心肌酶学变化与左心室受累程度不相符合；⑥受累的左心室节段收缩功能具有可恢复性；⑦适时的对症治疗，预后良好。

应用 MRI 电影序列能够全面显示受累节段运动障碍，典型者呈球形扩张，但首过法心肌灌注扫描无缺损，DE-MRI 无明显强化，或者轻度延迟强化与左心室受累程度不符。此外 MRI 还有助于定期随访，观察病变的进展和恢复[69-72]。

（陆敏杰　赵世华）

参考文献

[1] Feuchtner G，Goetti R，Plass A，et al. Adenosine stress high-pitch 128-slice dual-source myocardial computed tomography perfusion for imaging of reversible myocardial ischemia：Comparison with magnetic resonance imaging. Circulation. Cardiovascular imaging，2011，4：540-549.

[2] Kido T，Watanabe K，Saeki H，et al. Adenosine triphosphate stress dual-source computed tomography to identify myocardial ischemia：Comparison with invasive coronary angiography. SpringerPlus，2014，3：75.

[3] Bernhardt P，Levenson B，Engels T，et al. Contrast-enhanced adenosine-stress magnetic resonance imaging—feasibility and practicability of a protocol for detection or exclusion of ischemic heart disease in an outpatient setting. Clinical research in cardiology：official journal of the German Cardiac Society，2006，95：461-467.

[4] Doesch C，Seeger A，Hoevelborn T，et al. Adenosine stress cardiac magnetic resonance imaging for the assessment of ischemic heart disease. Clinical research in cardiology：official journal of the German Cardiac Society，2008，97：905-912.

[5] Van Tosh A，Votaw JR，Reichek N，et al. The relationship between ischemia-induced left ventricular dysfunction，coronary flow reserve，and coronary steal on regadenoson stress-gated（82）rb pet myocardial perfusion imaging. Journal of nuclear cardiology：official publication of the American Society of Nuclear Cardiology，2013，20：1060-1068.

[6] Wei H，Tian C，Schindler TH，et al. The impacts of severe perfusion defects，akinetic/dyskinetic segments，and viable myocardium on the accuracy of volumes and LVEF measured by gated（9）（9）mtc-mibi spect and gated（1）（8）f-FDG pet in patients with left ventricular aneurysm：Cardiac magnetic resonance imaging as the reference. Journal of nuclear cardiology：official publication of the American Society of Nuclear Cardiology，2014，21：1230-1244.

[7] 赵世华，蒋世良，陆敏杰. 心血管病磁共振诊断学. 北京：人民军医出版社，2011.

[8] 赵世华. 磁共振成像在冠心病诊断中的应用. 临床荟萃，2009，24：1675-1677，1673.

[9] Sayad DE，Willett DL，Hundley WG，et al. Dobutamine magnetic resonance imaging with myocardial tagging quantitatively predicts improvement in regional function after revascularization. The American journal of cardiology，1998，82：1149-1151，A1110.

[10] Wallace EL，Morgan TM，Walsh TF，et al. Dobutamine cardiac magnetic resonance results predict cardiac prognosis in women with known or suspected ischemic heart disease. JACC. Cardiovascular imaging，2009，2：299-307.

[11] Tas MH，Aksakal E，Gurlertop Y，et al. Assesment of myocardial ischemia by combination of tissue syn-

chronisation imaging and dobutamine stress echocardiography. Korean circulation journal, 2013, 43: 384-390.

[12] Geskin G, Kramer CM, Rogers WJ, et al. Quantitative assessment of myocardial viability after infarction by dobutamine magnetic resonance tagging. Circulation, 1998, 98: 217-223.

[13] 赵世华，韦云青，曾庆玉，等. 小剂量多巴酚丁胺负荷试验结合 MR 电影鉴别存活心肌的实验研究. 中华放射学杂志，2002，36：694-698.

[14] Zhou X, Rundell V, Liu Y, et al. T(2)-weighted stir imaging of myocardial edema associated with ischemia-reperfusion injury: The influence of proton density effect on image contrast. Journal of magnetic resonance imaging: JMRI, 2011, 33: 962-967.

[15] D Oh-I, Ridgway JP, Kuehne T, et al. Cardiovascular magnetic resonance of myocardial edema using a short inversion time inversion recovery (stir) black-blood technique: Diagnostic accuracy of visual and semi-quantitative assessment. Journal of cardiovascular magnetic resonance: official journal of the Society for Cardiovascular Magnetic Resonance, 2012, 14: 22.

[16] Canet E, Revel D, Sebbag L, et al. Noninvasive assessment of no-reflow phenomenon in a canine model of reperfused infarction by contrast-enhanced magnetic resonance imaging. American heart journal, 1995, 130: 949-956.

[17] Chaitman BR, Lim MJ. No reflow and the quest to achieve optimal perfusion during the acute phase of myocardial infarction. Journal of the American College of Cardiology, 2004, 44: 313-315.

[18] Abdel-Aty H, Zagrosek A, Schulz-Menger J, et al. Delayed enhancement and t2-weighted cardiovascular magnetic resonance imaging differentiate acute from chronic myocardial infarction. Circulation, 2004, 109: 2411-2416.

[19] Baer FM, Smolarz K, Jungehulsing M, et al. Chronic myocardial infarction: Assessment of morphology, function, and perfusion by gradient echo magnetic resonance imaging and ^{99m}Tc-methoxyisobutyl-isonitrile spect. American heart journal, 1992, 123: 636-645.

[20] Grebe O, Paetsch I, Kestler HA, et al. Optimal acquisition parameters for contrast enhanced magnetic resonance imaging after chronic myocardial infarction. Journal of cardiovascular magnetic resonance: official journal of the Society for Cardiovascular Magnetic Resonance, 2003, 5: 575-587.

[21] Perez-David E, Arenal A, Rubio-Guivernau JL, et al. Noninvasive identification of ventricular tachycardia-related conducting channels using contrast-enhanced magnetic resonance imaging in patients with chronic myocardial infarction: Comparison of signal intensity scar mapping and endocardial voltage mapping. Journal of the American College of Cardiology, 2011, 57: 184-194.

[22] Lima JA, Jeremy R, Guier W, et al. Accurate systolic wall thickening by nuclear magnetic resonance imaging with tissue tagging: Correlation with sonomicrometers in normal and ischemic myocardium. Journal of the American College of Cardiology, 1993, 21: 1741-1751.

[23] Kramer CM, Rogers WJ, Theobald TM, et al. Remote noninfarcted region dysfunction soon after first anterior myocardial infarction. A magnetic resonance tagging study. Circulation, 1996, 94: 660-666.

[24] Buchalter MB, Weiss JL, Rogers WJ, et al. Noninvasive quantification of left ventricular rotational deformation in normal humans using magnetic resonance imaging myocardial tagging. Circulation, 1990, 81: 1236-1244.

[25] Selvanayagam JB, Kardos A, Francis JM, et al. Value of delayed-enhancement cardiovascular magnetic resonance imaging in predicting myocardial viability after surgical revascularization. Circulation, 2004, 110: 1535-1541.

[26] 赵世华. 重视影像学在冠心病诊断中的合理应用. 中华心血管病杂志，2008，36：961-963.

[27] Hamilton-Craig C, Seltmann M, Ropers D, et al. Myocardial viability by dual-energy delayed enhancement computed tomography. JACC. Cardiovascular imaging, 2011, 4: 207-208.

[28] Perin EC, Silva GV, Sarmento-Leite R, et al. Assessing myocardial viability and infarct transmurality with left ventricular electromechanical mapping in patients with stable coronary artery disease: Validation by delayed-enhancement magnetic resonance imaging. Circulation, 2002, 106: 957-961.

[29] 陆敏杰，赵世华，刘盛，等. 磁共振成像对冠心病陈旧性心肌梗死所致心功能不全的诊断及干细胞移植疗效评价的应用. 中华心血管病杂志，2008，36：969-974.

[30] 赵世华. 心脏磁共振在冠心病诊断中的意义. 诊断学理论与实践，2011，10：22-25.

[31] Hu S, Liu S, Zheng Z, et al. Isolated coronary artery

bypass graft combined with bone marrow mononuclear cells delivered through a graft vessel for patients with previous myocardial infarction and chronic heart failure: A single-center, randomized, double-blind, placebo-controlled clinical trial. Journal of the American College of Cardiology, 2011, 57: 2409-2415.

[32] Wolk MJ, Bailey SR, Doherty JU, et al. American College of Cardiology Foundation Appropriate Use Criteria Task F. Accf/aha/ase/asnc/hfsa/hrs/scai/scct/scmr/sts 2013 multimodality appropriate use criteria for the detection and risk assessment of stable ischemic heart disease: A report of the american college of cardiology foundation appropriate use criteria task force, american heart association, american society of echocardiography, american society of nuclear cardiology, heart failure society of america, heart rhythm society, society for cardiovascular angiography and interventions, society of cardiovascular computed tomography, society for cardiovascular magnetic resonance, and society of thoracic surgeons. Journal of the American College of Cardiology, 2014, 63: 380-406.

[33] Liu Q, Zhao S, Yan C, et al. Myocardial viability in chronic ischemic heart disease: Comparison of delayed-enhancement magnetic resonance imaging with ^{99m}Tc-sestamibi and 18f-fluorodeoxyglucose single-photon emission computed tomography. Nuclear medicine communications, 2009, 30: 610-616.

[34] Klumpp B, Fenchel M, Hoevelborn T, et al. Assessment of myocardial viability using delayed enhancement magnetic resonance imaging at 3. 0 tesla. Investigative radiology, 2006, 41: 661-667.

[35] Rodriguez-Granillo GA, Rosales MA, Baum S, et al. Early assessment of myocardial viability by the use of delayed enhancement computed tomography after primary percutaneous coronary intervention. JACC. Cardiovascular imaging, 2009, 2: 1072-1081.

[36] Sandstede JJ, Lipke C, Beer M, et al. Analysis of first-pass and delayed contrast-enhancement patterns of dysfunctional myocardium on mr imaging: Use in the prediction of myocardial viability. AJR. American journal of roentgenology, 2000, 174: 1737-1740.

[37] Knuesel PR, Nanz D. Characterization of dysfunctional myocardium by positron emission tomography and magnetic resonance: Relation to functional outcome after revascularization. Circulation, 2003, 108: 1095-1100.

[38] Kuhl HP, van der Weerdt A, Beek A, et al. Relation of end-diastolic wall thickness and the residual rim of viable myocardium by magnetic resonance imaging to myocardial viability assessed by fluorine-18 deoxyglucose positron emission tomography. The American journal of cardiology, 2006, 97: 452-457.

[39] Kuhl HP, Lipke CS, Krombach GA, et al. Assessment of reversible myocardial dysfunction in chronic ischaemic heart disease: Comparison of contrast-enhanced cardiovascular magnetic resonance and a combined positron emission tomography-single photon emission computed tomography imaging protocol. European heart journal, 2006, 27: 846-853.

[40] Kuhl HP, Beek AM, van der Weerdt AP, et al. Myocardial viability in chronic ischemic heart disease: Comparison of contrast-enhanced magnetic resonance imaging with (18) f-fluorodeoxyglucose positron emission tomography. Journal of the American College of Cardiology, 2003, 41: 1341-1348.

[41] 赵世华，闫朝武，杨敏福，等. 磁共振心肌灌注延迟增强与核素心肌灌注/代谢显像识别存活心肌对比研究. 中华心血管病杂志，2006，34：1072-1076.

[42] 刘盛，胡盛寿，陆敏杰，等. 陈旧性心肌梗死所致心功能不全患者的影像学诊断研究. 实用临床医药杂志，2009，13：12-16.

[43] Sorensen MB, Moat NE, Mohiaddin RH. Images in cardiovascular medicine. False left ventricular aneurysm documented by magnetic resonance imaging. Circulation, 2002, 105: 1734.

[44] Filsoufi F, Salzberg SP, Rahmanian PB, et al. Left ventricular false aneurysm following percutaneous balloon aortic valvuloplasty: Magnetic resonance imaging as diagnostic tool. European journal of cardio-thoracic surgery: official journal of the European Association for Cardio-thoracic Surgery, 2006, 30: 193.

[45] Luni FK, Moza A, Sheikh M, et al. Nonobstructive hypertrophic cardiomyopathy with left ventricular aneurysm: The role of cardiac magnetic resonance. Texas Heart Institute journal / from the Texas Heart Institute of St. Luke's Episcopal Hospital, Texas Children's Hospital, 2013, 40: 465-467.

[46] Srichai MB, Junor C, Rodriguez LL, et al. Clinical, imaging, and pathological characteristics of left ventricular thrombus: A comparison of contrast-enhanced magnetic resonance imaging, transthoracic echocardiography, and transesophageal echocardiography with surgical or pathological validation. American heart journal, 2006, 152: 75-84.

[47] Tasu JP, Pellerin D, Karila-Cohen D, et al. Images in cardiovascular medicine. Computed tomography and magnetic resonance imaging of left ventricular thrombus. Circulation, 2001, 103: e8-9.

[48] Weinsaft JW, Kim HW, Shah DJ, et al. Detection of left ventricular thrombus by delayed-enhancement cardiovascular magnetic resonance prevalence and markers in patients with systolic dysfunction. Journal of the American College of Cardiology, 2008, 52: 148-157.

[49] Lu M, Zhao S, Jiang S, et al. Fat deposition in dilated cardiomyopathy assessed by CMR. JACC. Cardiovascular imaging, 2013, 6: 889-898.

[50] Gao P, Yee R, Gula L, et al. Prediction of arrhythmic events in ischemic and dilated cardiomyopathy patients referred for implantable cardiac defibrillator: Evaluation of multiple scar quantification measures for late gadolinium enhancement magnetic resonance imaging. Circulation. Cardiovascular imaging, 2012, 5: 448-456.

[51] Masci PG, Schuurman R, Andrea B, et al. Myocardial fibrosis as a key determinant of left ventricular remodeling in idiopathic dilated cardiomyopathy: A contrast-enhanced cardiovascular magnetic study. Circulation. Cardiovascular imaging, 2013, 6: 790-799.

[52] McCrohon JA, Moon JC, Prasad SK, et al. Differentiation of heart failure related to dilated cardiomyopathy and coronary artery disease using gadolinium-enhanced cardiovascular magnetic resonance. Circulation, 2003, 108: 54-59.

[53] Lu M, Zhao S, Yin G, et al. T1 mapping for detection of left ventricular myocardial fibrosis in hypertrophic cardiomyopathy: A preliminary study. European journal of radiology, 2013, 82: e225-231.

[54] Wang J, Buergler JM, Veerasamy K, et al. Delayed untwisting: The mechanistic link between dynamic obstruction and exercise tolerance in patients with hypertrophic obstructive cardiomyopathy. Journal of the American College of Cardiology, 2009, 54: 1326-1334.

[55] Jassal DS, Chaithiraphan V, Neilan TG, et al. Delayed contrast enhancement CMR imaging in apical hypertrophic cardiomyopathy. International journal of cardiology, 2006, 113: e56-57.

[56] Maron MS, Appelbaum E, Harrigan CJ, et al. Clinical profile and significance of delayed enhancement in hypertrophic cardiomyopathy. Circulation. Heart failure, 2008, 1: 184-191.

[57] Fattori R, Rocchi G, Celletti F, et al. Contribution of magnetic resonance imaging in the differential diagnosis of cardiac amyloidosis and symmetric hypertrophic cardiomyopathy. American heart journal, 1998, 136: 824-830.

[58] Bucciarelli-Ducci C, Locca D, Barbeau G, et al. Value of cardiovascular magnetic resonance for determining cardiac involvement in systemic amyloidosis. European heart journal, 2007, 28: 1186.

[59] Thomson LE. Cardiovascular magnetic resonance in clinically suspected cardiac amyloidosis: Diagnostic value of a typical pattern of late gadolinium enhancement. Journal of the American College of Cardiology, 2008, 51: 1031-1032.

[60] Pennell DJ, Maceira AM. Magnetic resonance imaging in cardiac amyloidosis. JACC. Cardiovascular imaging, 2009, 2: 1378-1380.

[61] 马宁，赵世华. 磁共振在心肌炎诊断中的应用价值. 中华心血管病杂志，2012，40：1072-1074.

[62] Sachdeva S, Song X, Dham N, et al. Analysis of clinical parameters and cardiac magnetic resonance imaging as predictors of outcome in pediatric myocarditis. The American journal of cardiology, 2015, 115: 499-504.

[63] Babu-Narayan SV, McCarthy KP, Ho SY, et al. Images in cardiovascular medicine. Myocarditis and sudden cardiac death in the young: Extensive fibrosis suggested by cardiovascular magnetic resonance in vivo and confirmed post mortem. Circulation, 2007, 116: e122-125.

[64] Moon H, Park HE, Kang J, et al. Noninvasive assessment of myocardial inflammation by cardiovascular magnetic resonance in a rat model of experimental autoimmune myocarditis. Circulation, 2012, 125: 2603-2612.

[65] Azarine A, Guillemain R, Bruneval P. Different focal delayed gadolinium-enhancement patterns using cardiac magnetic resonance in a case of diffuse giant cell myocarditis. European heart journal, 2009, 30: 1485.

[66] Garcia-Ferrer L, Estornell J, Palanca V. Myocarditis by mesalazine with cardiac magnetic resonance imaging. European heart journal, 2009, 30: 1015.

[67] Friedrich MG, Sechtem U, Schulz-Menger J, International Consensus Group on Cardiovascular Magnetic Resonance in M. Cardiovascular magnetic resonance in myocarditis: A jacc white paper. Journal of the American College of Cardiology, 2009, 53: 1475-

1487.

[68] Miller CA, O'Hanlon R, Prasad SK. Diagnosis of acute myocarditis by cardiovascular magnetic resonance in a patient with chest pain, positive troponin, and normal coronary arteries. Journal of the American College of Cardiology, 2009, 55: 74.

[69] Chatterjee S, Maitra S. Cardiovascular magnetic resonance imaging for diagnosis of stress cardiomyopathy. Jama, 2011, 306: 2093.

[70] Eitel I, von Knobelsdorff-Brenkenhoff F, Bernhardt P, et al. Clinical characteristics and cardiovascular magnetic resonance findings in stress (takotsubo) cardiomyopathy. Jama, 2011, 306: 277-286.

[71] 赵世华. 重视 MRI 检查，提高应激性心肌病的认识. 磁共振成像，2013，4：29-32.

[72] 赵世华，闫朝武，何作祥，等. 应激性心肌病的临床特征及影像诊断. 中华放射学杂志，2007，41：698-701.

第三章　比较影像学、影像学检查合理应用与优化组合

一、比较影像学

（一）X线平片

无法定性诊断冠心病，一般情况下心脏形态、大小和肺血管纹理多无异常改变。但对显示继发于左心功能不全的肺淤血、肺水肿以及预后评估等有重要意义，对并发症如室壁瘤以及鉴别诊断有一定的帮助。

（二）超声心动图

超声心动图既能显示心脏形态结构变化，又能观察室壁节段性运动异常，能够初步提示“肇事”血管所对应的病变。此外结合多巴酚丁胺负荷试验可提高探测心肌缺血的敏感性。但声窗窄、空间分辨率低、近场回声弱，观察心尖和心外膜受限，而且具有明显的操作者依赖性。

（三）核素心肌灌注扫描

疑似冠心病患者分别在运动（或负荷试验）和静息状态下行^{99m}Tc-MIBI-SPECT检查，通过检测有无心肌缺血，可诊断冠心病。冠心病心肌梗死患者需明确活力心肌多寡时，可实施^{18}F-FDG-PET显像，这是目前评估存活心肌最可靠的无创性检查方法。但价格昂贵，且无法识别心内膜下心肌梗死为其不足。

（四）冠状动脉无创性成像

1. 冠状动脉CTA

冠状动脉CTA可多视角观察管腔且能显示管壁结构，目前已在临床广泛应用（图4-3-1）[1-8]。冠状动脉CTA阴性排查率高，但阳性预测值低，因此对合并明显钙化病变的血管段无法准确地判断管腔的狭窄程度（图4-3-2），此外对支架内狭窄判断也受限，目前尚无法全面取代冠状动脉造影（图4-3-3）。现阶段主要用于冠心病筛查等，但由于辐射剂量大，尚不能作为普查方法。此外由于时间分辨率低，对心功能的评估远不及超声心动图和MRI。

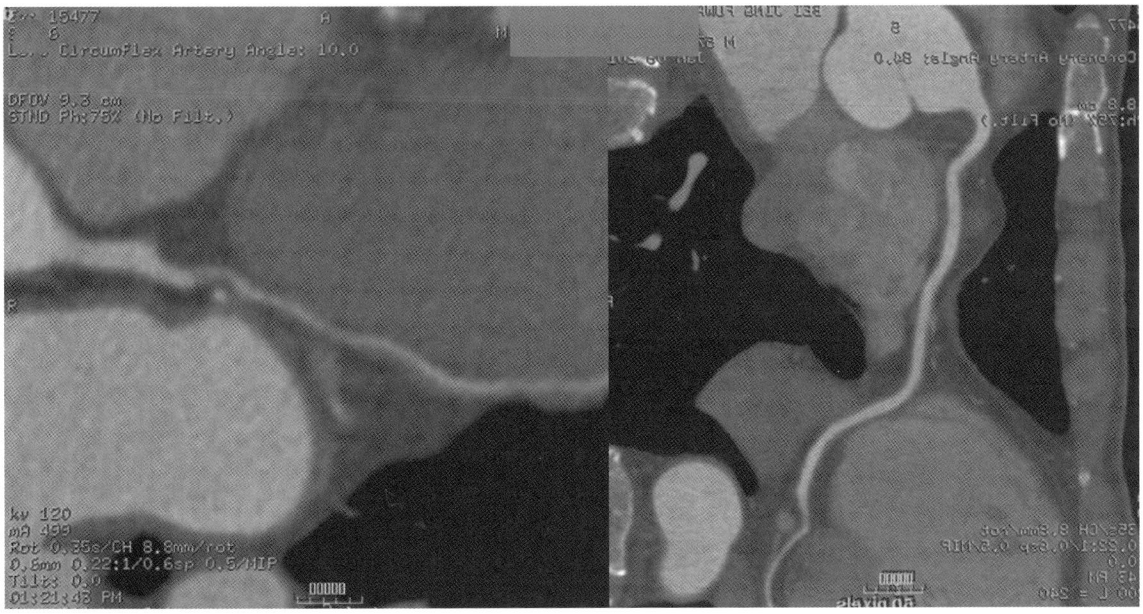

A　　　　B

图4-3-1　正常CT冠状动脉成像。男，48岁，心前区不适十天余，CT冠状动脉成像左冠状动脉前降支（A图）及右冠状动脉（B图）曲面重建图像，显示管壁光滑、管腔无狭窄

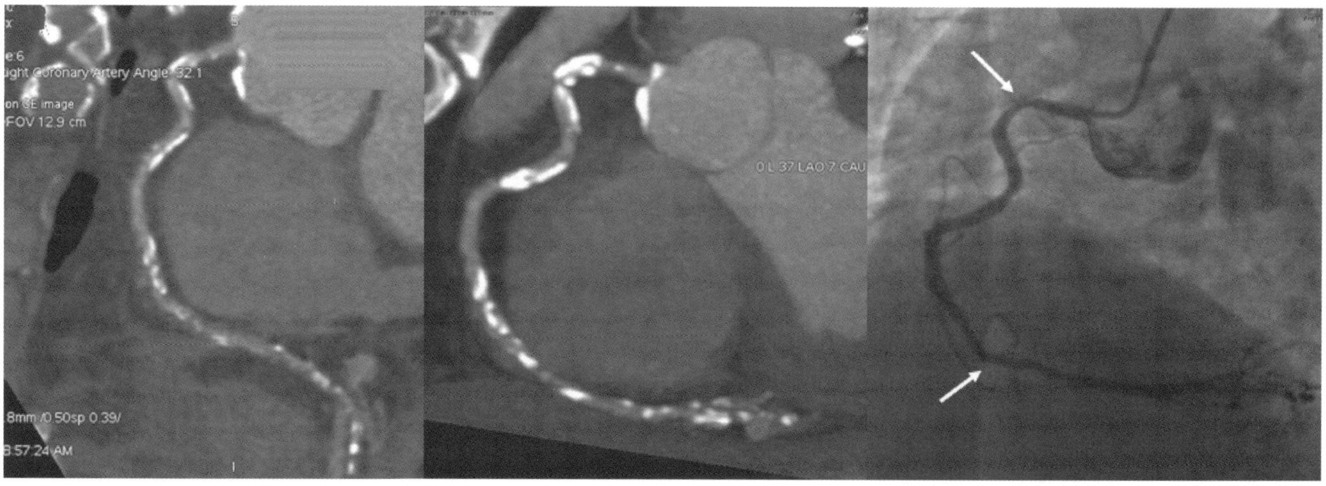

A　　B　　C

图 4-3-2　男，65 岁，发作性胸痛 2 年余。A、B 分别为右冠状动脉 CTA MPR 及 MIP 图，可见右冠脉全程多发钙化斑块，管腔评价明显受限。C 图为同一患者选择性冠状动脉造影图，管腔狭窄区域（箭头所示）一目了然

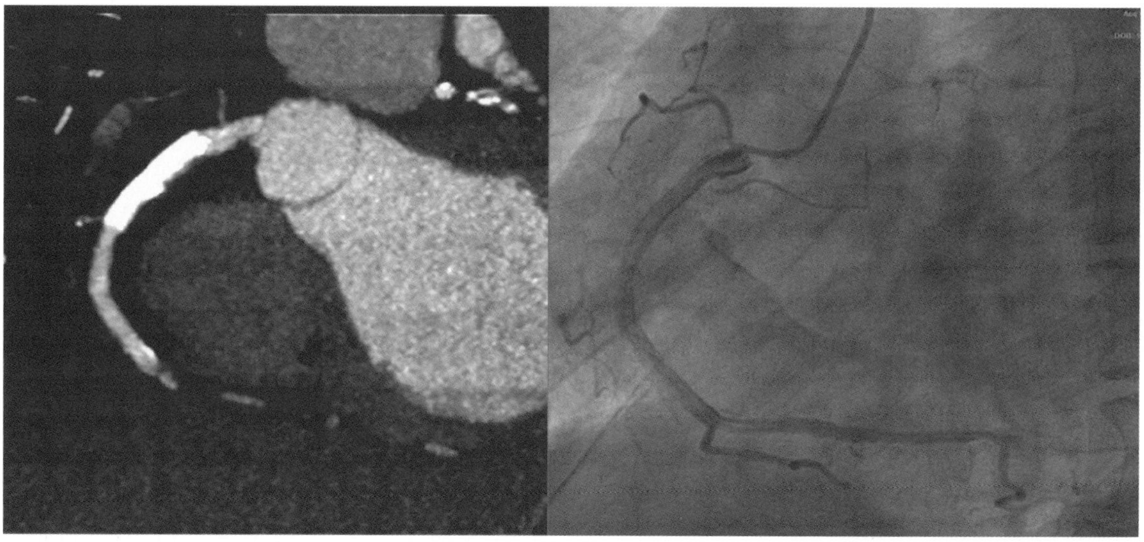

A　　B

图 4-3-3　男，59 岁，发作性胸痛 3 年并于右冠状动脉置入支架 1 年余。A 图为 CTA 最大密度投影图，右冠状动脉近段因支架高密度影，管腔评价明显受限；B 图为同一患者冠状动脉造影，可见右冠脉支架对比剂充盈良好，支架通畅，未见狭窄

2. 冠状动脉磁共振血管造影

冠状动脉磁共振血管造影仍处于临床前研究阶段[9-11]，由于扫描时间较长及运动伪影较多，尚未广泛应用于临床。

3. 血管内超声成像（IVUS）

在心导管基础上发展起来的血管内超声成像（intravascular ultrasound，IVUS）不仅能够直接显示管腔和管壁结构，而且能够识别斑块的性质[12-16]。脂质斑块表现为低回声影，无钙化的纤维斑块表现为无声影的强回声，钙化灶则表现为有声影的强回声。目前 IVUS 与冠状动脉介入技术的结合能进一步优化治疗效果。

4. 光学相干断层成像

光学相干断层成像（optical coherence tomography，OCT）与 IVUS 有些类似，但成像导管是由单一光导纤维组成的。OCT 利用近红外线从组织反射回来的不同光学特征进行组织分析成像，其最大优势在于它的高分辨率，达 10μm，比 IVUS 分辨率高 10 倍，可以从组织水平清楚显示血管壁的结构，虽然其穿透率不及 IVUS，但特别适合评估各

种冠状动脉硬化斑块的特征[13-14,17-19]。目前 OCT 技术仍有待于进一步发展和完善，但其显示内膜增殖等细微结构能力以及区分脂质斑块、纤维斑块和钙化斑块的能力均明显优于 IVUS，有望成为评价不稳定斑块、支架治疗效果的理想手段。

二、冠心病影像学检查合理应用和优化组合

现阶段 X 线冠状动脉造影仍然是诊断冠心病的“金标准”。全面评估冠心病最理想的无创性检查方法是 CTCA 结合心脏 MRI，这两种方法的优势互补，基本上能够满足临床需要。前者旨在识别和判断冠状动脉狭窄，后者旨在通过显示心脏结构、功能、心肌活力等，准确把握心肌缺血或梗死的发生和发展阶段。核素心肌灌注显像和 PET 等能够进一步对心肌缺血和心肌活力进行有效的判断。冠心病介入治疗结合 IVUS 和 OCT 则可进一步完善手术治疗效果。

（陆敏杰　赵世华）

参考文献

[1] Puchner SB，Liu T，Mayrhofer T，et al. High-risk plaque detected on coronary ct angiography predicts acute coronary syndromes independent of significant stenosis in acute chest pain：Results from the romicat-ii trial. Journal of the American College of Cardiology，2014，64：684-692.

[2] Muhlestein JB，Lappe DL，Lima JA，et al. Effect of screening for coronary artery disease using ct angiography on mortality and cardiac events in high-risk patients with diabetes：The factor-64 randomized clinical trial. Jama，2014，312：2234-2243.

[3] Gao XJ. Predictive value of coronary ct angiography for side-branch occlusion. Radiology，2015，274：306-307.

[4] Gao Y，Lu B，Hou ZH，et al. Coronary in-stent restenosis：Assessment with corrected coronary opacification difference across coronary stents measured with ct angiography. Radiology，2014，140820.

[5] 赵世华. 心脏 CT 和 MRI 如何选择. 放射学实践，2014：763-765.

[6] 刘斌，赵世华. 2010 年冠状动脉 CT 血管造影专家共识解读. 心血管病学进展，2011，32：39-42.

[7] 赵世华. 心脏 CT 和 MRI 如何选择？中华放射学杂志，2009，43：901-902.

[8] 赵世华. 心脏 CT 和磁共振成像检查的合理应用. 中华老年心脑血管病杂志，2011：769-770.

[9] Yang Q，Li K，Liu X，et al. Contrast-enhanced whole-heart coronary magnetic resonance angiography at 3.0-t：A comparative study with x-ray angiography in a single center. Journal of the American College of Cardiology，2009，54：69-76.

[10] Yang Q，Li K，Liu X，et al. 3.0t whole-heart coronary magnetic resonance angiography performed with 32-channel cardiac coils：A single-center experience. Circulation. Cardiovascular imaging，2012，5：573-579.

[11] Yoon YE，Kitagawa K，Kato S，et al. Prognostic value of coronary magnetic resonance angiography for prediction of cardiac events in patients with suspected coronary artery disease. Journal of the American College of Cardiology，2012，60：2316-2322.

[12] Mariani J，Guedes C，Soares P，et al. Intravascular ultrasound guidance to minimize the use of iodine contrast in percutaneous coronary intervention：The mozart (minimizing contrast utilization with IVUS guidance in coronary angioplasty) randomized controlled trial. JACC. Cardiovascular interventions，2014，7：1287-1293.

[13] Maehara A，Mintz GS，Stone GW. Oct versus IVUS：Accuracy versus clinical utility. JACC. Cardiovascular imaging，2013，6：1105-1107.

[14] Li J，Li X，Mohar D，et al. Integrated IVUS-OCT for real-time imaging of coronary atherosclerosis. JACC. Cardiovascular imaging，2014，7：101-103.

[15] Kang SJ，Mintz GS，Pu J，et al. Combined IVUS and NIRS detection of fibroatheromas：Histopathological validation in human coronary arteries. JACC. Cardiovascular imaging，2015，8：184-194.

[16] Cheng JM，Garcia-Garcia HM，de Boer SP，et al. In vivo detection of high-risk coronary plaques by radiofrequency intravascular ultrasound and cardiovascular outcome：Results of the atheroremo-IVUS study. European heart journal，2014，35：639-647.

[17] Wojakowski W，Tendera M，Kucia M，et al. Mobilization of bone marrow-derived oct-4 + ssea-4 + very small embryonic-like stem cells in patients with acute myocardial infarction. Journal of the American College of Cardiology，2009，53：1-9.

[18] Lehtinen T，Airaksinen KE，Ylitalo A，et al. Stent strut coverage of titanium-nitride-oxide coated stent compared to paclitaxel-eluting stent in acute myocardial

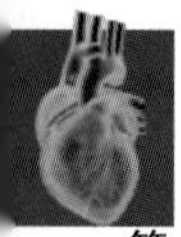

infarction：Titax-oct study. The international journal of cardiovascular imaging，2012，28：1859-1866.

[19] Picchi A，Limbruno U，Ando G，et al. Optical coherence tomography appraisal of residual thrombus burden in patients with st-segment elevation myocardial infarction undergoing intraprocedual versus post-stenting prolonged bivalirudin infusion. Rationale and design of the matrix（minimizing adverse haemorrhagic events by transradial access site and angiox）oct substudy. EuroIntervention：journal of EuroPCR in collaboration with the Working Group on Interventional Cardiology of the European Society of Cardiology，2015：10.

第五篇

血管内超声

第一章　血管内超声（IVUS）的成像原理和检查方法

IVUS显像技术是将微型化的超声探头通过导管技术送入血管腔内，实时显示血管横截面图像，可观察血管腔和血管壁动脉粥样硬化病变的形态，并可根据病变回声特性判断病变的性质，精确测定血管腔、血管的大小及病变狭窄程度，可用于指导介入治疗。1971年Bom首先发明超声导管，用于心腔和瓣膜成像。20世纪80年代末开始应用于人体冠状动脉，是第一个临床上直接观察血管壁的成像系统，技术快速进步致图像清晰和导管小型化，在提高人们对冠心病病理机制的认识和指导药物和介入治疗方面起到了非常重要的作用[1]。

一、IVUS的成像原理和仪器[2]

IVUS导管顶端带有压电晶体超声换能器。换能器发射超声脉冲，并接受来自组织的反射信号，传递到图像处理系统。由于组织的性质不同，对超声波的吸收和反射不同，不同组织之间存在声学界面，因此可以根据接收到的超声波信号的强弱以不同灰阶显示图像并据此判断病变的性质。单一的换能器发出的超声波呈扇形，因此需要多个环形排列的换能器才能360°成像，另一方法是旋转换能器或旋转导管顶端能折射超声波的镜子。

IVUS仪器有两个主要组成部分：①图像处理系统：发射超声波并处理接收的超声信号，在荧光屏上实时显示图像。随着技术的改进，目前的图像处理系统能使用快速处理自动回撤系统以一定的速度匀速回撤导管所采集的系列图像，并实时进行三维血管重建。所有图像可采用数字化光盘记录，以便事后回放分析。一般配备打印设备。②带微型换能器探头的导管：IVUS导管的直径为2.6～9F（0.86～2.97mm），适合冠状动脉或周围血管（如腹主动脉）的成像。冠状动脉内超声导管直径多为2.6～3.5F（0.96～1.17mm），目前有更小的超声导管，提高其血管通过能力。一般来说，换能器发放的超声波频率越高，其分辨率越高，但穿透力就降低。用于冠状动脉内显像的超声探头的频率较高（20～45MHz），实际的轴向和侧向的分辨率分别约为80～110μm和200μm。

按设计类型不同，IVUS导管及其相应的成像系统基本分为两种：机械旋转型和相控阵型。

1. 机械旋转型

机械旋转型探头利用外置的马达和驱动轴旋转安装于导管顶端的单一压电晶体换能器，旋转速度通常为1800转/分，可以每秒30帧的速度成像，目前所应用的机械旋转型超声仪器主要为美国波士顿科学（Boston Scientific）公司的iLab系统，既往有ClearView和GALAXY2系统。带有超声换能器的导管在保护鞘内旋转，可采用单轨形式经0.356mm（0.014英寸）的导引导丝送入需要成像的节段，导管前端的单轨部分较短，导管也较柔软，因此对扭曲病变的通过能力相对较差。此型导管可因导管的不均匀旋转而产生图像变形，即不均匀旋转伪像。

2. 相控阵型

相控阵型探头采用环形安置于导管顶端的32～64个换能器，其优点是稳定性很好，没有旋转伪像和导丝伪像，导引导丝的轨道作用较好，导管的推送能力较优。目前由美国VALCANO公司生产。由于没有活动的部分，不会产生旋转伪像，使该型血管内超声导管易于与其他一些介入器械如支架、定向旋切器等结合在一起。新一代的相控阵型IVUS的探头频率20MHz，图像质量有明显提高，但与机械旋转型尚有一定的差别。新研制的相控阵型血管内超声可提供虚拟组织成像（virtual histology，VH），根据组织的回声不同，标上不同的伪彩，可用于判断斑块中不同成分组织（如坏死组织、钙化组织等）的相对含量，以评价病变的稳定性。

二、检查方法

直径为2.6F（0.86mm）的IVUS导管可通过

6F（内径 1.8mm）及以上的指引导管的内腔。相控阵型探头和新型机械旋转导管可用于 5F 指引导管中。导管均采用单轨的形式，使用 0.356mm（0.014 英寸）的 PTCA 导引导丝送入靶血管需要进行检查的病变部位的远端，采用从远端向近端以一定的速度连续回撤（手动或自动）的方法进行检查，然后对感兴趣的部位采取手动方法重点检查，尤其是在使用自动回撤装置时中途不要随意停顿，否则会影响重建图像的准确性，可将图像记录在光盘上，供事后分析。自动回撤的速度为 0.5～1.0mm/s。

送入导管前在冠脉内注射 100～200μg 硝酸甘油，静脉追加 3000U 肝素，可减少 IVUS 导管刺激可能诱发的血管痉挛以及血栓栓塞。机械旋转型导管送入血管前需用盐水充分冲洗，以保护鞘内的空气，保证图像质量和降低旋转摩擦力。相比机械旋转型 IVUS，相控阵型系统的超声换能器与导管顶端的长度更短，相控阵型系统在近端大直径的冠状动脉处可去除环晕伪像（ring-down artifact）。

三、图像解读

1. 动脉壁三层结构表现

正常的冠状动脉由圆形的管腔和环绕管腔、具有不同回声特性的层状结构的管壁组成。有些正常的血管壁表现为三层结构：①内层，代表内膜和内弹力膜，此层与中层和管腔比，回声相对较强；②中间无回声层，代表中膜，相比内膜和外膜，主要胶原和弹性蛋白较少；③外层，有特征性的“洋葱皮”样表现，代表外膜和外膜周围的组织，在 IVUS 图像上，外膜和血管周围组织之间没有明确的界限。大约 50％的正常冠状动脉 IVUS 表现为单层结构（图 5-1-1）。需要指出的是，IVUS 图像上指的三层结构“亮-暗-亮”影像表现并不是组织学上真正的内膜、中膜和外膜。

管腔内血液随超声探头频率的不同而有不同的表现，频率较低（如 20MHz）时呈低回声或无回声，频率较高（30～40MHz）时血液内的有形成分使其表现为弱而纤细、无特定结构的回声，能随血流移动。血管周围组织，包括心脏静脉、心肌组织和心包都在 IVUS 上有特征性表现，能作为“路标”帮助 IVUS 图像的定位，分支血管尤其有用。

2. 动脉粥样斑块的性质分析

冠状动脉粥样硬化斑块的 IVUS 表现为内膜组织的增厚，并占据部分管腔。IVUS 可评价粥样病变的分布范围、严重程度及其组成成分。

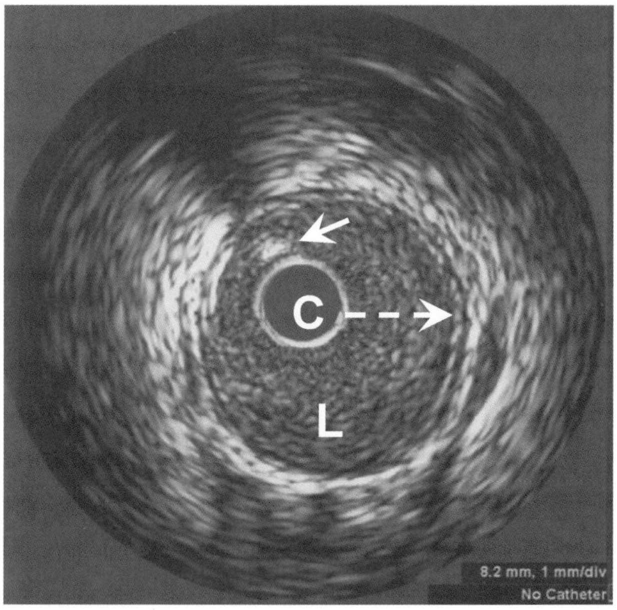

图 5-1-1 正常冠状动脉的血管内超声图像。管腔呈圆形，管腔内的血液呈纤细的无特定结构的回声。大部分管壁呈现“三层结构”（虚线箭头）。导管周围的白色晕圈即为环晕伪像，导管左上方为导丝伪影（实线箭头）。L：管腔，C：血管内超声导管

不同斑块成分的超声回声特性不同，故 IVUS 根据病变的超声回声特性进行斑块的分类。离体实验证实回声强弱与纤维组织含量有关，纤维组织含量越多，斑块回声越强。IVUS 图像上通常将斑块内的回声与外膜或周围组织的回声进行比较来确定斑块的“软硬”程度。软斑块指斑块的回声较其周围的外膜组织要低，并非指病变本身的软硬。通常软斑块由于斑块内脂质含量较多而表现为低回声（图 5-1-2），然而低回声的组织也可能是由于斑块内的坏死带、壁内出血或血栓而引起。纤维斑块的回声强度中等，与外膜相似（图 5-1-3），介于软斑块和钙化斑块之间，致密纤维斑块也足以造成声波的衰减而引起声影，以致被误认为是钙化。钙化病变回声更强，超过周围的外膜组织，并伴有后方的声影（图 5-1-4），不能测定钙化厚度和观察后方组织。钙化病变可分为表浅和深部钙化。研究中 IVUS 检测钙化的敏感性远高于造影。钙化占据管腔 180°才可能在造影中可视。混合性斑块指斑块含有一种以上回声特性的组织，也有人将其描述为纤维钙化斑块或纤维脂质斑块。血栓性病变在 IVUS 上常表现为管腔内的团块，可表现为分层、分叶，回声较弱，

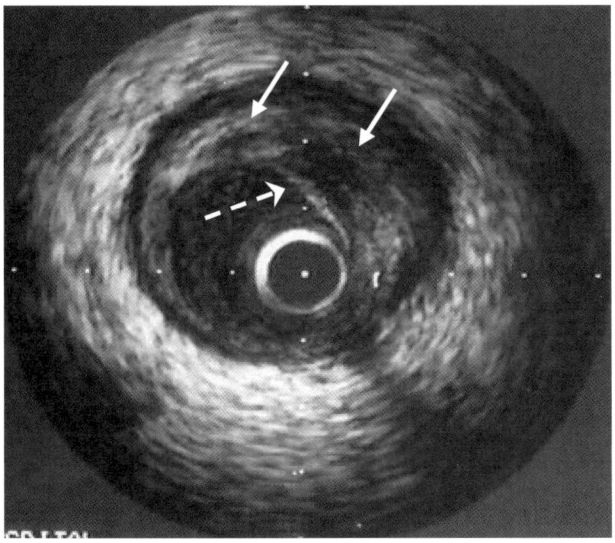

图 5-1-2 偏心性软斑块，斑块内含有多处低回声区域（实线箭头），在低回声区表面有薄的纤维帽（虚线箭头），此型斑块性质不稳定

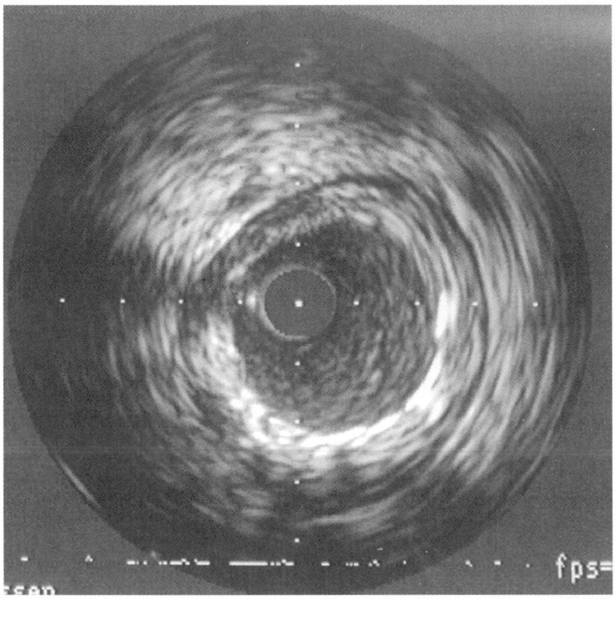

图 5-1-3 向心性纤维斑块，其回声密度和外膜相似

通常不均匀，有斑点状或闪烁状回声，血栓组织与原有的斑块组织可呈分层现象，两种回声的密度可有明显的差异。有时停滞的血液可表现为管腔内不均匀的低回声区，需与血栓鉴别，前者在注射生理盐水后回声消失。IVUS 对血栓的检出能力不如血管内镜，尤其在静止的图像上对血栓鉴别更困难，有时需结合血栓性病变前后邻近节段的斑块的性质或密切结合临床做出判断。

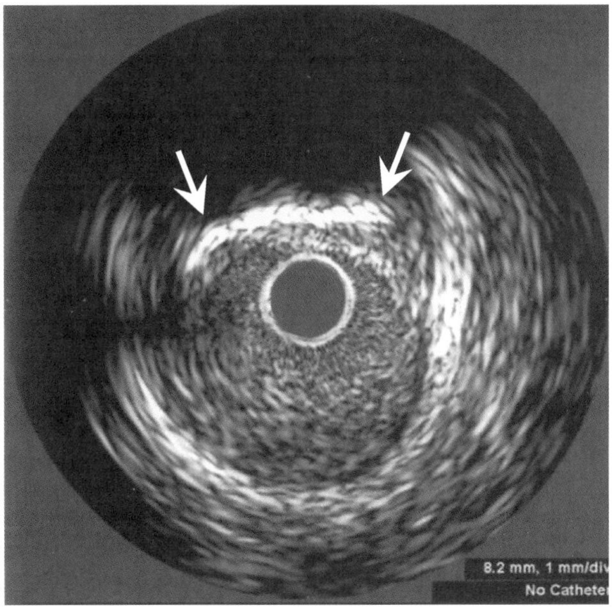

图 5-1-4 偏心、浅表钙化斑块，从 10 点至 2 点处为强回声斑块伴后方声影（箭头）

易损性斑块还缺乏明确的定义，一般指含有大的脂核和薄的纤维帽的病变，斑块溃疡和斑块破裂则指斑块内膜的纤维帽破裂，完整性被破坏，有时斑块表面可出现糜烂，破裂的斑块上可见到血栓性病变，这些病变常见于急性冠状动脉综合征的患者，造影所见的狭窄程度未必很严重。图 5-1-5 为偏心性斑块破裂后继发血栓形成的 IVUS 图像。

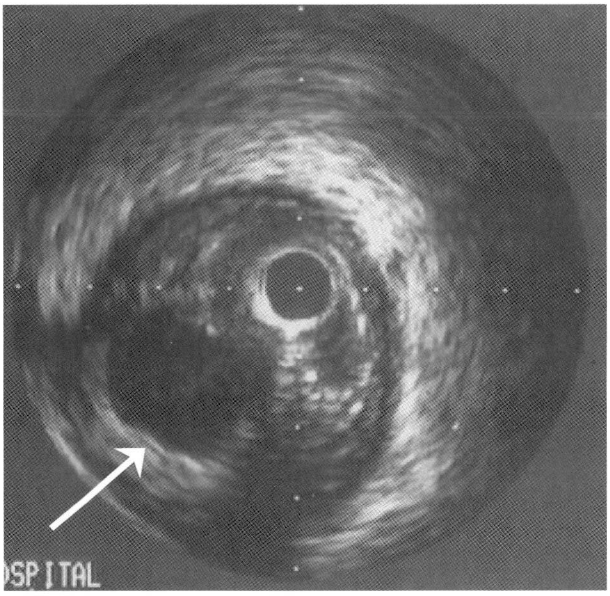

图 5-1-5 偏心性斑块破裂，图中示一偏心性斑块，斑块低回声区域（箭头所在部位）为斑块破裂、内容物溢出后残留的空腔，管腔严重狭窄

IVUS图像上还可根据斑块在管壁上的分布将病变分为偏心性和向心性，如斑块最厚部分的厚度超过最薄部分的2倍，或存在无斑块的管壁，则为偏心性斑块（图5-1-5）。

较早期的支架内再狭窄时内膜增生于IVUS下通常表现为很低回声的组织。恰当的系统设置对于避免抑制这种相对低回声的物质是极为关键的。而晚期支架内再狭窄时观察到的内膜增生通常回声较强。

3. 定量分析

临床工作中准确测定血管和管腔直径非常重要。定量测定时最常用的两个声学界面包括：内膜和管腔之间的声学界面，另一为中层和外膜之间的声学界面，此分界线总是非常清晰，代表外弹力膜（EEM）。管腔横截面积（cross-sectional area，CSA）是指内膜表面所包含的面积，而用外弹力膜横截面积（EEM CSA）代表血管面积。最小和最大管腔直径分别指经管腔中心测定的直径的最小值和最大值；同样方法测定最小和最大EEM直径。由于IVUS图像上很难确定内弹力膜的位置，因此无法测定组织学上斑块面积（即以内膜表面和内弹力膜为边界的面积），常利用EEM CSA减去管腔CSA计算得到的“斑块＋中膜的面积”来替代斑块面积，由于中膜面积在其中占的比例很小，因此很少影响斑块面积的测定。以下是常用的一些公式：

（1）管腔的偏心性＝（最大管腔直径－最小管腔直径）/最大管腔直径；

（2）管腔面积狭窄率＝（参照节段CSA－最小管腔CSA）/参照节段CSA；

（3）斑块与中膜面积＝EEM CSA－管腔CSA；

（4）最大（小）斑块与中膜厚度＝通过管腔的中心线，从内膜表面到EEM之间的最大（小）距离；

（5）斑块偏心指数＝（最大斑块厚度－最小斑块厚度）/最大斑块厚度；

（6）斑块负荷（plaque burden，%）＝斑块面积/EEM CSA×100%。

斑块负荷与管腔的面积狭窄率有所不同，前者指斑块在EEM CSA中所占的比例，而后者指与参照节段比较得出的管腔狭窄程度，当病变部位发生明显的正性重构，即血管代偿性扩张时，IVUS测定的斑块负荷要小于面积狭窄率，这也是造影低估狭窄程度的原因之一。

四、IVUS在冠心病诊断方面的应用

1. 早期或造影诊断不确定的病变[3]

IVUS能检出造影无法诊断的病变，如早期病变，性质无法确定的病变，狭窄意义不能明确的病变以及某些特殊部位如左主干、右冠脉开口、分叉处等病变。

动脉粥样硬化形成过程中，冠状动脉会以重构的形式发生代偿性扩张以维持管腔面积，因此管腔狭窄前，冠脉造影无法检出这些早期病变，而IVUS能直接显示管壁结构，可检出早期的内膜增生和斑块形成。有研究显示，在临床上有胸痛症状而造影无显著狭窄的人群中，前降支的IVUS检查可在近70%的患者中检出早期的粥样硬化病变[2]。IVUS检出的早期病变对临床上所造成的影响尚不清楚，但及早通过生活方式改善、危险因素控制以及必要的药物治疗等可预防病变进展。

对于造影结果不能解释临床症状时或无法判断“罪犯”病变，如造影无明显狭窄的急性冠状动脉综合征等，应对临床怀疑的“罪犯”血管进行IVUS检查，常能识别发病原因。VANQWISH研究发现近50%的患者在冠状动脉造影时无明确的“罪犯”病变或表现为多个可能的“罪犯”病变。IVUS研究显示，在造影显示无显著狭窄病变的急性冠状动脉综合征患者中，均可见到斑块，斑块负荷范围从43.0%至79.1%，平均为70.0%±8.8%，其中66.7%为软斑块，90.5%为偏心性斑块，23.8%有斑块破裂，9.5%的病例发现有血栓[3]。造影表现为“模糊样”病变的病例进行IVUS发现的病变特征包括：钙化、夹层、血栓、显著重构和大斑块负荷。

IVUS不受投照位置的影响，能精确定量病变狭窄程度，并能阐明造影上所见的临界性病变的狭窄程度和缺血意义。许多IVUS研究尽量寻找等同于FFR或非创伤性检查的判断病变是否导致缺血的IVUS标准。研究认为IVUS测定的心外膜主要冠状动脉（非左主干节段病变）的最小管腔面积（MLA）临界值波动在2.1～4.4mm^2，与西方人群参与的研究值比较，亚洲人群往往更小，目前“最常用”的临界值约3.0mm^2；IVUS研究得出的众多临界值有相对较高的阴性预测价值，但阳性预测价值较低，提示用IVUS判断病变是否需要介入治疗

可能有近一半是错误的。目前 IVUS 尚无根据临界值推迟介入治疗的大规模、随机对照研究。

研究显示冠脉造影判断左主干病变是否有缺血意义改变的符合率低至 30%。实际工作中，应用 IVUS 测定的最小管腔面积决定是否置入支架具有较大的局限性，须结合临床病史和病变特征等综合分析，最终做出最佳治疗决策。

由于造影剂的充盈常不够满意，且冠状动脉开口与主动脉之间的成角会影响造影对开口处病变（左主干及右冠状动脉开口病变）的程度和性质的判断，此时 IVUS 非常有价值，能正确诊断并指导治疗方案的选择。分叉病变的治疗方案可因主支和分支血管病变分布和累及程度不同而不同，造影常不能充分暴露分叉病变的严重程度，IVUS 导管可分别进入不同的分支，以确定分叉处病变的程度和累及范围，协助制订最佳的治疗策略。

IVUS 对钙化病变的诊断敏感性和特异性均明显高于造影，且可判断钙化在病变中的部位（表浅或深部）和程度，用于指导介入治疗的器械选择。

2. 不稳定性（易损）斑块的检出

由于斑块破裂、血栓形成引发严重的临床事件前其管腔的狭窄程度常并不严重，因此人们期待能有新的技术提高对“发生事件斑块”的前体——易损斑块的早期识别能力。具有薄纤维帽和斑块内大脂核等形态学特征的薄纤维帽粥样硬化斑块（thin-cap fibroatheroma，TCFA）是易损性斑块的最主要（约 70%）类型。由于临床上很难对动脉粥样硬化病变的转归进行前瞻的研究，有关易损斑块的 IVUS 研究资料大多来自回顾性的分析和比较急性冠脉综合征和稳定型心绞痛患者的病变性质。IVUS 定义的不稳定性斑块多为偏心性软斑块，一般有薄的纤维帽，斑块内有面积较大的低回声或无回声暗区，代表脂核。纤维帽可完整，发生破裂者则纤维帽不完整，表面可出现溃疡或糜烂，可继发血栓形成。葛均波等提出灰阶 IVUS 定义的易损斑块的特征包括斑块内脂核的面积$>1mm^2$，或脂核占斑块的面积比$>20\%$，且斑块的纤维帽厚度$<0.7mm$。基于 IVUS 图像的 VH 技术可用于评价病变的稳定性。PROSPECT 研究中，能预测 3 年非罪犯病变事件的危险因素为 VH-TCFA，其形态特征包括紧贴管腔的坏死核心、管腔小于 $4mm^2$ 和斑块负荷大于 70%。

不过，由于 IVUS 的分辨率有限，无法识别更薄的纤维帽和小的破裂口，这可以解释急性冠状动脉综合征患者中 IVUS 发现的斑块破裂比例较低，分辨率进一步提高的新的技术如血管内光学相干断层成像（optical coherence tomography，OCT）在易损斑块的纤维帽厚度识别等方面显著优于 IVUS 显像。

3. 移植心脏血管病

移植心脏的血管病变进展迅速的原因还不清楚，可能与慢性排异有关，影响着患者预后。由于大多数心脏移植患者无胸痛症状，一些常规开展心脏移植工作的临床中心，在每年对这些患者进行导管检查时常规做 IVUS 检查，以检出病变并确定其严重程度。

4. 夹层及壁内血肿

IVUS 经常被用于探查术后夹层或其他并发症。推荐如下夹层分类方式：

（1）内膜夹层：仅限于内膜或斑块内，尚未累及中膜。

（2）中膜夹层：夹层累及中膜。

（3）外膜夹层：夹层已穿过外膜 EEM。

（4）管壁内血肿：位于中层的血液的聚积，使得内膜（IEM）向管腔移位以及 EEM 向外移位，无论是否能观察到血肿的出入口。

（5）支架内：支架内增生的新生内膜与支架小梁分离，常见于支架内再狭窄治疗后。

夹层的严重程度主要取决于深度、角度、长度、残余管腔横截面积以及管腔内夹层的横截面积。另外在描述夹层时还需要包括是否存在假腔，漂浮的内膜片的识别，夹层边界是否有钙化以及夹层是否在支架边缘。在少数患者中，由于导管的支撑导丝干扰或是夹层位于钙化之后导致 IVUS 不能观察到夹层的存在。所幸通常超声上不易探及的夹层，通过造影都能观察到。

5. 少见的病变形态（动脉瘤、假性动脉瘤、真假腔鉴别）

（1）真性动脉瘤：病变处血管壁全层向外膨出，并且与邻近参考段血管相比，管腔面积及 EEM 面积增加$>50\%$。

（2）假性动脉瘤：EEM 的断裂，常见于介入术后。

（3）真假腔：真腔由血管三层结构，包括内膜、中膜及外膜包绕，与边支交通。假腔通常是与真腔平行的通道，一定长度内不与真腔相通。

6. 静脉桥病变

静脉桥血管的管壁形态、斑块特性都与冠状动脉不同。桥血管管壁游离于周围组织且没有分支。原位静脉无EEM，但在移植的静脉桥中常可观察到静脉血管形态学上的“动脉化”改变，包括内膜纤维增生、中膜增厚以及脂质沉积。对于静脉桥的EEM区域测量是以一个无回声区的外边界为界，其他（包括斑块+中膜面积、斑块负荷）均与冠脉中的测量相类似。

五、IVUS在冠心病介入治疗中的应用

用IVUS在术前精确判断病变程度、性质和累及范围能指导介入治疗策略（所谓策略性斑块评估）；也可用于指导复杂病变（CTO，左主干、分叉病变和严重钙化病变）介入治疗中技术手段的应用，包括高压球囊的应用；并可监测术后即刻并发症。

1. 术前“策略性”斑块评估

主要是确定血管直径，斑块严重程度、性质、轴向和纵向分布，以帮助介入策略、技术方法和器械的选择。对管腔直径、狭窄程度、“正常”参考血管的直径和介入后管腔直径能增加的程度等的估计常用于治疗方法的确定，选择更合适的介入器械，如适宜的支架长度和大小，尤其在药物洗脱支架年代，未完全覆盖病变是支架边缘再狭窄的重要原因，IVUS指导对病变累及范围的判断明显优于冠脉造影，能改善介入治疗的效果。然而，没有大规模前瞻性研究结果显示需要采用IVUS指导选择介入器械的大小以提高安全性和减少远期心脏事件。

钙化与否、位置和程度显著影响介入治疗结果。严重的浅表钙化病变用球囊扩张不仅效果不佳，而且在钙化和非钙化交界部易发生严重的夹层，而高频旋磨技术在球囊扩张和置入支架前对“斑块修饰”（plaque modification），是治疗表浅钙化病变的最佳手段。深部钙化不影响支架置入，而造影往往不能鉴别这两种不同位置的钙化。

分叉病变中，造影很难准确评估边支血管的开口受累程度，IVUS对分叉病变主支和边支血管病变受累范围的精确判断可用于指导“单支架或双支架技术”或判断是否保护分支。球囊扩张或支架置入后斑块和嵴部移位是导致边支开口狭窄的重要原因，尤其对于边支本身即存在开口病变的患者。从主支血管的IVUS成像可以观察边支开口是否存在斑块，精确评估需要直接从边支成像。

近来有研究认为，采用IVUS指导下的介入治疗较造影指导下的介入治疗能提高近期和远期的效果，尤其是对左主干病变，但还需要更多的结果证实。

2. 指导介入治疗的过程

其实这方面的应用有非常大的价值，尤其体现在复杂病变，如左主干、分叉病变，CTO和严重钙化病变中，具体依据术者对IVUS的理解能力、掌握程度和所了解造影的局限性。既往定向性冠状动脉斑块旋切术（DCA）过程中可利用IVUS观察残余病变的程度和血管的完整性，以避免过度切割导致血管穿孔等并发症的发生，事实上曾有报道将IVUS导管与DCA导管联合在一起，以方便使用IVUS指导DCA术的进行，但该技术仍限于研究阶段。IVUS对DCA后效果的评价也用于指导是否需进一步采用其他的介入治疗手段（如是否需置入支架）。目前在左主干介入术中IVUS可判断重置边支导丝的位置、准确度，排除导丝在支架外的穿行，避免支架在对吻后的严重变形。对于CTO病变，可判断导丝的位置、发现无残端的CTO，并直接指导导丝从假腔寻回真腔，或指导CTO导丝直接穿刺纤维帽。在钙化病变中IVUS对于旋磨技术是否应用、初始磨头大小和技术步骤合理性都有一定指导意义。

3. PCI术后即刻支架最优化

IVUS研究证实，有些没有完全紧贴血管壁和（或）扩张不对称的支架在造影上结果可表现非常好。研究显示，如果IVUS证实支架放置非常理想，则可安全地降低全身抗凝的水平，这些IVUS研究结果推动了临床上支架置入术方法的改进，即常规使用高压球囊扩张以使支架完全扩张和贴壁。有关药物洗脱支架的IVUS研究发现支架置入术后如支架扩张和贴壁不理想，需要进一步采用高压球囊扩张，而支架放置不理想尤其是扩张不充分是药物洗脱支架置入术后发生支架内再狭窄的重要原因。支架置入理想的IVUS标准包括：①支架贴壁良好；②支架最小的横截面积（CSA）与正常参照血管

CSA（支架近端与远端 CSA 的平均值）之比＞0.8；③对称指数（支架最小直径与最大直径之比）＞0.7。有关支架的随访研究大多采用 IVUS 来评价内膜增生情况，尤其是当前很多的关于 DES 防止内膜增生的研究中，IVUS 测定的晚期管腔丢失（late loss）明显较造影评价更有说服力。不过目前所使用的 IVUS 的分辨率还不足以评价 DES 术后支架表面的内皮化程度。相控阵型超声导管可与球囊或支架的输送导管结合在一起，在操作过程中可避免反复地更换导管，也可降低费用。

4. 预测围术期心肌梗死

术前 IVUS 评估斑块性质、成分可以预测球囊扩张或支架置入后的远段栓塞导致的“慢血流”或“无复流”现象（并发围术期心梗）。灰阶 IVUS 发现的此类病变特征包括：回声消减、大负荷的斑块，具有大面积低回声区域（提示大脂核）的斑块，以及富含血栓斑块。整合背向散射 IVUS（IB-IVUS）和 VH-IVUS 也发现脂质或坏死核心的含量与远段栓塞有关。此类高风险病变可能需远端保护装置。

5. 并发症的监测

IVUS 证实成功的球囊扩张术后，40%～80%的病变存在单个或多个夹层分离，通常发生在软、硬斑块交界处。IVUS 对夹层分离深度和范围的判断有助于指导下一步治疗方案的选择，指导支架置入的时机，以及置入的位置。IVUS 也可识别壁内血肿，指导采取进一步的治疗措施。在 DES 年代，IVUS 是目前检出晚期支架贴壁不良的最有价值的方法。

六、研究介入治疗后管腔扩大和再狭窄的机制

IVUS 可以直接观察病变在介入治疗后形态所发生的改变，并测定病变的面积，因此可研究介入治疗后管腔扩大的机制。夹层分离是单纯球囊扩张引起管腔扩大最主要或唯一的机制，而斑块的“挤压”或再分布所引起的管腔扩大并不常见。不同于球囊扩张，DCA 或高频旋磨技术伴有斑块量的减少，管腔扩大的主要机制是斑块消蚀，高频旋磨后管腔往往呈圆形，其直径常与所用的器械的大小吻合。支架置入术后管腔扩大最显著。

IVUS 能显示支架置入术后发生再狭窄的主要机制并指导针对性治疗。经皮腔内冠状动脉成形术（PTCA）后再狭窄的原因主要是负性重构（慢性弹性回缩），少部分由于组织增殖。管型裸金属支架置入后弹性回缩较少见，主要为内膜过度增殖。采用抑制平滑肌增生的 DES 在临床上取得了很好的预防再狭窄的效果。DES 术后再狭窄的发生与支架的扩张不充分和贴壁不良以及局部有明显的钙化等因素有关。大多数时候，再狭窄时造影并不能发现支架扩张不良或其他机械并发症，IVUS 能鉴别再狭窄原因是支架机械因素还是过度内膜增殖，后者可通过置入 DES 进行治疗。

七、斑块进展或消退的研究

关于动脉粥样硬化病变转归的造影研究通常可以观察到管腔直径的微小变化。IVUS 的三维重建图像可用于斑块体积的定量测定，并根据与邻近重要结构如分支血管和特征性病变等的关系进行定位，从而可定量研究病变的进展和消退。首先选定血管目标节段，将 IVUS 导管置于基准点（如分支）以远，然后利用自动回撤系统（速度 0.5mm/s），即可分析长约 25～50mm 的血管段，测量其 EEM 面积、管腔面积以及斑块面积。由于一次回撤至少可以采集 1000 帧图像，因此研究中常用 1mm 为间距进行二次抽样。研究显示此种方法测定斑块体积重复性强，可察觉到斑块的微小变化。采用强化降脂治疗后，IVUS 证实粥样硬化斑块可发生消退。同样，IVUS 发现长效钙通道阻滞药也有延缓斑块进展的作用。

八、血管内超声的局限性和安全性

血管内超声显像本身有一定的局限性，由于导管本身直径 1mm 左右，加上导管本身的推送能力与目前常用的球囊、支架相比明显逊色，因此在病变狭窄程度严重或血管扭曲明显的情况下，导管无法通过病变。导管本身或冠脉的特殊解剖特征等因素均可引起一些伪像，常见的伪像包括：①环晕伪像（图 5-1-6）。是由于声波的振荡导致近场图像模糊所致，使其不能显示邻近换能器周围的结构，表现为围绕超声导管的较亮的回声，有不同的厚度，因而图像上导管的大小超过其实际的大小。②不均匀旋转伪像（NURD）。主要见于机械旋转型 IVUS 导管。在冠状动脉有明显的成角或扭曲，指引导管扭曲或与冠脉开口部位呈角，止血活瓣旋得过紧，

超声导管打折等情况下，驱动马达和换能器可由于鞘管和内轴之间的摩擦而使旋转速度发生变化，即产生不均匀旋转伪像，引起图像的“伸展”或压缩。③导丝伪像。只见于单轨很短的机械旋转型IVUS导管，在管腔内可见到金属导丝的强回声点状影。由于导丝位于超声导管的周围，其金属特性在超声上可表现为后方出现声影（图5-1-6），但很少对图像的判断和测量产生影响。一般凭该强回声点状影靠近导管，有时悬于管腔中，与病变并不相连等特性不难与病变组织鉴别。④图像的几何扭曲。当超声导管在血管内呈倾斜的角度，超声束不垂直于血管壁时，圆形的管腔成像为椭圆形，在实际应用中，应尽可能将导管放于同轴的位置，冠脉直径本身较小，限制了导管倾斜的角度，使图像的扭曲不至于太严重。进行实时三维重建时，往往将弯曲的血管重建成直的血管，在进行图像分析时需注意。⑤血液回声。血液的回声密度随超声换能器频率的增加和血流速度的降低而增加，可影响对管腔和组织的鉴别，尤其是一些回声较低的组织如软斑块、新生的内膜和血栓。当病变高度狭窄，或发生夹层分离或壁内血肿，血液发生淤滞或形成缗线状时此现象更显著。

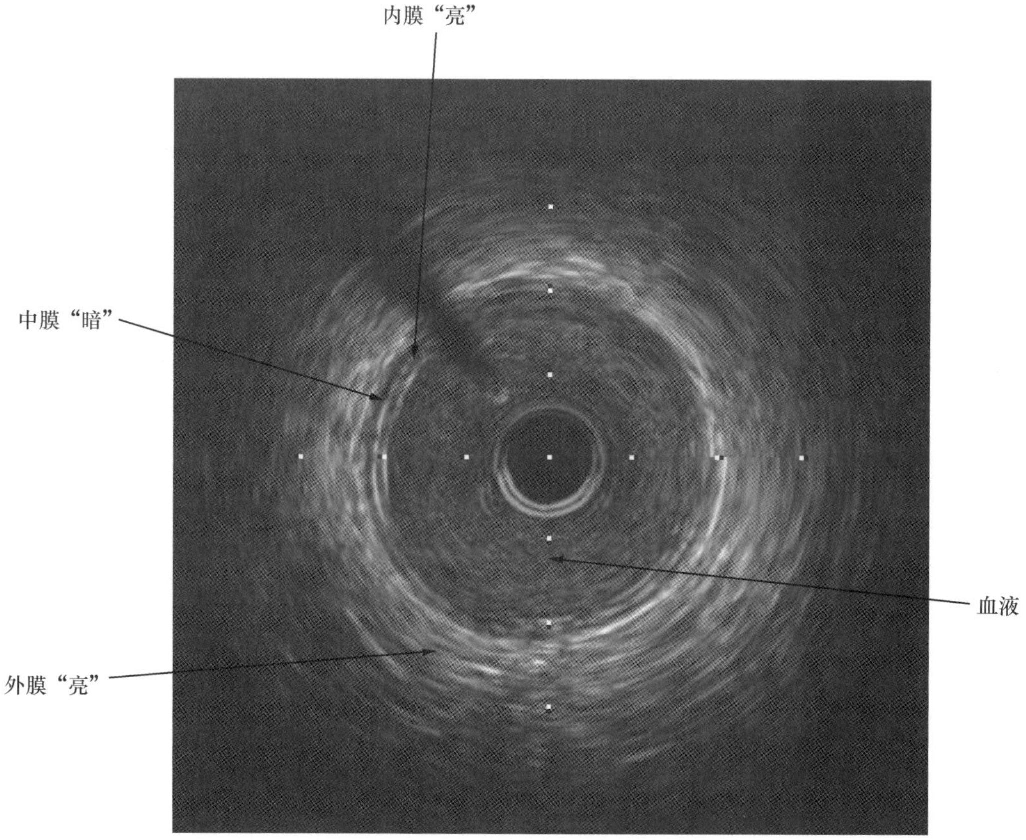

图5-1-6 正常血管

IVUS对图像判断也存在一定的局限性，IVUS对图像判断依赖于相邻组织间声阻抗的差别，图像的重建是基于来自于组织的声反射，而不是真正的组织，不同组织的声学特性（回声密度）可能相同，例如，低密度的病变可能代表冠脉内血栓，但也可能为富含脂质的软斑块。IVUS不能可靠地识别血栓，不如血管镜。IVUS的分辨率有时不足以分辨较小的斑块纤维帽的破裂、斑块的贴壁情况等，而新型的血管内成像方法如光学相干断层成像（optical coherence tomography，OCT）的分辨率是目前所用的IVUS导管分辨率的近10倍，达到10μm，对检出细微的斑块破裂有重要价值，但行OCT检查时需要暂时阻断血流，可能加重或诱发心肌缺血，且很难应用于开口病变。

（刘学波　葛均波）

参考文献

[1] Eric J. Topol, Paul S. Teirstein. Textbook of Interventional Cardiology. 6th Edition. NewYork: Elsevier, 2011.

[2] GaryS. Mintz. Clinical Utility of Intravascular Imaging and Physiology in Coronary Artery Disease. J Am Coll Cardiol, 2014, 64: 207-222.

[3] Mintz GS, Nissen SE, Anderson WD, et al. American College of Cardiology Clinical Expert Consensus Document on Standards for Acquisition, Measurement and Reporting of Intravascular Ultrasound Studies (IVUS). A report of the American College of Cardiology Task Force on Clinical Expert Consensus Documents. J Am Coll Cardiol, 2001, 37 (5): 1478-1492.

第二章 IVUS对冠状动脉疾病的定性和定量分析

一、正常冠脉的超声图像

正常冠脉通常指没有发生动脉粥样硬化的冠状动脉。在生物学上这样的血管壁通常包括三个部分：即内膜、中膜和外膜。内膜主要由内皮细胞和内皮下组织构成，内皮下含有部分胶原；中膜层主要由平滑肌细胞构成，其内侧由内弹力板与内膜分开，外侧由外弹力板（EEM）与外膜分开；外膜主要由疏松结缔组织构成，含有较多胶原纤维。血管内超声（IVUS）作为一种血管活体"病理"横断面检查方法，能显示出血管的3层结构，即"内膜层""中膜层"和"外膜层"，在超声图像上表现为"亮暗亮"结构（见图5-1-6）。出现这种"亮暗亮"结构与超声成像的基本原理及血管壁组织成分相关[1-3]。超声波成像的亮暗受很多因素影响，其中有两个比较重要：当一束超声波在前进过程中穿透不同组织时，就每种组织而言，组织密度越大，其反射越强，图像越亮；就两种组织相邻边界而言，两种组织成分的密度差别越大，超声波反射越强，边界越清晰。因此，如同我们上文讲到的正常冠脉血管壁组织成分，外膜含有大量胶原，其组织密度最高，内膜由于内膜下含有少量胶原，其组织密度第二，中膜含有平滑肌细胞，其密度第三，血液的密度最低，基本无回声，所以，亮度上外膜＞内膜＞中膜＞血液。再根据上文超声波成像时两种相邻组织密度差别越大，反射越强，边界越清晰；因此，血液和内膜之间的差别较大，外膜和中膜之间的差别很大，内膜和中膜之间差别较小。综上所述，当IVUS探头在动脉内向四周发出超声波时，它会通过血液、内膜、中膜和外膜，按照上述原理，我们可以看到：外膜和中膜分界清晰，外膜亮，中膜暗；血液和内膜之间分界清晰，血液暗，内膜亮；内膜和中膜之间存在密度差，虽然小于上述两个边界，但依然可以粗略看到，内膜亮，中膜暗。因此，IVUS即显示出血管壁的三层组织结构：亮-内膜层；暗-中膜层；亮-外膜层（见图5-1-6）。

二、超声图像上解剖标准的识别

IVUS图像上通常可以看到：伴行静脉、心包、分支动脉等解剖标示[1-3]。对于静脉的识别不是非常重要，其特点主要有两个：一个是比较粗大，二是它不同于冠脉分支，伴行但不会汇入超声导管所在冠脉内，由于IVUS常见其影像，因此，认识它的存在还是有必要的（见图5-2-1）。心包同样意义不大，如果在进行前降支慢性闭塞病变介入手术时，它对于判断指引钢丝的位置也许有些帮助。由于IVUS是横断面结构，没有立体定位功能，因此，对分支血管的识别对IVUS的定位是非常重要的。常用的方法就是和造影结合，例如，在某个投照角度下，曝光IVUS的检查起点，在回撤过程中，发现异常时二次曝光或造影，确认异常所在的对应造影位置。这在实际工作中比较有用，但是，如果不是在操作现场，或者没有及时造影确认IVUS对应的造影位置，通过回顾整个IVUS的图像，识别出其每个横断面对应的造影位置就需要分支识别的帮助。在三支血管的超声检查过程中，右冠状动脉的分支较少，通常只有最远端的后降支和后侧支意义较大，但也比较容易识别；回旋支同右冠状动脉类似，主要是区分主支和钝缘支；实际工作中，前降支分支的识别最为重要，也是最为困难的，因为对角支和间隔支众多，当IVUS从前降支远端回撤到左主干过程中，我们不能确定它途经的血管哪一个是对角支，哪一个是间隔支，虽然有一些通过粗细、形态确认的办法，但都不太可靠。目前最为可靠的一个方法是：前降支的回撤无论从哪里开始，最终一定要回撤到左主干并进入升主动脉，为什么这样就可以准确识别分支血管了呢？因为，从解剖学上看，我们逆向分析这些分支血管时，从左主干开口

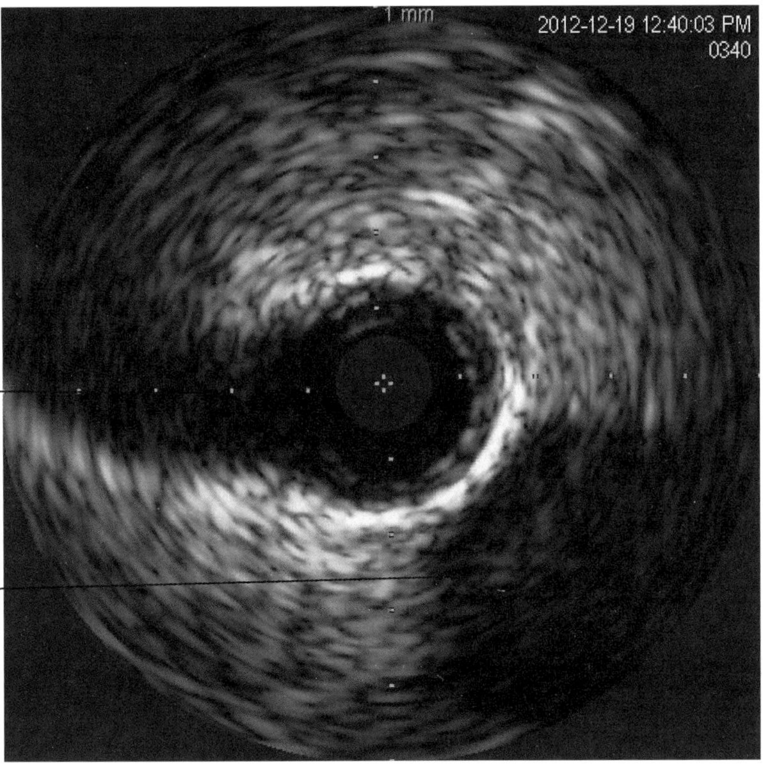

图 5-2-1 前降支伴行静脉及分支汇入

即和升主动脉相通的部位向前降支远端逆向追溯，解剖学上几乎 100%发现的第一个重要分支血管就是回旋支，当回旋支被确认后，由于解剖上，通常对角支和回旋支在同一方向上，其发出部位和回旋支开口的夹角不会超过 90°，因此，超过 90°的分支即可以确认为间隔支，这样就可以比较准确地识别出这两个比较难以区分的分支血管，如果再和造影上相应分支的大小结合，就更容易识别出临床意义比较重要的第一对角支、第一间隔支、第二对角支等等。除了在介入治疗过程中，在进行 IVUS 冠脉内斑块进展、消退研究时[4]，分支的识别也极其重要，如果识别不清楚，第一次和第二次测量的范围就发生了变化，其结果则可能变得毫无价值。

三、斑块定性分析

在血管壁动脉粥样硬化斑块定性方面，目前有两种方法，即常用灰阶超声或虚拟超声。下面将首先阐述常用的灰阶超声斑块定性分析。如同我们第一章讲到的 IVUS 成像基本原理，组织成分的不同密度及两种组织成分密度之间的差别决定了我们在灰阶超声上看到的不同组织成分的超声反射亮度及它们之间的分界线。通常意义上，我们将这些原发动脉粥样硬化斑块分为四种：①“钙化斑块”，是超声上最容易识别的一种斑块[1-3]，由于钙化密度太高，几乎所有的超声波被反射，导致超声图像上显现出高强度白色亮点，其亮度明显超过外膜组织，同时由于没有超声波可以穿透钙化，其后方会出现声影暗区（见图 5-2-2）。②“软斑块”，即超声反射上低回声或无回声区域[1-3]，通常主要由大量脂质、坏死组织和内出血构成，低回声的定义通常指其亮度明显低于外膜组织，无回声则接近于血液，但由于冠脉内血液是流动的，其闪烁的影像可能比无回声区域更明显（见图 5-2-3）。③“纤维斑块”，在超声反射上介于软斑块和钙化斑块之间[1-3]，是超声上最常见到的动脉粥样硬化斑块，其超声反射性的高低主要看其纤维组织含量的多少，其亮度大约和外膜组织相似，如果是非常致密的纤维斑块，超声波难以通过，其背后也可以带有声影暗区（见图 5-2-4，图 5-2-5）。④“衰减斑块”是一种特殊的斑块，说它特殊，主要是它在超声上显示的是低回声区域[5]，但其背后却有明显的声影暗区，按照常规理论，低回声区域超声波是可以透过并显示其后方组织结构的，但现实中确实存在这种特殊斑块，它常见于 ST 段抬高型心肌梗死（STEMI）和其他急性

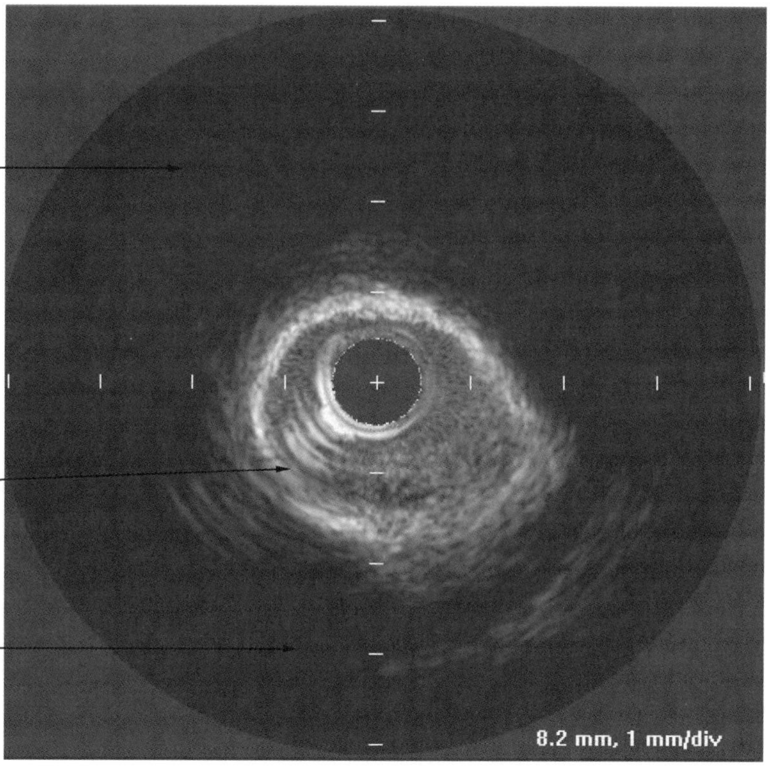

图 5-2-2 表面钙化 270°

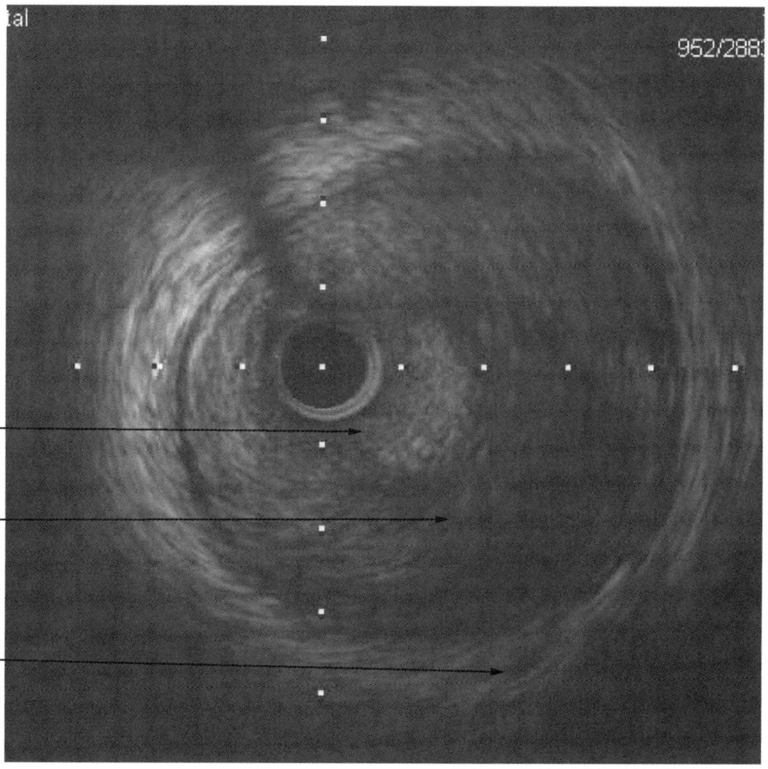

图 5-2-3 软斑块

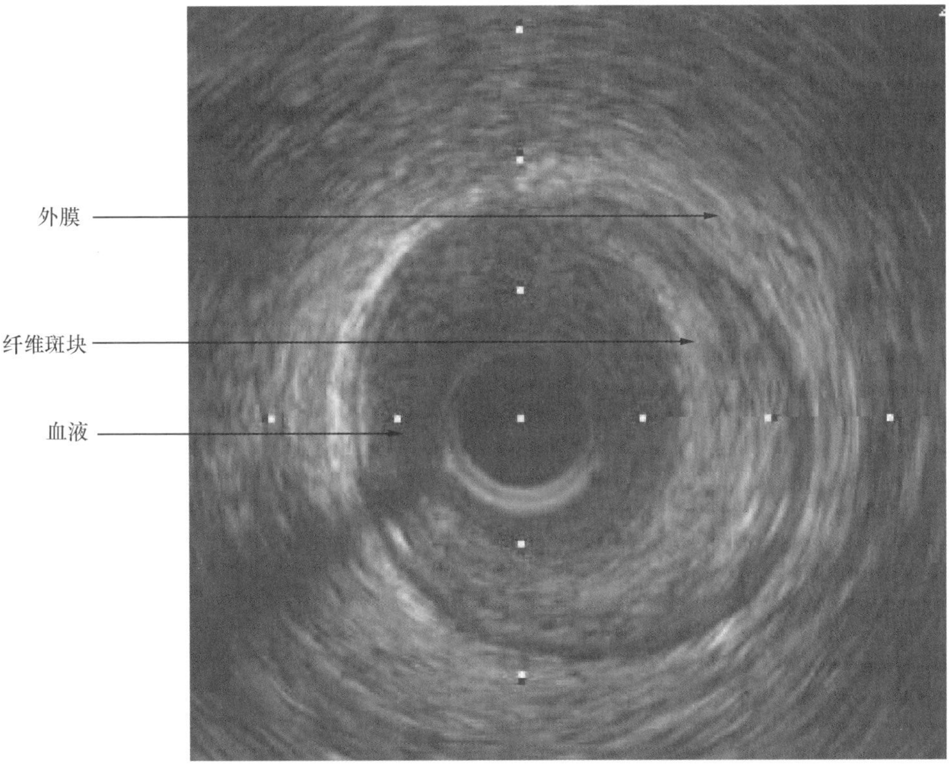

图 5-2-4 纤维斑块

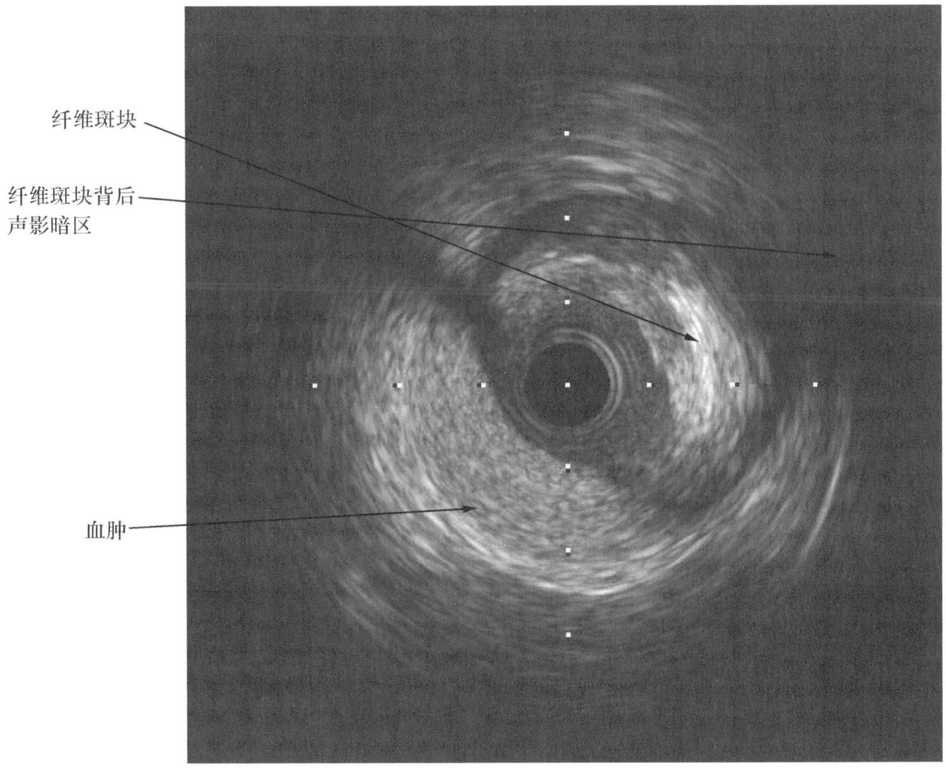

图 5-2-5 致密纤维斑块与血肿

冠脉综合征（ACS）患者[6]，对 PCI 术后慢血流和无复流有一定预测价值（见图 5-2-6）。事实上，大多数临床 IVUS 所见的斑块都是混合存在的，一个横断面内可能以某种斑块成分为主，但一个血管段内则必然是多种成分混合存在的。对于支架置入术后患者，IVUS 还可以发现一种支架内“新生内膜”。它主要由平滑肌细胞迁移增生所致，包含较多细胞外基质，因此，其超声亮度不高，属于低回声范畴，有时和血液交接边界需要仔细鉴别，实时超声检查时可以用盐水或造影剂冲刷以便与血液进行区分（见图 5-2-7）。最近几年光学相干断层成像（OCT）及病理检查发现：支架特别是药物洗脱支架内可以很快形成新生动脉粥样硬化[7]，并发生 ACS，但使用 IVUS 对它进行鉴别诊断仍然比较困难，在此不再详述。除了上述原发动脉粥样硬化和支架内新生成分，IVUS 还可以发现一些其他成分：“新鲜血栓”在超声上显现为管腔内团状物，分层、分叶，呈花柄状，相对为低回声区域[8]，从超声上判定血栓通常不是十分有把握，但实时超声检查时可以冲刷盐水或造影剂以便与血液进行区分（见图 5-2-8）。“激化血栓”则视其“年龄”，如果仍然较为新鲜，位于管腔内，则按照新鲜血栓识别方法进行鉴定；如果激化血栓已经老化并和血管壁斑块整合，则较难区分，可以按照上文判断斑块成分的常规方法进行定性。

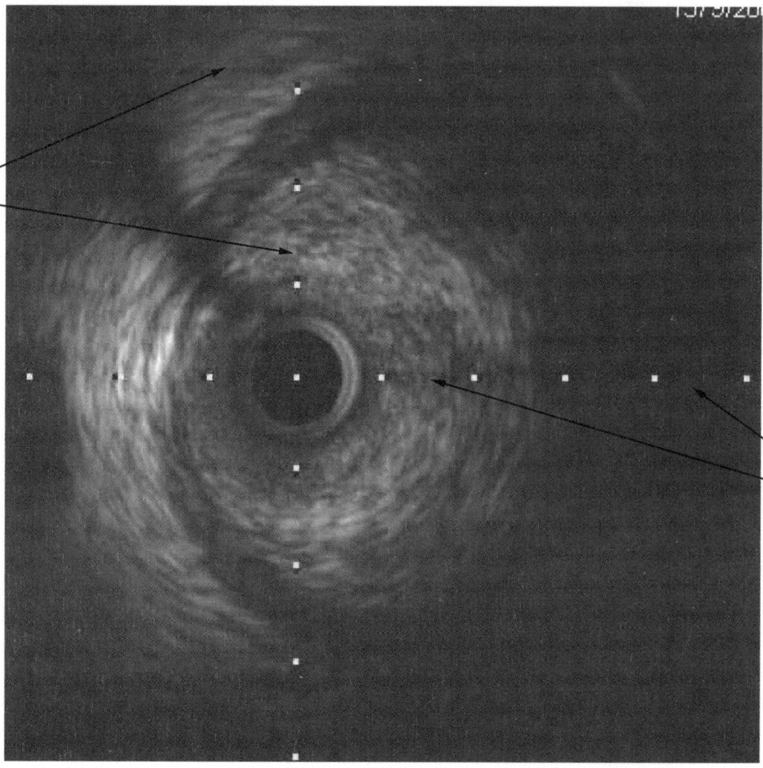

图 5-2-6 衰减斑块

此外，血管壁上还有一种成分，它主要位于中膜，可以是内膜破裂使血液流入所致，也可以是血管壁内出血所致，它们被称为“血肿”，大多数发生于介入治疗中或支架置入后，是一种危险的并发症[9]，如果不能及时识别，容易导致患者发生急性、亚急性血栓形成（见图 5-2-5）。如果是非介入操作导致的“血肿”，一般被称为自发性夹层，它也可以导致患者发生 ACS，有时造影难以鉴别，需要使用 IVUS 最终确诊[10]。

IVUS 定性组织成分的第二种方法是虚拟超声，发展这种技术的主要原因是上述灰阶超声对组织成分的识别准确度不是很高。所谓虚拟超声，就是充分获取各种组织反射超声波的全面信息，除了灰阶超声常用的超声波“峰值”“谷值”等指标外，还包括了频率等其他信息。首先，通过在大量尸检冠脉标本上进行 IVUS 检查，收集尽可能多的超声波反射信息，然后对这些标本进行病理解剖，由病理学家确认各种组织成分，然后按照每种组织成分对应

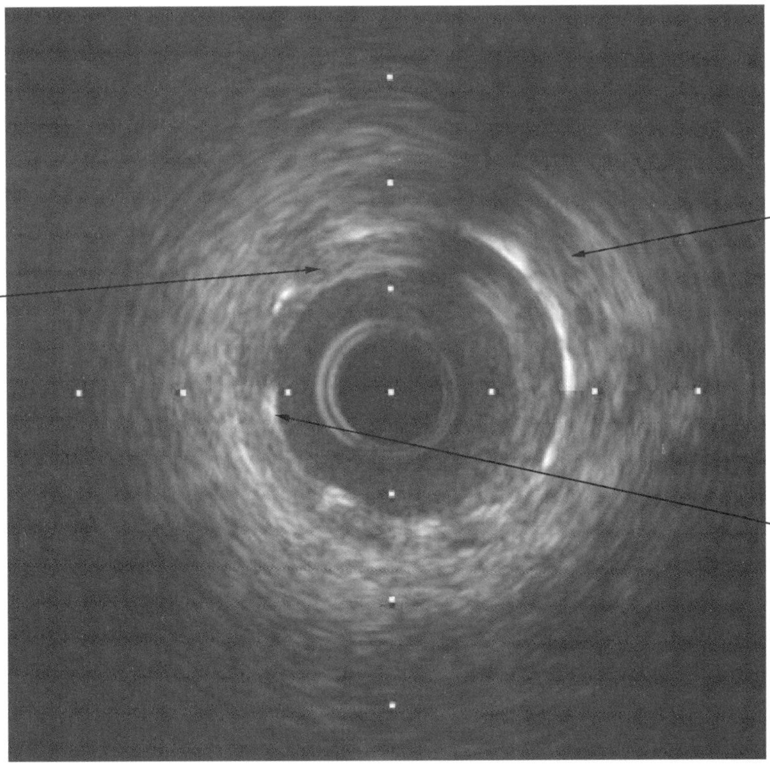

图 5-2-7 支架置入术后随访时发现新生内膜

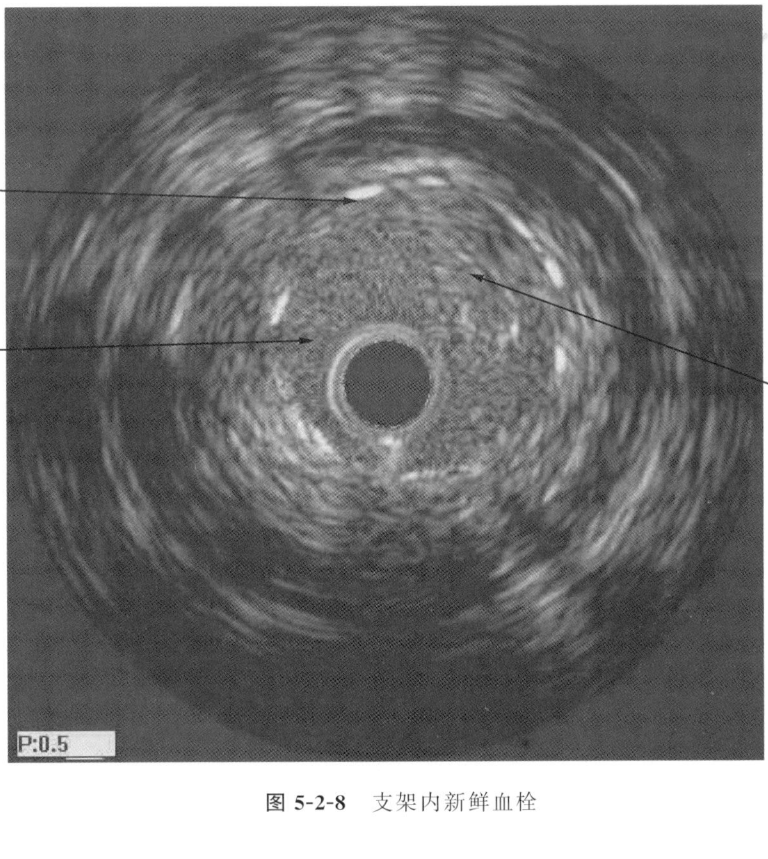

图 5-2-8 支架内新鲜血栓

的超声波反射信息进行分析、整理工作。当样本量很大时，就可以获得一个各种组织成分、超声波信息对应的数据库。将这些信息储存在电脑中，并将这种电脑安装在 IVUS 机器上，当下一次对冠脉进行检查时，只要这些斑块组织的超声波信息符合某种组织的特点比较多时，电脑就自动认定这些斑块是某种成分，并用不同的颜色区分开来，即获得了实时的虚拟超声图像。已经完成的病理对照研究显示[11]，这种虚拟技术的准确度大约在 90%左右（见图 5-2-9）。

易损斑块是一个非常重要的话题，但 IVUS 从分辨率上讲，对易损斑块的识别是有很大局限性的。例如，薄纤维帽斑块的纤维帽厚度通常小于 65μm，但 IVUS 的最佳轴向分辨率通常在 100μm 左右，因此，很难准确探查。虚拟超声制订了一些识别易损斑块的综合诊断指标，希望弥补灰阶超声的不足，并用于临床研究，其中最知名的为 PROSPECT 研究[12]。

四、斑块定量分析

斑块定量分析应该包括两个方面，首先是整个斑块面积的测量，然后是每一种斑块成分的测量[1-3]。通常，对于没有置入支架的血管，我们可以进行如下测量：①管腔，即血液和血管内膜的交界面，它一般比较清晰，直接描绘后就会获得这个截面的管腔面积，同时 IVUS 机器会自动计算出此横截面的最大、最小管腔直径。②外弹力板（EEM）测量，通过描绘清晰的外弹力板边界就可以获得这个指标，并相应获得其面积及最大、最小外弹力板直径，即我们俗称的血管面积和直径，这个测量通常也是比较准确的，但也有一些例外情况，如有大边支进入、存在弧度很大的钙化斑块时，描述这个边界就会比较困难，这时可以测量非常邻近的血管段，获取代替结果。③斑块和中膜，按照规律此处也应该测量中膜面积和斑块面积，但事实上，这两个面积单独计算在实际工作中是难以获得准确结果的，为什么呢？主要是内弹力板在 IVUS 上不能非常清晰地显示，因此，我们不能测量中膜面积，只能靠 EEM 减去管腔面积来获得斑块加中膜面积，也就是俗称的“斑块”面积（见图 5-2-9，5-2-10）。事实上，由于中膜面积所占比例比较小，这个结果和病理学检查获得的斑块面积还是比较一致的[13]。

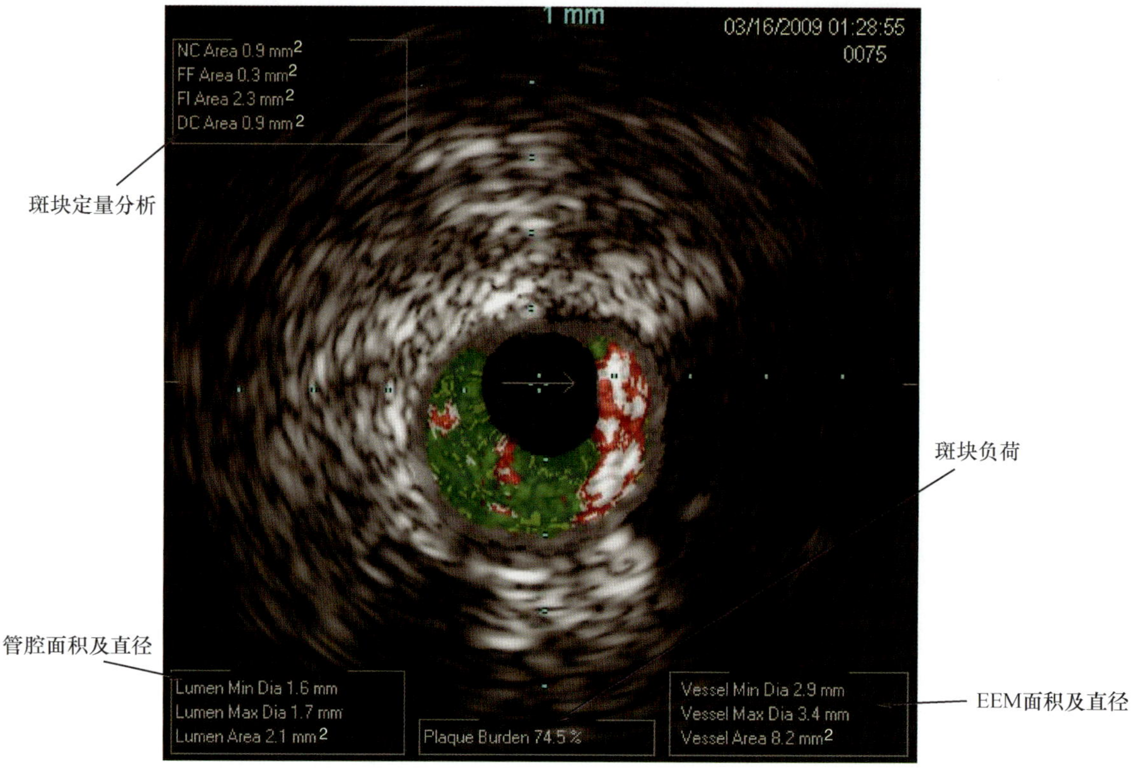

图 5-2-9 虚拟组织学超声图

红色：坏死组织；白色：钙化组织；绿色：纤维组织；黄色：纤维脂肪组织。图中还显示了管腔、EEM、中膜加斑块面积及斑块负荷自动计算结果

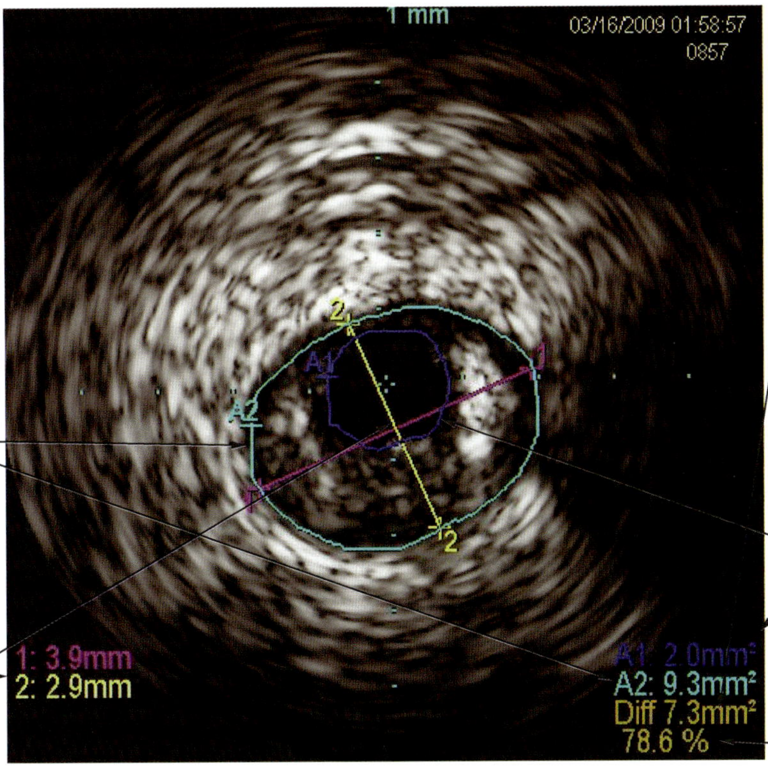

图 5-2-10 外弹力板面积、管腔面积、斑块加中膜面积及斑块负荷

至于血管外膜面积，由于 IVUS 不能确定其外缘边界，因此不能进行测量。此种斑块加中膜面积的临床价值并不是很高，更重要的指标称为斑块负荷，即斑块和中膜面积占整个 EEM 面积的百分比，这和造影的直径狭窄百分比有相似的概念。通常 70%的斑块负荷百分比对应 50%的造影直径狭窄；90%的斑块负荷百分比对应着 70%的造影直径狭窄。

至于每种斑块成分的定量测量，在实际工作中意义不大，使用灰阶超声一般不能直接获得这个指标，目前对它的测量多使用虚拟超声中的软件进行测量，可以直接获得每种成分所占绝对面积和相对百分比（见图 5-2-9）。但是，钙化斑块比较重要[14]，主要在于确认它在斑块表面靠近管腔的位置，还是位于斑块深部，如果是靠近管腔，就需要测量其弧度，如果超过 270°，临床上就需要考虑是否使用旋磨治疗（见图 5-2-2）。其次，就是判断软斑块和衰减斑块的百分比是否很大，临床上发现较多这样性质的斑块时要注意防治介入术后的慢血流、无复流和围术期心肌梗死等并发症[5-6]。

五、支架段分析

通常，支架段包括三段血管，即支架近端 5mm 血管、支架段、支架远端 5mm 血管。支架近端和远端血管没有支架，其常规测量指标如上文所述，包括管腔面积、EEM 和斑块加中膜面积。支架段则较为复杂，其可以测量指标包括：①管腔面积，方法同上文；②EEM 面积，方法同上文；③支架面积，描绘支架丝即可测量这个面积，同时包括最大、最小支架直径；④新生内膜面积及厚度，当随访支架置入术后患者时，大多数支架内会出现或多或少的内膜增生，严重者导致再狭窄，此时就会又多出一个新生内膜面积，只要用支架面积减去管腔面积就可以得到这个指标，厚度选择最大、最小厚度位置直接测量即可获得；⑤原发中膜加斑块面积，使用 EEM 减去支架面积。在实际工作中，我们很重视的一个指标是即刻手术后的支架段内最小支架面积，它对判断支架膨胀是否完全很有帮助，支架膨胀好坏与预后直接相关[15]。另外一个重要指标是随访时的新生内膜面积和厚度，由此可以得到某种支架的晚期丢失指标，它可用于药物洗脱支架抗增殖特性的判定，既往很多药物洗脱支架的早期研究都使用 IVUS 测量这个指标，以减少研究的样本量，减少开发费用，目前则多使用 OCT 来进行测量。此外，如果支架丝背后仍然有血液流动，称为支架贴壁不良，即刻术后一般需要后扩张，使支架贴壁，如果是随访时发现的晚期贴壁不良，就要看其面积和长度，如果比较大，容易导致晚期血栓形成[16]，需要患者加强抗栓治疗（见图 5-2-11）。

六、病变部位和正常参考节段

IVUS 的病变部位的定义和造影是一致的，即管腔面积最小的部位。它的参考节段包括近端和远端参考节段（见图 5-2-12），其定义是：病变段没有其他大分支血管汇入的节段近端 10mm 内管腔面积最大部位和远端 10mm 内管腔面积最大部位，参考节段处斑块负荷不一定最少[1-3]。使用自动回撤装置可以准确测量近端到远端参考节段的长度，可供选择支架长度时参考。可以根据近端参考节段和远端

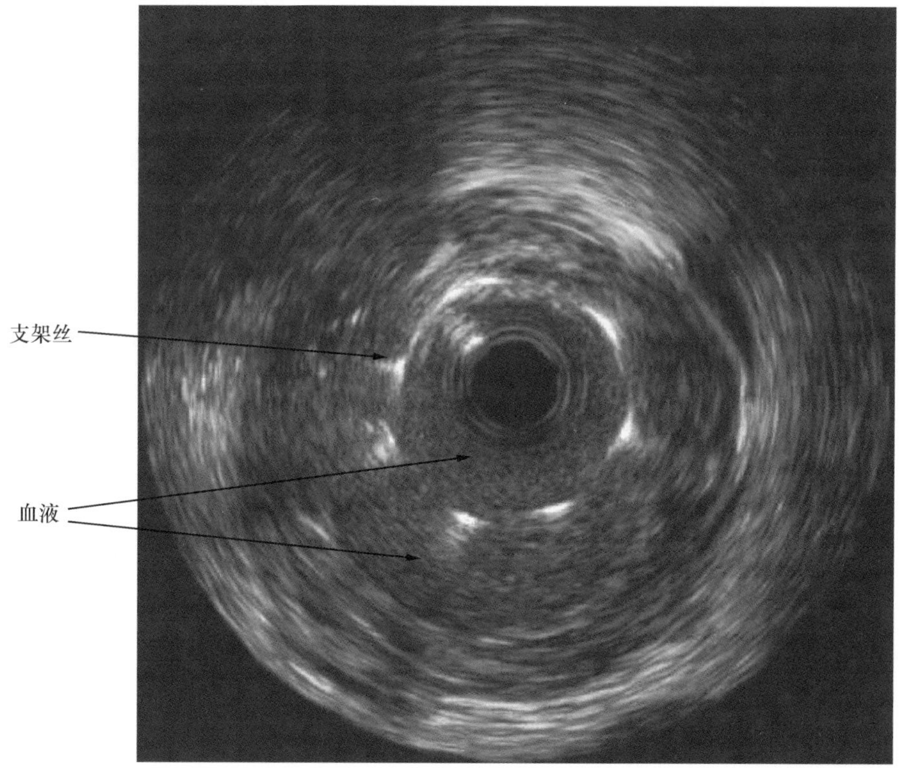

图 5-2-11 晚期药物洗脱支架贴壁不良

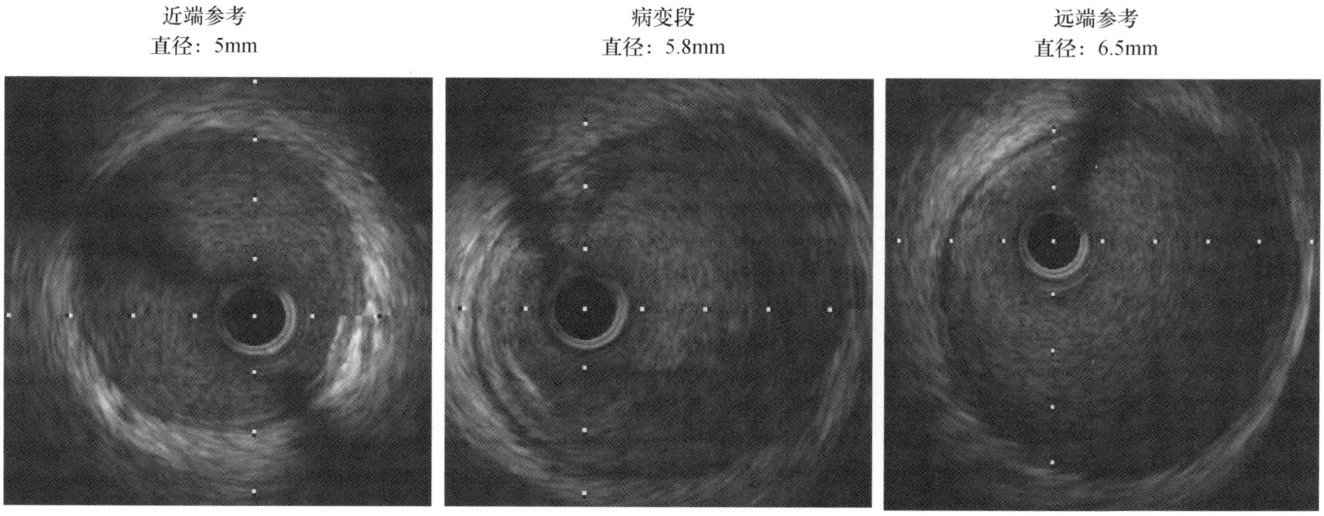

图 5-2-12 参考节段和病变段（每两个白色标点之间是 1mm）

阳性重构：病变段 EEM 明显大于近端参考节段 EEM；负性重构：病变段 EEM 小于远端参考节段 EEM

参考节段平均管腔直径相加除以 2 来作为支架大小选择的参考。但实际工作中，由于不同血管锥形变细的情况不同（前降支锥形变细最明显），病变长度不同（越长越容易出现锥形变细情况），弥漫病变和局限病变不同等；事实上很难根据某一个公式用于所有患者支架大小的选择，但可以参考 IVUS 的数据，结合临床情况，选择更合适的支架。

七、血管重构

血管重构是病理学家 Glagov 等提出的一个概念，他们在进行尸检冠脉分析时发现：动脉粥样硬化病变血管段 EEM 面积与斑块面积及斑块负荷相关[17]。因此，他们提出：人体出于对重要器官的自我保护，当冠脉内发生动脉粥样硬化斑块累积时，为了保证血管管腔面积不发生显著变化，血管的外弹力板可以向外扩张，从而容纳更多的动脉粥样硬化斑块，以保证心脏的供血。当然，这种重构是有一定限度的，超过这个限度，血管管腔仍然会发生狭窄。事实上，这种假说很难直接得到 IVUS 的证实，因为，我们不能观察一个人从出生、青少年、成年到老年的血管内斑块的发生、发展全过程，毕竟这是一种有创检查。但是，通过 IVUS 这种活体“病理”检查仪器，我们确实证实了血管重构现象的存在。只是这种血管重构，同 Glagov 的概念不完全一致。如果说 Glagov 理论代表了一个动脉粥样硬化发生、发展的长轴结果，那 IVUS 在某一个时间点观察到的血管重构就是一个横断面结果。

我们知道血管从近端到远端，是一个从粗到细的过程，因为在这个通路中会不断发出分支。但在 IVUS 的观察过程中，我们确实发现了两种不同的重构现象。阳性重构，通俗讲就是病变节段的血管 EEM 面积比近端血管的 EEM 面积还大；负性重构，即病变节段的血管 EEM 面积比远端血管的 EEM 面积还小，由于参考节段也可以发生重构，有时一个病变可以同时符合两种重构的定义（见图 5-2-12）。阳性重构通常更多伴随不稳定病变，负性重构更多见于稳定病变[18-19]。负性重构还容易发生在分支血管的开口部位，此时造影似乎会显示有比较严重的狭窄，但由负性重构导致的所谓“狭窄”通常不会导致临床缺血，如果使用血流储备分数（FFR）测量，也绝大多数为阴性结果。这些重构自身是否会发生变化，如何随着时间的长轴发生变化，目前还没有足够的证据能显示出它的规律，以判断是否和 Glagov 理论完全一致。

（钱　杰）

参考文献

[1] Di Mario C，Gorge G，Peters R，et al. Clinical application and image interpretation in intracoronary ultrasound. Study Group on Intracoronary Imaging of the Working Group of Coronary Circulation and of the Subgroup on Intravascular Ultrasound of the Working Group of Echocardiography of the European Society of Cardiology. Eur Heart J，1998，19：207-229.

[2] Mintz GS，Nissen SE，Anderson WD，et al. American College of Cardiology Clinical Expert Consensus Document on Standards for Acquisition，Measurement and Reporting of Intravascular Ultrasound Studies（IVUS）. A report of the American College of Cardiology Task Force on Clinical Expert Consensus Documents. J Am Coll Cardiol，2001，37：1478-1492.

[3] Gary S. Mintz. Intracoronary Ultrasound. London and New York：Taylor & Francis Group，2005.

[4] NISSEN S E. Application of intervascular ultrasound to characterize coronary artery disease and assess the progression or regression of atherosclerosis. Am J Cardiol，2002，89（suppl）：24B-31B.

[5] Pu J，Mintz GS，Biro S，et al. Insights into echo-attenuated plaques，echolucent plaques，and plaques with spotty calcification：novel findings from comparisons among intravascular ultrasound，near-infrared spectroscopy，and pathological histology in 2，294 human coronary artery segments. J Am Coll Cardiol，2014，63：2220-2233.

[6] Shiono Y，Kubo T，Tanaka A，et al. Impact of attenuated plaque as detected by intravascular ultrasound on the occurrence of microvascular obstruction after percutaneous coronary intervention in patients with ST-segment elevation myocardial infarction. JACC Cardiovasc Interv，2013，6：847-853.

[7] Kang SJ，Mintz GS，Akasaka T，et al. Optical coherence tomographic analysis of in-stent neoatherosclerosis after drug-eluting stent implantation. Circulation，2011，123：2954-2963.

[8] F Alfonso，A Suarez，D J Angiolillo，et al. Findings of intravascular ultrasound during acute stent Thrombosis.

Heart, 2004, 90: 1455-1459.

[9] Akiko Maehara, Gary S. Mintz, Anh B. Bui, et al. Incidence, Morphology, Angiographic Findings, and Outcomes of Intramural Hematomas After Percutaneous Coronary Interventions: An Intravascular Ultrasound Study. Circulation, 2002, 105: 2037-2042.

[10] Maehara A, Mintz GS, Castagna MT, et al. Intravascular ultrasound assessment of spontaneous coronary artery dissection. Am J Cardiol, 2001, 89: 466-468.

[11] Nasu K, Tsuchikane E, Katoh O, et al. Accuracy of in vivo coronary plaque morphology assessment: a validation study of in vivo virtual histology compared with in vitro histopathology. J Am Coll Cardiol, 2006, 47: 2405-2412.

[12] Stone GW, Maehara A, Lansky AJ, et al. A prospective natural-history study of coronary atherosclerosis. N Engl J Med, 2011, 364: 226-235.

[13] Wong M, Edelstein J, Wollman J, et al. Ultrasonic-pathological comparison of the human arterial wall. Verification of intima-media thickness. Arterioscler Thromb, 1993, 13: 482-486.

[14] Mintz GS, Popma JJ, Pichard AD, et al. Patterns of calcification in coronary artery disease. A statistical analysis of intravascular ultrasound and coronary angiography in 1155 lesions. Circulation, 1995, 91: 1959-1965.

[15] Fujii K, Mintz GS, Kobayashi Y, et al. Contribution of stent underexpansion to recurrence after sirolimus-eluting stent implantation for in-stent restenosis. Circulation, 2004, 109: 1085-1088.

[16] Cook S, Wenaweser P, Togni M, et al. Incomplete stent apposition and very late stent thrombosis after drug-eluting stent implantation. Circulation, 2007, 115: 2426-2434.

[17] Glagov S, Weisenberg E, Zarins CK, et al. Compensatory enlargement of human atherosclerotic coronary arteries. N Engl J Med, 1987, 316: 1371-1375.

[18] Schoenhagen P, Ziada KM, Kapadia SR, et al. Extent and direction of arterial remodeling in stable versus unstable coronary syndromes: an intravascular ultrasound study. Circulation, 2000, 101: 598-603.

[19] Losordo DW, Rosenfield K, Kaufman J, et al. Focal compensatory enlargement of human arteries in response to progressive atherosclerosis. In vivo documentation using intravascular ultrasound. Circulation, 1994, 89: 2570-2577.

第三章　介入治疗并发症评估

冠状动脉支架置入术后的并发症常可导致患者出现心脏不良事件，严重者甚至发生围术期心肌梗死或死亡。如何早期及时识别这些并发症并进行相应处理，是改善预后的关键。血管内超声（IVUS）通过对血管横截面上管壁和管腔的定性及定量分析，可对病变做出全面和准确的评价，并优化介入治疗结果，近年来已成为冠心病介入诊断及治疗中必不可少的工具之一；尤其对于介入治疗并发症的诊断，IVUS 有着非常重要的价值。2012 年美国心脏病学会基金会（ACCF）和美国心血管造影和介入学会（SCAI）联合 12 个专业学会共同发布的诊断性心导管术适用标准（AUC）明确提出，对于评估冠状动脉造影不明确的动脉及病变的形态学特征（包括动脉瘤、钙化程度、支架断裂、支架贴壁、支架膨胀、夹层等）建议使用 IVUS[1]。

支架置入术后的常见并发症主要包括支架边缘夹层及血肿、支架内组织脱垂、支架膨胀不良、支架贴壁不良以及支架断裂，这些并发症大多发生于支架置入术后即刻与早期，少数也可发生于晚期随访时。

一、支架边缘夹层、血肿与血管破裂

冠状动脉支架边缘夹层是支架置入术后最常见的并发症之一，支架近端或远端节段内造影可见管腔内有被线状造影剂隔离的充盈缺损、管腔外造影剂滞留或内膜片，是导致急性闭塞的主要原因之一。美国国立心肺血液病研究所（NHLBI）根据血管损伤的形态学特点将血管内膜撕裂分为六型（见表 5-3-1）。

夹层在临床上被分为：轻度夹层（A 和 B 型），极少导致缺血并发症，可不予处理；中度夹层（无明显缺血征象或症状的 C 型）和严重夹层（有缺血征象或症状的 C 型以及 D 至 F 型），中重型夹层可伴有严重的症状和体征，并使急性心肌梗死、急诊冠状动脉旁路移植术和死亡风险增加 5～10 倍，被认为是有意义的冠脉夹层，需要马上处理。另外需要注意的是，E、F 型也有可能是血栓导致，冠脉造影不易从形态上与血栓形成进行鉴别，需要行 IVUS 检查[2]。

表 5-3-1　不同类型夹层的特点与急性闭塞的发生率

分型	特点	急性闭塞发生率（%）
A	管腔内有 X 线可透区，少量或无造影剂滞留	0
B	双腔（管）样改变，少量或无造影剂滞留	3
C	管腔外有造影剂滞留	10
D	管腔呈螺旋形造影剂充盈缺损	30
E	新出现的持续造影剂充盈缺损	9
F	非 A-E 型导致血流障碍或血管完全闭塞	69

与冠状动脉造影相比，IVUS 诊断支架边缘夹层有更好的敏感性及特异性。它能清晰地显示血管横断面图像，对于夹层破口的定位、真假腔的鉴别以及夹层原因的判断具有一定的优势。冠状动脉造影对夹层的诊断主要依靠对剥脱的夹层内膜片的识别，然而这种内膜片是可透 X 线的，所以一旦夹层假腔内血栓形成或者夹层仅表现为内膜下血肿，冠状动脉造影只能发现管腔的充盈缺损而无法识别出夹层，往往错误地判断为动脉粥样硬化狭窄。

IVUS 所示的支架边缘夹层表现为支架两端节段内可见平行于血管壁的斑块上的撕裂片，其后假腔内可见血流信号。根据撕裂片部位和范围的不同，夹层分为以下四类[3-4]：

（1）内膜夹层：撕裂片仅局限于血管内膜或斑块上，未累及冠状动脉中膜层（图 5-3-1）。

（2）中膜夹层：撕裂片延展至血管中膜层（图 5-3-2）。

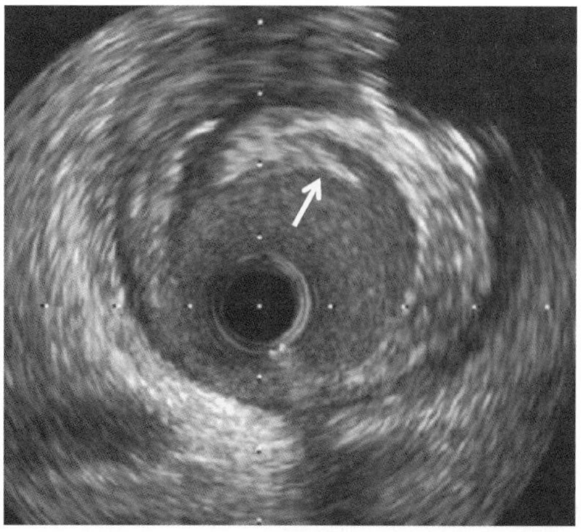

A

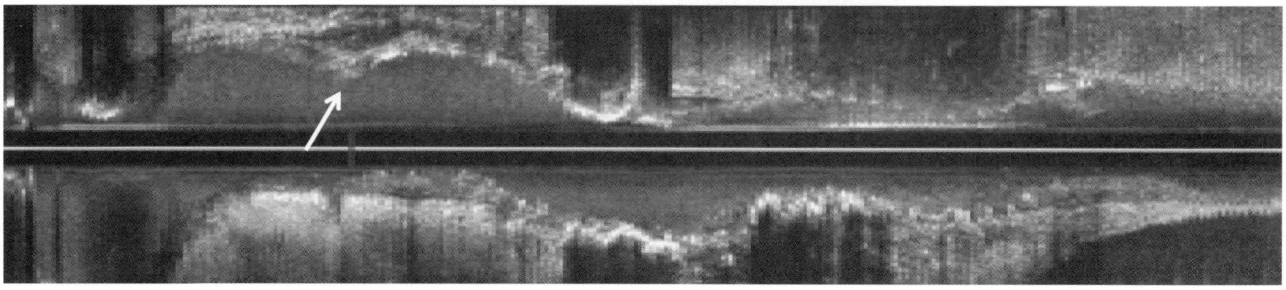

B

图 5-3-1 A 图为血管横截面，B 图为血管长轴。此患者支架置入后支架近端可见血管内膜夹层（箭头所示），未予处理

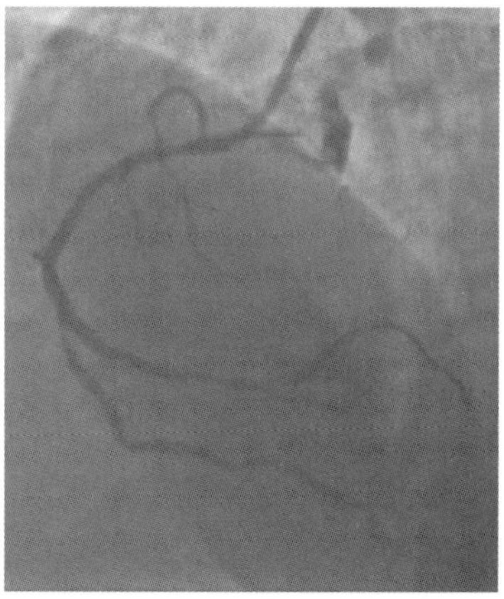

A

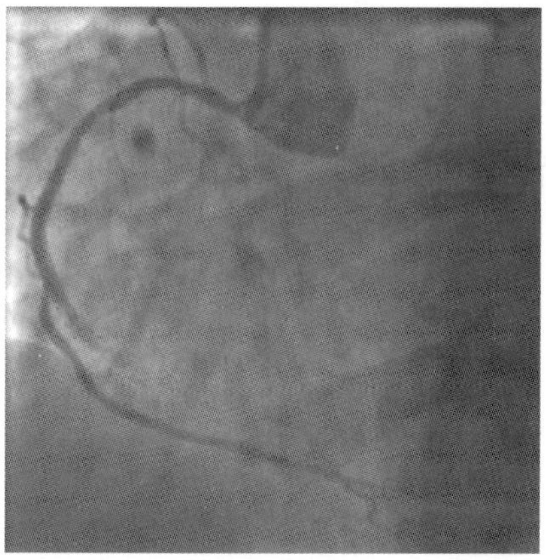

B

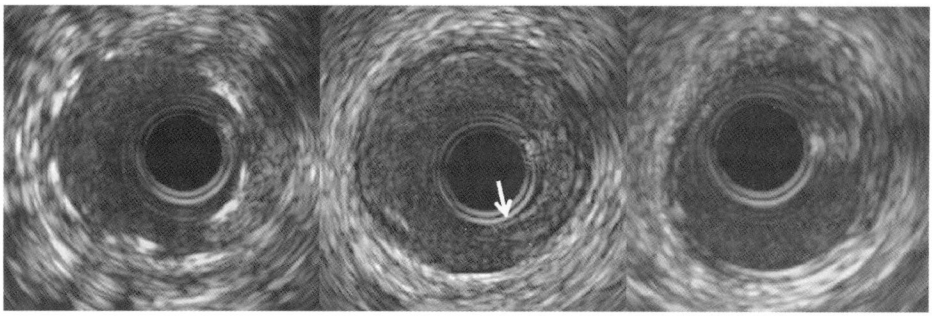

C

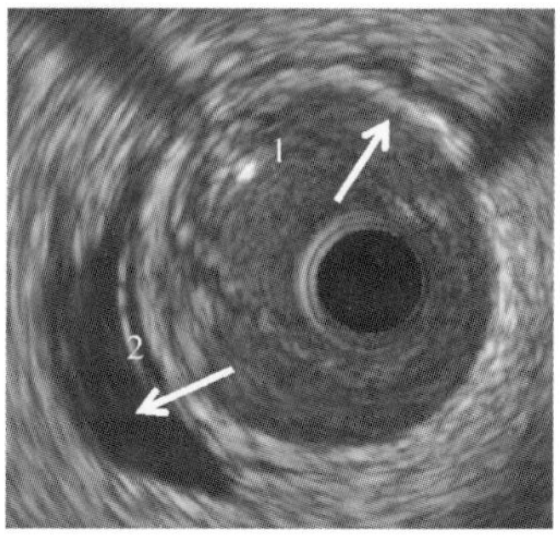

D

图 5-3-2 A 图为右冠脉中段支架置入后造影未见夹层，C 图为支架置入即刻 IVUS 发现支架远端夹层累及中膜层（箭头所示），未处理；2h 后患者剧烈胸痛，造影提示右冠脉支架远端血管闭塞（B 图），IVUS 可见壁内血肿（D 图中箭头 1）以及因血管破裂导致的造影剂外渗（D 图中箭头 2）

（3）壁内血肿：为中膜层内均匀的高回声信号的血流聚集，常为新月形，并将血管的外弹力膜挤压向外侧，内弹力膜挤压向内侧（图 5-3-3）。

（4）血管周围损伤与破裂：撕裂延展至冠状动脉外膜层，导致血管周围组织内可见血流信号或造影剂滞留（图 5-3-4）。

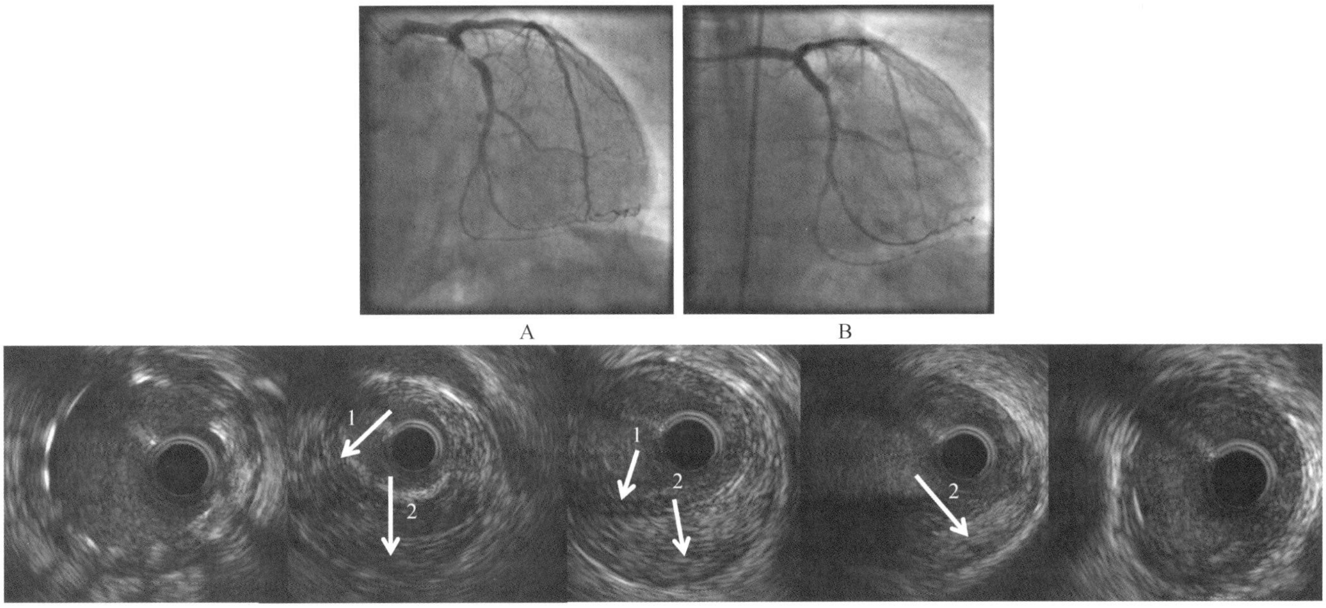

图 5-3-3 A 图造影显示回旋支近端病变；B 图为支架置入后，造影显示原支架远端正常处明显狭窄；C 图为 IVUS 提示支架远端壁内血肿形成（箭头 1 为内膜及中膜，箭头 2 为壁内血肿）

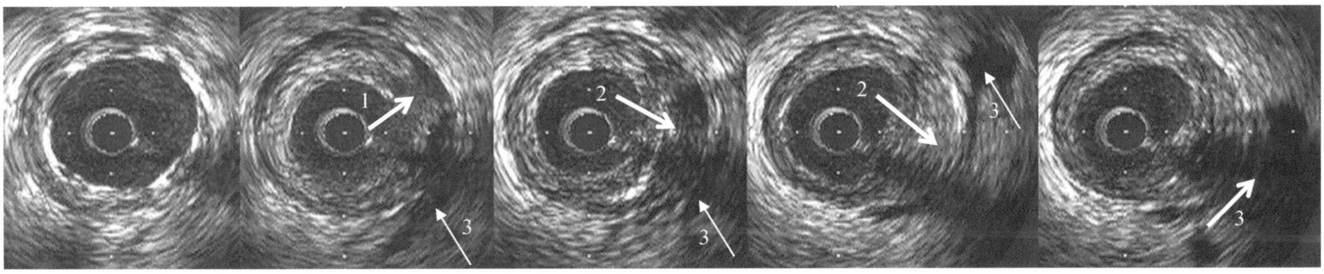

图 5-3-4 支架远端出现血管内膜撕裂至中膜层（箭头 1）、壁内血肿（箭头 2），以及造影剂外渗（箭头 3）

Liu 等的研究显示支架边缘夹层的预测因素包括残余斑块的偏心性、支架边缘的不对称，以及平均管腔面积小于支架边缘面积。此外，若夹层发生处血管相对正常或斑块负荷较小，则更易进展为壁内血肿[4]。

血管夹层表现多样，血管可因血肿压迫完全闭塞，也可能为 TIMI3 级血流，患者可以有严重症状及血流动力学障碍，也可毫无症状及血流动力学异常。血管夹层处理应遵循以下原则：

（1）保持血流动力学稳定：对于血流动力学不稳定者，可以通过药物和循环辅助装置（主动脉内球囊反搏、体外膜肺氧合）维持血流动力学稳定。对于情况极不稳定者，应迅速给予有效的心肺复苏并尽快开通闭塞血管。

（2）不予处理：对于无临床症状、无缺血性心电图改变、TIMI 血流 3 级的内膜夹层，因其预后相对较好，一般不需特殊处理。研究显示，PCI 术成功后有残余夹层并不增加再狭窄率，随访造影证实在术后几天或几周大量的非闭塞夹层都自行闭合，未经处理的中度及轻度夹层并未增加主要心血管不良事件发生率，随后的支架置入并未改变长期结果[5]。

（3）支架置入：对于夹层累及血管中膜，甚至出现壁内血肿或发生血管破裂者，应予以积极处理，防止血管闭塞，以免患者出现严重心绞痛、心肌梗死甚至死亡等不良事件。若血管直径≤2.5mm，其供血范围较小或没有症状者，可应用球囊长时间扩张使夹层缩小或闭合，维持管腔血流通畅，可能不必置入支架。直径≥2.5mm的血管一旦出现上述夹层，应及时置入支架以覆盖内膜片，维持血管腔，防止夹层扩展或血肿压闭管腔。支架置入应在IVUS引导下进行，尽量从IVUS显示的夹层远端正常处开始置入支架，务必保证夹层被完全覆盖，避免壁内血肿由于支架挤压向远端继续延展。若IVUS显示壁内血肿范围广泛，无法用支架覆盖时，也有少数使用切割球囊割破血管内膜层，释放血肿腔内压力的个案报道。若置入支架后夹层消失，血流通畅，患者症状缓解，则不需外科治疗。

（4）外科治疗：若血管夹层导致大面积心肌梗死或缺血，特别是合并低血压、休克而球囊扩张或支架置入不成功时（包括导引钢丝不能进入真腔、球囊支架不能推送至病变处），应立即进行外科冠状动脉旁路移植（搭桥）手术。

二、支架内组织脱垂

支架内组织脱垂常见于斑块负荷较重的急性冠脉综合征患者支架置入术后，尤其是血栓负荷较重的急性心肌梗死以及静脉桥血管支架置入后常发生支架内组织脱垂。对于面积较大的组织脱垂，冠状动脉造影常显示为支架置入后的残余狭窄，难以和支架膨胀不良鉴别。IVUS诊断支架内组织脱垂具有较高的敏感性与特异性，不仅可进行定性分析，还可进行定量分析。

支架内组织脱垂，也称为斑块脱垂，是指支架置入术后即刻行IVUS检查显示在支架血管腔侧可见与支架相连的组织（图5-3-5）。支架内组织脱垂既可发生于支架置入术后即刻，也可在随访时发现，有时难以与支架内新生内膜区别。支架置入术后即刻的支架内组织脱垂可以持续存在，但多数由于抗血小板药物的应用以及血流的冲击，随访时消失，有时可以见到晚期支架贴壁不良（图5-3-6）。

目前关于支架内组织脱垂的文献报道较少，Guo等的研究显示急性心肌梗死直接PCI后支架内组织脱垂发生率较高，尤其是随访时发现有支架晚期获得性贴壁不良（LASM）者，支架术后即刻组

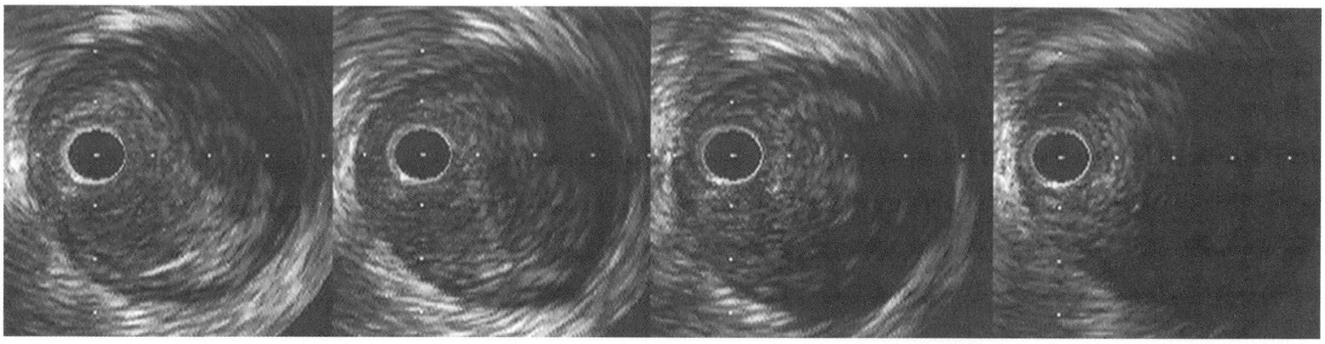

A

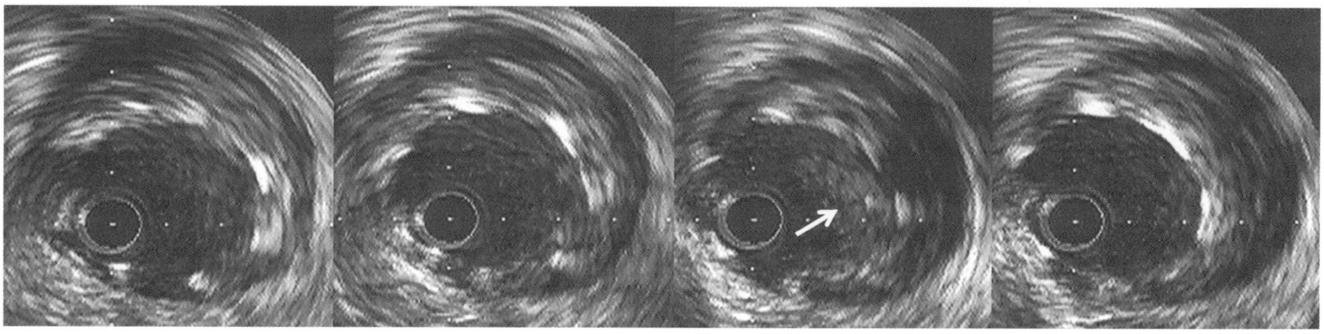

B

图5-3-5 A图为急性冠脉综合征患者罪犯病变术前IVUS图像，可见信号衰减的严重偏心斑块，伴少许血栓；B图为支架置入后即刻的IVUS图像，显示支架内组织脱垂（箭头）

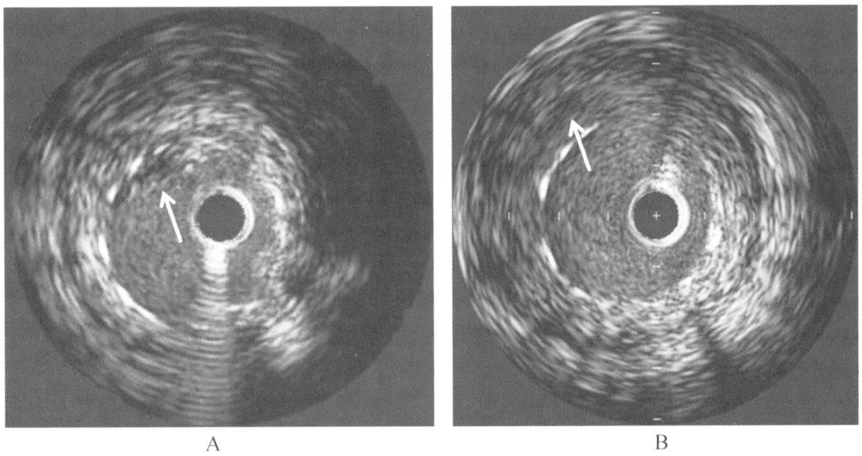

图 5-3-6 A 图为急性心肌梗死患者直接 PCI 术后 IVUS 图像，可见组织脱垂（箭头）；B 图为随访时脱垂的组织消失，可见原脱垂部位出现支架贴壁不良（箭头）

织脱垂的发生率可高达 88.1%，为 LASM 的预测因子之一（OR 5.60；95% CI 2.32～13.54）[6]。另外一篇关于急性心肌梗死患者直接支架置入术后的研究结果显示：由于大量支架内组织脱垂导致有效管腔面积减少是急性心梗直接 PCI 术后早期急性支架内血栓形成的重要预测因子（图 5-3-7）[7]。

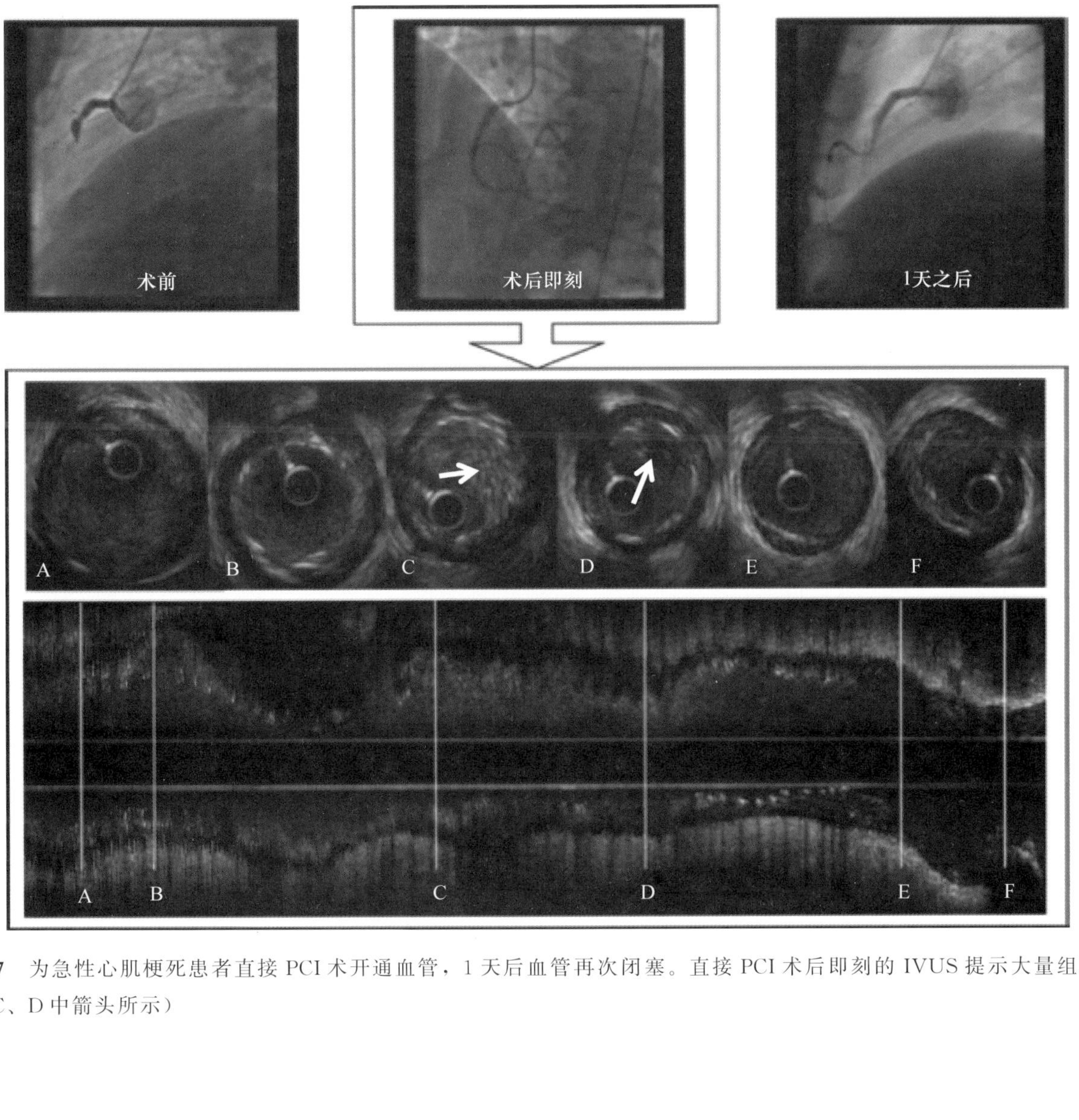

图 5-3-7 为急性心肌梗死患者直接 PCI 术开通血管，1 天后血管再次闭塞。直接 PCI 术后即刻的 IVUS 提示大量组织脱垂（下图 C、D 中箭头所示）

预防出现大量的斑块脱垂是减少支架置入术后急性支架内血栓形成以及远期支架贴壁不良的重要方法。对于急性心肌梗死患者，支架置入前应进行充分的血栓抽吸。有研究表面大量支架内组织脱垂发生于未进行血栓抽吸组。此外，ACS 患者进行 PCI 及对静脉桥血管进行 PCI 前应充分进行抗栓治疗。对于支架置入后出现支架内组织脱垂的处理目前尚无明确定论，多为经验性治疗，概括来说包括以下方法：

（1）若支架内组织脱垂的量少，TIMI 血流 3 级，可暂不予处理，术后加强抗血小板治疗。

（2）若支架内组织脱垂的量多，可尝试使用抽吸导管进行抽吸，以减少脱垂的组织量。

（3）若抽吸后效果不显著，可于冠状动脉内给予替罗非班后，使用与支架直径相同的球囊进行低压力扩张。注意不能高压后扩张，这样会挤压支架，脱垂的组织反而会增加。

（4）如上述方法效果不显著，仍存在大量支架内组织脱垂，国外有个案报道在组织脱垂处再置入支架，将脱垂的组织覆盖，从而增加有效管腔面积。

三、支架膨胀不良

无论是药物洗脱支架（DES）时代还是裸金属支架（BMS）时代，大量研究显示早期支架内血栓形成与支架内再狭窄的 IVUS 预测因子均包括支架膨胀不良（表 5-3-2）[8-14]。此外，支架膨胀不良也是早期支架内血栓形成的重要 IVUS 预测因子。Liu 等的研究发现 DES 置入后早期支架内血栓形成通常伴有弥漫性的、位于近端的支架膨胀不良[15]。因此，支架置入术后及时发现支架膨胀不良对于优化手术结果、降低不良事件的发生尤为重要。

表 5-3-2 BMS 及 DES 术后 IVUS 测量的最小支架内面积对于不良事件的预测

文献	例数	随访终点	支架类型	MSA 位置	截断值	敏感性	特异性
[8]	543	TLR	BMS		6.5mm²	PPV=17%，NPV=94%	
[9]	60	MLA <4mm²	BMS		6.5mm²	63%	78%
	72		SES		5.0mm²	76%	83%
[10]	543	ISR	SES		5.5mm²	67%	67%
[11]	482	ISR	BMS		6.4mm²	c statistic=0.64	
	1098		PES		5.7mm²	c statistic=0.64	
[12]	541	ISR	SES		5.5mm²	72%	66%
	229		EES		5.4mm²	60%	60%
	220		ZES		5.3mm²	57%	62%
[13]	106	MLA <4mm²	DES	主支	6.1mm²	PPV=91%	
				分支	4.8mm²	PPV=70%	
[14]	403	ISR	SES	左主干	8.2mm²	80%	81%
				POC	7.2mm²	100%	78%
				LAD 开口	6.3mm²	73%	85%
				LCX 开口	5.0mm²	78%	78%

BMS：裸金属支架；DES：药物洗脱支架；IVUS：血管内超声；MSA：最小支架内面积；TLR：靶病变血运重建率；PPV：阳性预测值；NPV：阴性预测值；MLA：最小管腔面积；ISR：支架内再狭窄；SES：西罗莫司（雷帕霉素）洗脱支架；PES：紫杉醇洗脱支架；EES：依维莫斯洗脱支架；ZES：西罗莫斯洗脱支架；POC：左主干末端多边形区域；LAD：左前降支；LCX：左回旋支

通过冠状动脉造影可以发现较为明显的支架膨胀不良，但是，大多数支架膨胀不良通过造影难以明确，因此术后的 IVUS 支架检查就可以提供补充信息（图 5-3-8）。与支架贴壁不良不同，支架膨胀不良是指支架扩张后的面积低于预定的面积（图 5-3-9）。事实上，不同的研究对于此预定面积

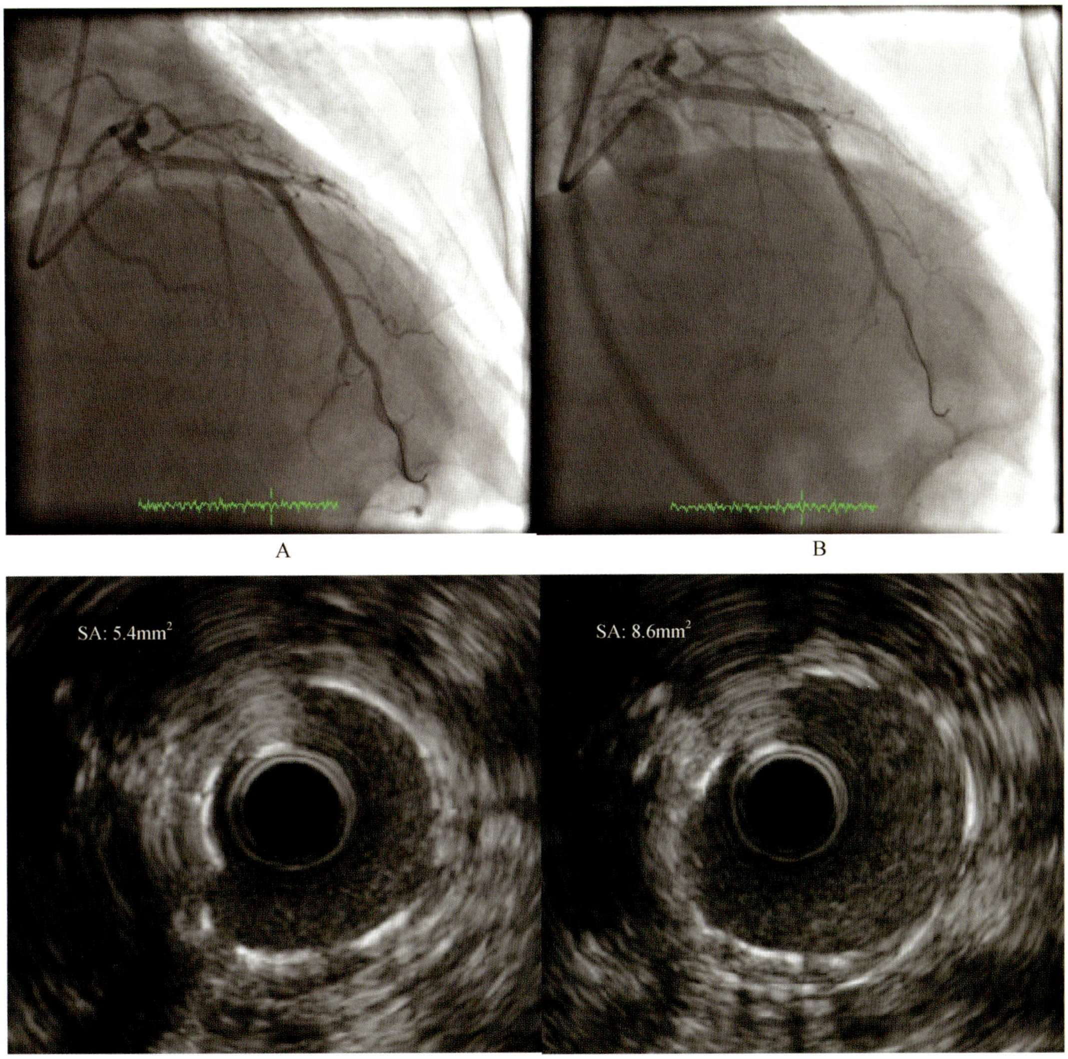

图 5-3-8 A 图为前降支近中段支架置入后，造影提示支架膨胀良好；C 图为支架置入后 IVUS 提示支架膨胀不良，最小支架面积 5.4mm^2。B 图为非顺应性球囊后扩张支架后，造影结果与 A 图无显著差异；D 图可见原支架膨胀不良处支架膨胀良好，支架面积达 8.6mm^2

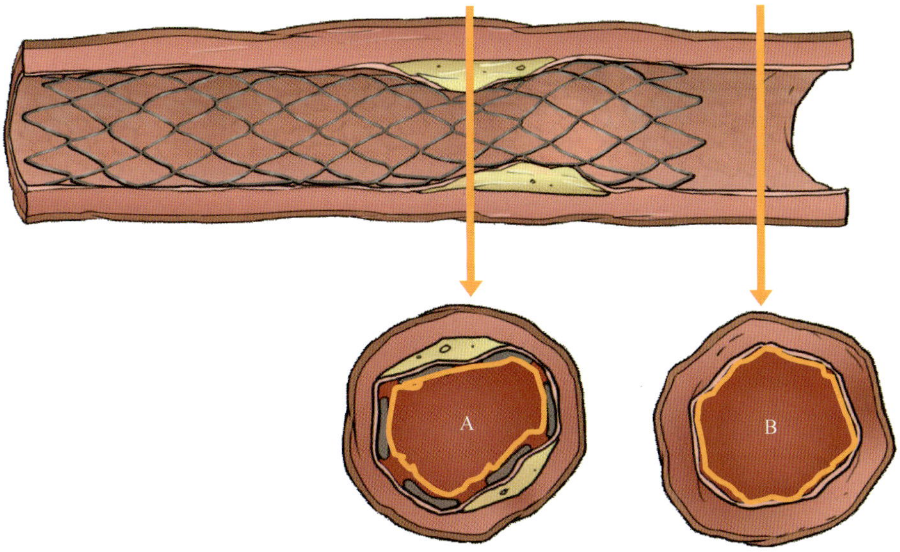

图 5-3-9 为支架释放后模式图。A 图为支架膨胀不良处的横截面，B 图为远端参考血管横截面。A<B，为明显支架膨胀不良

采用了不同的标准，如 SIPS 研究采用的标准为最小支架内面积（MSA）小于平均参考面积的 90%，AVID 研究采用 MSA 低于远端参考面积的 90%，TULIP 研究采用 MSA 低于远端参考面积，而 CRUISE 研究则无统一标准，由术者视具体情况而定。

一般来说，钙化病变、斑块负荷较重的偏心性纤维病变易出现支架膨胀不良，因此，支架置入术前对于这些病变应进行充分的预处理，如纤维偏心斑块应充分预扩张，严重钙化病变可进行旋磨术等。若支架置入术后 IVUS 检查提示明确的支架膨胀不良，应予以积极处理。主要方法为使用非顺应性球囊进行高压后扩张支架。后扩张之后应再次行 IVUS 检查，以确定后扩张效果（图 5-3-10）。此外，对于高压力后扩张之后仍然存在严重支架膨胀不良者，也有少数报道使用旋磨术处理后再行高压后扩张。

四、支架贴壁不良

支架贴壁不良是指支架置入术后支架小梁与血管壁未连接，在无分支血管汇入之处 IVUS 可见支架小梁与血管壁之间有血流信号通过（图 5-3-11）。若支架贴壁不良发生在支架置入后即刻则称为急性支架贴壁不良（ASM）；反之，若随访时发现支架贴壁不良则称为晚期支架贴壁不良（LSM）。LSM 可分为持续性支架贴壁不良（ASM 没有愈合而持续存在）以及晚期获得性支架贴壁不良（LASM，指支架置入术后即刻无 ASM，而随访时出现）[6,16]。

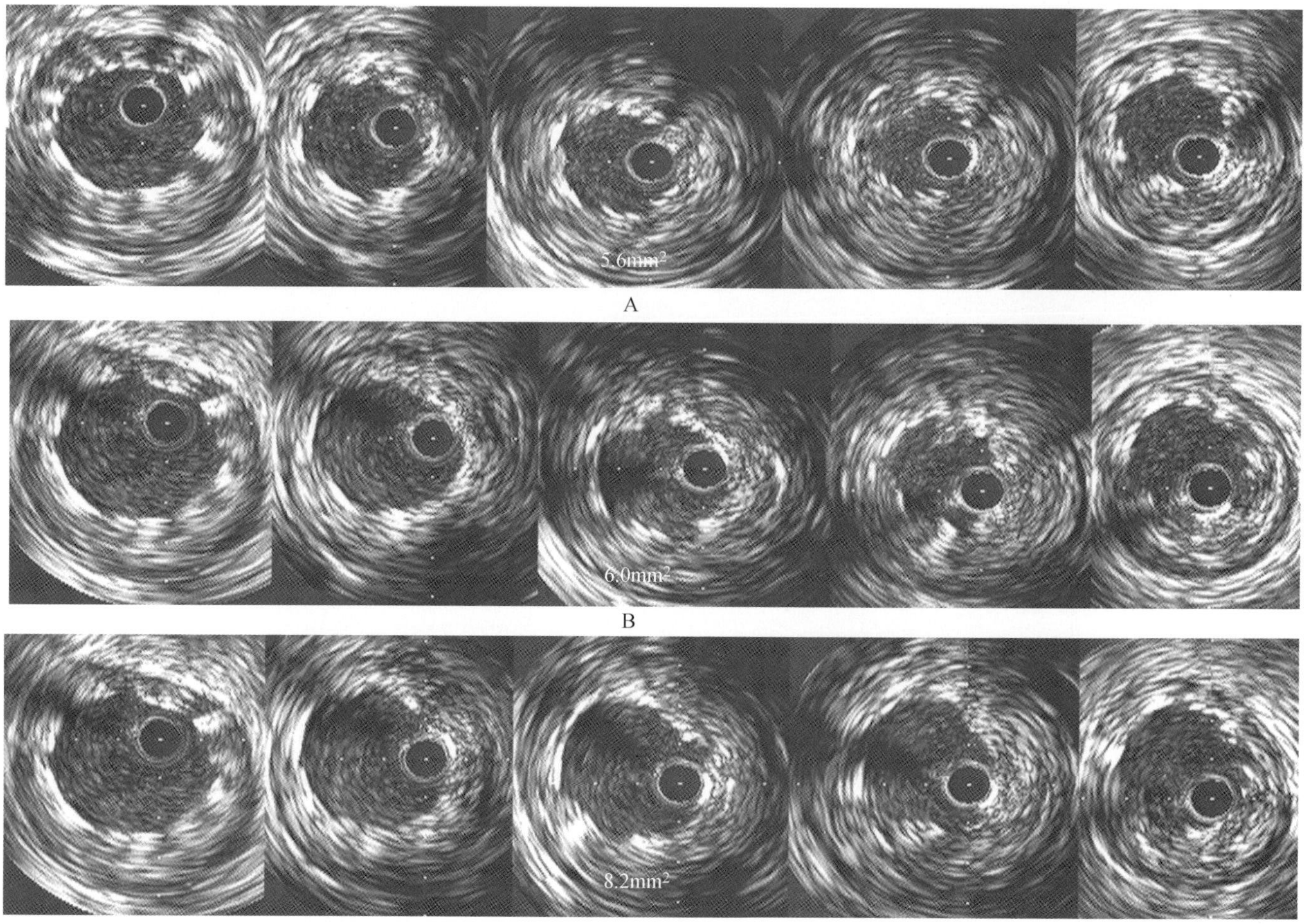

图 5-3-10 A 图为 3.5mm 支架置入后支架膨胀不良，最小支架面积 5.6mm^2；B 图为使用 3.5mm 非顺应性球囊 16atm 后扩张支架后，最小支架内面积为 6.0mm^2；C 图为 4.0mm 非顺应性球囊 20atm 后扩张支架后，最小支架内面积达 8.2mm^2，支架膨胀良好

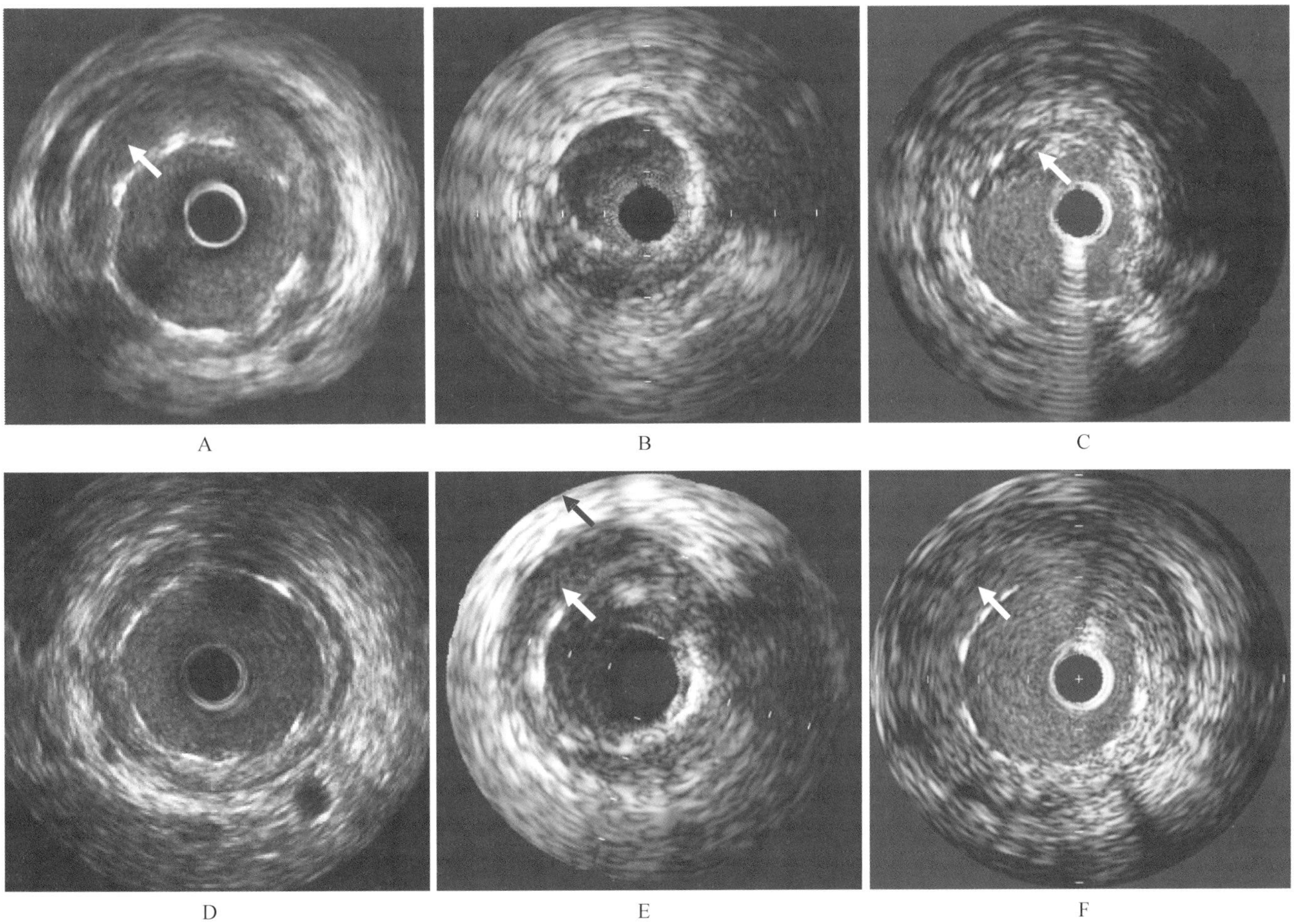

图 5-3-11 A 图为支架置入术后即刻，IVUS 可见急性支架贴壁不良（箭头）；D 图显示随访时贴壁不良消失。B 图为支架置入后即刻 IVUS 未见贴壁不良；E 图为随访时 IVUS 可见血管正性重塑，出现晚期获得性支架贴壁不良（箭头）。C 图为支架置入后即刻 IVUS 可见组织脱垂（箭头）；F 图为随访时脱垂的组织消失，出现晚期获得性支架贴壁不良（箭头）

支架贴壁不良通过冠状动脉造影很难发现，主要是通过腔内影像学检查探测。

STRUT、CRUISE、ACID 等研究发现 ASM 的发生率约为 4%～22%[17]，而急性心肌梗死患者 ASM 的发生率高达 30%～40%，且与支架类型无关[6,18]。随访时 ASM 可以消失或持续存在。TAXUS-Ⅱ IVUS 亚研究显示超过 50%的 ASM 在随访时消失，主要因为支架周围斑块的生长而外弹力膜（EEM）的大小没有变化[19]。相反，HORIZONS-AMI 的一项 IVUS 亚研究却表明无论是 DES 或 BMS，大约 40%的 ASM 在随访时消失，其原因为血管的负性重塑，而不伴有支架周围的斑块进展[6]。与消失的 ASM 相比，持续存在的 ASM 患者新生内膜的增生较少；此外，持续存在的 ASM 在支架置入术后即刻支架贴壁不良的面积往往较大。

如前所述，LSM 可分为 LASM 或持续存在的 ASM。DES 术后 LSM 的发生率显著高于 BMS，主要由于 LASM 的发生率显著升高[6,18,20]。急性心肌梗死（AMI）患者直接支架置入术是 DES 置入术后 LASM 发生的独立预测因子：STEMI 患者 DES 术后 LASM 的发生率为 25%～30%，而稳定的患者仅为 12%。很多 IVUS 研究都表明 LASM 的发生机制有二：其一为血管外膜的正性重塑，而支架周围的斑块并没有相应增加，从而导致血管壁离开支架，尤其是 DES 置入术后；其二为 AMI 患者直接 PCI 术后斑块或血栓的消融导致支架与血管壁之间出现缝隙。此外，Kang 等发现 DES 置入后 6 个月出现的 LASM 面积由于血管壁不断正性重塑而继续增加[21]。

许多临床医生都认为ASM是早期支架内血栓形成的重要原因之一。然而，将TAXUS Ⅳ、Ⅴ、Ⅵ以及TAXUS ATLAS Workhorse、长病变、Direct Stent研究整合的IVUS研究显示，无论是BMS还是DES，ASM与长期的恶性临床事件不相关，尤其是与早期、晚期或极晚期支架内血栓形成（VLST）不相关[22]。几个急性心肌梗死患者直接PCI术的研究也得出类似结论，即无论是BMS或DES，ASM与不良事件无显著相关性[6,18]。

与BMS相比，DES术后长期的安全性一直是人们关注的焦点之一。由于许多IVUS研究均报道DES术后LSM的发生率明显增加，故此猜测LSM与支架内血栓形成可能相关。然而，Hong等研究了DES后LSM 3年随访的结果，认为LSM与DES术后3年随访时的不良心脏事件无关[23]。Cook等首先证明LSM与VLST相关[24]。此研究纳入了DES术后平均630天发生VLST的13例患者，其中10例患者可见LSM（77%），且最大的LSM面积是未发生VLST的LSM患者的2倍。随后Cook等又研究了DES术后8个月发现的LSM的长期临床结果，发现VLST在有LSM的患者中多见[25]。

ASM若面积较小且不伴有支架膨胀不良可以不需要进行处理；但是，较为显著的ASM还应使用球囊扩张支架使其贴壁（图5-3-12），以免导丝再次通过时进入支架贴壁不良处，导致支架被挤压变形（图5-3-13）。LSM尤其是LASM的处理尚无明确定论，较为一致的意见为长期甚至终身进行双联抗血小板治疗，以免支架内晚期与极晚期血栓形成。也有个案报道使用大尺寸球囊扩张支架、使用覆膜支架处理LSM或是行冠状动脉旁路移植术，但目前尚无明确指南建议。

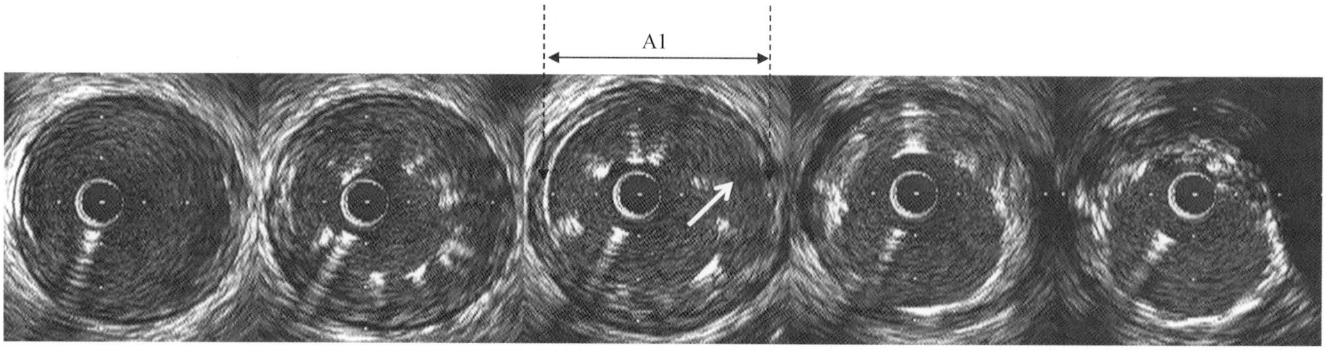

A

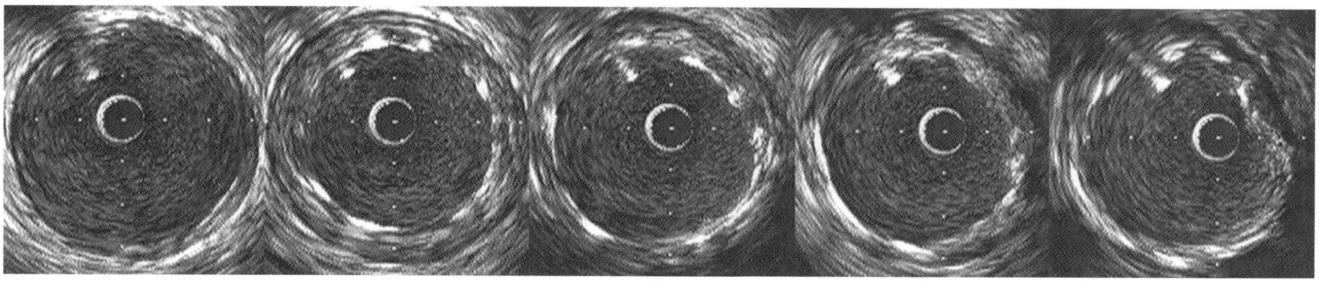

B

图5-3-12 A图为支架置入后IVUS提示严重贴壁不良，IVUS测量A1处血管直径，并用相应尺寸球囊扩张支架，支架完全贴壁（B图）

五、支架断裂

近年来关于支架断裂的报道越来越多，支架断裂作为支架置入术后并发症之一也越来越得到证实[26]。早期的研究报道支架断裂的发生率约为1%，但随着影像学技术的发展、随访比例的提高以及新的支架断裂定义的产生与置入支架种类的不同，近来的研究报道的支架断裂的发生率最高可达30%[27]。

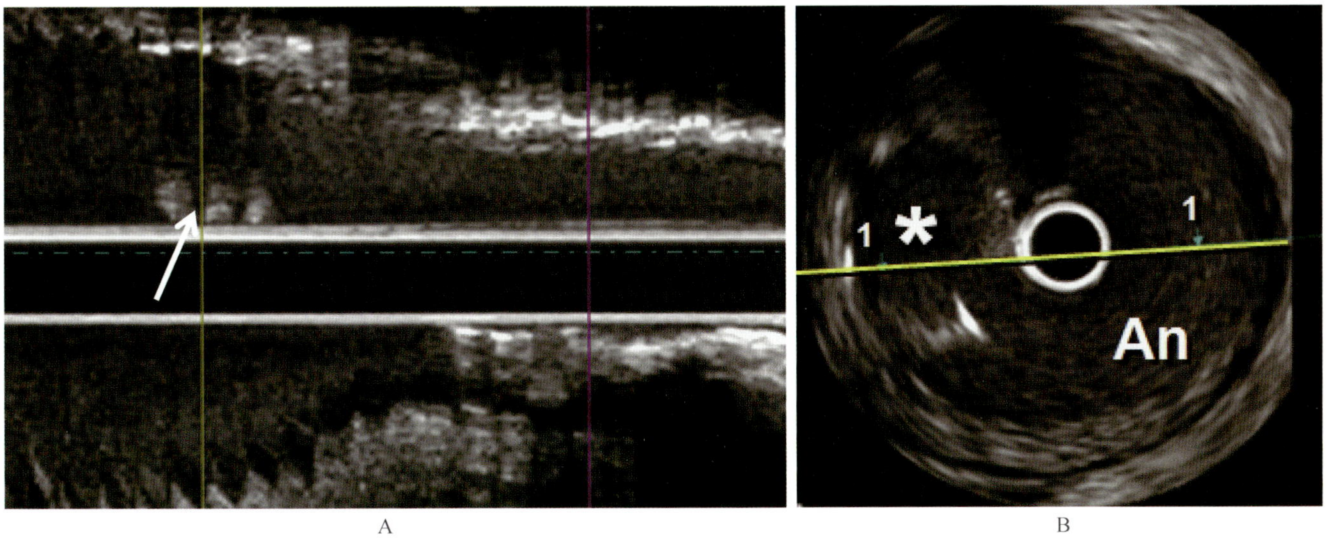

图 5-3-13 A 图为支架伸入动脉瘤处，导丝再次通过时未进入支架内，箭头示 IVUS 导管位于支架外；B 图为横截面，* 为支架区域，IVUS 导管位于支架外

支架置入后支架丝不连续即称为支架断裂，可为完全断裂，也可为部分断裂；可发生于支架置入后即刻，也可发生于随访时。根据程度，支架断裂可分为 5 型（图 5-3-14）：Ⅰ型，为单一的支架丝断裂；Ⅱ型，≥2 个支架丝发生断裂，但无支架变形；Ⅲ型，≥2 个支架丝发生断裂，伴随支架变形；Ⅳ型，多个支架丝断裂导致支架横向错位，但错位处无明显间隙；Ⅴ型，多个支架丝断裂导致支架横向错位，且错位处有明显间隙出现[26]。但 IVUS 不能明确区分这 5 型支架断裂，通常情况下，IVUS 发现的支架断裂分为完全性、不完全性以及支架错位。若支架置入处无支架丝的影像，称为完全断裂；若部分象限可见支架丝，但有大于 1/3 的象限无支架影，则称为部分断裂；如在非支架重叠处见到不完全断裂伴有双重支架丝，则为支架错位（图 5-3-15）。

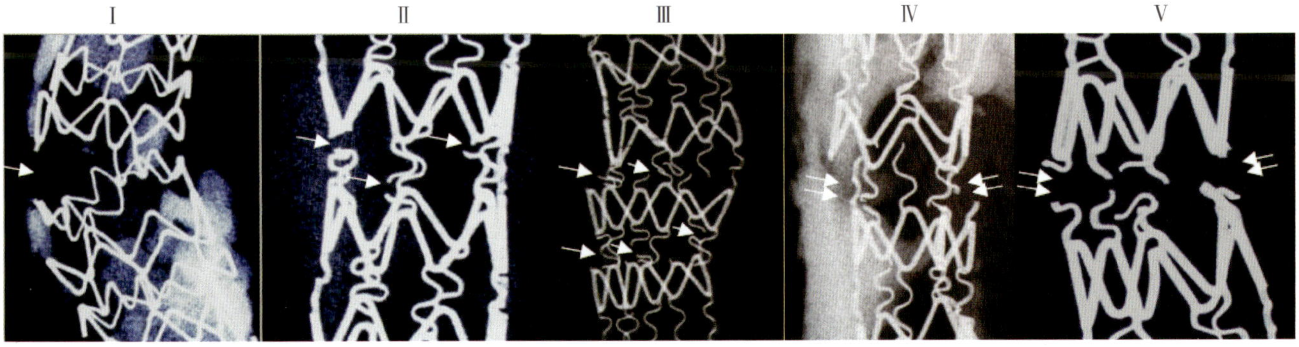

图 5-3-14 为支架断裂的病理学分型。Ⅰ型，为单一的支架丝断裂；Ⅱ型，≥2 个支架丝发生断裂，但无支架变形；Ⅲ型，≥2 个支架丝发生断裂，伴随支架变形；Ⅳ型，多个支架丝断裂导致支架横向错位，但错位处无明显间隙；Ⅴ型，多个支架丝断裂导致支架横向错位，且错位处有明显间隙出现

支架断裂是支架内再狭窄以及支架内血栓形成的重要机制之一[28]。有研究发现，Ⅴ型支架断裂处不良的病理现象的发生率较高，而其余 4 型却没有此显著变化。Charkravarty 等认为，尽管不是所有的支架断裂都伴有不良事件，但是支架断裂处的支架内再狭窄及靶病变血运重建率均高；

反之，有支架内再狭窄及靶病变血运重建的患者支架断裂的比例也升高[29]。Kuramitsu 等的研究表明依维莫斯支架置入后支架断裂与不良事件相关，主要是由于靶病变血运重建及支架内血栓形成的概率升高（图 5-3-16）。

导致支架断裂的因素较多，包括病变的位置、血管极度扭曲与成角、支架重叠、钙化病变、支架的设计与长度等[28]。支架断裂易发生于右冠脉的主要原因是由于右冠脉的血管走行导致其转弯较多，随着心动周期血管舒展与扭曲，血管与支架成铰链运动，成为支架断裂的机械因素[27]。

对于支架断裂的处理，目前尚无临床研究或指南建议。若仅为随访时发现无症状支架断裂，不伴有严重狭窄或血栓形成，可暂不予处理，但须延长双联抗血小板治疗时间，尤其是Ⅴ型断裂。若支架断裂伴有严重狭窄甚至血栓形成，则需再次血运重建。大多数个案报道仍采用支架置入术，但在选择支架时，应注意选择支架壁薄的合金药物洗脱支架。对于弥漫的、血管极度迂曲的、多发的支架断裂，应考虑行冠状动脉旁路移植（搭桥）术，以免再次支架置入后再次发生支架断裂[30]。

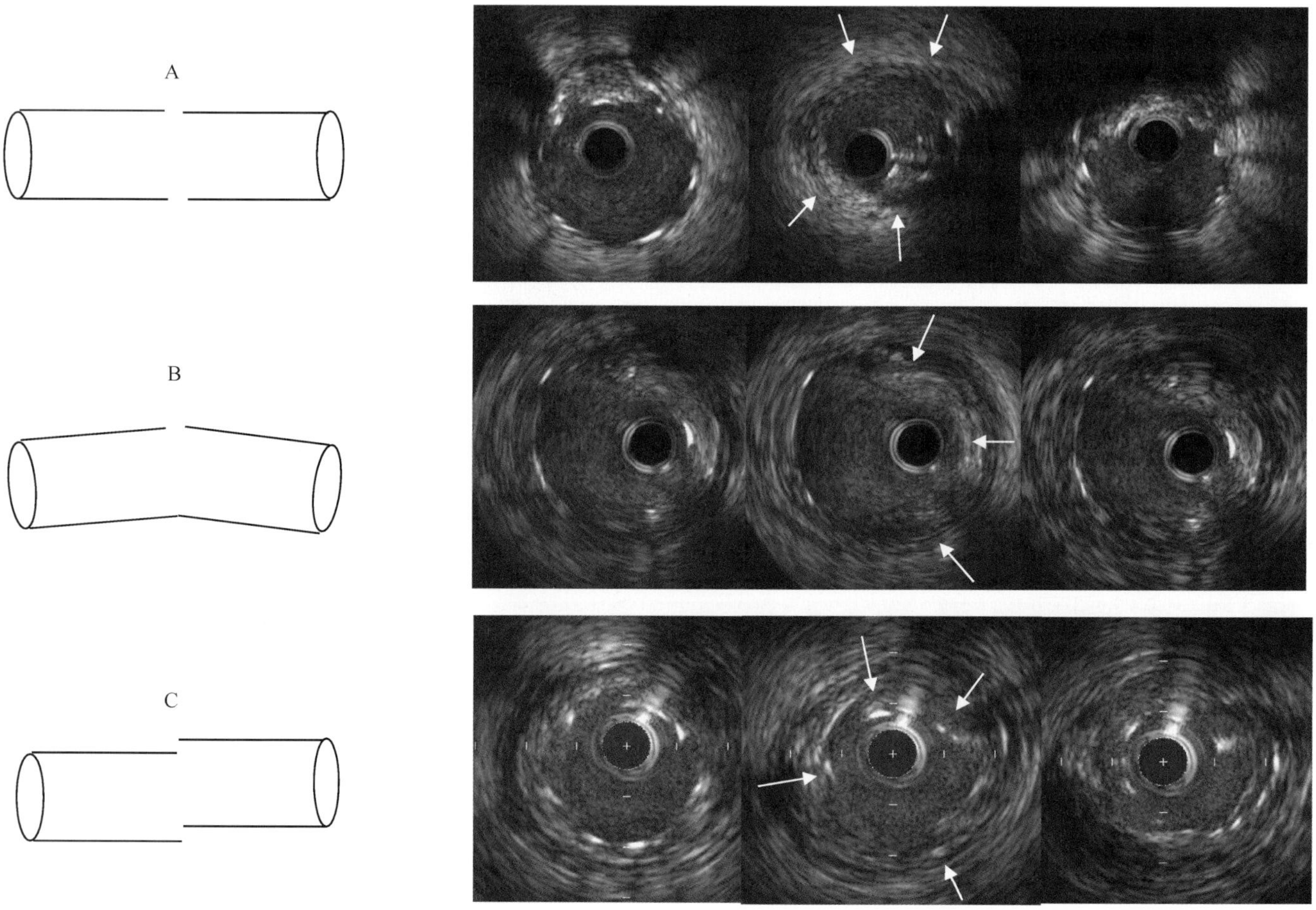

图 5-3-15 为支架断裂的 IVUS 分型。A 为完全支架断裂，完全未见支架影（箭头）；B 为部分支架断裂，箭头处无支架影，7 点至 11 点方向可见支架；C 为支架错位，箭头处可见双重支架影

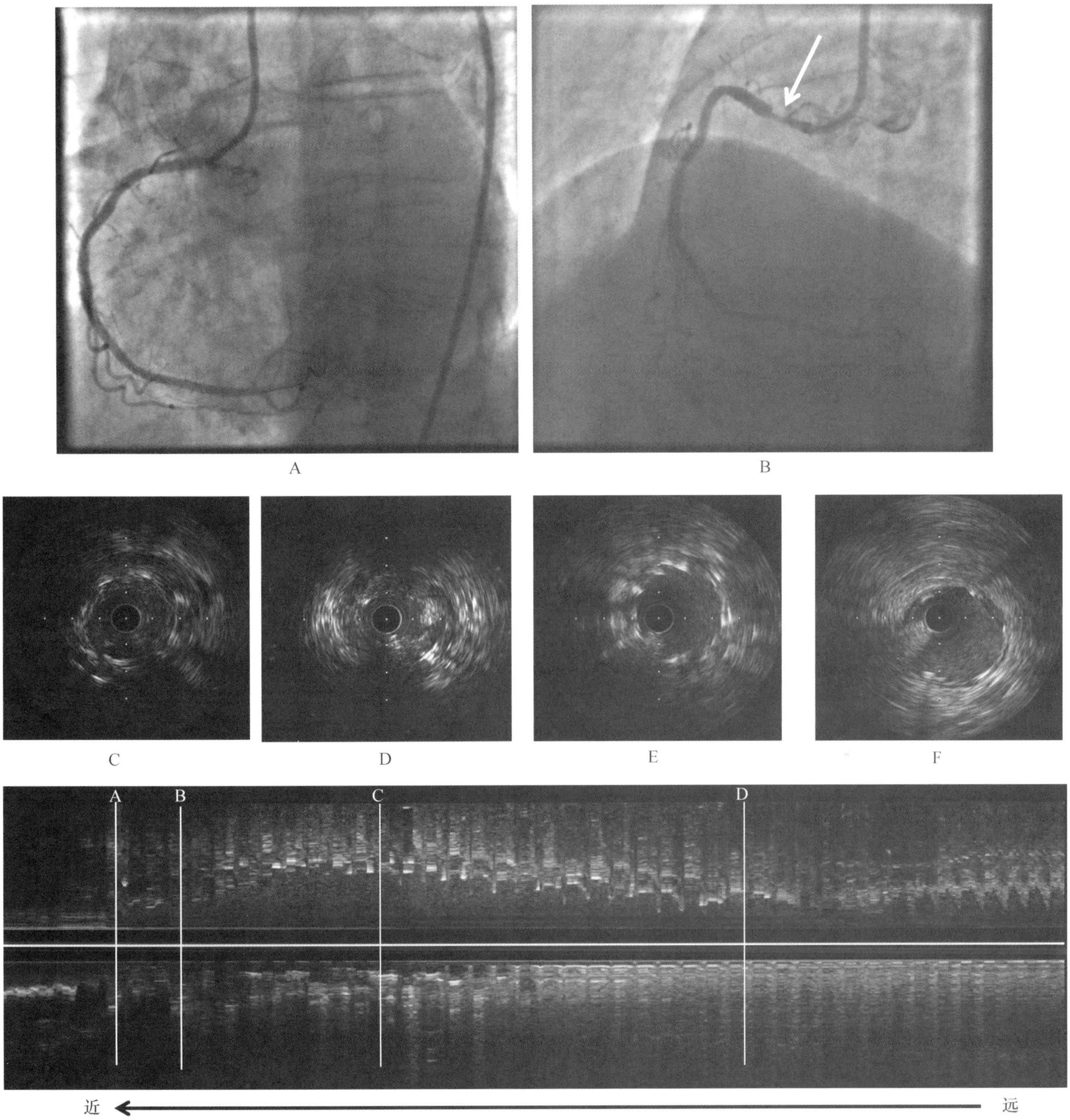

图 5-3-16 A 为右冠脉近端支架置入后即刻造影，B 为随访时造影可见严重再狭窄。C 至 F：IVUS 可见严重再狭窄处支架部分断裂（D 图）

（郭 宁）

参考文献

[1] Patel MR，Smith PK，Spertus JA，et al. Coronary Revascularization Writing Group. ACCF/SCAI/STS/AATS/AHA/ASNC/HFSA/SCCT 2012 Appropriate Use Criteria for Coronary Revascularization Focused Update. JACC，2012，59：857-881.

[2] Albertal M，Van Langenhove G，Regar E. Uncompli-

cated moderate coronary artery dissections after balloon angioplasty: good outcome without stenting. Heart, 2001, 86 (2): 193-198.

[3] Mintz GS, Nissen SE, Anderson WD, et al. American College of Cardiology clinical expert consensus document on standards for acqui-sition, measurement and reporting of intravascular ultrasound studies. JACC, 2001, 37: 1478-1492.

[4] Liu X, Tsujita K, Maehara A, et al. Intravascular ultrasound assessment of the incidence and predictors of edge dissections after drug-eluting stent implantation. JACC CardiovascInterv, 2009, 2: 997-1004.

[5] Hermans WR, Rensing BJ, Foley DP, et al. Therapeutic dissection after successful coronary balloon angioplasty: no influence on restenosis or on clinical outcome in 693 patients. The MERCATOR Study Group (Multicenter European Research Trial with Cilazapril after Angioplasty to prevent Transluminal Coronary Obstruction and Restenosis). JACC, 1992, 20: 767-780.

[6] Guo N, Maehara A, Mintz GS, et al. Incidence, mechanisms, predictors, and clinical impact of acute and late stent malapposition after primary intervention in patients with acute myocardial infarction: an Intravascular Ultrasound substudy of the Harmonizing Outcomes With Revascularization and Stents in Acute Myocardial Infarction (HORIZONS-AMI) Trial. Circulation, 2010, 122: 1077-1084.

[7] Choi SY, Witzenbichler B, Maehara A, et al. Intravascular ultrasound findings of early stent thrombosis after primary percutaneous intervention in acute myocardial infarction: a Harmonizing Outcomes with Revascularization and Stents in Acute Myocardial Infarction (HORIZONS-AMI) substudy. Circ. Cardiovasc. Interv, 2011, 4: 239-247.

[8] Castagna MT, Mintz GS, Leiboff BO, et al. The contribution of "mechanical" problems to in-stent restenosis: an intravascular ultra-sonographic analysis of 1090 consecutive in-stent restenosis lesions. Am Heart J, 2001, 142: 970-974.

[9] Cheneau E, Leborgne L, Mintz GS, et al. Predictors of subacute stent thrombosis: results of a systematic intravascular ultrasound study. Circulation, 2003, 108: 43-47.

[10] Fujii K, Carlier SG, Mintz GS, et al. Stent underexpansion and residual reference segment stenosis are related to stent thrombosis after sirolimus-eluting stent implantation: an intravascular ultrasound study. J Am Coll Cardiol, 2005, 45: 995-998.

[11] Choi SY, Maehara A, Cristea E, et al. Usefulness of minimum stent cross sectional area as a predictor of angiographic restenosis after primary percutaneous coronary intervention in acute myocardial infarction (from the HORIZONS-AMI Trial IVUS substudy). Am J Cardiol, 2012, 109: 455-460.

[12] Song HG, Kang SJ, Ahn JM, et al. Intravascular ultrasound assessment of optimal stent area to prevent instent restenosis after zotarolimus-, everolimus-and sirolimus-eluting stent implantation. Catheter CardiovascInterv, 2014, 83: 873-878.

[13] Hahn JY, Song YB, Lee SY, et al. Serial intravascular ultrasound analysis of the main and side branches in bifurcation lesions treated with the T-stenting technique. J Am Coll Cardiol, 2009, 54: 110-117.

[14] Kang SJ, Ahn JM, Song H, et al. Comprehensive intravascular ultrasound assessment of stent area and its impact on restenosis and adverse cardiac events in 403 patients with unprotected left main disease. CircCardiovascInterv, 2011, 4: 562-569.

[15] Liu X, Doi H, Maehara A, et al. A volumetric intravascular ultra-sound comparison of early drug-eluting stent thrombosis versus restenosis. J Am Coll Cardiol Intv, 2009, 2: 428-434.

[16] Mintz GS. What to do about late incomplete stent apposition? Circulation, 2007, 115: 2379-2381.

[17] Uren NG, Schwarzacher SP, Metz JA, et al. Predictors and outcomes of stent thrombosis: an intravascular ultrasound registry. Eur. Heart J, 2002, 23: 124-132.

[18] Van der Hoeven BL, Liem SS, Dijkstra J, et al. Stent malapposition after sirolimus-eluting and bare-metal stent implantation in patients with ST-segment elevation myocardial infarction: acute and 9-month intravascular ultrasound results of the MISSION! intervention study. J. Am. Coll. Cardiol. Interv, 2008, 1: 192-201.

[19] Tanabe K, Serruys PW, Degertekin M, for the TAXUS II study group. Incomplete stent apposition after implantation of paclitaxeleluting stents or bare metal stents: insights from the randomized TAXUS II trial. Circulation, 2005, 111: 900-905.

[20] Hassan AK, Bergheanu SC, Stijnen T, et al. Late stent malapposition risk is higher after drug-eluting stent compared with bare-metal stent implantation and associates with late stent thrombosis. Eur Heart J, 2010, 31: 1172-1180.

[21] Kang SJ, Mintz GS, Park DW, et al. Late and very late drug-eluting stent malapposition: serial 2-year quantitative IVUS analysis. CircCardiovasc Interv, 2010, 3: 335-340.

[22] Steinberg DH, Mintz GS, Mandinov L, et al. Long-term impact of routinely detected early and late incomplete stent apposition: an integrated intravascular ultrasound analysis of the TAXUS IV, V, and VI and TAXUS ATLAS workhorse, long lesion, and direct stent studies. JACC Cardiovasc Interv, 2010, 3: 486-494.

[23] Hong MK, Mintz GS, Lee CW, et al. Impact of late drug-eluting stent malapposition on 3-year clinical events. J Am Coll Cardiol, 2007, 50: 1515-1516.

[24] Cook S, Wenaweser P, Togni M, et al. Incomplete stent apposition and very late stent thrombosis after drug-eluting stent implantation. Circulation, 2007, 115: 2426-2434.

[25] Cook S, Eshtehardi P, Kalesan B, et al. Impact of incomplete stent apposition on long-term clinical outcome after drug-eluting stent implantation. Eur Heart J, 2012, 33: 1334-1343.

[26] Nakazawa G, Finn AV, Vorpahl M, et al. Incidence and predictors of drug-eluting stent fracture in human coronary artery. J Am Coll Cardiol, 2009, 54: 1924-1931.

[27] Sgueglia GA, Ascarelli A, Todaro D, et al. Coronary stent fracture mechanisms and clinical implications assessed by multimodality imaging. Int J Cardiol, 2014, 177: e13-15.

[28] Canan T, Lee MS. Drug-eluting stent fracture: incidence, contributing factors, and clinical implications. Catheter Cardiovasc Interv, 2010, 75: 237-245.

[29] Chakravarty T, White AJ, Buch M, et al. Meta-analysis of incidence, clinical characteristics and implications of stent fracture. Am J Cardiol, 2010, 106: 1075-1080.

[30] Kuramitsu S, Iwabuchi M, Haraguchi TK, et al. Incidence and clinical impact of stent fracture after everolimus-eluting stent implantation. Circ Cardiovasc Interv, 2012, 5: 663-671.

第四章　血管内超声的衍生技术

心血管研究尤其是冠状动脉粥样硬化相关研究方兴未艾。血管内超声（intravenous ultrasound，IVUS）是目前广泛应用于导管室的腔内影像学工具，可以用于定量评价冠脉斑块的分布情况以及严重程度，并指导冠脉介入的治疗。此外，血管内超声可用于易损斑块的检测，预测动脉粥样硬化发展和识别未来的罪犯病变。

灰阶血管内超声（grayscale-IVUS）是目前临床实践中最常用的腔内影像技术。新近研究显示，灰阶IVUS的一些特殊征象提示斑块不稳定成分的存在，尤其是当这些IVUS征象出现在靠近管腔时，可能增加冠脉介入后临床心血管事件的风险。这些特征包括IVUS回声衰减斑块（echo-attenuated plaque）、IVUS回声透亮斑块（echolucent plaque）和IVUS点状钙化（spotty calcification）（图5-4-1）[1]。但是常规灰阶IVUS提供的仅是超声波的振幅信息而不能反映频率信息，在评估斑块组织特性特别是脂质成分的识别上，存在一定局限性，对冠状动脉斑块组分缺乏有效评价。因此，在灰阶血管内超声的基础上，新的信号处理技术的发展催生了许多新型血管内成像技术，为我们提供了血管腔和斑块详细的组分信息以及可靠的可视化图像，拓展了我们对于冠状动脉粥样硬化的认识。

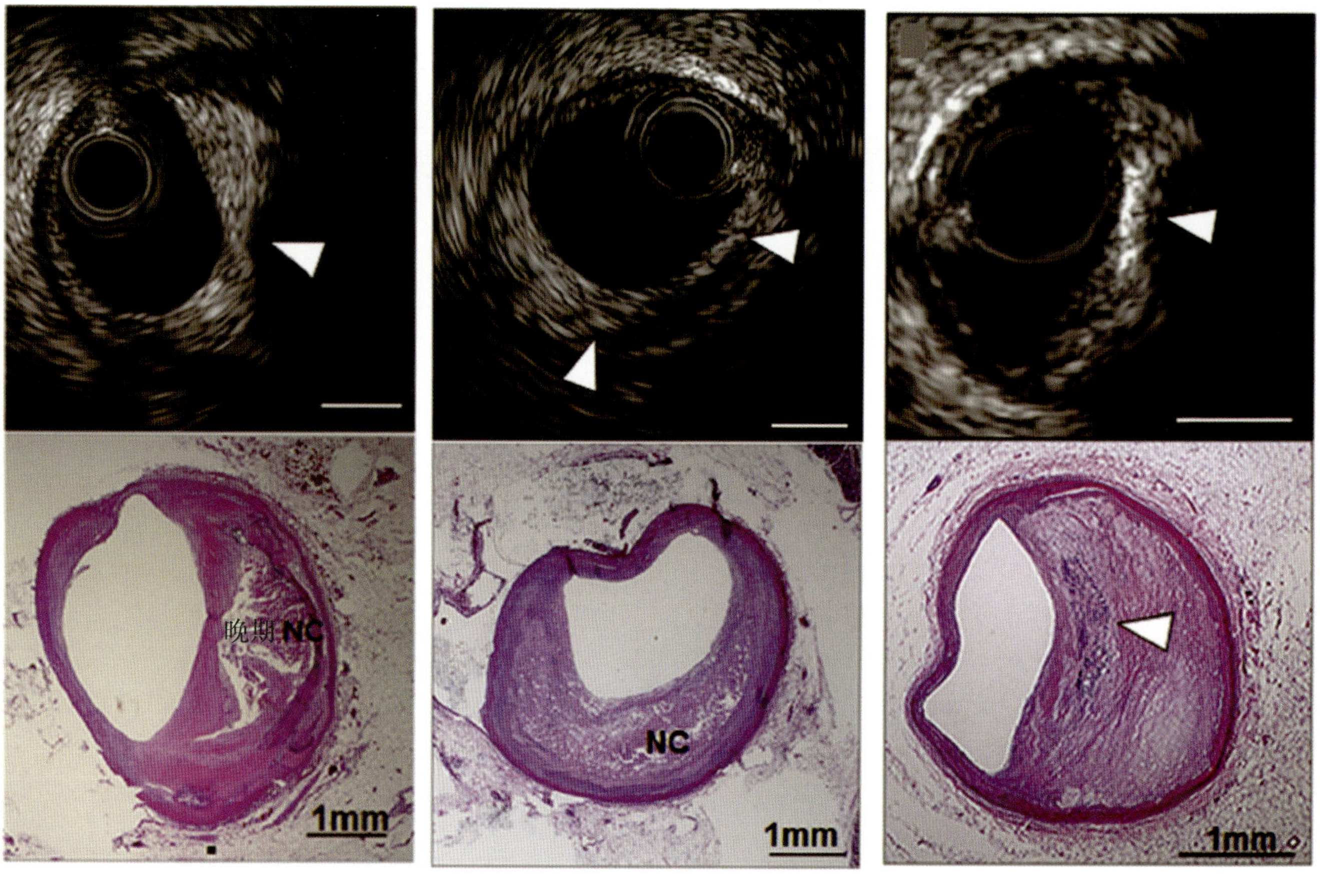

图 5-4-1　灰阶IVUS的特殊征象

灰阶IVUS上的回声衰减斑块（echo-attenuated plaque，左）、回声透亮斑块（echolucent plaque，中）和点状钙化（spotty calcification，右）提示斑块不稳定的存在；下列图为相应组织学表现。NC：坏死核心

一、基于频谱信号分析的 IVUS 衍生技术

为了提高 IVUS 分辨组织的诊断准确性，近年来出现了一些基于 IVUS 频谱信号分析的衍生技术，例如虚拟组织学 IVUS（virtual-histology IVUS，VH-IVUS），整合背向散射 IVUS（integrated backscatter IVUS，IB-IVUS），以及 iMAP-IVUS 等。

1. 虚拟组织学 IVUS（VH-IVUS）成像系统

VH-IVUS 成像系统使用频谱信号分析对斑块成分进行详细的定量及定性评估，综合反映了超声波的振幅和频率信息。VH-IVUS 是目前应用最广泛的通过 IVUS 频谱信号图像分析进行虚拟组织学成像的系统，也是首个商业化的 IVUS 虚拟组织学成像系统；其数据的获取通过 20MHz 相控阵型超声导管（Eagle Eye Gold™）完成（美国 Volcano 公司）。离体研究表明对 IVUS 频谱信号进行分析，可得到血管组织成分更为详细的信息，从而辨别不同斑块成分的性质。VH-IVUS 成像系统通过特殊彩色编码用于标识不同组织成分，从而提升对斑块特征判断的准确性：红色标识坏死核心，白色标识致密钙化，浅绿色标识纤维脂肪组织，深绿色标识纤维组织（图 5-4-2）[2]。目前在人和动物的血管组织均进行了 VH-IVUS 的体外和在体确证试验（表 5-4-1）。通过组织学验证，VH-IVUS 检测纤维组织的准确率为 90.4%，纤维脂肪组织为 92.8%，致密钙化为 90.9%，坏死核心为 89.5%[3]。而在一项对冠心病患者进行定向冠脉斑块旋切术的研究中，VH-IVUS 分析结果与组织病理学结果亦有着高度的准确性和相关性：VH-IVUS 图像与在体组织学结果相关分析显示其预测准确性分别为：纤维组织

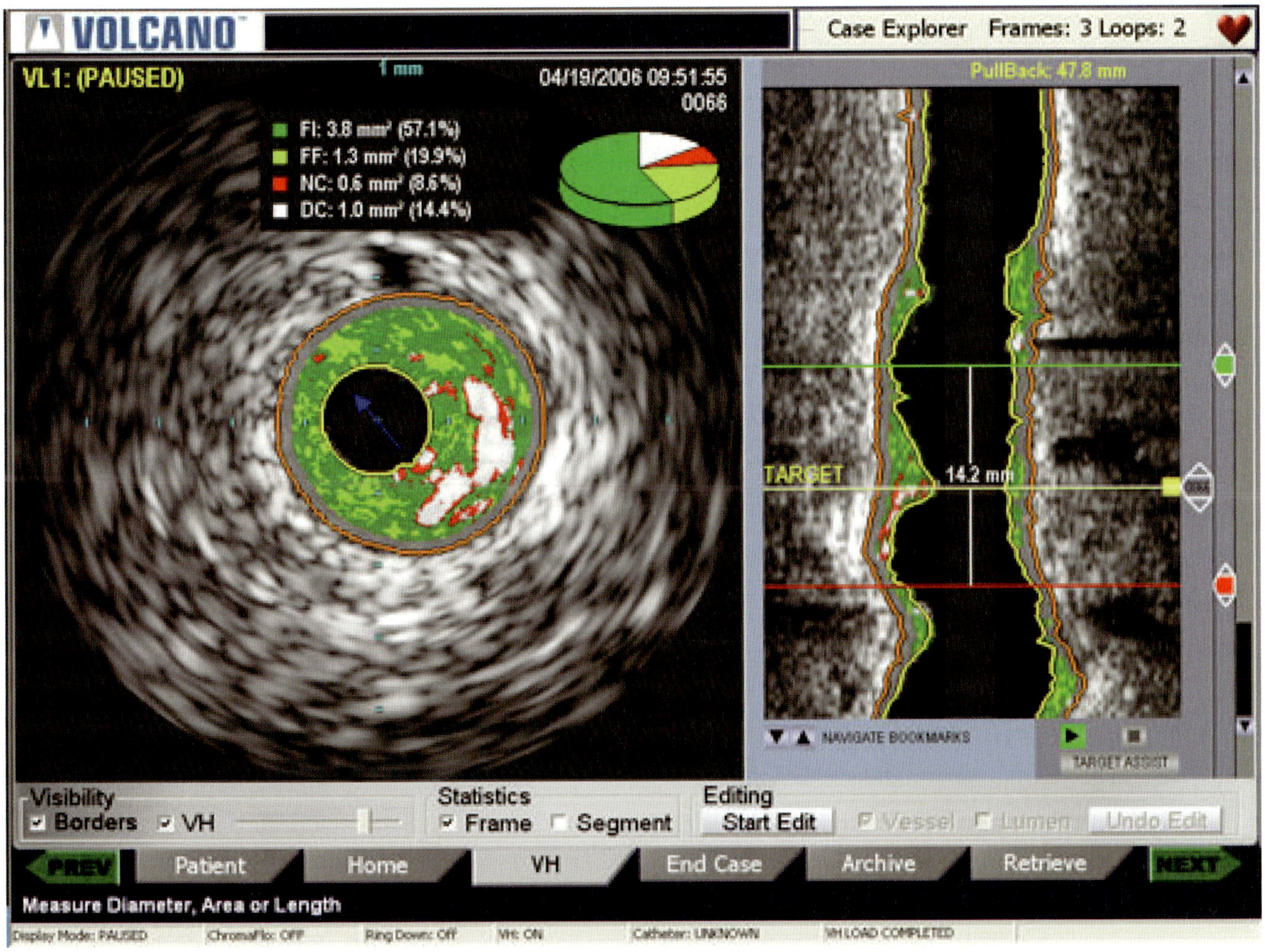

图 5-4-2 虚拟组织学 IVUS（VH-IVUS）成像系统

VH-IVUS 成像系统采用特殊色彩编码来标识不同的斑块组织成分：红色标识坏死核心，白色标识致密钙化，浅绿色标识纤维脂肪组织，深绿色标识纤维组织

表 5-4-1 VH-IVUS 探测不同组织的敏感性及特异性

研究设计	数量	IVUS 频率	组织特征	敏感性	特异性	阳性预测值	阴性预测值
在体	307	30MHz	纤维组织	86%	90.5%	—	—
			纤维脂肪组织	79.3%	100%	—	—
			坏死核心	67.3%	92.9%	—	—
			钙化	50%	98.9%	—	—
离体	889	20MHz	纤维组织	95.7%	90.9%	92.2%	95%
			纤维脂肪组织	72.3%	97.9%	85.4%	95.4%
			坏死核心	91.7%	96.6%	82.3%	98.5%
			钙化	86.5%	98.9%	94.4%	97.2%
在体（猪冠脉）	60	20MHz	纤维组织	76.1%	—	—	—
			纤维脂肪组织	46%	80%	—	—
			坏死核心	41.1%	50%	—	—
			钙化	—	—	—	—
在体（猪冠脉）	18	20MHz	坏死核心	91.7%	17%	68.8%	50%

87.1%，坏死核心 88.3%，钙化组织 96.5%[4]。在临床研究中，VH-IVUS 已广泛评估他汀类药物的有效性，如对斑块大小以及对坏死核心成分的逆转效果。新近一系列研究也报道了 VH-IVUS 所测得的坏死核心大小可明确预测 STEMI 患者冠脉远端栓塞及介入治疗后无复流现象的发生，因此介入术前对斑块成分进行评价，对介入策略和防治无复流可能具有重要的临床意义[5]。

基于病理研究，VH-IVUS 将冠状动脉粥样硬化分为 5 类：薄纤维帽粥样硬化（thin-cap fibroatheroma，TCFA）、厚纤维帽粥样硬化（thick-cap fibroatheroma，ThCFA）、病理性内膜增厚（pathological intimal thickening，PIT）、纤维斑块和纤维钙化斑块[2]。但是由于“薄纤维帽”这一病理性概念是纤维帽厚度≤65μm，而 VH-IVUS 的轴向分辨率大约为 100～200μm，因此 VH-IVUS 的轴向分辨率不足以清晰地显示<65μm 厚度的薄层纤维帽。由 VH-IVUS 所测得的 TCFA 被定义为：>3 个连续性图像上斑块负荷≥40%，坏死核心>10%斑块面积，且坏死核心与血管腔直接接触。临床研究发现，与稳定型心绞痛相比，VH-IVUS 所测得的 TCFA 在急性冠状动脉综合征患者中更为常见[2]。PROSPECT 试验是一项前瞻性的多中心研究，是第一个同时也是最大的针对冠脉斑块的自然史研究，目的是评估由 VH-IVUS 检测到的易损斑块的自然进程[6]。在该研究中，有 697 例急性冠状动脉综合征患者接受三支血管造影及冠脉介入后 IVUS 检查。在随访期间，由犯罪病变及非犯罪病变所引起的再发临床事件比例相似（12.9% *vs.* 11.6%），对包括心源性死亡、猝死、非犯罪病变导致心梗在内的相关临床事件的独立预测因子为：VH-IVUS 所测得的 TCFA（HR 3.9，$P<0.001$），TCFA 伴最小管腔面积<4mm^2（HR 6.55，$P<0.001$），TCFA 伴斑块负荷≥70%（HR 10.83，$P<0.001$）以及 TCFA 伴最小管腔面积<4mm^2 和斑块负荷≥70%（HR 18.2，$P<0.001$）。尽管 VH-IVUS 检查能预测出临床事件，但主要临床事件为不稳定型心绞痛而不是心源性死亡、猝死或心梗。

但是，VH-IVUS 尚不能有效地识别血栓形成，因此，含有血栓的罪犯病变可能被误判为 PIT 或纤维斑块，当 TCFA 覆盖血栓时可能被 VH-IVUS 错误地诊断为 ThCFA，从而遗漏易损斑块[2]。此外，VH-IVUS 在评估钙化后面的斑块成分（特别是坏死核心）方面的精确度尚有很大争议。高度钙化区域对于 IVUS 的频谱数据分析来说具有解剖学上的局限性。VH-IVUS 在钙化区域后的超声信号究竟大多数是噪声还是有用的数据，这点目前尚未明了。VH-IVUS 的钙化区域总是可见被周围红色坏死所包裹，并被 VH-IVUS 标记成坏死核灶的一部分，研究表明这种钙化周围的红色坏死区域很可能是伪影[7]。临床上也发现，置入支架后，支架钢梁（VH-IVUS 标识为白色）后立即可以在 VH-IVUS 下显示出“红色坏死”的伪影[7]。此外，研究提示，大部分严重钙化斑块被 VH-IVUS 划分为含有坏死核心的纤维粥样斑块，这显然与病理不符。病理学研究提示并非所有的钙化斑块都含有坏死核心，钙化可以沉积在坏死区域内或其周围，形成含坏死核心的钙化纤维粥样斑块；钙化也可以沉积在纤维胶原组织，形成不含坏死核心的钙化纤维斑块[2]。目前临床上，VH-IVUS 所标识的坏死核心的绝对量或相对量已被用作冠心病患者危险分层的指征。由于 VH-IVUS 在高度钙化的斑块可能高估坏死核心的面积，所以在重度钙化的血管中评估坏死核心时，须谨慎应用 VH-IVUS[2]。

2. 整合背向散射 IVUS（IB-IVUS）成像系统

另一种通过 IVUS 频谱信号分析显示斑块组成特性的技术为整合背向散射 IVUS（IB-IVUS）。IB-IVUS 成像系统通过对背向散射信号频率成分的快速傅里叶转化分析回声信号，这些信号由 40MHz 的机械旋转 IVUS 导管所收集，其强度以分贝记。不同组织成分可反射不同水平强度的回声信号，从而区分不同组织并用不同色彩编码 IB-IVUS 图像。Kawasaki 等学者[8]基于冠脉尸检结果的离体研究显示，IB-IVUS 成像系统用于钙化组织、纤维组织以及富含脂质斑块的检测敏感性分别为 100%、94% 及 84%；OCT 的敏感性分别为 100%、98% 及 95%，而常规 IVUS 的敏感性为 100%、93% 及 67%。另一方面，IB-IVUS 检测三者的特异性分别为 99%、84% 及 97%，OCT 的特异性为 100%、94%及 98%，而常规 IVUS 的特异性为 99%、61% 及 95%。Okubo 等学者[9-10]对 IB-IVUS 的冠脉离体研究得到相似的结果，与病理结果相对照，IB-IVUS 成像系统检测钙化组织、纤维组织以及富含脂质斑块的敏感性分别为 95%、94%及 90%，特异性分别是 99%、93% 及 92%。尽管 IB-IVUS 已在日本上市，但它仍有不足。IB-IVUS 在区分内膜过度增生与脂质池方面缺乏足够的敏感性，原因是 IB-IVUS 下存在纤维组织与纤维脂肪组织相互重叠的区域（两者存在相似的 IB 值）。此外，如果病变中存在钙化，由于回声后衰减现象，在钙化病变的周围组织就难以得到准确的 IB-IVUS 图像。在一些临床研究中，IB-IVUS 已用于评估冠脉斑块的特征。IB-IVUS 分析显示在急性冠状动脉综合征患者中不仅是罪犯病变血管，非罪犯病变血管同样显著存在脂质成分增多及纤维成分减少。此外，IB-IVUS 研究显示急性冠状动脉综合征患者服用他汀类药物后斑块容积及 IB-IVUS 检测的脂质成分减少，纤维组织成分相应增加，提示他汀类药物可以使 IB-IVUS 所测得的不稳定斑块趋于稳定[11]。

3. iMAP-IVUS 成像系统

iMAP-IVUS 成像系统是另一种基于 IVUS 信号分析来描绘冠脉斑块特性的技术，以 40MHz IVUS 机械旋转导管（美国 Boston 公司）为基础。与 VH-IVUS 相似，iMAP-IVUS 以色彩编码不同斑块组分图像，坏死核心为粉红色，钙化组织为蓝色，纤维组织编码为亮绿色，脂肪组织为黄色（图 5-4-3）。Sathyanarayana 等学者[12]的离体验证试验显示，iMAP-IVUS 检测相关成分的准确度为：坏死核心 97%，脂质成分 98%，纤维组织 95%，钙化组织 98%。

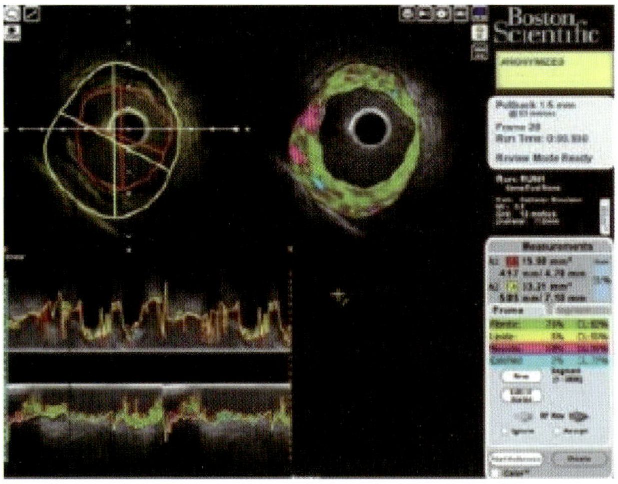

图 5-4-3　iMAP-IVUS 成像系统

iMAP-IVUS 采用不同色彩编码不同斑块组织成分，坏死核心为粉红色，钙化组织为蓝色，纤维组织为亮绿色，脂肪组织为黄色

临床研究显示，iMAP-IVUS 可预测冠脉介入过程中的无复流现象。Utsunomiya 等[13]学者研究发现，冠脉介入过程中无复流组的坏死核心体积明显高于正常血流组，坏死核心体积是冠脉介入过程中无复流现象的最重要的预测因子，其分界值为 21.6mm^3（敏感性为 81.8%，特异性为 61.9%）。Yamada 等学者[14]研究比较了 iMAP-IVUS 与 IB-IVUS 两种成像系统对斑块组织学特点评价的相关性，结果显示，两组在评价纤维斑块、钙化斑块方面的相关性良好（$P<0.0001$），同时，iMAP 成像系统所定义的坏死斑块与 IB-IVUS 成像系统所定义的脂质斑块相关性良好（$P<0.0001$），但是，两组评价的脂质斑块无明显相关性。

二、基于混合血管成像的 IVUS 衍生技术

除了 IVUS 外，近年来也出现了很多新的血管内成像技术；例如，光学相干断层成像（optical coherence tomography，OCT）、近红外光谱成像（near-infrared spectroscopy，NIRS）、血管内光声成像（intravascular photoacoustic，IVPA）成像等，这些新技术为我们提供了血管腔和斑块形态的图像以及可靠的斑块负荷与组分信息，拓展了我们对于冠脉粥样硬化斑块的认识。由于各项技术均有各自的局限性，因而无法完成对冠脉血管的全面评估。为了解决这一缺陷，目前提出了混合血管成像技术。混合成像是结合不同成像技术的优势，转化为更为先进的图像模式，从而实现更为详细和全面的可视化冠脉图像[15]。

1. IVUS 与冠状动脉造影的融合

IVUS 与冠脉造影的融合始于 1992 年。虽然这种融合在早期有明显的方法学局限（如 IVUS 导管在 X 线造影下定向匹配的不可靠），但这种混合成像结合了血管几何信息（冠脉造影）和血管壁病理形态（IVUS），开拓了冠脉影像的新视野。近年来相关技术的发展克服了早期方法学的局限，实现了较为可靠和完整的冠脉成像[16]。

三维（3D）模型被广泛用于研究局部血液流变学和动脉粥样硬化进展之间的关联。众所周知，低剪切应力具有促动脉粥样硬化和内膜新生的作用，导致斑块不稳定。新近一项 PREDICTION 研究旨在应用血管剪切应力与管壁形态分析预测冠心病的进展与临床结果[17]。在 PREDICTION 研究中，506 例患者行三支冠脉 IVUS 检查并随访 1 年。IVUS 数据与冠脉造影的融合对患者在基线和随访 6～10 个月的冠脉进行了重建，同时评估内皮剪切应力。研究发现，内皮低剪切应力与斑块进展和扩张重构相关，是预测斑块增大并发展为管腔阻塞性斑块的一个独立预测因子。虽然先进的可视化模块已经实现冠脉 3 D 综合成像，但是因为 3 D 冠脉重建的方法过于繁琐和耗时，目前尚只应用于科学研究。

2. IVUS 与 NIRS 成像的融合

灰阶 IVUS 检测斑块组成的能力有限，而虚拟组织学 VH-IVUS 能提供更多的斑块组织特征。但如前所述，VH-IVUS 有一些局限性，如导致对钙化斑块后坏死组织和支架段组织的错误评估[2]。近红外光谱不同于超声，其原理是基于近红外光的吸收和播散特性而评估斑块的化学组成。NIRS 常用在分析生物组织的化学组成上，其于体外分辨富含脂质的粥样斑块并具有高敏感性和特异性，这为活体监测富含脂质的粥样斑块提供了可能[2]。尸检研究提示 NIRS 可以区分含脂质核心的钙化粥样斑块以及不含脂质核心的钙化纤维斑块。因此，对于含有钙化的斑块，NIRS 评估的脂质坏死核心可能更准确[2]。NIRS 的主要不足之处在于仅能提供斑块化学组成成分的相关信息，但不能提供结构性信息。近年来发展起来的腔内 NIRS/IVUS 超声导管，可以在提供斑块结构性信息的同时，提供斑块化学成分信息，已成为识别斑块性质特征的新的腔内影像技术工具（图 5-4-4）。新型 NIRS/IVUS 血管内成

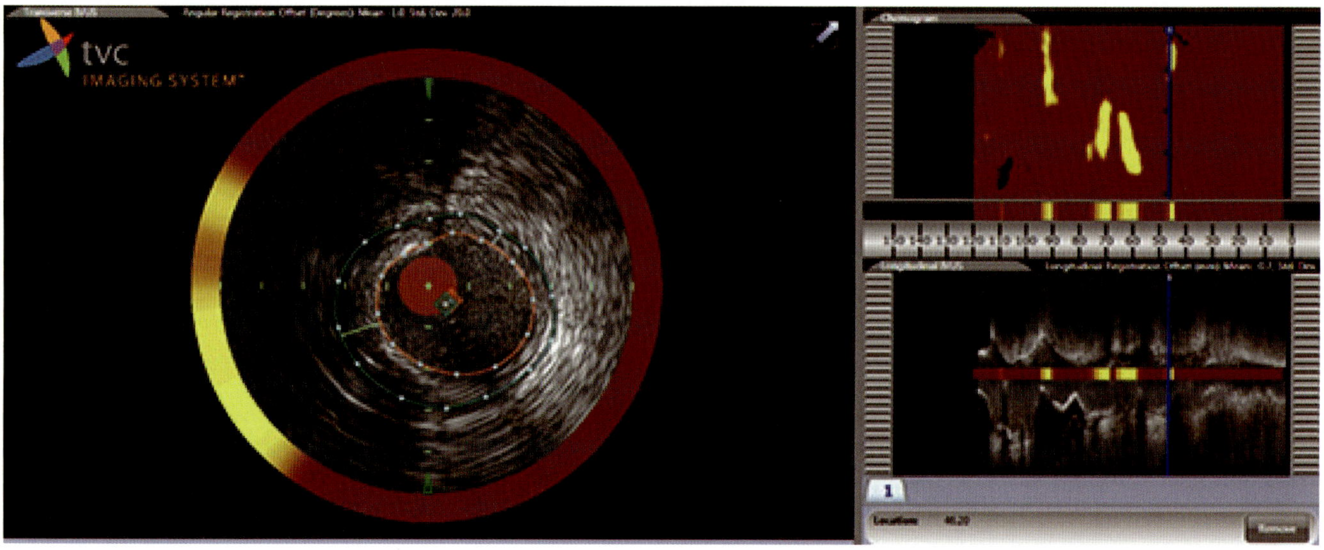

图 5-4-4 近红外光谱/血管内超声（NIRS/IVUS）成像系统

NIRS/IVUS 成像系统能够评估血管形态、斑块分布和定位富脂斑块；NIRS 在黄-红化学谱上标识富脂斑块（黄色对应于高概率；红色对应于低概率）

像导管 TVC 成像系统的设备尖端同时具有 NIRS 光源和 IVUS 探头（美国 InfraReDx 公司），允许同时采集 NIRS 和 IVUS 的数据。IVUS 和 NIRS 融合成像目前已被应用于临床研究，如 IBIS-3 研究利用 TVC 成像系统观察他汀对富脂质冠脉斑块的疗效[18]。此外，作为 PROSPECT 的系列研究，一项前瞻性多中心的用于评估由 NIRS/IVUS 检测到的易损斑块的自然进程的研究（PROSPECT Ⅱ研究，NCT02171065）已经启动，期待这项研究给我们带来关于易损斑块的更多信息。

3. IVUS 与 OCT 成像的结合

IVUS 与 OCT 的融合将提供理想的管腔和血管壁的病理信息[19]。IVUS 日益增加的穿透力能评估斑块负荷和血管直径，识别正性或负性重构；而高分辨率 OCT 将有效显示管腔的形态，准确估计纤维帽的厚度，识别血栓，发现斑块溃疡和破裂。此外，结合两种方法所提供的信息将更精确地提示斑块类型，因为 IVUS 可以“看见”斑块整体形态，而 OCT 可以穿透钙化沉积。最近的研究表明，联合使用 IVUS 和 OCT 能够更准确地评估高危斑块。此外，结合 IVUS 和 OCT 的导管也将有助于冠脉介入的术前和术后评估，因为 IVUS 将提供正确的支架直径信息（在动脉中-外膜轮廓的基础上），而 OCT 将详细地评价最终结果并检测夹层、支架贴壁不良或血栓的存在。

虽然 IVUS 与 OCT 结合的混合成像技术临床和研究价值明显，但目前还没有开发出可应用于临床实践的导管。一些研究已经表明，IVUS 与 OCT 混合成像是可行的，但这项技术用于临床实践之前仍需要进一步的改进。

4. IVUS 与 IVPA 成像的结合

血管内光声成像（IVPA）是近年来发展起来的一种新的医学成像方法。它基于光声效应的时域光声谱技术，结合了光学成像的高对比度特性和声学成像的高穿透深度特性，可以提供高分辨率和高对比度的组织成像。光声成像结合了光学成像和声学成像的优点，部分地克服了光在组织中传输时组织强散射效应，比纯光学成像穿透更深，同时还具有分辨率高、无副作用等特点，正逐步成为生物组织成分无损检测技术领域的一个研究热点。目前研究人员研究出一种新型技术用于血管内光声成像，该系统利用可调节光束生成可探测的声学信号，实现振动光声成像。尽管尚未实现临床应用，目前已经有可用的结合 IVUS 探头和激光传输系统的导管，能够实现 IVUS-IVPA 混合成像[20]。因为 IVUS 将提供管腔、斑块和血管外壁的形态和尺寸的信息，因此 IVUS/IVPA 成像将有可能检测和区分动脉粥样硬化斑块的结构和组成，确定斑块类型并识别血管壁炎症。IVUS/IVPA 混合成像系统预计在评估斑块特征和血管壁炎症方面要优于 OCT，然而该混合成像技术应用于临床前尚需要进一步研究与改进。

三、IVUS 衍生技术在冠状动脉粥样硬化方面的研究前景

血管内成像技术蓬勃发展，在过去的十几年中，已经发展了众多方法学以克服现有 IVUS 成像技术的局限性，使数据信息得到更好的处理。与此同时，许多混合成像模式的出现弥补了现有 IVUS 成像技术的缺点，使不同技术间取长补短。但是，除了 VH-IVUS 成像系统、iMAP-IVUS 成像系统、NIRS/IVUS TVC 成像系统外，一些 IVUS 衍生或者混合成像系统目前仍仅掌握在某些研究小组手中，尚未开发出可供日常临床实践使用的导管设备。然而，这种情况在未来可能会得以改变，双重模式导管提供同步的 IVUS/OCT 或 IVUS/IVPA 数据预计将较 IVUS、VH-IVUS 或 OCT 提供更准确的斑块特征。

因此，IVUS 衍生或混合血管内成像系统在临床实践与研究中的应用具有相当大的潜力。可以预期在今后将有更多新的成像技术发明、新型导管设计和创新融合方法的开发建立，这些都将大大增强 IVUS 在动脉粥样硬化研究中的应用，IVUS 衍生成像将会成为探索易损斑块的病理生理学这一挑战的利器。

（卜　军　何　奔）

参考文献

[1] Pu J，Mintz GS，Biro S，et al. Insights into echo-attenuated plaques，echolucent plaques，and plaques with spotty calcification：novel findings from comparisons among intravascular ultrasound，near-infrared spectroscopy，and pathological histology in 2，294 human coronary artery segments. J Am Coll Cardiol，2014，63(21)：2220-2233.

[2] Pu J, Mintz GS, Brilakis ES, et al. In vivo characterization of coronary plaques: novel findings from comparing greyscale and virtual histology intravascular ultrasound and near-infrared spectroscopy. Eur Heart J, 2012, 33 (3): 372-383.

[3] Nair A, Kuban BD, Tuzcu EM, et al. Coronary plaque classification with intravascular ultrasound radiofrequency data analysis. Circulation, 2002, 106 (17): 2200-2206.

[4] Nasu K, Tsuchikane E, Katoh O, et al. Accuracy of in vivo coronary plaque morphology assessment: a validation study of in vivo virtual histology compared with in vitro histopathology. J Am Coll Cardiol, 2006, 47 (12): 2405-12.

[5] Ding S, Xu L, Yang F, et al. Association between tissue characteristics of coronary plaque and distal embolization after coronary intervention in acute coronary syndrome patients: insights from a meta-analysis of virtual histology-intravascular ultrasound studies. PLoS One, 2014, 9 (11): e106583.

[6] Stone GW, Maehara A, Lansky AJ, PROSPECT Investigators. A prospective natural-history study of coronary atherosclerosis. N Engl J Med, 2011, 364 (3): 226-235.

[7] Sales FJ, Falcão BA, Falcão JL, et al. Evaluation of plaque composition by intravascular ultrasound "virtual histology": the impact of dense calcium on the measurement of necrotic tissue. EuroIntervention, 2010, 6 (3): 394-399.

[8] Kawasaki M, Bouma BE, Bressner J, et al. Diagnostic accuracy of optical coherence tomography and integrated backscatter intravascular ultrasound images for tissue characterization of human coronary plaques. J Am Coll Cardiol, 2006, 48 (1): 81-88.

[9] Okubo M, Kawasaki M, Ishihara Y, et al. Tissue characterization of coronary plaques: comparison of integrated backscatter intravascular ultrasound with virtual histology intravascular ultrasound. Circ J, 2008, 72 (10): 1631-1639.

[10] Okubo M, Kawasaki M, Ishihara Y, et al. Development of integrated backscatter intravascular ultrasound for tissue characterization of coronary plaques. Ultrasound Med Biol, 2008, 34 (4): 655-663.

[11] Hattori K, Ozaki Y, Ismail TF, et al. Impact of statin therapy on plaque characteristics as assessed by serial OCT, grayscale and integrated backscatter-IVUS. JACC Cardiovasc Imaging, 2012, 5 (2): 169-177.

[12] Sathyanarayana S, Carlier S, Li W, et al. Characterisation of atherosclerotic plaque by spectral similarity of radiofrequency intravascular ultrasound signals. EuroIntervention, 2009, 5 (1): 133-9.

[13] Utsunomiya M, Hara H, Sugi K, et al. Relationship between tissue characterisations with 40 MHz intravascular ultrasound imaging and slow flow during coronary intervention. EuroIntervention, 2011, 7 (3): 340-346.

[14] Yamada R, Okura H, Kume T, et al. A comparison between 40 MHz intravascular ultrasound iMap imaging system and integrated backscatter intravascular ultrasound. J Cardiol, 2013, 61 (2): 149-154.

[15] Bourantas CV, Garcia-Garcia HM, Naka KK, et al. Hybrid intravascular imaging: current applications and prospective potential in the study of coronary atherosclerosis. J Am Coll Cardiol, 2013, 61 (13): 1369-78.

[16] Bourantas CV, Papafaklis MI, Athanasiou L, et al. A new methodology for accurate 3-dimensional coronary artery reconstruction using routine intravascular ultrasound and angiographic data: implications for widespread assessment of endothelial shear stress in humans. EuroIntervention, 2013, 9 (5): 582-593.

[17] Stone PH, Saito S, Takahashi S, PREDICTION Investigators. Prediction of progression of coronary artery disease and clinical outcomes using vascular profiling of endothelial shear stress and arterial plaque characteristics: the PREDICTION Study. Circulation, 2012, 126 (2): 172-81.

[18] Simsek C, Garcia-Garcia HM, van Geuns RJ, Integrated Biomarker and Imaging Study-3 investigators. The ability of high dose rosuvastatin to improve plaque composition in non-intervened coronary arteries: rationale and design of the Integrated Biomarker and Imaging Study-3 (IBIS-3). EuroIntervention, 2012, 8 (2): 235-241.

[19] Sawada T, Shite J, Garcia-Garcia HM, et al. Feasibility of combined use of intravascular ultrasound radiofrequency data analysis and optical coherence tomography for detecting thin-cap fibroatheroma. Eur Heart J, 2008, 29 (9): 1136-1146.

[20] Karpiouk AB, Wang B, Amirian J, et al. Feasibility of in vivo intravascular photoacoustic imaging using integrated ultrasound and photoacoustic imaging catheter. J Biomed Opt, 2012, 17 (9): 96008-1.

第六篇

光学相干断层成像

第一章　光学相干断层成像（OCT）的发展历史与现状

光学相干断层成像（optical coherence tomography，OCT）技术是利用近红外光在血管内或其他组织中显示相关组织结构成分的成像技术。通过利用光源替代声波，OCT可提供比血管内超声（intravascular ultrasound，IVUS）高10倍的分辨率（10～20μm），能够观察到血管内组织细微的结构，因此也被称为“光学活检”。近年来，随着OCT技术的不断完善和临床研究的逐步深入，使之成为在检测易损斑块，优化经皮冠状动脉介入治疗（percutaneous coronary intervention，PCI）等方面最具前途的技术手段之一。

一、OCT发展简史

1991年，美国麻省理工学院（MIT）的Fujimoto教授的科研小组在《Science》上首次报道了OCT技术的相关研究工作[1]。同时日本的Tanno教授也在20世纪90年代初独立研发了OCT技术。从20世纪90年代中期开始，OCT技术率先被哈佛医学院的Schuman教授应用于眼科领域，1996年Brezinski教授第一次进行了动物血管的体外OCT成像研究[2]。然而直到2002年，美国哈佛医学院麻省总医院的Jang教授等发表了第一篇OCT在人体冠状动脉内的临床研究报道[3]。近10年来，OCT技术在心血管领域的应用取得了长足的发展，在第一代时域OCT（TD-OCT）的基础上，2008年第二代频域OCT（FD-OCT）系统进入临床试验阶段，并于2009—2010年相继通过欧盟欧洲统一（CE）认证和美国食品和药品管理局（FDA）认证，广泛应用于临床。与第一代TD-OCT相比，FD-OCT通过改变光线的频率而获得不同深度组织的成像，成像速度快，完成一次扫描只需要数秒钟的时间，更为重要的是，它以导管冲刷（flush）来净空管腔内的血液，摆脱了上一代OCT需要球囊阻断血流，因此，大幅度降低了OCT操作相关的缺血事件和并发症。在我国，哈尔滨医科大学附属第二医院分别于2005年和2010年率先在国内引进并开展了第一代和第二代OCT技术。

二、OCT应用现状

（一）OCT对冠状动脉粥样硬化病变的评价

1. OCT对冠状动脉粥样硬化斑块的定性与定量分析

不同的斑块构成具有不同的光学特性，会在OCT图像上有不同的表现。Yabushita H等对357个尸检获得的动脉粥样硬化血管节段进行OCT分析，将斑块分为三类：纤维斑块、纤维钙化斑块，以及脂质斑块（见图6-1-1）。纤维斑块为内膜增厚伴有均匀一致的亮信号；纤维钙化斑块为内膜增厚伴低信号，边界清晰；脂质斑块表现为内膜增厚伴低信号，边界模糊。此研究发现，对脂质斑块和纤维钙化斑块OCT检测与组织学检查具有相似的敏感性和特异性（分别是90%和92%；96%和97%）；对纤维斑块的敏感性和特异性分别为79%和97%[4]。在一些使用同样斑块标准的研究中，可以得出相似的结果[5]。

研究已经证明动脉粥样硬化斑块破裂以及血栓形成是绝大多数急性冠脉综合征的原因[6-8]。因此，检测具有高破裂风险的斑块（也即易损斑块），对预防急性冠脉综合征的发生具有重要意义。所谓高破裂风险的斑块就是指拥有大的脂质核心、薄纤维帽、富含巨噬细胞的斑块，因这样形态的斑块容易发生破裂，并在此基础上形成血栓从而引起猝死或急性冠脉综合征，因此此类斑块被称为易损斑块（vulnerable plaque，VP）。

斑块的易损性主要取决于斑块表面纤维帽厚度与脂质核心的体积[6]。在一项对比OCT、IVUS，以及血管镜的研究中，Kubo等认为OCT是唯一能够测量易损斑块纤维帽厚度（平均49μm±21μm）

的检查方法[9]。Kume 等对来自尸检的 35 个富含脂质斑块进行了研究，发现 OCT 所测量得到的斑块胶原纤维帽厚度与组织学所得到的厚度具有很强的相关性（$r=0.9$；$P<0.001$）[10]。体内 OCT 研究也发现急性冠脉综合征患者使用 OCT 所测量得到的纤维帽厚度明显小于那些稳定型心绞痛患者的纤维帽厚度[11]。此外，应用 OCT，研究者们还发现了他汀类药物对斑块的稳定作用。一项研究入选了 40 名心肌梗死患者，使用 OCT 观察他汀类治疗组与对照组的纤维帽厚度，结果发现接受他汀类药物治疗的患者纤维帽厚度明显高于对照组的患者[12]。

除薄纤维帽之外，易损斑块的另一特点就是较大的脂质核心。一般认为脂质核心的大小与斑块的稳定性密切相关，脂核越大，稳定性越差。OCT 图像中，大脂质核心的斑块显示为边缘模糊的低密度信号[4]，相对于稳定型心绞痛患者，这种大脂质核心的斑块在急性冠脉综合征的患者中更容易出现[11]。研究发现 OCT 对脂质的检测优于 IVUS[13]。

易损斑块还具有巨噬细胞浸润的特点，研究表明巨噬细胞浸润与斑块的不稳定性相关[6]，OCT 能够识别斑块中巨噬细胞的密度以及分布情况[14]。巨噬细胞 OCT 图像所表现的是斑块上的强反射信号（见图 6-1-1）。Tearney 等发表文章证明了 OCT 所采集的纤维帽上的巨噬细胞密度数据与组织学所获得的数据具有相关性（$r=0.84$；$P<0.001$）[14]。在一项入选 119 个斑块的活体研究中发现，在 UAP 与 STEMI 中巨噬细胞密度明显高于稳定型心绞痛患者，并且在破裂斑块的近段的密度高于破裂远段[15]。

斑块内新生血管近年来已经被证实是斑块易损性的一个标志[16-18]。新生血管在 OCT 上的定义是≥3 帧的 50～300μm 与管腔不相通的无信号管腔结构图像[18]（见图 6-1-1）。近年来大量研究证明炎症反应是导致易损斑块破裂的重要因素，而新生血管为炎症细胞进入斑块提供了通道，炎性细胞及其产物对斑块脂质核心的扩大、斑块纤维组织完整性的破坏及细胞外基质的破坏起重要作用，这些都是炎症促使斑块易损及破裂的促进因素，可见，斑块内的新生血管是通过运输炎性细胞而间接导致斑块不稳定甚至破裂。Kita-

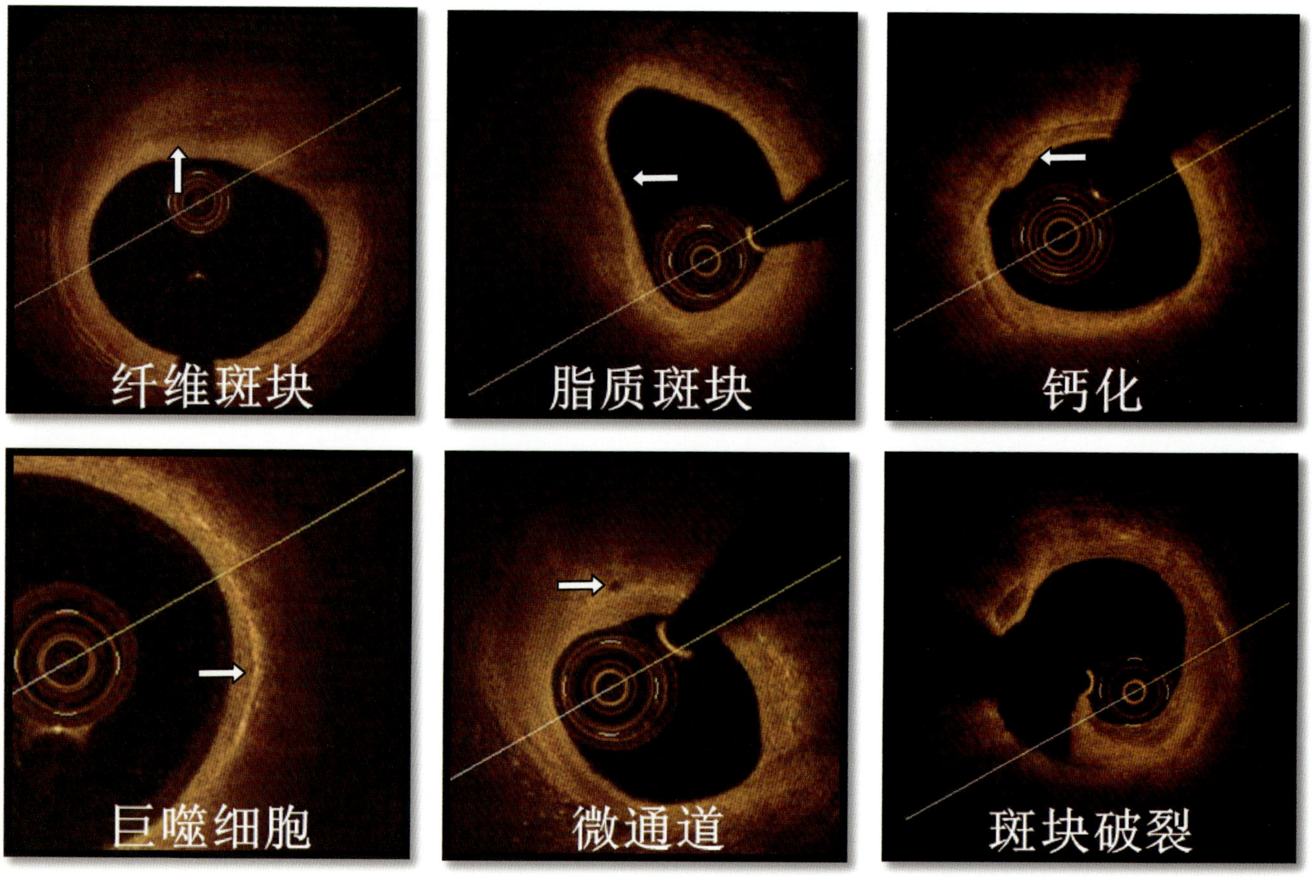

图 6-1-1 OCT 影像的斑块特征

bata 等用 OCT 观察了 63 例患者冠状动脉的罪犯病变斑块特征，发现与含有新生血管数量少的病变相比，含有新生血管多的斑块纤维帽厚度更薄、正性重塑更多、超敏 C 反应蛋白水平也更高[17]。Tian 等的研究发现在 UAP 患者的罪犯病变中，与无新生血管生成的斑块相比，有新生血管的斑块薄纤维帽粥样硬化斑块发生率更高（81% *vs.* 47%，$P=0.002$），纤维帽更薄（56μm±20μm *vs.* 75μm±30μm，$P<0.001$）及有更大的脂质角度和长度[18]。

2. OCT 对 TCFA 的检测

OCT 定义了薄纤维帽粥样硬化斑块（thin cap fibroatheromas，TCFA），即是指 OCT 图像显示脂核角度大于或等于两个象限以及纤维帽厚度小于 65μm 的斑块[11]。OCT 研究已经发现急性冠脉综合征的患者 TCFA 的发生率比那些稳定型心绞痛患者要高[11]，并且 TCFA 的分布与病变血管有关，左冠状动脉的近段比远段容易发生 TCFA，而右冠状动脉则相反[19]。

一项 OCT、IVUS 和造影三者结合的研究意在阐明冠脉造影的狭窄程度与 TCFA 分布之间的关系，该研究涉及 255 个患者共 643 个斑块，按造影的狭窄程度分为三组：A 组（30%～49%，$n=325$），B 组（50%～69%，$n=227$），C 组（>70%，$n=91$）。结果表明，TCFA 的绝对数值在 A 组（$n=58$）中最高，其次是 B 组（$n=40$）和 C 组（$n=33$），然而 TCFA 的发生率则是 C 组（36%）高于 A 组（18%）与 B 组（18%），且 C 组的 TCFA 的纤维帽更薄，脂质核心更大。这些结果表明位于严重狭窄部位的 TCFA 可能导致近期的临床事件，而位于轻、中度狭窄部位的 TCFA 可能导致远期的不良事件[20]。

3. OCT 对斑块破裂、斑块侵蚀及钙化结节的识别

OCT 将斑块破裂（plaque rupture）定义为斑块纤维帽的连续性中断，并在斑块上形成空腔（见图 6-1-2），如果仅仅是内皮连续性的中断，没有空腔形成，则称为斑块侵蚀（plaque erosion）[6]（见图 6-1-3）。钙化结节（calcified nodule）是指在纤维钙化斑块基础上发生小的结节性钙化突出于管腔并伴有血栓形成[6]（见图 6-1-4）。在对 41 名 STEMI 患者的研究中，Kubo 等发现使用 OCT 能观察到 73%的斑块破裂，IVUS 观察到了 40%的斑块破裂（$P=0.009$），而血管镜是 47%（$P=0.035$）[9]，显然，在观察斑块破裂上，OCT 具有明显优势。

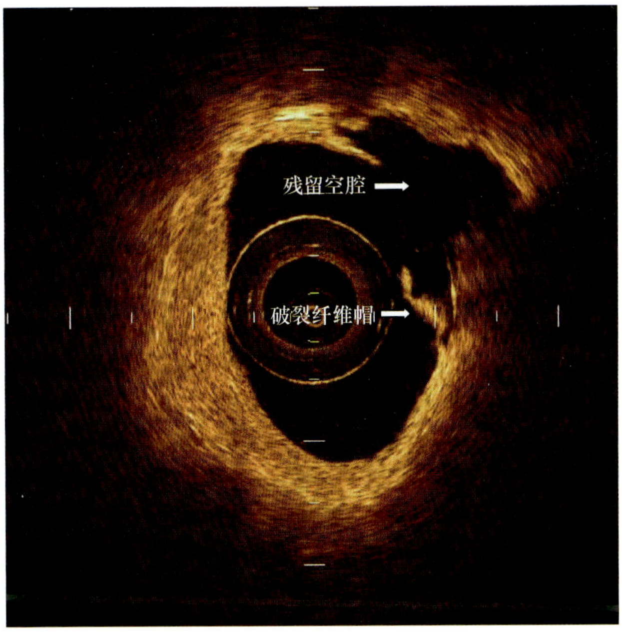

图 6-1-2 斑块破裂

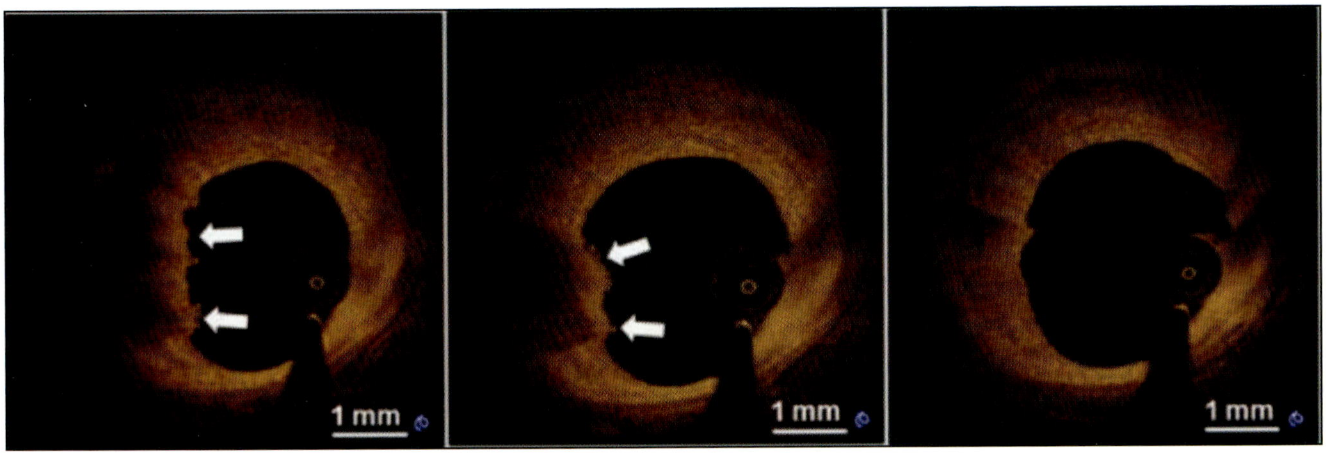

图 6-1-3 斑块侵蚀（引自参考文献［21］）

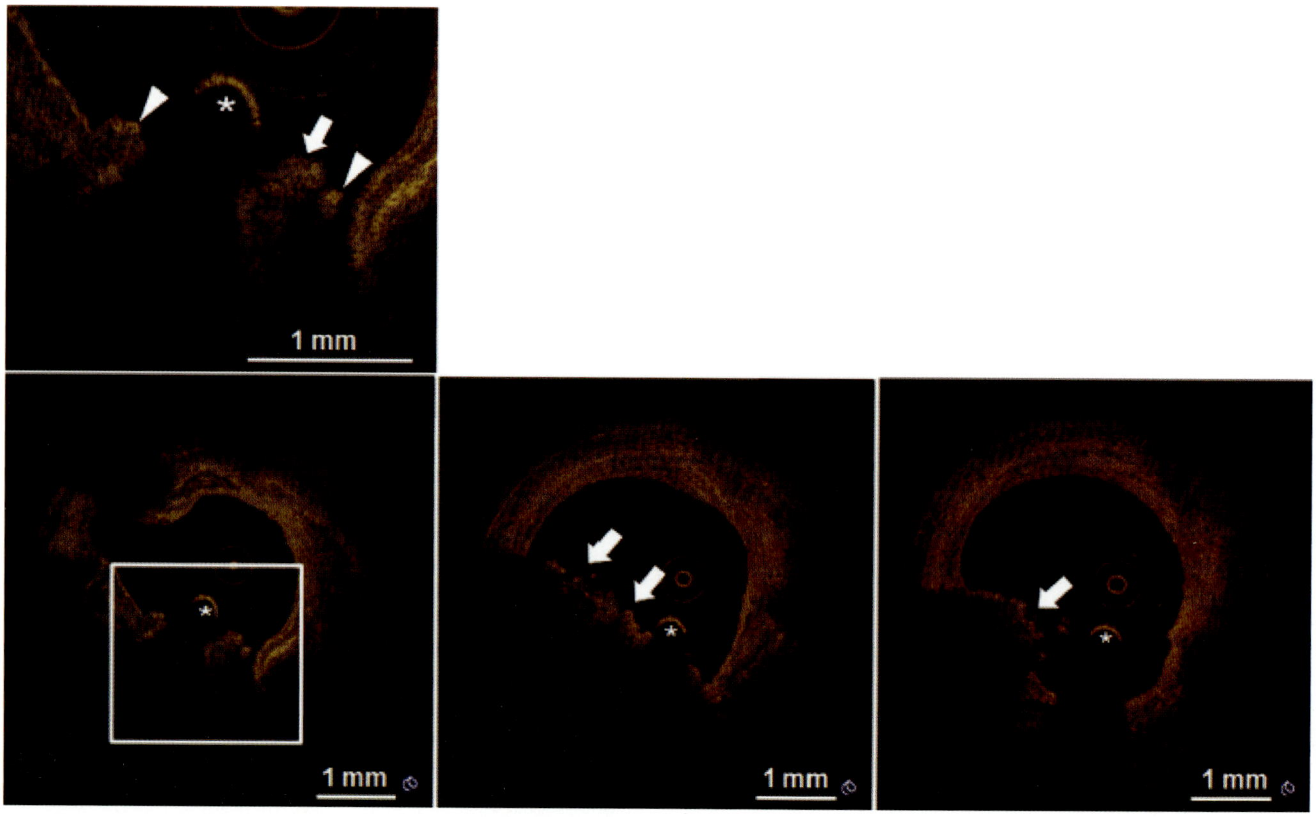

图 6-1-4 钙化结节（引自参考文献［21］）

基于 OCT 的高分辨率，Jia 等首次利用 OCT 在体内评价斑块侵蚀及钙化结节。在该研究中，OCT 检测的斑块破裂、斑块侵蚀及钙化结节分别占罪犯病变的 44%、31% 及 8%，表现出与病理学较高的吻合度。该研究还发现在 STEMI 患者中斑块破裂的可能性更高（70.9%），而 NSTE-ACS 患者中更多的是斑块侵蚀（61.5%）及钙化结节（100%）[21]。

4. OCT 对冠状动脉内血栓的评价

OCT 组织分辨率高的特点同样能够对冠脉内血栓形成进行准确识别。Kume T 等[5]应用对 40 个人体尸检中的 108 条片段进行分析，通过组织学进一步对比定义了 OCT 观测中的血栓性状，从而区分红白血栓，将红色血栓定义为突入管腔中的组织为高反光信号，伴有无信号尾影的图像（见图 6-1-5），而白色血栓则是突入管腔中的组织为强反光信号，低衰减图像（见图 6-1-5）。2008 年 Meng 等[22]使用 OCT 进行兔颈动脉血栓动物模型的观察，随后将影像学与病理相对照，完善了 Kume T 对血栓的定义，同时使斑块和血栓的鉴别更加容易可靠。与 IVUS 相比，OCT 对血栓的检测更为直观。OCT 血栓检出率为 100%，而 IVUS 仅仅发现了 33%的血栓[9]。

（二）OCT 在冠心病介入治疗中的应用

1. OCT 评价即刻支架膨胀和贴壁不良

支架贴壁不良是指支架小梁与动脉壁发生明显分离，IVUS 研究表明支架小梁贴壁不良发生率仅为 7%，并且不会增加不良心血管事件的风险[23-24]。与此相反的是，OCT 能够更加清晰地看到支架置入术后的复杂血管壁情况[25]，OCT 研究表明支架置入术后即刻有很大一部分的支架小梁未能完全贴壁（见图 6-1-6），尤其是在支架重叠部位，甚至在高压后扩张后仍然有贴壁不良的存在[26]。在复杂冠脉病变中，Tanigawa 等发现支架置入后贴壁不良的概率是 9.1%±7.4%[27]。支架贴壁不良的原因可能与支架小梁的厚度、支架网孔的设计以及急性支架回缩有关[28]。

如果支架不能完全贴壁，就必须采取高压释放，但是这也容易造成支架置入后的血管壁损伤。这种支架置入后造成的管壁损伤会导致支架内再狭窄。OCT 的高分辨率可以观察到血管壁损伤的详细情况，区分各种类型的损伤，并可对这些损伤进行定

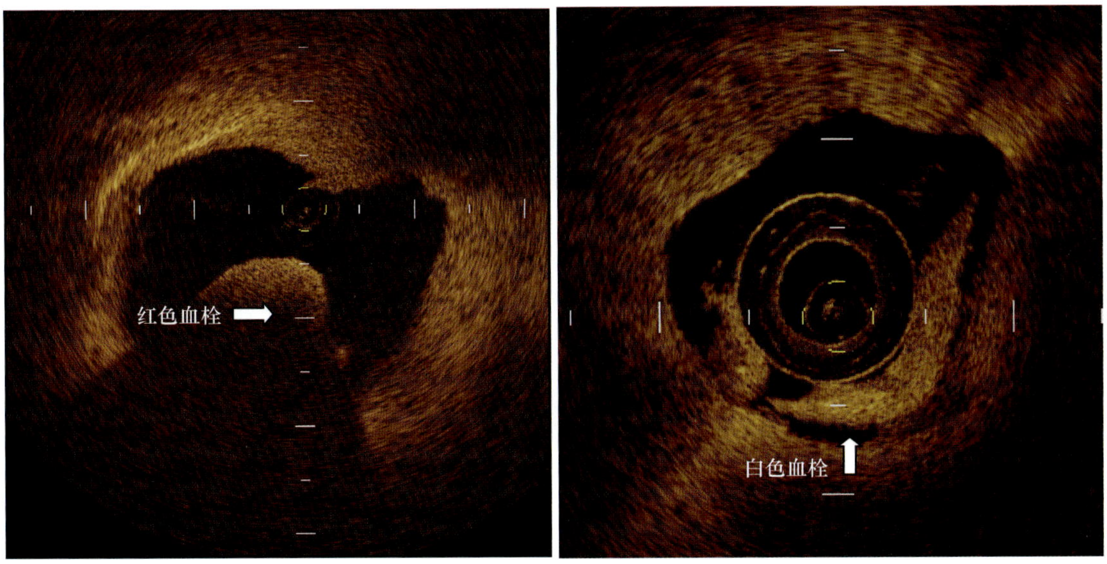

图 6-1-5 红色血栓与白色血栓

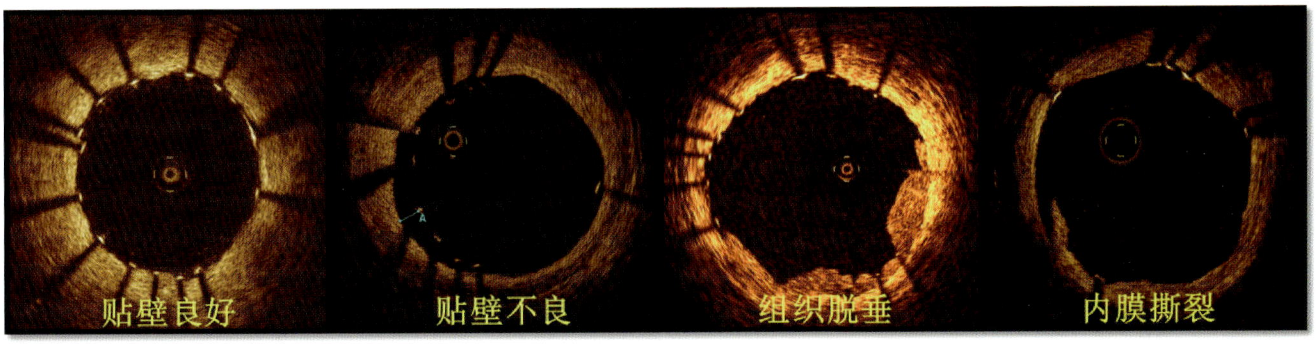

图 6-1-6 OCT 评价支架贴壁不良、组织脱垂及内膜撕裂

量分析，研究发现支架置入后会有很高的组织脱垂和支架内夹层的发生率[29]（见图 6-1-6）。

2. OCT 指导复杂病变的支架置入

分叉病变向来是冠脉支架置入失败率较高的一种复杂病变，对这些病变的处理并没有统一的最佳治疗策略。药物洗脱支架（DES）减少了分叉病变的再狭窄率，但是增加了血栓的风险。分叉开口处的贴壁不良是分叉病变支架置入后的一种常见现象，小梁未贴壁或者重叠支架处小梁的内皮化延迟，这两种现象都会增加分叉病变的支架内血栓形成。同时，这两种现象也是能够被 OCT 所观察到的[30]。OCT 还能观察分叉处的斑块特征，在分叉病变支架置入过程中应用 OCT 能够观察到主支血管和分支开口处的斑块分布情况以及斑块成分，这些信息都将对指引术者选择适当的治疗方案具有重要的意义[31]。

慢性完全闭塞（chronic total occlusions，CTO）病变是又一个让不少介入医生头痛的病变。尽管过去几年里，随着介入器械的发展，CTO 病变的治疗已经取得了长足发展，但 CTO 的介入成功率依然不高，依旧面临挑战。在这种复杂病变中，OCT 提供的信息对术者成功完成手术具有潜在的作用。已经有研究报告在体外的实验中使用前视 OCT 系统对闭塞性病变血管进行多纵轴 OCT 图像成像进而构建闭塞血管的横截面图像[29]。OCT 能够区分闭塞的管腔和血管壁的不同层次，并且有可能识别微通道，这些信息可以用来指引导丝穿过闭塞。一旦导丝穿过了闭塞病变，OCT 就能够提供导致闭塞的斑块成分的信息。另一方面，如果发生了管壁夹层，OCT 也能够区分真腔和假腔[32]。将来多普

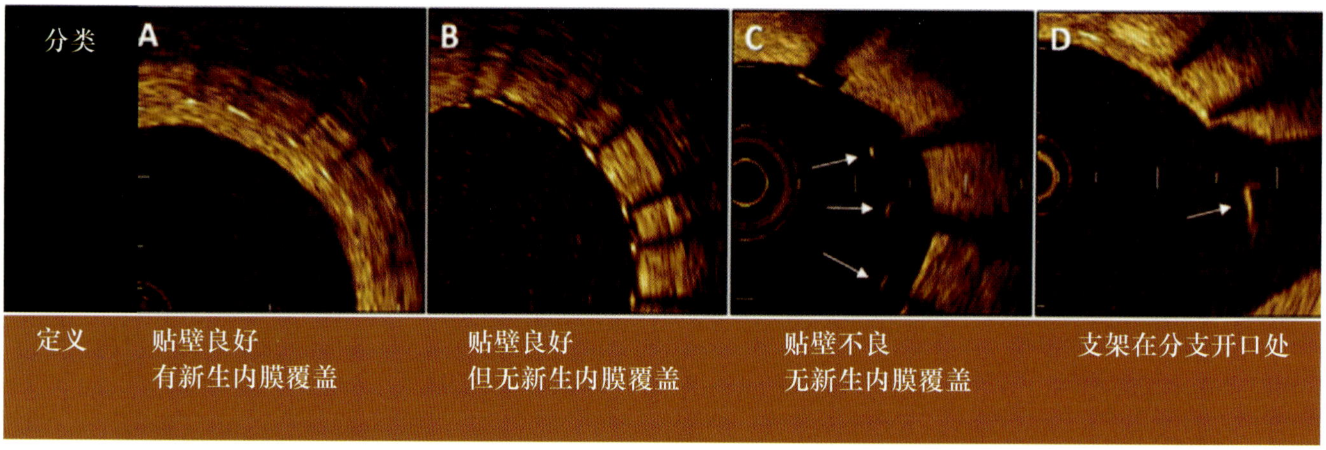

图 6-1-7 OCT 评价支架贴壁及新生内膜覆盖情况

勒 OCT 技术还可用来评估微通道的存在[33]。

3. OCT 评价术后随访时内膜覆盖与晚期支架贴壁不良（图 6-1-7）

在 OCT 研究中，Kim 等[34]将冠状动脉支架置入后新生内膜增生程度分为 4 个等级：①0 级，无新生内膜覆盖；②1 级，新生内膜厚度＜100μm；③2 级，新生内膜厚度在 100～200μm；④3 级，新生内膜厚度＞200μm。近期一项采用 OCT 评价 DES 置入后再内皮化和新生内膜覆盖的临床研究提示，在 6 个月和 12 个月时，大部分支架小梁表面有新生内膜覆盖，但仅有很少部分完全被覆盖，内膜平均厚度仅为 52.5μm[35]。Kubo 等分析了 DES 在稳定型心绞痛和不稳定型心绞痛患者中的支架覆盖率，发现在不稳定型心绞痛患者中支架覆盖明显延迟[36]。

利用 OCT 还可以观察支架晚期贴壁不良，其定义为支架的支撑杆与血管壁距离大于 0.2mm。SIRIUS[37]研究发现，药物洗脱支架晚期支架贴壁不良的概率为 16.3%，对于药物洗脱支架，术后若 OCT 检测发现支架小梁均被一层光滑的内膜完全覆盖，且没有晚期支架贴壁不良时，可考虑停止口服氯吡格雷，从而节省药品费用支出，如未被完全覆盖，应采取更长时间的双联抗血小板治疗，减少远期不良事件的发生。因此，支架置入术后，随访时用 OCT 评价支架效果也是其他检查手段无法替代的。

三、OCT 的不足

如同任何一种诊断技术，OCT 也存在着一些缺点和技术限制：①OCT 最大的限制是其穿透深度只有 1.5mm 左右；②某些非凸入管腔的红血栓可能会被误认为是坏死的脂质池，这可能是由于两种成分具有相同的 OCT 信号特征；③当存在大量血栓或有红血栓存在时，其下方的血管及斑块形态则难以被观测到；④另外，当动脉粥样硬化斑块有脂质斑块或泡沫细胞存在的时候，有可能出现因 OCT 无法透过严重增厚的血管壁而不能看清血管外层的情况。

OCT 成像也会受其他因素的影响。如有些冠状动脉血管极度扭曲，OCT 成像装置可能无法通过扭曲的血管，也可能成像导丝不会位于与目标血管同轴的中心位置，从而影响 OCT 的穿透深度、亮度和分辨率。大多数情况下，冠脉内 OCT 成像的穿透深度应该能够覆盖整个管腔范围，然而，当血管腔相对较大或病变附近有较大的分支血管，则可能造成 OCT 图像不清楚。但我们仍相信，随着 OCT 技术的改进和完善，该操作将更加简单，并且可以常规应用于临床，广泛应用于心血管各个领域。

（于 波）

参考文献

[1] Huang D, Swanson EA, Lin CP, et al. Optical coherence tomography. Science, 1991, 254: 1178-1181.

[2] Brezinski ME, Tearney GJ, Bouma BE, et al. Optical coherence tomography for optical biopsy. Properties and demonstration of vascular pathology. Circulation, 1996, 93: 1206-1213.

[3] Jang IK, Tearney G, Bouma B, et al. Visualization of tissue prolapse between coronary stent struts by optical coherence tomography: Comparison with intravascular ultrasound. Circulation, 2002, 39 (4): 604-609.
[4] Yabushita H, Bouma BE, Houser SL, et al. Characterization of human atherosclerosis by optical coherence tomography. Circulation, 2002, 106 (13): 1640-1645.
[5] Kume T, Akasaka T, Kawamoto T, et al. Assessment of coronary arterial thrombus by optical coherence tomography. Am J Cardiol, 2006, 97 (12): 1713-1717.
[6] Virmani R, Kolodgie FD, Burke AP, et al. Lessons from sudden coronary death: A comprehensive morphological classification scheme for atherosclerotic lesions. Arterioscler Thromb Vasc Biol, 2000, 20 (5): 1262-1275.
[7] Falk E. Plaque rupture with severe pre-existing stenosis precipitating coronary thrombosis. Characteristics of coronary atherosclerotic plaques underlying fatal occlusive thrombi. Br Heart J, 1983, 50 (2): 127-134.
[8] Davies MJ, Thomas AC. Plaque fissuring—the cause of acute myocardial infarction, sudden ischaemic death, and crescendo angina. Br Heart J, 1985, 53 (4): 363-373.
[9] Kubo T, Imanishi T, Takarada S, et al. Assessment of culprit lesion morphology in acute myocardial infarction: Ability of optical coherence tomography compared with intravascular ultrasound and coronary angioscopy. J Am Coll Cardiol, 2007, 50 (10): 933-939.
[10] Kume T, Akasaka T, Kawamoto T, et al. Measurement of the thickness of the fibrous cap by optical coherence tomography. Am Heart J, 2006, 152: 755 e1-4.
[11] Jang IK, Tearney GJ, MacNeill B, et al. In vivo characterization of coronary atherosclerotic plaque by use of optical coherence tomography. Circulation, 2005, 111 (12): 1551-1555.
[12] Takarada S, Imanishi T, Kubo T, et al. Effect of statin therapy on coronary fibrous-cap thickness in patients with acute coronary syndrome: Assessment by optical coherence tomography study. Atherosclerosis, 2009, 202 (2): 491-497.
[13] Raffel OC, Akasaka T, Jang IK, et al. Cardiac optical coherence tomography. Heart, 2008, 94 (9): 1200-1210.
[14] Tearney GJ, Yabushita H, Houser SL, et al. Quantification of macrophage content in atherosclerotic plaques by optical coherence tomography. Circulation, 2003, 107 (1): 113-119.
[15] MacNeill BD, Jang IK, Bouma BE, et al. Focal and multi-focal plaque macrophage distributions in patients with acute and stable presentations of coronary artery disease. J Am Coll Cardiol, 2004, 44 (5): 972-979.
[16] Uemura S, Ishigami K, Soeda T, et al. Thin-cap fibroatheroma and microchannel findings in optical coherence tomography correlate with subsequent progression of coronary atheromatous plaques. Eur Heart J, 2012, 33: 78-85.
[17] Kitabata H, Tanaka A, Kubo T, et al. Relation of microchannel structure identified by optical coherence tomography to plaque vulnerability in patients with coronary artery disease. Am J Cardiol, 2010, 105: 1673-1678.
[18] Tian J, Hou J, Xing L, et al. Significance of intraplaque neovascularisation for vulnerability: optical coherence tomography study. Heart, 2012, 98: 1504-1509.
[19] Tanaka A, Imanishi T, Kitabata H, et al. Distribution and frequency of thin-capped fibroatheromas and ruptured plaques in the entire culprit coronary artery in patients with acute coronary syndrome as determined by optical coherence tomography. Am J Cardiol, 2008, 102 (8): 975-979.
[20] Tian J, Dauerman H, Toma C, et al. Prevalence and characteristics of TCFA and degree of coronary artery disease. J Am Coll Cardiol, 2014, 64 (7): 672-680.
[21] Jia H, Abtahian F, Aguirre AD, et al. In vivo diagnosis of plaque erosion and calcified nodule in patients with acute coronary syndrome by intravascular optical coherence tomography. J Am Coll Cardiol, 2013, 62: 1748-1758.
[22] Meng L, Lv B, Zhang S, et al. In vivo optical coherence tomography of experimental thrombosis in a rabbit carotid model. Heart, 2008, 94 (6): 777-780.
[23] Hong MK, Mintz GS, Lee CW, et al. Late stent malapposition after drug-eluting stent implantation: An intravascular ultrasound analysis with long-term follow-up. Circulation, 2006, 113 (3): 414-419.
[24] Karbe H, Holthoff V, Huber M, et al. Positron emission tomography in degenerative disorders of the dopaminergic system. J Neural Transm Park Dis Dement Sect, 1992, 4 (2): 121-130.
[25] Bouma BE, Tearney GJ, Yabushita H, et al. Evaluation of intracoronary stenting by intravascular optical coherence tomography. Heart, 2003, 89 (3): 317-320.
[26] Tanigawa J, Barlis P, Dimopoulos K, et al. Optical

coherence tomography to assess malapposition in overlapping drug-eluting stents. EuroIntervention, 2008, 3 (5): 580-583.

[27] Tanigawa J, Barlis P, Kaplan S, et al. Stent strut apposition in complex lesions using optical coherence tomography. Am J Cardiol, 2006, 98 (Suppl 1): 97 M.

[28] Regar E, Schaar J, Serruys PW. Images in cardiology. Acute recoil in sirolimus eluting stent: Real time, in vivo assessment with optical coherence tomography. Heart, 2006, 92 (1): 123.

[29] Munce NR, Yang VX, Standish BA, et al. Ex vivo imaging of chronic total occlusions using forward-looking optical coherence tomography. Lasers Surg Med, 2007, 39 (1): 28-35.

[30] Tyczynski P, Ferrante G, Kukreja N, et al. Optical coherence tomography assessment of a new dedicated bifurcation stent. EuroIntervention, 2009, 5 (5): 544-551.

[31] Gonzalo N, Garcia-Garcia HM, Regar E, et al. In vivo assessment of high-risk coronary plaques at bifurcations with combined intravascular ultrasound and optical coherence tomography. JACC Cardiovasc Imaging, 2009, 2 (4): 473-482.

[32] Schultz C, van der Ent M, Serruys PW, et al. Optical coherence tomography to guide treatment of chronic occlusions? JACC Cardiovasc Interv, 2009, 2 (4): 366-367.

[33] Munce NR, Wright GA, Mariampillai A, et al. Doppler optical coherence tomography for interventional cardiovascular guidance: In vivo feasibility and forward-viewing probe flow phantom demonstration. J Biomed Opt, 2010, 15 (1): 011103.

[34] Kim JS, Jang IK, Kim TH, et al. Optical coherence tomography evaluation of zotarolimus-eluting stents at 9-month follow-up: comparison with sirolimus-eluting stents. Heart, 2009, 95: 1907-1912.

[35] Matsumoto D, Shite J, Shinke T, et al. Neointimal coverage of sirolimus-eluting stents at 6-month follow-up: evaluated by optical coherence tomography. Eur Heart J, 2007, 28: 961-967.

[36] Kubo T, Imanishi T, Kitabata H, et al. Comparison of vascular response after sirolimus-eluting stent implantation between patients with unstable and stable angina pectoris. A serial optical coherence tomography study. J Am Coll Cardiol Img, 2008, 1: 475-484.

[37] Moses JW, Leon MB, Popma JJ, et al. Sirolimus-eluting stents versus standard stents in patients with stenosis in a native coronary artery. N Engl J Med, 2003, 349: 1315-1323.

第二章　基本原理、仪器和操作

一、OCT成像的基本原理

OCT成像技术是具有无辐射、高分辨率及高探测灵敏度特点的活体检测技术，其分辨率约为10～15μm，是IVUS成像技术的10倍左右，可以对生物组织内膜的微观结构进行高分辨率横断面层析成像，而且与病理组织学图像具有良好的对应性。同时OCT成像速度更快，虽然其成像原理类似于超声波，只是利用光波代替了超声波，但由于光的传播速度非常快，因此，利用OCT技术可以快速得到即时的高分辨率的图像。

对于OCT的成像原理，简而言之是利用近红外线及光学干涉的原理对组织进行成像。其基本原理是将光源发出的光线分为两束，一束称为信号检测光，发射到被测物体，如生物组织；另一束称为参考光，是发射到参照反光镜，并被参照反光镜镜面反射。其中，信号检测光进入生物组织后，有一定的穿透深度，同时通过测量从生物组织上不同的微结构反射光的返回延迟时间来对生物组织的结构进行分析。这样，两束来自参照反光镜和生物组织的反射光（参考光和信号检测光）会相遇并叠加，利用两束反射光发生干涉作用，从组织中反射回来的光信号随组织的性状而显示不同的强弱，这些光信号经过计算机处理，通过比较分析即可获得关于组织反射性和距离的数据形成，通过软件系统对干涉仪的输出进行探测、收集、处理、储存，将采集到的数据整合构成生物组织解剖剖面图即组织断层成像，需要强调的是图像显示的是伪彩色断层图像，颜色对应反射信号的强弱，而非生物组织固有的颜色（图6-2-1）。

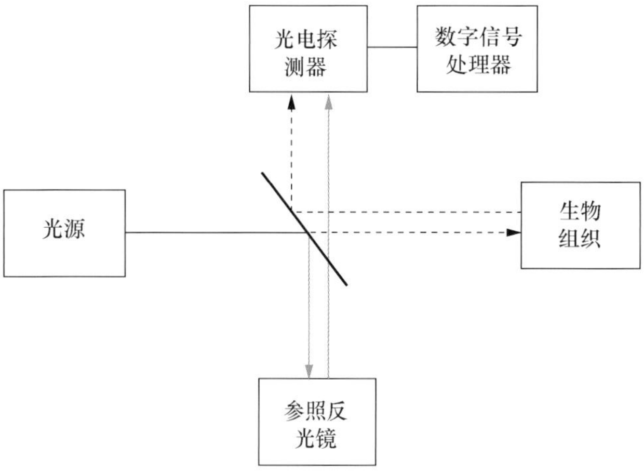

图6-2-1　干涉的基本原理图

光源发出的光分成两束，一束为信号检测光（虚线），一束为参考光（灰色线），反射之后的光被光电探测器接受，并进行数字信号处理

从OCT的成像上看，生物组织的相对信号强弱主要是由该生物组织收到的入射光的强度和该区域组织反射这两个因素决定的。生物组织收到的入射光的强度从探头出来时基本是恒定的，但是从探头到组织间通过探头外的保护层到生物组织之间的液体，以及气泡或杂质，均能使得光信号衰减，如果使用方法得当，这些衰减是可以克服的，但生物组织表面到某特定组织之间的其他组织造成的衰减是不可避免的，衰减系数就是用来描述这种衰减的。反射是生物组织本身具有的特征，与周边组织没有多少关系。所以，不同的生物组织微结构的衰减系数和反射都不一样。组织中的颗粒越大，这些颗粒造成的反射及衰减就越大。生物组织中有一些大的颗粒，如大脂肪泡或红细胞，由于它们的折射率比较高，那么这个区域可能有较强的反射和非常强的衰减。如果生物组织中有大量的小颗粒，如纤维蛋白，那么这个区域可能会有较强的反射和比较弱的衰减。了解了生物组织微结构决定组织的反射和衰减系数有助于我们读懂OCT图像。

二、系统组成

OCT成像技术的系统核心是一个干涉仪，干涉仪的一个臂用作精密扫描的参照反光镜，参考光从这里通过，称为参考臂。干涉仪的另一个臂用作检测生物组织，信号检测光从这里通过，称为信号臂。光源发出的光经过光纤耦合器后，被均匀地分为两束，称为参考光和信号检测光，分别进入参考臂和信号臂。照在生物组织上的光进入组织内部，经过生物组织反射回来的信号检测光与反光镜反射回来的参考光经光纤耦合器汇合到探测器处。数字信号处理器是将光学干涉信号转换成电流信号，进行处理后得到光学干涉信号，经过数字化转换后存贮到计算机里（图 6-2-2）。

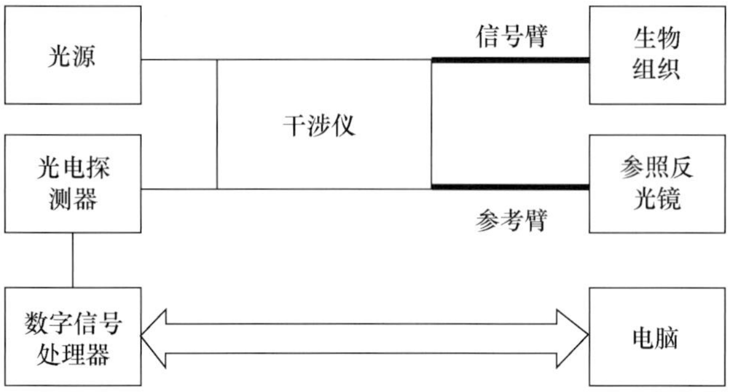

图 6-2-2　OCT 系统示意图

OCT 目前分为两大类：时域 OCT（time domain OCT，TD-OCT）和频域 OCT（frequency domain OCT，FD-OCT）。TD-OCT 是把同一时间内从生物组织反射回来的信号检测光与参照反光镜反射回来的参考光进行叠加、干涉、处理成像的。OCT 成像原理与 CT 和 MRI 的成像原理不同，OCT 所成图像是逐线扫描得到的，每一条扫描线代表探头所在方向得到的信号深度，而且每一条扫描线其实是相对独立的。早期的 OCT 扫描速度比较慢，每秒扫描几百条线，这种扫描速度不能对搏动的血管系统成像，所以 OCT 在医学领域中，首先是在眼科开始崭露头角的[1-2]。经过技术的不断改进，TD-OCT 扫描速度达到每秒 5000 条线时，便可以应用于血管成像。临床上用到的 M2、M3 型号的 OCT 就是 TD-OCT。由于形成干涉的条件是相位恒定、频率相同，也就是干涉只发生在信号臂和参考臂长度相同时，TD-OCT 是利用反光镜来改变参考臂的长度，以此来对不同深度的组织进行扫描成像。由于 TD-OCT 采用机械移动反光镜的方法，其扫描速度是比较有限的，于是 FD-OCT 就应运而生了，国内应用的 C7-XR 型号的 OCT 就是 FD-OCT，它的特点是参考臂的反光镜不动，通过改变光源光波的频率来实现信号的干扰，这样大大提高了扫描成像的速度，而且可以无需阻断球囊便可操作，具有操作快捷、简便的优点。

三、基本检查方法

1. 适应证与禁忌证

对于 OCT 的适应证，目前没有十分明确的适应证说法，先前的各大指南中谈到 OCT 的使用范围也仅被描述为一个能够帮助临床医生观察冠脉病变细微结构的有效工具及进行一些相关科学研究的推荐技术。但 2013 年 ESC 发布了新的《稳定型冠状动脉疾病的管理指南》，指南中更新了部分内容，其中值得一提的是该指南的再血管化治疗方面，对于血管内狭窄程度评估策略中，首次提到了 OCT 技术评价稳定型心绞痛患者病变情况的Ⅱb 级证据（证据水平为 B），OCT 在稳定型心绞痛患者确定病变特征及优化支架置入过程中均被列为Ⅱb 级证据（证据水平为 B），在该方面总体证据水平等同于血管内超声（IVUS）。在既往的绝大多数研究报道中，OCT 展示了其广泛的适用范围，可以帮助我们明确病变精细形态、斑块组成特征、管腔狭窄程度以及对血管功能的影响，可以帮助指导治疗过程，优化 PCI 效果，改善患者预后，也可以帮助我们对介入术后的各期（近、中、远期）的随访情况有更清晰的了解，及时发现危险因素，提高长期治疗效果。

因为导管检查是 OCT 检查的先行步骤，OCT 检查没有绝对的禁忌证，可将心导管检查的相对禁忌证视为 OCT 检查禁忌证，如：严重的血流动力学不稳定或心源性休克，凝血系统明显异常，菌血症或败血症，造影剂过敏，严重的肾功能不全等。针对 OCT 检测导管的特殊性，我们可以根据冠脉造影的结果选择合适血管段，相对最适合的血管直径介于 2.5～4.0mm，针对血管病变本身特征也有一些相对的禁忌证，如：管腔极度狭窄或完全闭塞，OCT 导管无法通过；病变血管过于迂曲或钙化严重，致 OCT 导管通过困难或回撤时导管损坏，甚至折断。另外由于新一代的 FD-OCT 以冲刷（flush）的方式来净空血液，取代了 TD-OCT 时代的球囊封堵血管的方法，针对一些过去 TD-OCT 不能完成的左主干病变或分支开口病变，使用 FD-OCT 可获得质量很好的影像。但是对于左主干开口病变，目前 OCT 仍无法完成对该类型病变的检测。

2. 操作前准备与操作方法

冠状动脉内 OCT 成像对患者的准备工作与常规介入治疗一样，可以通过桡/股动脉途径使用 6F 或 7F 指引导管完成 OCT 检查。血管内的 OCT 成像方法与 IVUS 有类似之处，通常是在进行冠状动脉造影后以及冠状动脉介入治疗之前或之后进行 OCT 成像。但是由于 OCT 的近红外光线不能透过血液（主要是红细胞），如果冠状动脉内存在大量血液，光学信号将大幅度衰减，OCT 成像就无法清晰显示血管壁的结构。因此在对冠状动脉内进行 OCT 成像时，需要对冠状动脉内的血液进行必要的净空处理。目前在临床上应用的方法包括 TD-OCT 的球囊封堵技术和 FD-OCT 的导管冲刷（flush）技术。

（1）TD-OCT 的球囊封堵技术：在 TD-OCT 中，由于近红外信号会被红细胞衰减，为了在目标视野中排除血液的干扰，术者会选择在靶病变近端正常血管段以 0.3～0.8atm 低压扩张 OCT 阻断球囊（特制的低压球囊阻断导管，即 occlusion balloon catheter，OBC 球囊导管，其结构类似于 OTW 球囊），同时从阻断球囊远端以 0.5～1.0ml/s 的流速向冠状动脉内注入林格液或生理盐水。自动回撤装置可以 0.5～3mm/s 速度回撤进行扫描，可扫描到的病变长度一般为 30～50mm。其技术要点包括球囊阻断的位置，充气压力，灌注液类型、灌注时间和等级。阻断球囊应该放置在正常血管段以低压扩张，降低血管损伤的风险。整个操作要轻柔快速，并且要在透视下进行。我们推荐使用林格液，可以大幅减少心律失常的发生，必要时可将溶液加热至 37℃左右，然后使用高压注射泵以 0.5～1.0ml/s 的速度持续灌注溶液通向球囊至冠状动脉内。OCT 检测导丝通过阻断球囊后，应当放置在目标段的远端 5～10mm。与 IVUS 相比，冠状动脉内的 TD-OCT 成像相对比较复杂，对术者要求也较高，术者除了需要熟练掌握冠状动脉介入技术之外，还应针对 OCT 的操作技术接受必要的培训。

（2）FD-OCT 的导管冲刷（flush）技术：随着 OCT 系统的细致改进，在采用导管冲刷（flush）技术取代球囊阻断血流同时，FD-OCT 可以进行更快速的成像，与 TD-OCT 相比，FD-OCT 的纵向分辨率不变，横向分辨率更高，动态伪影明显减少，最大视野范围增至 11mm。而且更重要的是 FD-OCT 操作过程几乎完全类似于 IVUS，相对 TD-OCT 已大幅简化，可以借助标准的 0.014”（0.36mm）介入导丝，在透视下通过导管前段的短单轨腔，沿导丝输送至血管的相应检查部位。在经指引导管向冠状动脉内注入等渗的造影剂或晶体溶液净空血液的同时，开始自动回撤 OCT 导管。向冠状动脉内注入造影剂或晶体溶液可以手动或使用注射泵。这种非球囊封堵技术避免了置入球囊和 OCT 导丝的复杂过程，而且 OCT 导管扫描回撤的速度最快可达 20mm/s，完成一段 50mm 的靶血管扫描耗时极短（平均不到 3s），大幅减少了球囊封堵过程中经常会发生的不良事件和并发症。

四、操作并发症及处理

在 OCT 操作过程中，特别是导丝/导管自动回撤过程中应严密观察患者的心电、血压情况及主诉。患者一旦出现不能耐受、心肌缺血表现、血流动力学不稳定或异常心律失常，应及时停止导丝及导管的回撤，或终止 OCT 操作。万不可盲目自信，造成严重不良后果和并发症的发生，OCT 操作相关的常见并发症及简要处理如下：

（1）冠状动脉痉挛：冠状动脉内 OCT 检查时最常见的并发症是冠状动脉痉挛。患者术前有静息心绞痛或 ST 段升高的变异型心绞痛，在胸痛暴发时应予以硝酸甘油持续静脉滴注或钙通道阻滞剂口服，或经指引导管于冠脉内注射稀释硝酸甘油，必要时反复应用，同时给予吸氧，力争快速改善冠脉痉挛情况。

（2）冠状动脉损伤、夹层、血栓及闭塞等：整个 OCT 操作要轻柔快速，并且要保证在透视下进行，尤其是注意病变近端易发生非靶病变段的因 OCT 阻断球囊或指引导管共轴不佳导致的血管壁损伤、夹层、血栓、甚至完全闭塞。一旦发生，要维持患者血流动力学稳定，力争尽快开通闭塞血管，恢复血流。如患者血流动力学不稳定应考虑应用主动脉内球囊反搏（IABP）。

（3）冠状动脉穿孔；无论何种情况下，OCT 阻断球囊或导管都应在导丝的指引下进行，避免其相关结构挺进过快、过深，造成冠状动脉内膜严重损害，形成动脉损伤，甚至穿孔，危及患者生命。发生冠状动脉穿孔，应马上应用球囊贴合脱落的内膜，堵闭穿孔。如 PTCA 术失败可行冠状动脉内（覆膜）支架置入或急诊冠状动脉旁路移植术（CABG），穿孔后血液流入心包应及时进行心包穿刺术解除心脏压塞。

（4）心律失常：OCT 操作过程中相对容易发生的心律失常有窦性心动过缓、窦性停搏、频发室性期前收缩、室性心动过速、心室颤动等。心律失常发生时及时终止 OCT 操作，大部分心律失常会随着正常血流的恢复而消失。最严重的并发症为心室颤动（室颤），一旦产生持续性室性心动过速或室颤应即刻终止 OCT 操作，撤出 OCT 球囊及导管，进行电复律或电除颤及心肺复苏，同时应注意有无血管并发症的发生。出现缓慢性心律失常除及时终止 OCT 操作，应用提升心率的抢救药物外，必要时进行临时起搏器植入。在 TD-OCT 操作中推荐使用林格液，可以大幅减少心律失常的发生，而在 FD-OCT 操作中，心律失常发生率已经大幅度下降。

（5）导丝/导管的弯曲和折断：如果注意靶血管段的选择和精细操作，此类并发症很少发生。导丝/导管弯折后需缓慢小心取出，不可生拉硬拽，更不能抱着侥幸心理继续 OCT 操作。如发生导丝/导管折断残留在管腔内的情况，尝试采用导丝缠绕技术或抓捕器取出残端导丝/导管，必要时经外科手术处理。

随着 OCT 技术的发展和完善，OCT 的操作将更为简单、快捷。因其检测的精准性，冠状动脉 OCT 检查在临床中的应用将会更为常规、更为广泛，以判定冠状动脉斑块易损性，及时预防临床恶性事件的发生，同时能满足临床冠状动脉支架置入前后及随访时对临床治疗策略指导的需求，这些都将帮助我们大大提高冠状动脉粥样硬化性心脏病的诊治水平。

（侯静波）

参考文献

[1] Hee MR，Izatt JA，Swanson EA，et al. Optical coherence tomography of the human retina. Archives of ophthalmology，1995，113：325-332.

[2] Swanson EA，Izatt JA，Hee MR，et al. In vivo retinal imaging by optical coherence tomography. Optics letters，1993，18：1864-1866.

第三章　OCT 和 IVUS 比较

在复杂冠状动脉病变中，冠状动脉 CT、冠状动脉造影等检查往往不能充分满足临床需要，血管内成像技术可作为良好的补充，指导介入治疗。近 20 年来，血管内成像技术取得了长足的发展和进步，在评价动脉粥样硬化程度、判断斑块性质、分析血管壁的组成成分等新的领域中，发挥了越来越重要的作用。各种新的血管内成像技术不断发展，这些技术为体内实时观察斑块负荷、斑块性质及支架情况提供了重要的临床信息。现今最主要的两项技术包括以声波为成像手段的血管内超声成像（intravascular ultrasound，IVUS）技术和以光波为成像手段的光学相干断层成像（optical coherence tomography，OCT）技术。IVUS 和 OCT 有着不同的技术特点和优势。

第一节　IVUS 与 OCT 成像原理和仪器比较

一、IVUS 成像原理及仪器

IVUS 导管顶端带有压电晶体超声换能器，换能器发射超声脉冲，并接受来自组织的反射信号，传递到图像处理系统。由于组织的性质不同，对超声的吸收和反射不同，不同组织之间存在声学的界面，因此，可以根据接收到的超声信号的强弱以不同灰阶的形式在显示屏上显示图像，并据此判断病变的性质（图 6-3-1）。

IVUS 仪器有两个主要组成部分：①图像处理系统。负责发射超声波并将接收到的超声信号进行处理，进而在荧光屏上实时显示图像。②带微型换能器探头的导管。应用于冠状动脉内的超声导管直径多为 2.6～3.5F（0.96～1.17mm）。一般来说，换能器发放的超声频率越高，其分辨率越高，穿透力就越低。用于冠状动脉内显影的超声探头的频率较高（20～40MHz）。IVUS 的穿透力（4～10mm）和扫描范围较大，可以显示冠状动脉全层的结构。

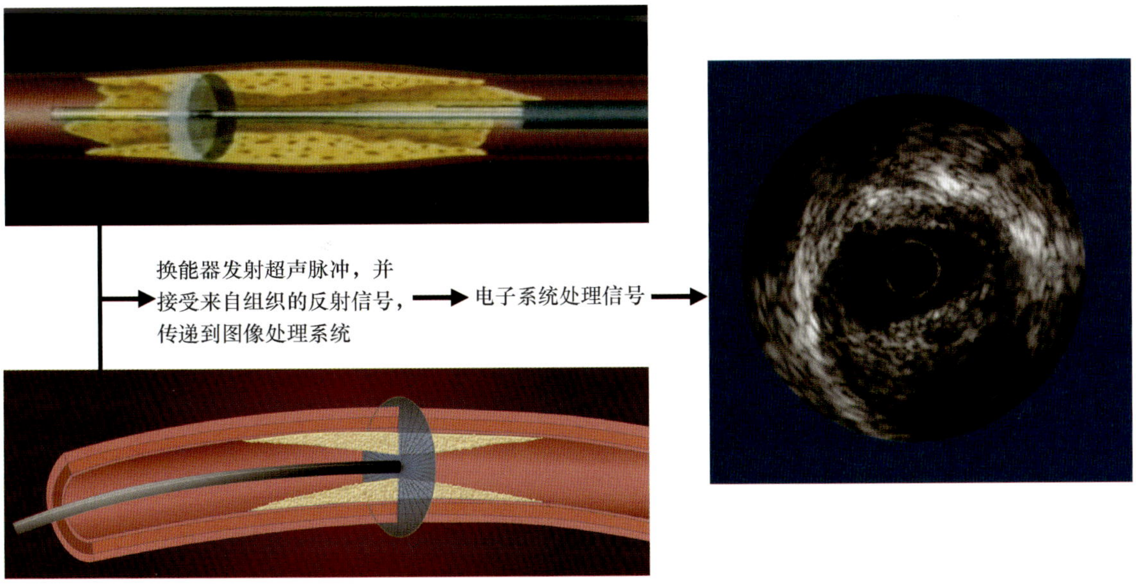

图 6-3-1　IVUS 成像原理

但是，IVUS的空间分辨率较低（轴向和横向分别为100～150μm和150～300μm）。

按设计类型不同，IVUS导管及其相应的成像系统主要分为两种：机械旋转型和相控阵型（图6-3-2）。最常见的IVUS导管是在顶端安装一个单一的机械传感器，快速旋转显示整个血管横断面。机械旋转型换能器具有设计简单、更少的复杂技术及更大的输出信号功率等优点，以100～150μm的分辨率显示更好的图像质量。缺点是机械旋转型换能器的灵活性低，妨碍了中央导丝的联合使用。因此，这些导管难以通过弯曲的血管。单一的换能器发出的超声波呈扇形，相控阵型换能器采用多个环形排列的换能器进行360°的图像成像，它需要复杂的编程，且图像质量易受影响。但是随着高速的计算机、改进的软件的出现，以及导管尖端附加要素的安装，相控阵型图像在过去的几年里取得很大的进步，图像质量与机械旋转型图像相当。

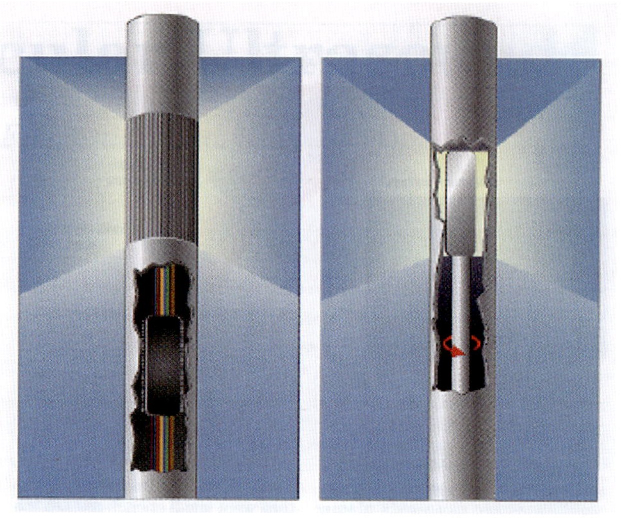

图 6-3-2　相控阵型换能器（左）和机械旋转型换能器（右）

传统的灰阶IVUS主要应用反射超声的幅度信息产生图像，需要大量的后处理，为了提高反射超声信号的定性分析能力，Kawasaki等[1-2]发明了一种应用射频信号时域信息分析斑块特性的方法，称为整合背向散射血管内超声（integrated backscatter，IB-IVUS），这种方法在体外检测富含脂质斑块的敏感性为90%，特异性为92%。虚拟组织学血管内超声（virtual histology，VH-IVUS）采用频率和幅度信息分析检测纤维斑块、纤维脂质斑块、坏死核心（necrotic core，NC）和钙化病变（图6-3-3、图6-3-4），报道的VH-IVUS识别富含脂质NC的敏感性和特异性分别为91.7%和96.6%。VH-IVUS无法诊断血栓，后者根据形成时间的不同在VH-IVUS上分别表现为纤维或纤维脂质斑块，VH-IVUS亦不适用于支架置入术后随访或新生内膜的评判。

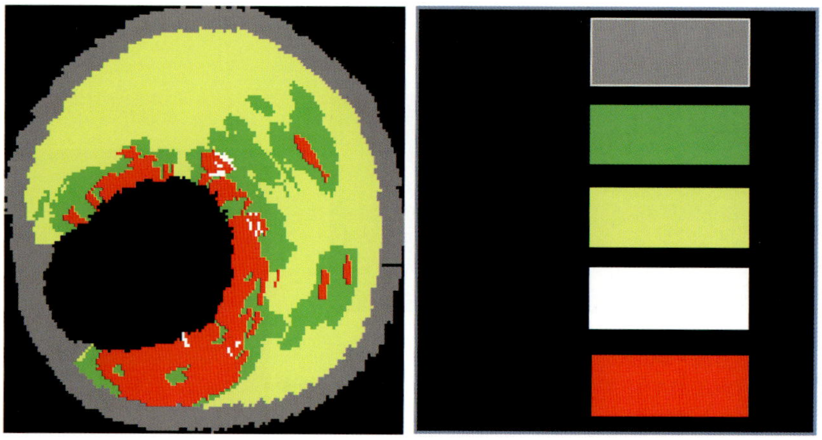

图 6-3-3　虚拟组织学血管内超声（VH-IVUS）

二、OCT成像原理及仪器

OCT是将光学相干技术与激光扫描共焦技术相结合，利用波长为1300nm左右的近红外线光波作为光源，通过分光器将光源发出的光分为样本光束和参照光束，采用距离相同的参照光束与样本光束反射波相遇后产生的光学相干现象，经计算机处理成信号后得到相应图像。用光波反射时间和光波延

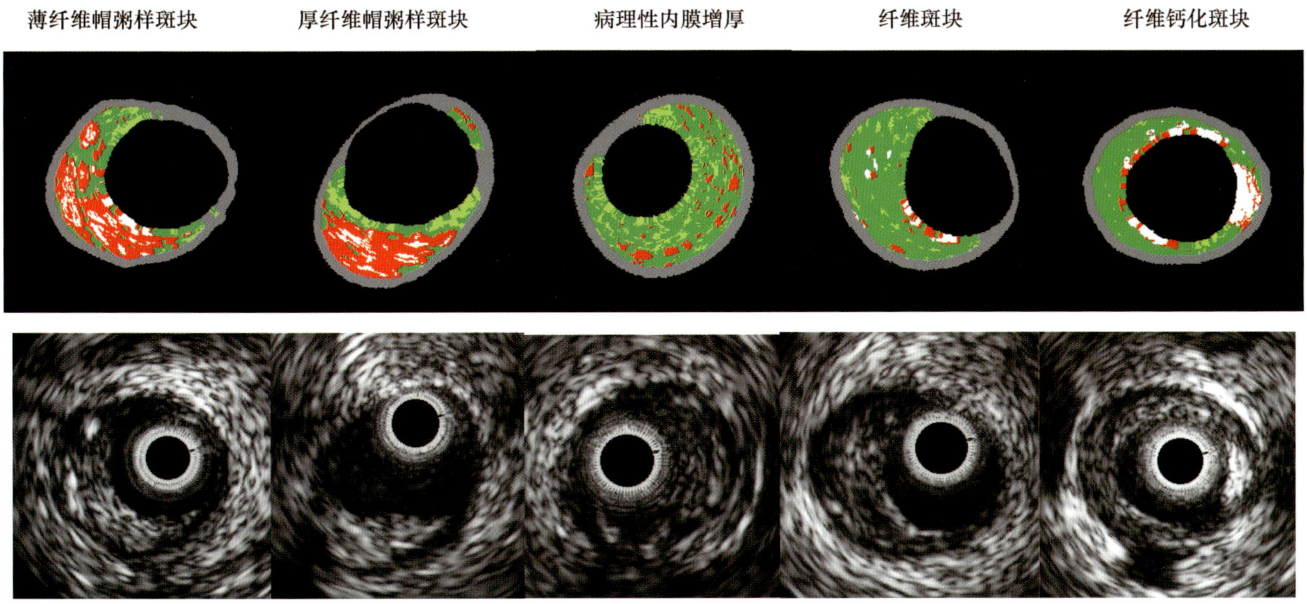

图 6-3-4　虚拟组织学分类

迟时间来测量距离。光波强度代表深度，从而获得组织图像（图 6-3-5）。OCT 具有较高的空间分辨率（10～15μm），但穿透力（1～1.5mm）和成像范围较小，且易受血液中红细胞的影响，成像时需排除红细胞干扰。

完整的光影仪包括光源、分管器、参考壁、样本壁、探测器，以及数字处理器。样本臂是由一个可旋转的光学耦合器（又称探头连接单元，PIU）和成像导丝导管组成的（图 6-3-6），其作用就是将检测光引导到所需检测的血管壁上。

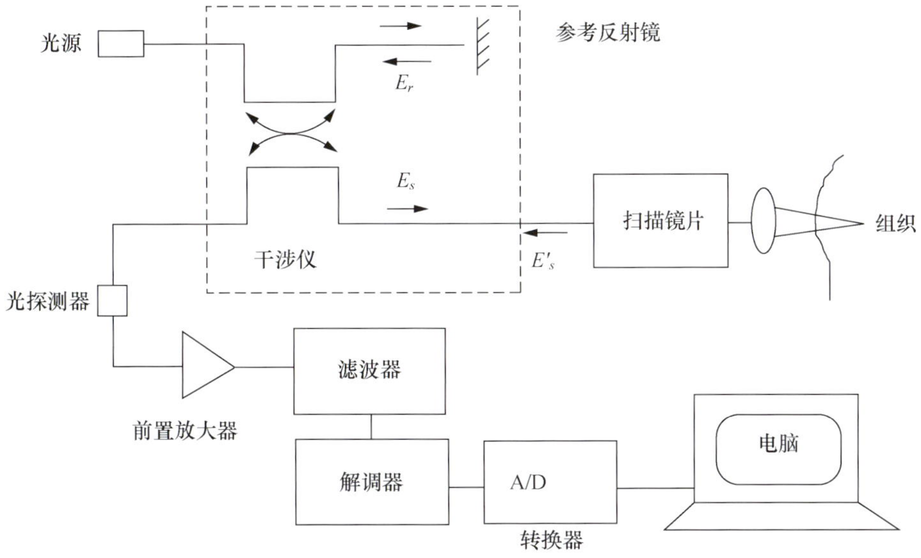

图 6-3-5　OCT 成像原理

目前市场上提供的 OCT 主要有两种：①传统的时域 OCT（time domain OCT，TD-OCT）技术，成像时需要用球囊阻塞病变血管近端，操作复杂，引起缺血并发症的概率较大，在一定程度上限制了

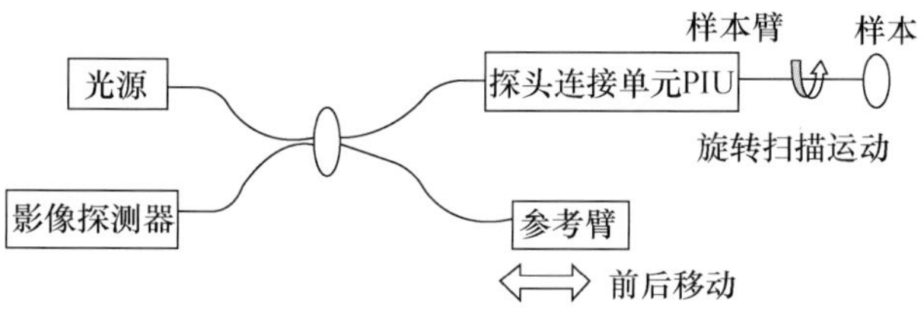

图 6-3-6 OCT 成像设备组成

OCT 的临床应用。②频域 OCT（frequency domain OCT，FD-OCT）技术，具有较快的成像速度，成像时无需阻断病变血管，有效地减少了缺血并发症的发生率。同时，FD-OCT 进一步提高了空间分辨率。这些进展使 OCT 技术得以在临床中广泛使用[3]。

三、OCT 与 IVUS 成像技术对比（表 6-3-1）

表 6-3-1 TD-OCT、FD-OCT 和 IVUS 的技术对比

	TD-OCT	FD-OCT	IVUS
轴向分辨率（μm）	10～20	12～15	100～150
横向分辨率（μm）	25～40	19	150～300
成像速度（帧/秒）	15～20	100	30
回撤速度（mm/s）	0.5～2.0	10～25	0.5～2.0
扫描直径（mm）	6.8	10	8～15
穿透深度（mm）	1～2	1～2	4～8
球囊阻断	需要	不需要	不需要

TD-OCT：时域光学相干断层成像；FD-OCT：频域光学相干断层成像；IVUS：血管内超声成像

第二节 IVUS 和 OCT 图像的判断

一、IVUS 图像的判断

正常的冠状动脉由圆形的管腔和环绕管腔、具有不同回声特性的层状结构的管壁组成。正常的血管壁分内膜、中膜和外膜三层结构。管腔内血液随超声探头频率的不同而有不同的表现，频率较低（如 20MHz）时呈低回声或无回声，频率较高（30～40MHz）时血液内的有形成分使其表现为弱而纤细、无特定结构的回声，能随血液移动而蠕动。从内膜反射的超声波显示为单个的同心回声，然而，并非所有超声波都被内膜反射，一些可以穿透中膜。中膜主要由均匀的平滑肌细胞组成，因此，超声波以最小的反射经过中膜，表现为无回声区域。外膜拥有许多平行排列的胶原纤维，具有高反射性，超声波经过多重界面的反射，显得非常明亮。因此，正常的冠状动脉解剖产生明暗相间的三层结构：①内层，代表内膜和内弹力膜，此层与中层和管腔相比，相对回声较强；②中间无回声层，代表中膜；③外层，有特征性的“洋葱皮”样表现，代表外膜和外膜周围的组织。在 IVUS 图像上，外膜和血管周围组织之间没有明确的界限。大约 50%的正常冠状动脉表现为单层结构。需要指出的是，IVUS 图像上指的三层结构并不是组织学上的内膜、中膜和外膜。

冠状动脉粥样硬化斑块在 IVUS 上表现为内膜和内膜下组织的增厚，占据部分管腔。IVUS 可评价粥样病变的分布范围、严重程度及其组成成分（图 6-3-7）。IVUS 根据病变的超声回声特性进行斑块的分类。纤维组织含量越多，斑块的回声越强。IVUS 图像上通常将斑块内的回声与血管周围代表外膜或外膜周围组织的回声比较来确定斑块的“软硬”程度。“软”斑块指斑块的回声较其周围的外膜组织要低，并非指病变本身的软硬。“纤维”斑块的回声强度中等，与外膜相似，回声密度介于软斑块和钙化斑块之间，非常致密的纤维斑块足以引起声波的衰减而产生声影，从而被误认为钙化。“钙化”病变回声更强，超过周围的外膜组织，并伴有下方的声影（图 6-3-8）。混合性斑块指斑块含有一种以上回声特性的组织，也有将其描述为纤维钙化斑块或纤维脂质斑块。血栓性病变在 IVUS 上常表现为管腔内的团块，可表现为分层、分叶，回声较弱，通常不均匀，有斑点状或闪烁状回声，血栓组织与原有的斑块组织可呈分层现象，两种组织的回声密度可有明显的差异。有时停滞的血液可表现为管腔内不均匀的低回声区，需与血栓相鉴别，前者在注射生理盐水后回声消失。需要指出的是，IVUS 对血栓的检出能力不如 OCT（图 6-3-9 至图 6-3-11），尤其在静止

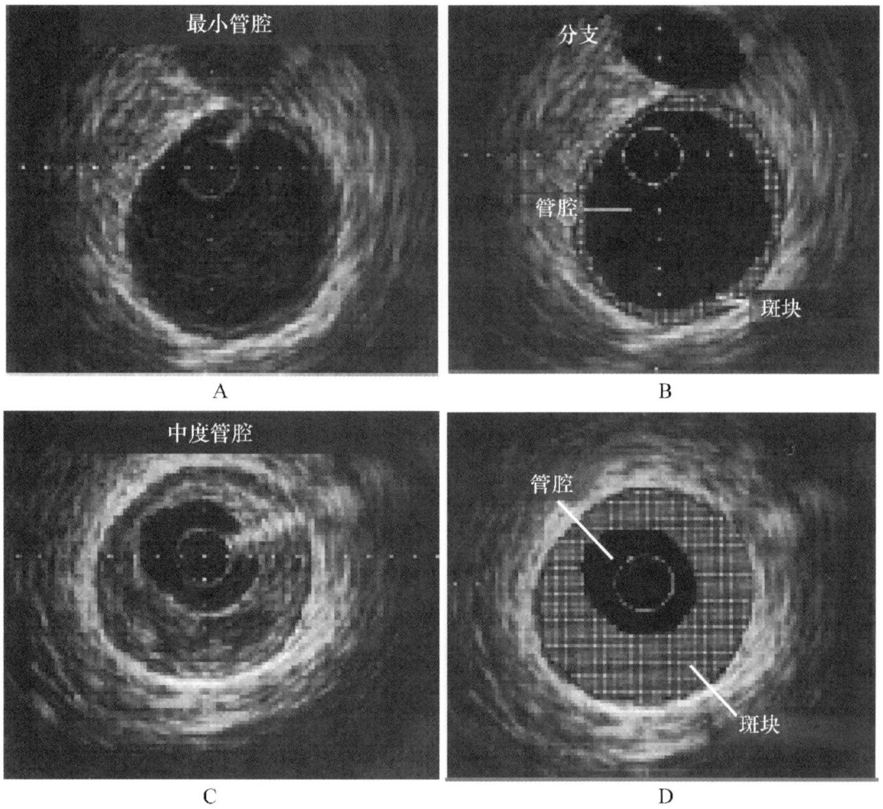

图 6-3-7 冠状动脉粥样硬化的 IVUS 图像

引自 *Yock P*，*Fitzgerald P*，*Popp R*. *Science and Medicine 1995*；*2*：*68.*

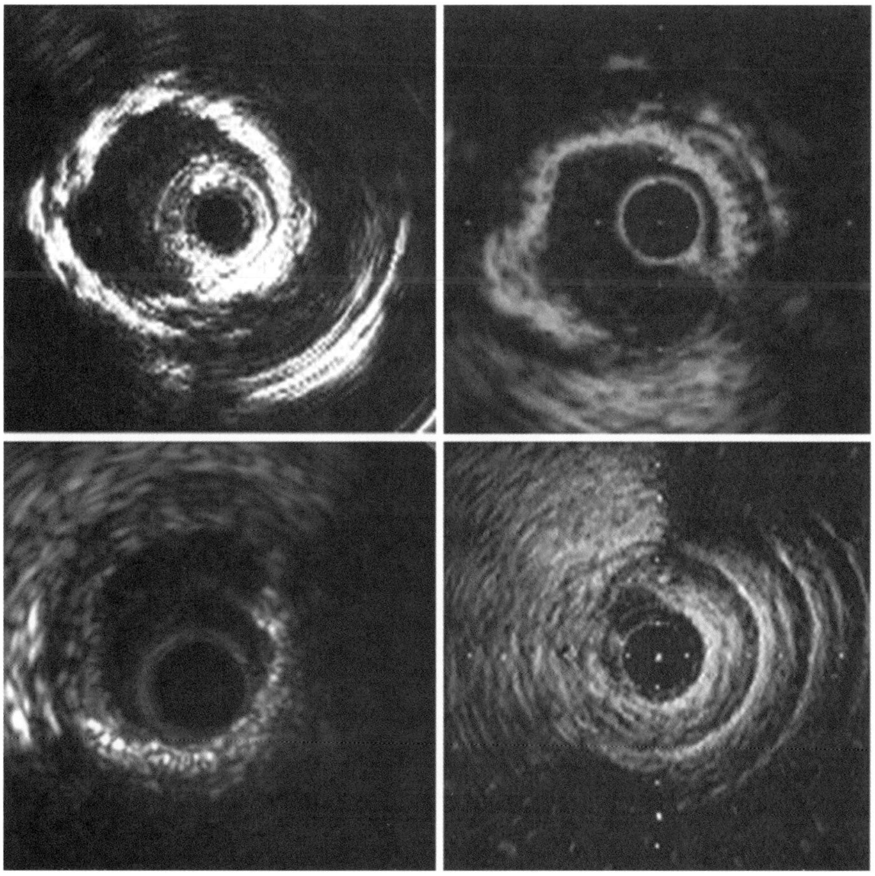

图 6-3-8 钙化病变的 IVUS 图像

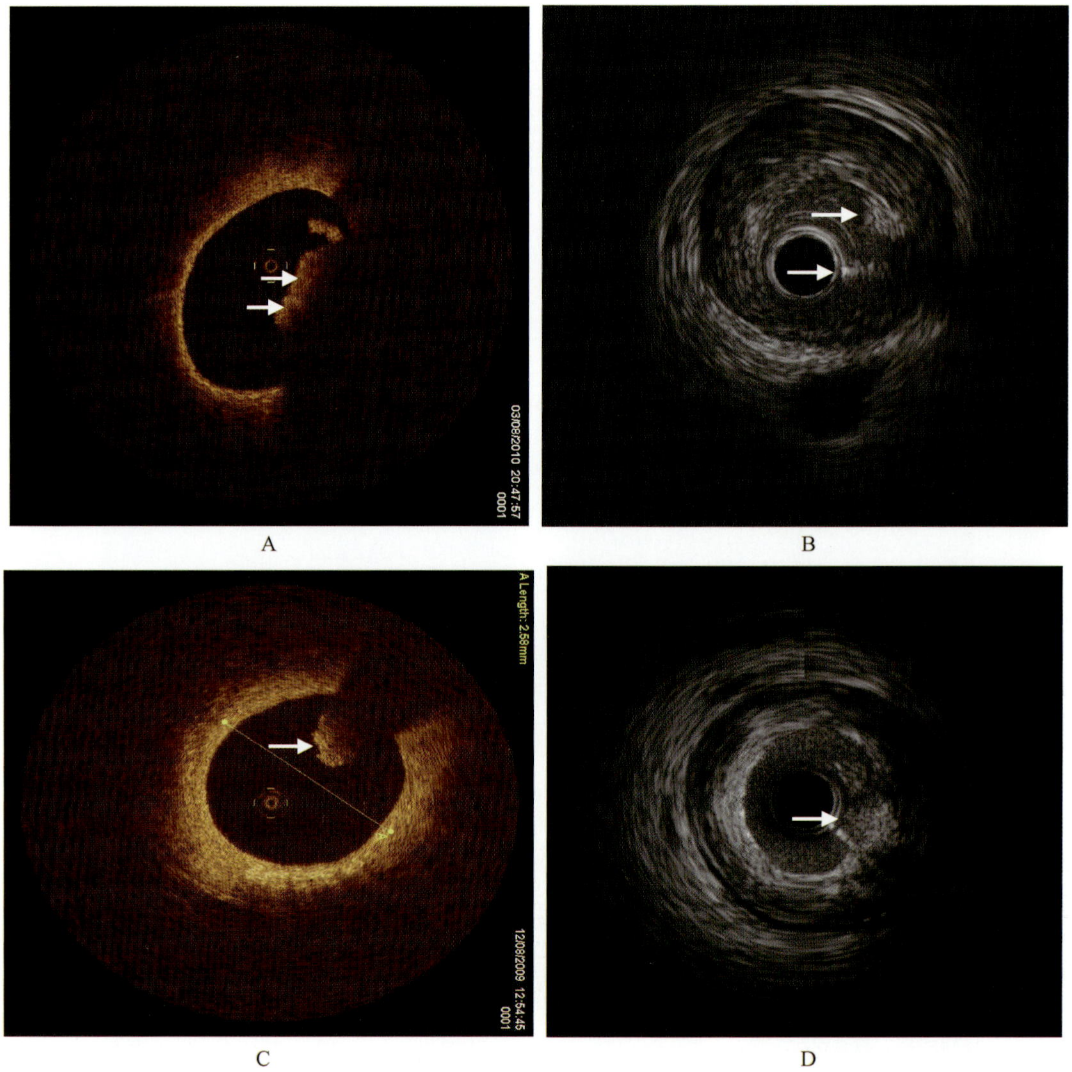

图 6-3-9 冠脉血栓病变 OCT（A、C）及 IVUS（B、D）检测比较

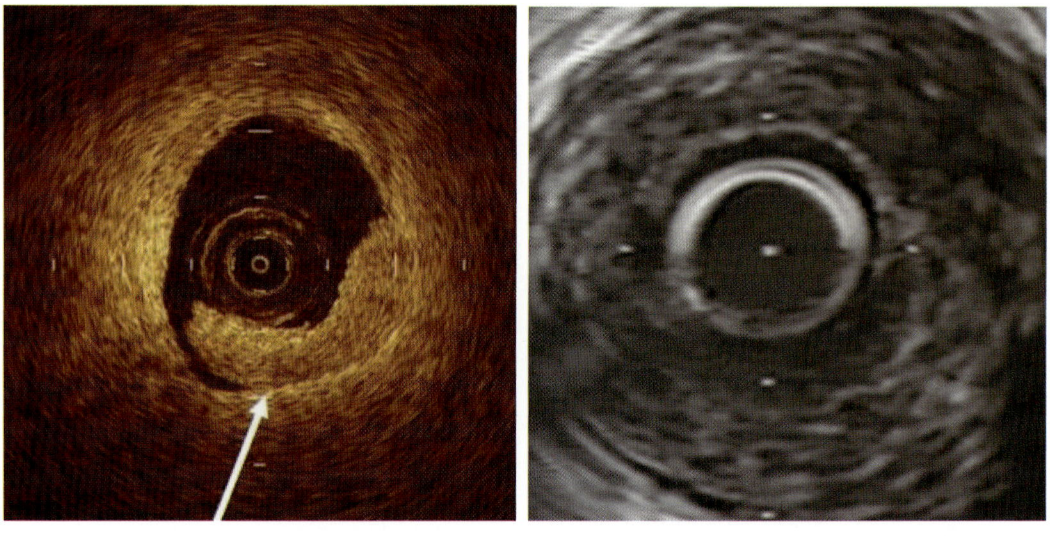

图 6-3-10 白血栓的 OCT（左）及 IVUS（右）检测比较

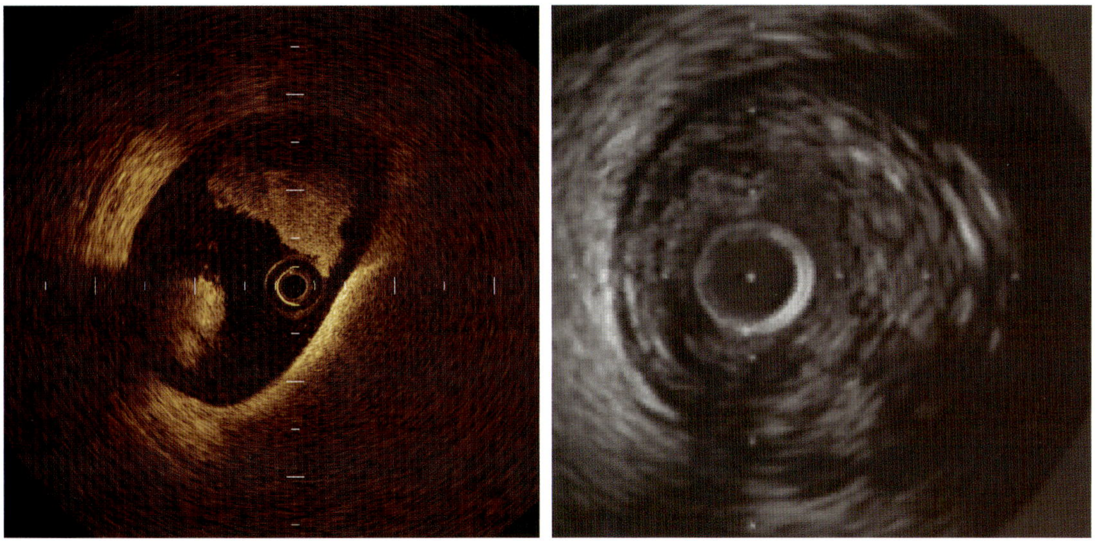

图 6-3-11 混合血栓的 OCT（左）及 IVUS（右）检测比较

的图像上对血栓鉴别更困难，有时需结合血栓性病变前后邻近节段的斑块的性质，或密切结合临床来做出判断。易损斑块一般指含有大的脂核和薄的纤维帽的病变，斑块溃疡和斑块破裂则指斑块内膜的纤维帽破裂，完整性被破坏，有时斑块表面可出现糜烂，破裂的斑块上可见到血栓性病变，这些病变常见于急性冠状动脉综合征的患者，造影所见的狭窄程度未必很严重。IVUS 图像上还可根据斑块在管壁上的分布将病变分为偏心性和向心性，如斑块最厚部分的厚度超过最薄部分的 2 倍，或尚存无斑块的管壁，则视为偏心性斑块。

二、OCT 图像的判断

在正常的冠状动脉，光可被内弹力膜和外弹力膜高度反射，因此，正常冠状动脉壁在 OCT 图像上表现为包含三个同心层的圆形结构。最里面的高信号层代表内弹力膜，中间的黑色层代表中膜，外面的高信号层代表外弹力膜。OCT 图像的三层结构不同于 IVUS 图像的三层结构（图 6-3-12）。OCT 有更高的分辨率，可以正确识别无病变的冠状动脉，并且可显示亚临床动脉粥样硬化病变的程度。

OCT 能够更详细地显示冠状动脉病变的结构和

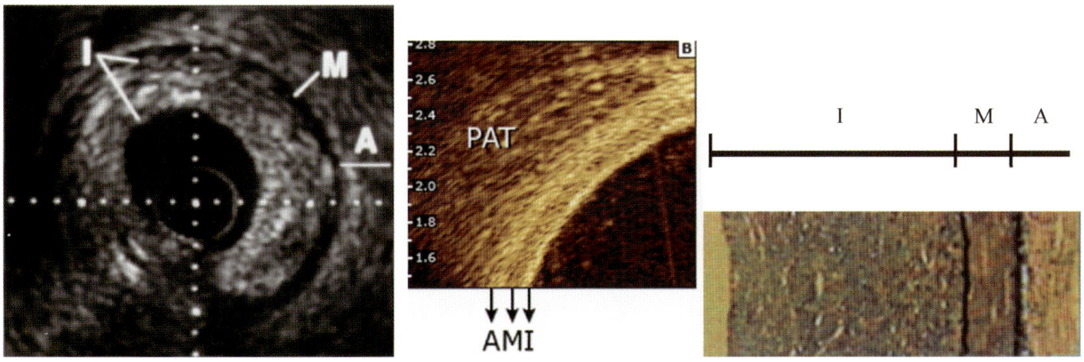

A　　B　　C

图 6-3-12 正常冠状动脉壁的 OCT 与 IVUS 图像比较

A. IVUS 下冠状动脉壁的三层结构；B. OCT 下冠状动脉壁的三层结构；C. 组织学对照。I：内膜；M：中膜；A：外膜；PAT：血管周围组织范围（图 6-3-13）。不同的动脉粥样斑块成分具有不同的光学特性，“纤维”斑块富含胶原纤维和平滑肌细胞，呈现均匀的 OCT 信号。“钙化”斑块的 OCT 表现为轮廓清晰的低背散射、低信号的不均匀区域。“坏死核心”或“脂质斑块”的轮廓不那么清晰，表现为弥漫分布低信号区域，上面覆盖与纤维帽相对应的高信号条带。薄纤维帽粥样斑块（thin cap fibroatheroma，TCFA）是一种特殊类型的斑块，定义为纤维帽厚度≤65μm，脂质核≥2 个象限（图 6-3-14），被认为是最不稳定的斑块，容易破裂导致急性冠脉综合征（acute coronary syndrome，ACS）。

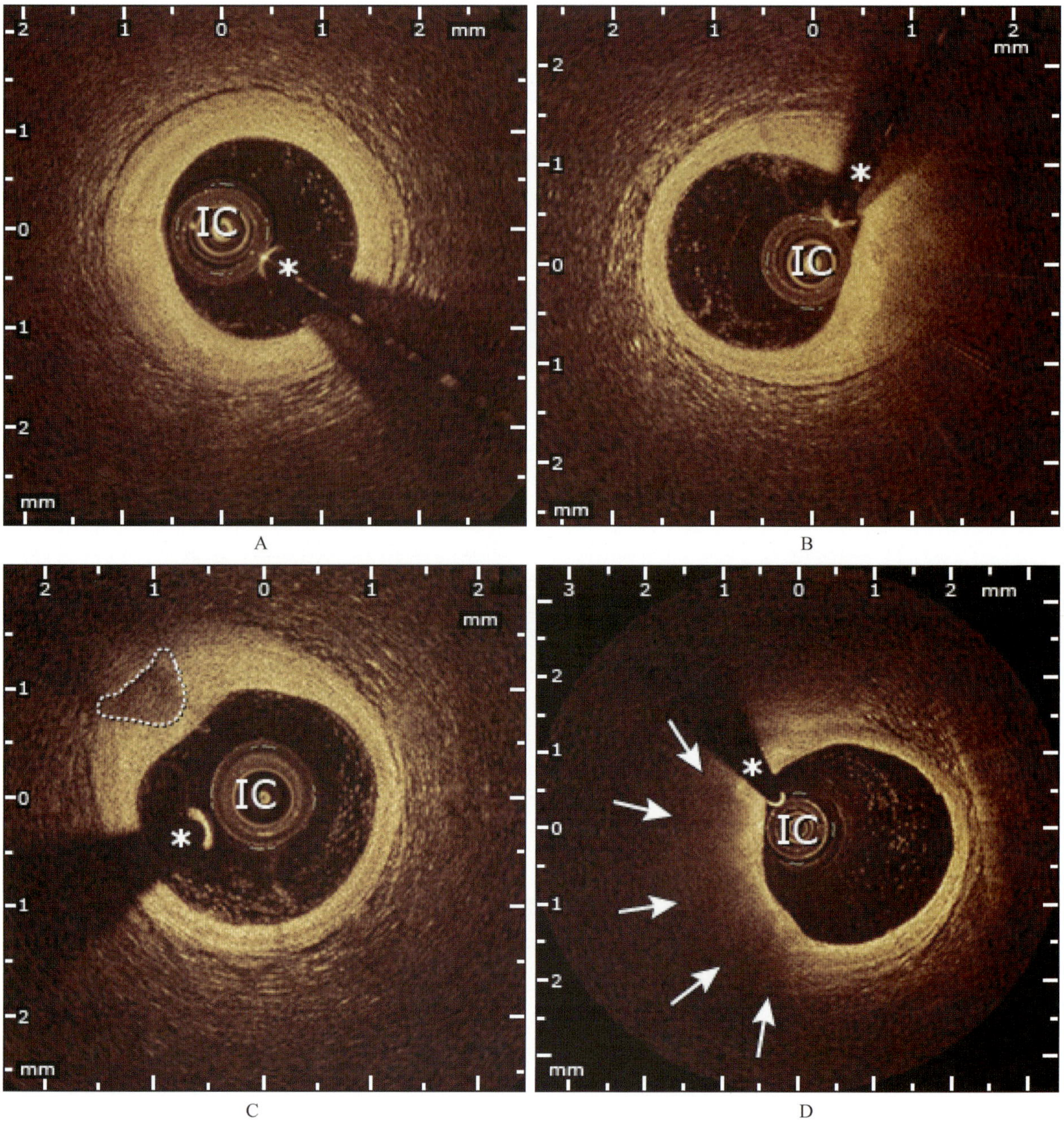

图 6-3-13 不同冠状动脉斑块的 OCT 图像

A. 向心性纤维斑块；B. 偏心性纤维斑块，局部可见边界清楚、低信号的钙化区域；C. 偏心性纤维脂质斑块；D. 偏心性富含脂质斑块，纤维帽表现为邻近管腔的高信号、亮黄色区域，信号迅速衰减

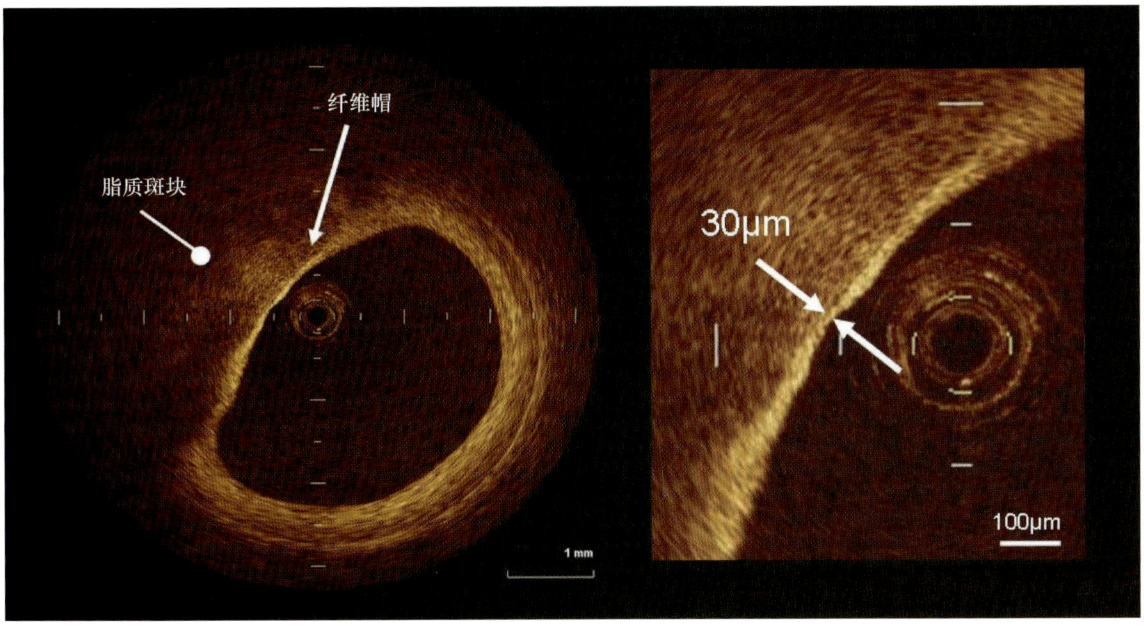

图 6-3-14 薄纤维帽脂质斑块

第三节 IVUS 与 OCT 临床应用对比

一、判断斑块成分

OCT 与 IVUS 均可用于对斑块成分的评价（图 6-3-15）。OCT 图像中，纤维成分呈高信号，脂质成分呈边界模糊的低信号，钙化成分呈边界清晰的低信号，由此可对斑块成分进行判断[4]。但由于 OCT 穿透力有限，所以对于较大的斑块，OCT 难以评估斑块深部的性质。IVUS 检查中，斑块回声强度表现为脂质斑块≤纤维斑块≤钙化斑块。然而，在 IVUS 图像上不同组织的回声特征有时候是相近的，很难区分，所以对斑块成分的准确解读有赖于检查者对回声信号的经验性分析。因此，与 IVUS 相比，OCT 检测早期动脉粥样硬化、坏死核心（NC）或富含脂质组织及血栓的准确度更高，对于钙化病变，OCT 可以清晰地描记病变的轮廓，增加对斑块大小估计的精确度，而 IVUS 由于受伪影的影响往往低估了钙化病变的范围。

二、鉴别易损斑块

易损斑块在 ACS 的发病和进展中起重要作用，其组织学特征包括薄纤维帽粥样硬化斑块（即有较大的脂质核心、薄纤维帽和富含巨噬细胞的斑块）、富含糖蛋白基质或炎症导致内皮受侵蚀的斑块以及血栓形成、钙化结节斑块（图 6-3-16）[5]。IVUS 具有良好的血管穿透性，能够检测脂质池容积，敏感性达到 80%～90%，但是由于其空间分辨率仅 100μm，难以区分纤维帽厚度<70μm 的易损斑块。OCT 空间分辨率较高，适于检测易损斑块纤维帽的厚度和纤维帽中巨噬细胞的含量（图 6-3-17）[6]。OCT 诊断薄纤维帽粥样硬化斑块的准确性高，可测量纤维帽厚度而变异性小（图 6-3-14）[7-8]。Kume 等[9]对 38 个心脏标本中提取的 108 个血管病变分别进行 OCT、IVUS 和组织学检查，对于组织学检查定义的易损斑块，OCT 诊断的敏感性和特异性分别为 90% 和 79%。而 IVUS 对于易损斑块和非易损斑块没有明显的识别作用。Takahashi 等[10]对 70 例患者的 108 个病变分别用 FD-OCT 与 IVUS 评价薄纤维帽粥样硬化斑块，发现 IVUS 对于薄纤维帽粥样硬化斑块的诊断阳性预测值较低，阴性预测值较高，可作为较好的排除标准。因此，OCT 对易损斑块诊断价值较大，IVUS 对其有辅助作用。

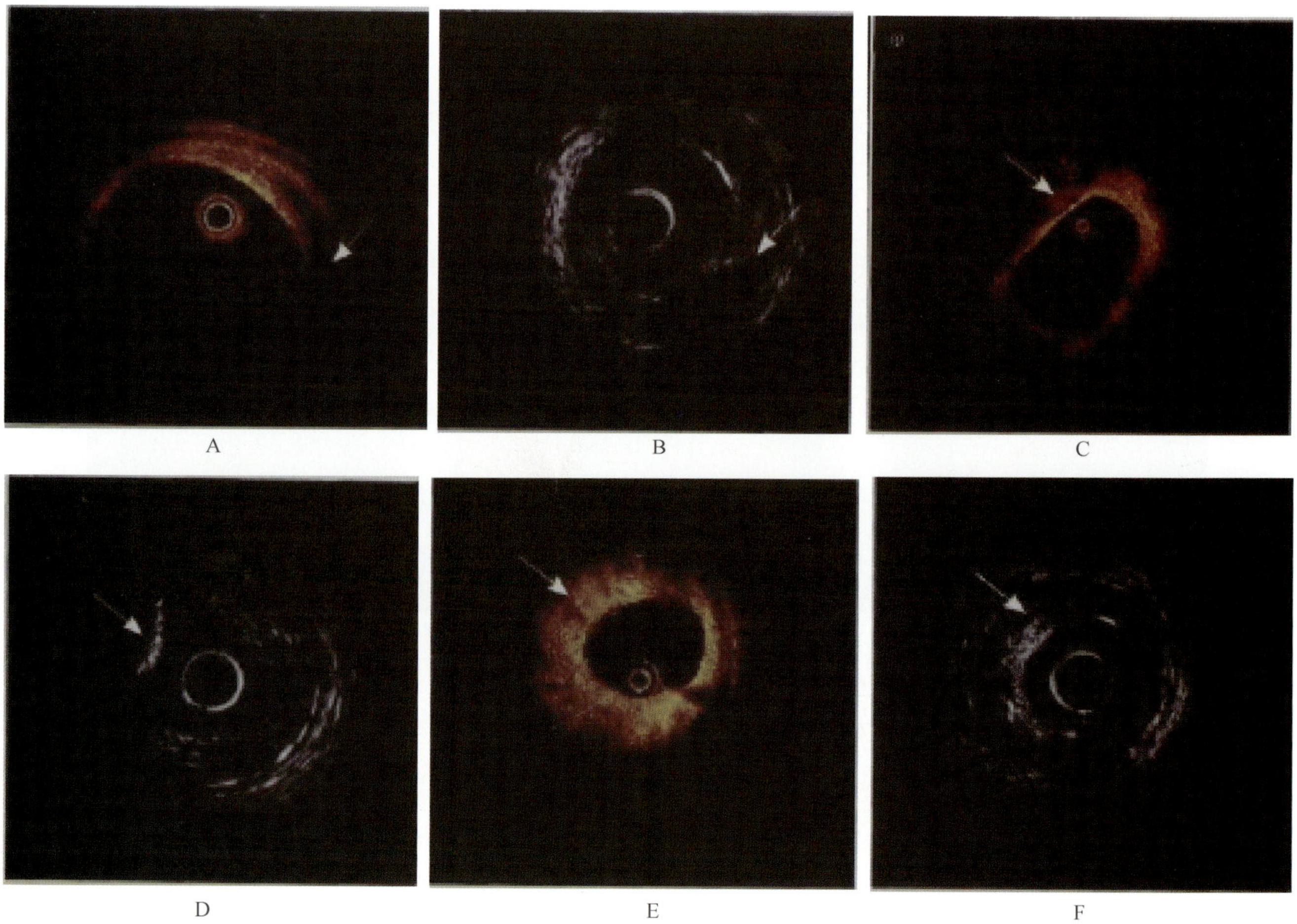

图 6-3-15 不同冠状动脉斑块的 OCT 图像（A、C、E）和 IVUS 图像（B、D、F）比较

A、B 脂质斑块；C、D 钙化斑块；E、F 纤维斑块

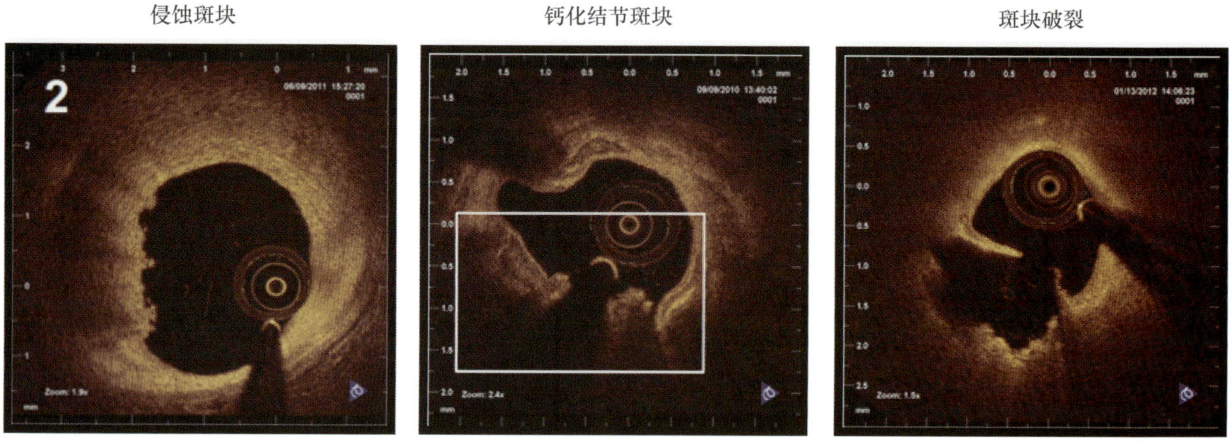

图 6-3-16 易损斑块的 OCT 成像

三、评价管腔狭窄程度

OCT 和 IVUS 均可用于精确测定冠状动脉管腔面积（minimal lumen area，MLA）及狭窄程度（图 6-3-18、图 6-3-19），进一步指导手术方案。IVUS 判断有临床意义的狭窄病变的最小管腔面积

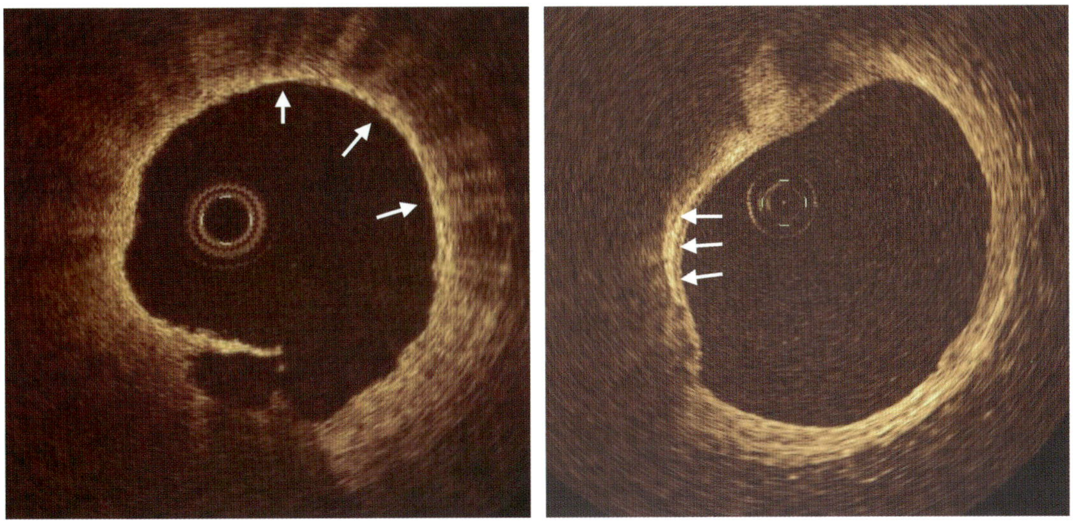

图 6-3-17 OCT 显示巨噬细胞浸润

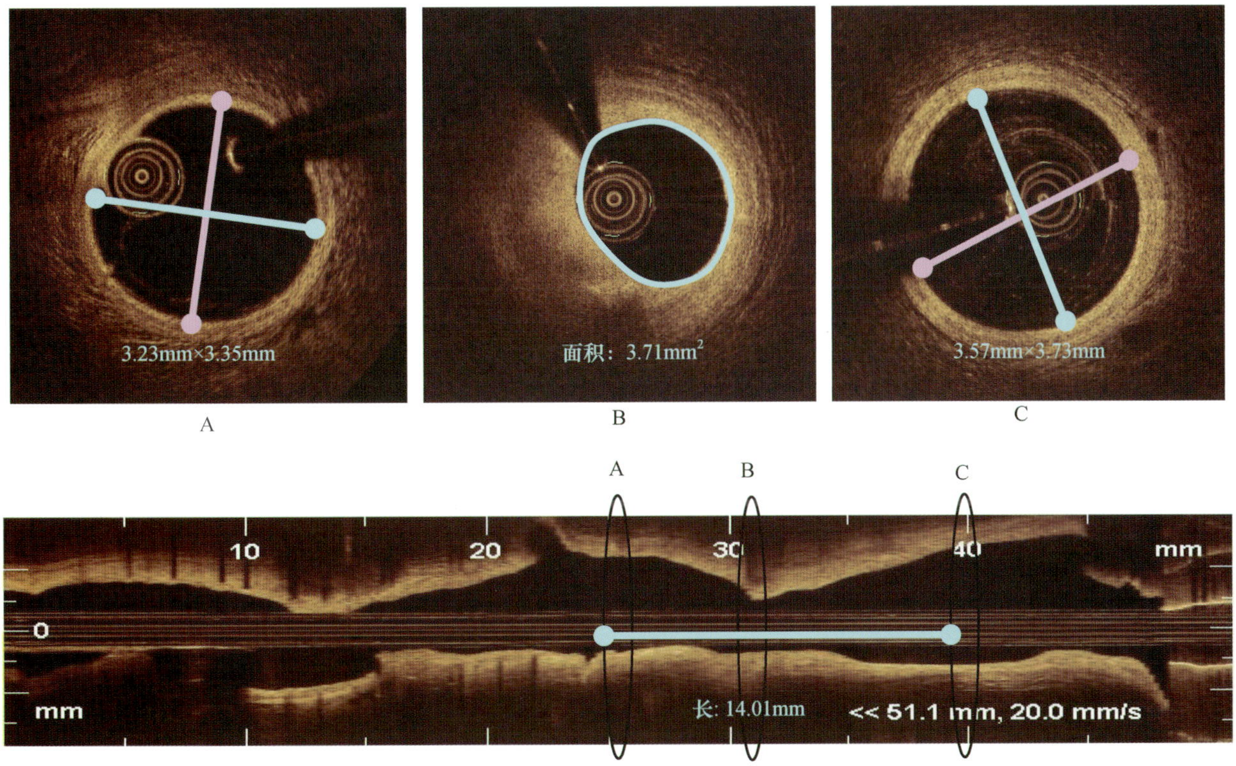

图 6-3-18 FD-OCT 测量最小管腔面积

界限值为 4.0mm²。OCT 判断有临床意义的狭窄病变的最小管腔面积界限值为 3.5mm²。

多项研究针对 OCT 和 IVUS 对管腔面积的测定能力进行了对比。Bezerra 等[11]对 56 例病变血管分别进行 IVUS 和 OCT 检查，并对相同横截面进行对比，结果显示 OCT 测得最小管腔面积小于 IVUS 测量结果。Ramesh 等[12]对 19 例病变进行同样的比较，结果也证实 OCT 对病变狭窄程度的估计更严重。对此，Gonzalo 等[13]以血流储备分数作为标准，评价 OCT 和 IVUS 对于血管狭窄严重程度的估计能力，结果显示，OCT 和 IVUS 对于病变狭窄程度均有低估，在管腔直径>3mm 的血管

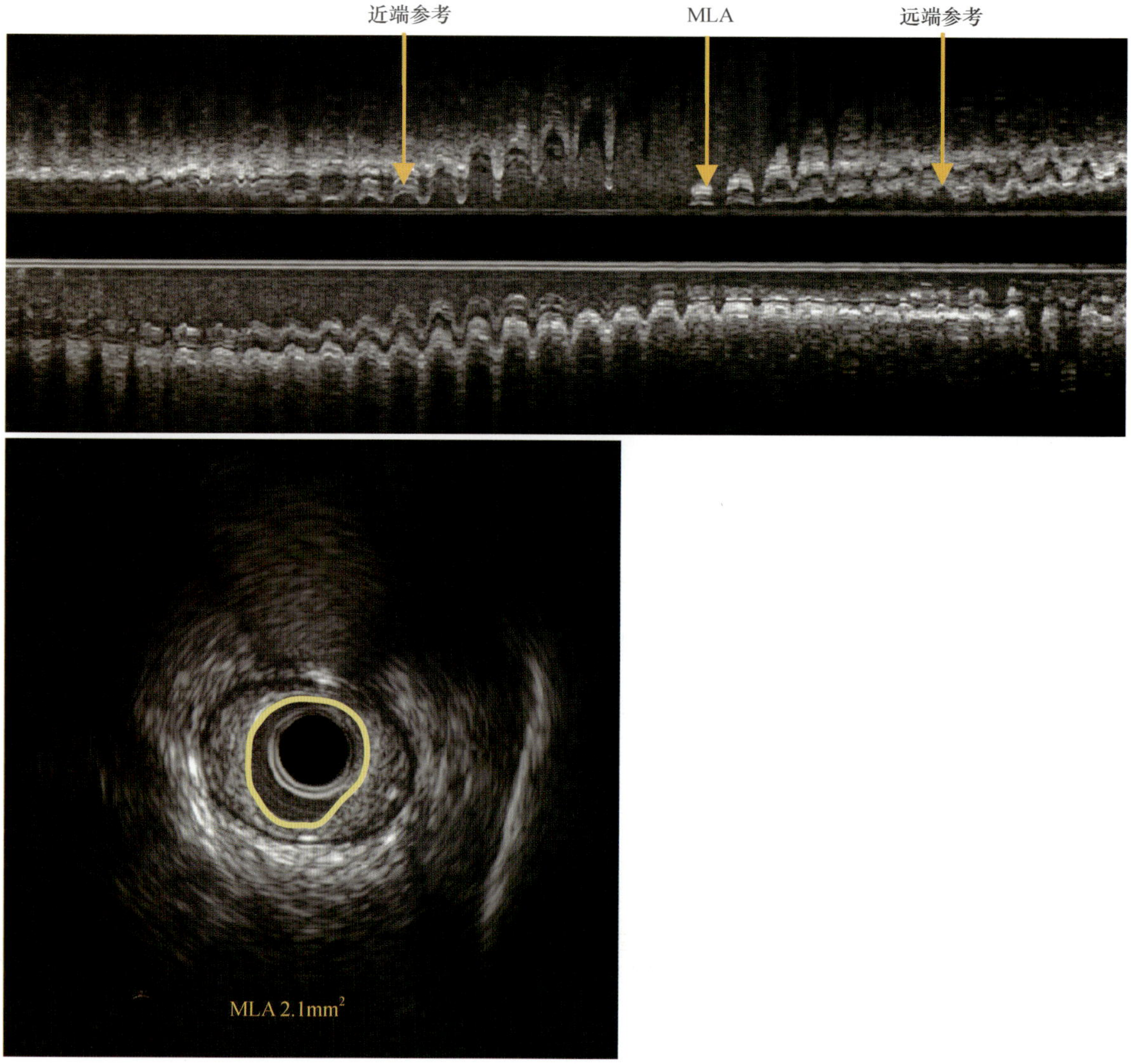

图 6-3-19 IVUS 测量最小管腔面积

中，IVUS 与 OCT 的测定能力无明显差异；在直径<3mm 的小血管中，IVUS 对病变程度的低估比 OCT 更加严重。另有研究用组织学检查评价 OCT、IVUS 对管腔狭窄的测定能力，同样证实两种检查均低估了病变严重程度，且 IVUS 的低估更加严重[14]。

然而，也有研究[15-16]指出，OCT 与 IVUS 所测得最小管腔面积无统计学差异。由于现有研究样本量均较小，所以 IVUS 与 OCT 对管腔面积的测定能力的评价尚有待进一步大样本量研究证实。

四、评价支架置入术后的即刻效果

IVUS 提供了有关支架膨胀的范围及贴壁情况等有价值的信息，常被用来评价支架置入后的急性并发症。与 IVUS 相比，OCT 具有更高的空间分辨率，且血管壁与管腔的分界显示清晰，可以更清晰地显示支架置入术后即刻并发症（图 6-3-20）[17]。已有研究证实，与 IVUS 相比，OCT 对于 PCI 术后支架贴壁不良、血管夹层及支架内组织脱垂有更高的灵敏度（图 6-3-21 至图 6-3-23），可以发现更多的急性并发症[18]。然而，长期随访显示，仅能在 OCT 检查中显示的夹层、脱垂、支架贴壁不良等病变，均可自行愈合，未造成支架内狭窄或血栓形成[19]。因此，OCT 的高灵敏度是否有临床意义尚有待进一步探究。

支架移位　　组织突出　　血栓形成　　内膜撕裂

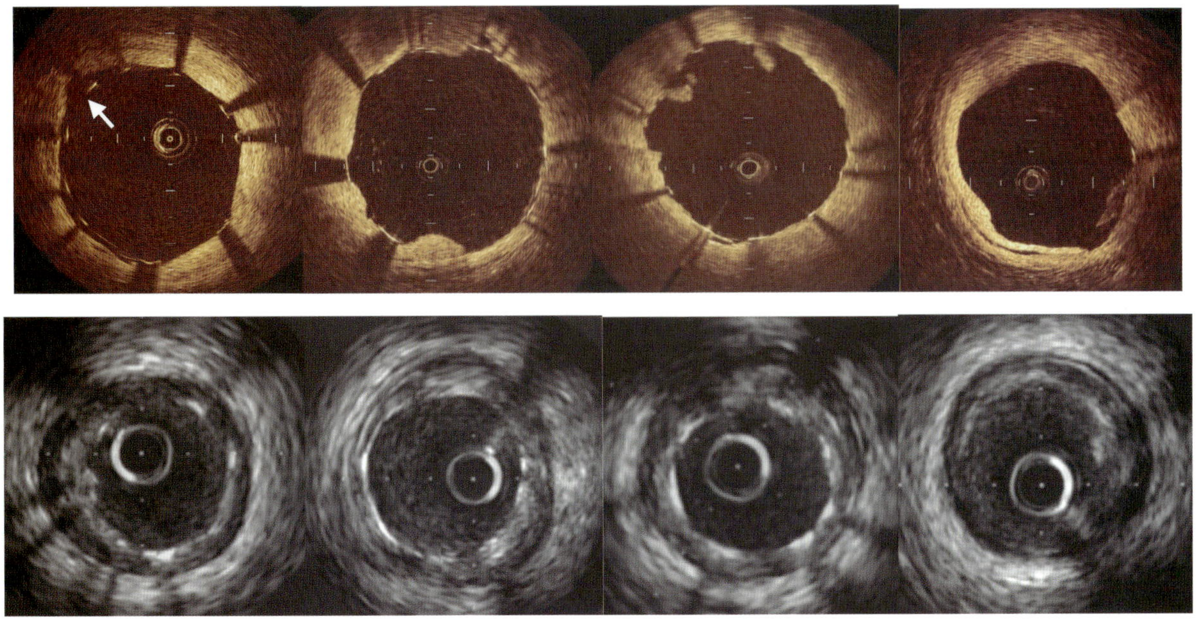

图 6-3-20　支架置入后血管的 OCT（上排）与 IVUS（下排）检测对比

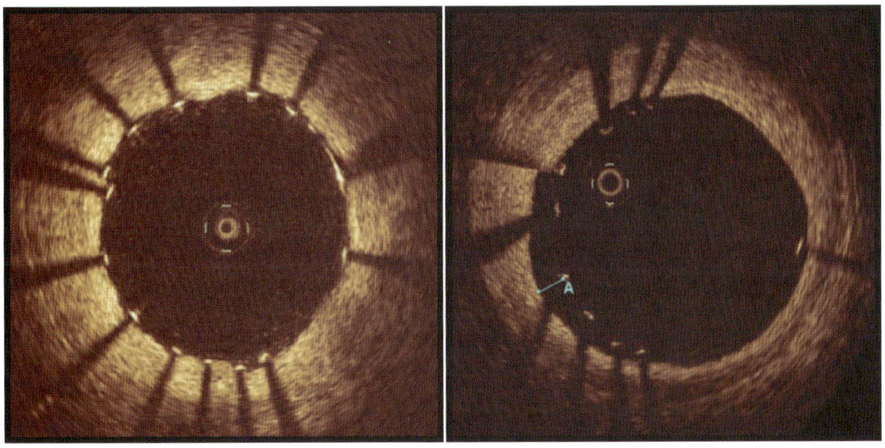

贴壁良好　　贴壁不良

图 6-3-21　OCT 评价支架贴壁情况

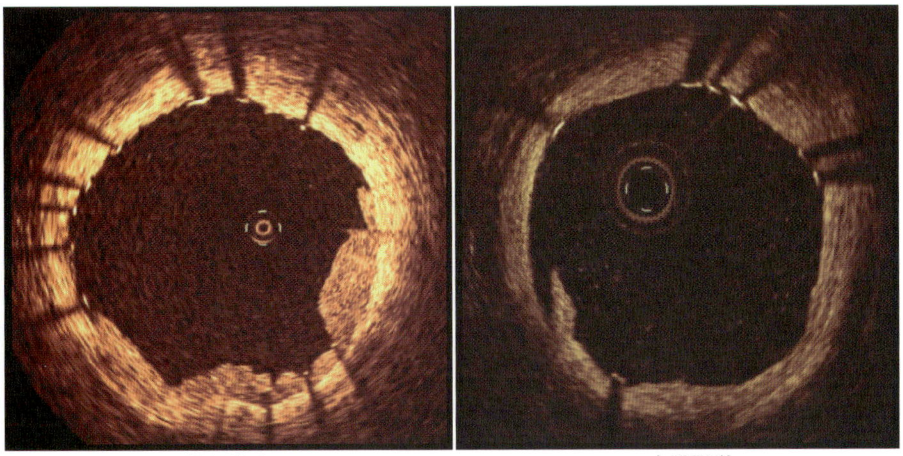

组织脱垂　　内膜撕裂

图 6-3-22　OCT 评价组织脱垂与内膜撕裂

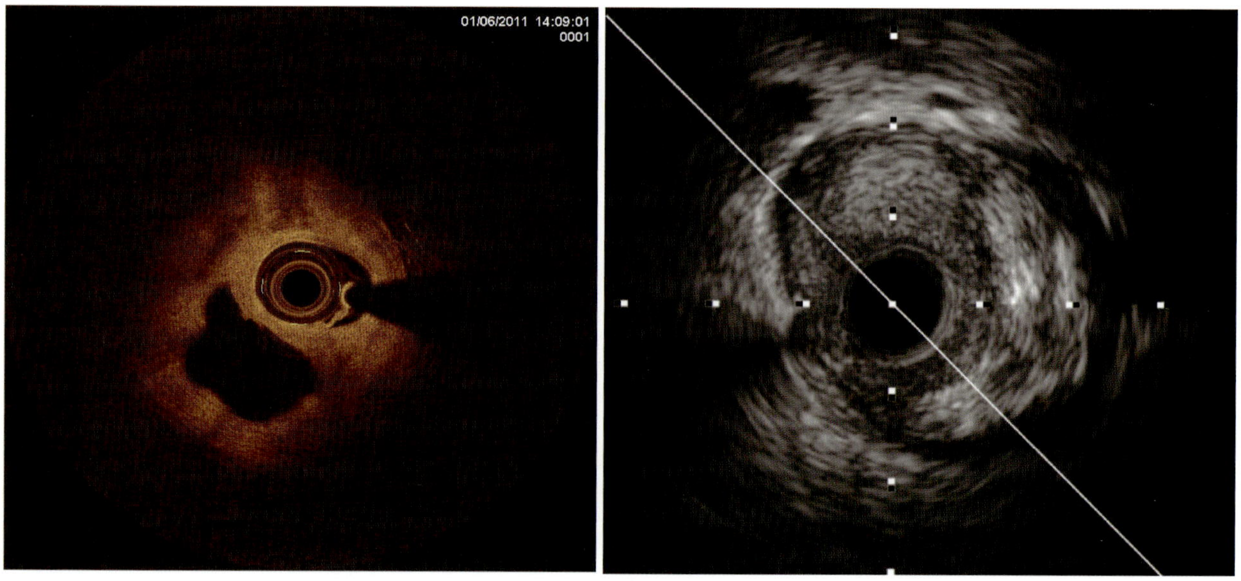

图 6-3-23 冠脉夹层的 OCT（左）及 IVUS（右）检测比较

五、PCI 术后的长期随访

支架内血栓形成是药物洗脱支架置入后的常见并发症，支架内膜覆盖不全是晚期支架内血栓形成的重要原因。研究证实，支架丝内膜覆盖比例达到 70%后，晚期支架内血栓的发生率大大下降[20]。因此，在 PCI 术后随访过程中，对于支架内膜覆盖程度的评价尤为重要。过去 20 年来，IVUS 成为评价内膜覆盖程度的主要手段。然而，有研究显示，在西罗莫司药物洗脱支架置入 6 个月后的随访中，2/3 的支架丝内膜覆盖厚度<60μm，中位内膜覆盖厚度为 52.5μm，小于 IVUS 的分辨率，故 IVUS 对内膜覆盖厚度较薄的支架丝评价不准确[21]。因此，OCT 与 IVUS 相比，其高分辨率可以对内膜覆盖厚度做出更准确的评价（图 6-3-24）。

新生内膜增生（NIH）也是造成支架内狭窄的重要原因。IVUS 和 OCT 均可通过测定支架内面积、管腔面积及内膜增生面积评价 NIH 情况（图 6-3-25）和支架内再狭窄（图 6-3-26）。有动物实验证明，与 IVUS 相比，OCT 对于管腔面积的测定与组

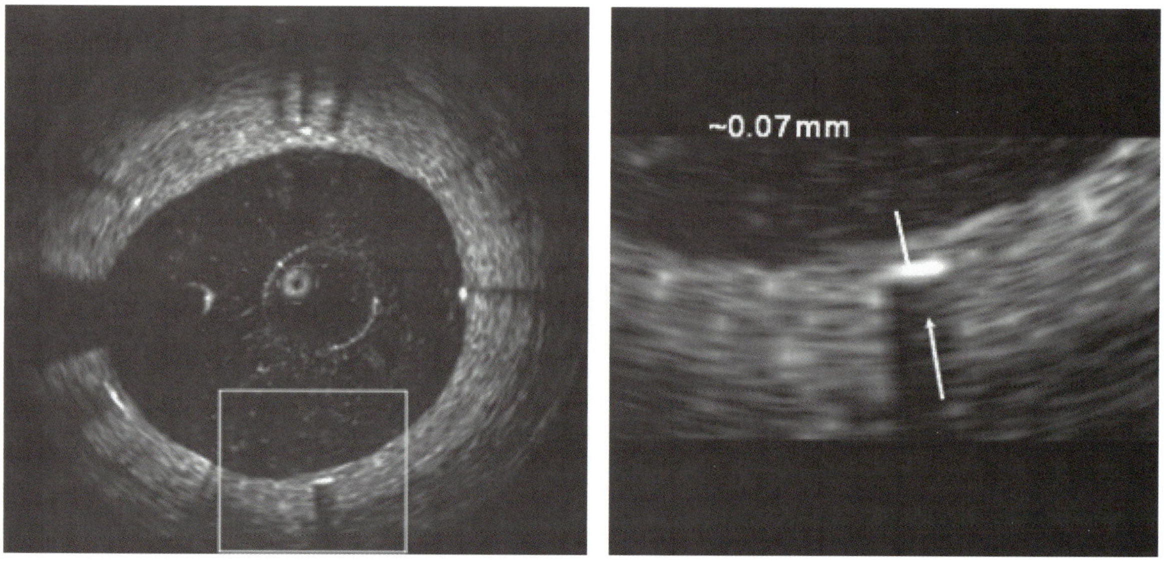

图 6-3-24 支架置入后随访内膜覆盖的 OCT 图像

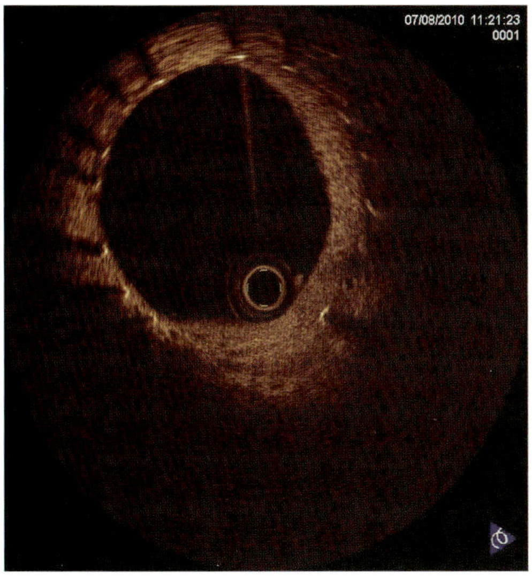

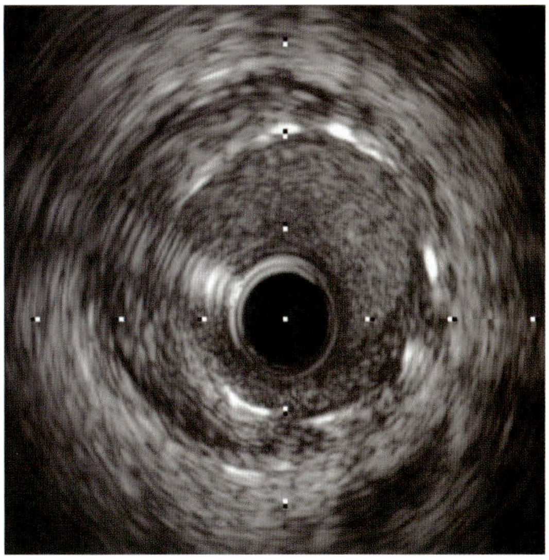

图 6-3-25 支架新生内膜的 OCT（左）与 IVUS（右）检测比较

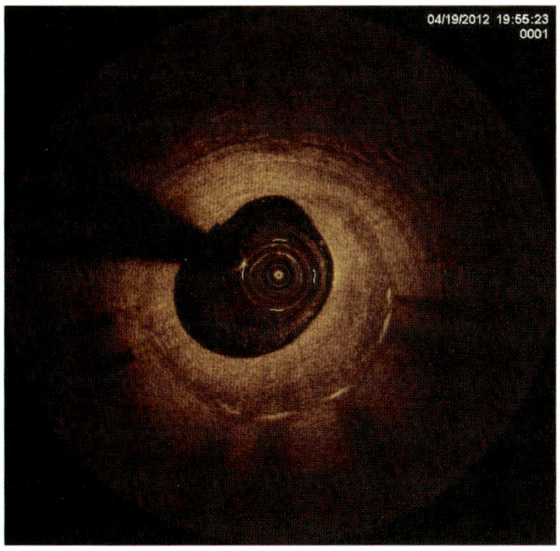

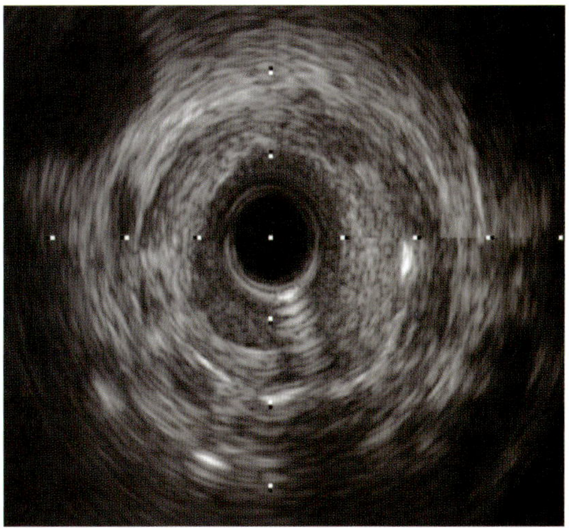

图 6-3-26 支架内再狭窄的 OCT（左）与 IVUS（右）比较

织学结果更加符合[22]。由于分辨率较高，OCT 可以识别厚度较薄的 NIH。Kwon 等[23]对 243 例患者支架置入术后进行 OCT 和 IVUS 检查，平均支架置入时间为 12 个月，结果显示，OCT 对 NIH 的检出率大于 IVUS，IVUS 仅对 NIH 面积＞14.7%的病变有诊断意义，并且 OCT 对 NIH 组织成分的识别更有优势。Suzuki 等[24]的研究也证实了这一点。

对于支架内血栓形成的患者，OCT 可以更好地识别血栓类型，但由于血栓中红细胞的阻挡作用，OCT 无法完全显示血栓外侧支架丝的贴壁及内膜覆盖情况。IVUS 可以穿透血栓，显示血栓深部的支架丝，同时，凭借较强的穿透力，IVUS 可以更好地观察动脉重塑的情况（图 6-3-27）[25]。故而 IVUS 与 OCT 有良好的互补作用。

六、指导经皮冠状动脉介入治疗术后球囊扩张

支架置入时的贴壁情况与支架内血栓形成有密切的关系。血管内成像技术可以评价支架置入术后即刻支架贴壁情况，对贴壁不良的支架可予高压球囊扩张，改善贴壁情况。Habara 等[26]选取 70 例 PCI 患者，随机分为两组，在 PCI 术前和术后分别进行 IVUS 与 OCT 检查，依据两项检查得出的支架内面积和支架贴壁情况决定是否进行球囊后扩张。术后再次使用这两种技术对支架面积和贴壁情况进行评估，比较两组支架扩张程度及支架内面积。结果显示，OCT 指导组支架内面积及支架扩张程度显

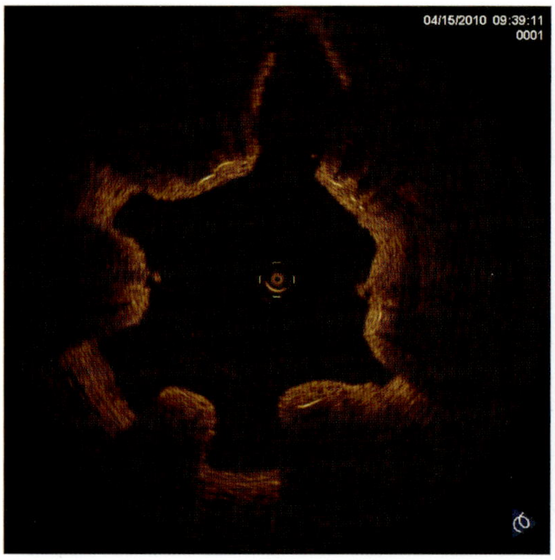

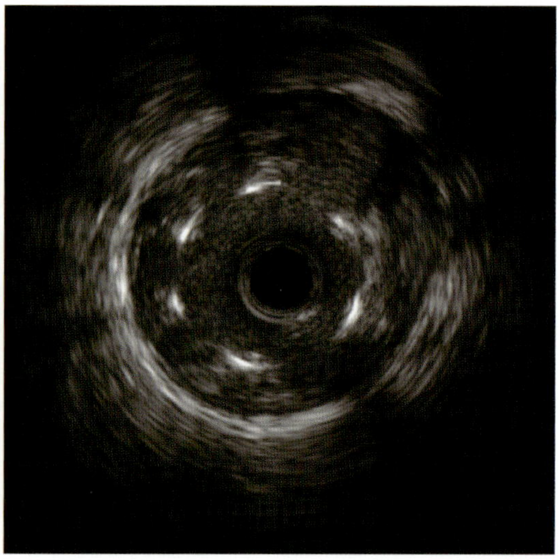

图 6-3-27 支架置入后正性重塑的 OCT（左）与 IVUS（右）检测比较

著小于 IVUS 指导组，OCT 对 PCI 的指导意义差于 IVUS。OCT 扫描范围较小，在直径较大的血管中无法观察到完整的血管壁边缘。对于无法观测到完整边界的血管，为了防止球囊压力过高造成血管损伤，血管内径及球囊压力均按最小管腔面积估计，故造成某些血管内支架扩张不完全。IVUS 成像范围较大，可以观察到完整的血管腔边界，对于球囊扩张的压力选择较 OCT 更为精确，故支架获得了更高的扩张程度。所以，IVUS 对于 PCI 的指导更有优势。

（刘　健　伍满燕）

参考文献

[1] Kawasaki M, Sano K, Okubo M, et al. Volumetric quantitative analysis of tissue characteristics of coronary plaques after statin therapy using three-dimensional integrated backscatter intravascular ultrasound. J Am Coll Cardiol, 2005, 45: 1946.

[2] Kawasaki M, Takatsu H, Noda T, et al. In vivo quantitative tissue characterization of human coronary arterial plaques by use of integrated backscatter intravascular ultrasound and comparison with angioscopic findings. Circulation, 2002, 105: 2487.

[3] Terashima M, Kaneda H, Suzuki T. The role of optical coherence tomography in coronary intervention. Korean J Intern Med, 2012, 27: 1-12.

[4] Regar E, Ligthart J, Bruining N, et al. The diagnostic value of intracoronary optical coherence tomography. Herz, 2011, 36: 417-429.

[5] Valgimigli M, Agostoni P, Serruys PW. Acute coronary syndromes: an emphasis shift from treatment to prevention, and the enduring challenge of vulnerable plaque detection in the cardiac catheterization laboratory. J Cardiovasc Med, 2007, 8: 221-229.

[6] Tearney GJ, Yabushita H, Houser SL, et al. Quantification of macrophage content in atherosclerotic plaques by optical coherence tomography. Circulation, 2003, 107: 113.

[7] Kume T, Akasaka T, Kawamoto T, et al. Assessment of coronary arterial thrombus by optical coherence tomography. Am J Cardiol, 2006, 97: 1713.

[8] Cilingiroglu M, Oh JH, Sugunan B, et al. Detection of vulnerable plaque in a murine model of atherosclerosis with optical coherence tomography. Catheter Cardiovasc Interv, 2006, 67: 915.

[9] Kume T, Okura H, Yamada R, et al. Frequency and spatial distribution of thin-cap fibroatheroma assessed by 3-vessel intravascular ultrasound and optical coherence tomography: an ex vivo validation and an initial in vivo feasibility study. Circ J, 2009, 73: 1086.

[10] Takahashi K, Kakuta T, Yonetsu T, et al. In vivo detection of lipid-rich plaque by using a 40-MHz intravascular ultrasound: a comparison with optical coherence tomography findings. Cardiovasc Interv Ther, 2013, 28 (4): 333-343.

[11] Bezerra HG, Attizzani GF, Sirbu V, et al. Optical coherence tomography versus intravascular ultrasound to evaluate coronary artery disease and percutaneous coro-

nary intervention. JACC Cardiovasc Interv, 2013, 6: 228-236.

[12] Ramesh S, Papayannis A, Abdel-karim AR, et al. In vivo comparison of Fourier-domain optical coherence tomography and intravascular ultrasonography. J Invasive Cardiol, 2012, 24: 111-115.

[13] Gonzalo N, Escaned J, Alfonso F, et al. Morphometric assessment of coronary stenosis relevance with optical coherence tomography: a comparison with fractional flow reserve and intravascular ultrasound. J Am Coll Cardiol, 2012, 59: 1080-1089.

[14] Gonzalo N, Serruys PW, Garcia-Garcia HM, et al. Quantitative ex vivo and in vivo comparison of lumen dimensions measured by optical coherence tomography and intravascular ultrasound in human coronary arteries. Rev Esp Cardiol, 2009, 62: 615-624.

[15] Kim SJ, Lee H, Kato K, et al. In vivo comparison of lumen dimensions measured by time domain-, and frequency domain-optical coherence tomography, and intravascular ultrasound. Int J Cardiovasc Imaging, 2013, 29 (5): 967-975.

[16] Jamil Z, Tearney G, Bruining N, et al. Interstudy reproducibility of the second generation, Fourier domain optical coherence tomography in patients with coronary artery disease and comparison with intravascular ultrasound: a study applying automated contour detection. Int J Cardiovasc Imaging, 2013, 29: 39-51.

[17] Bouma BE, Tearney GJ, Yabushita H, et al. Evaluation of intracoronary stenting by intravascular optical coherence tomography. Heart, 2003, 89: 317.

[18] Bezerra HG, Attizzani GF, Sirbu V, et al. Optical coherence tomography versus intravascular ultrasound to evaluate coronary artery disease and percutaneous coronary intervention. JACC Cardiovasc Interv, 2013, 6: 228-236.

[19] Kume T, Okura H, Miyamoto Y, et al. Natural history of stent edge dissection, tissue protrusion and incomplete stent apposition detectable only on optical coherence tomography after stent implantation—preliminary observation. Circ J, 2012, 76: 698-703.

[20] Finn AV, Joner M, Nakazawa G, et al. Pathological correlates of late drug-eluting stent thrombosis: strut coverage as a marker of endothelialization. Circulation, 2007, 115: 2435-2441.

[21] Matsumoto D, Shite J, Shinke T, et al. Neointimal coverage of sirolimus-eluting stents at 6-month follow-up: evaluated by optical coherence tomography. Eur Heart J, 2007, 28: 961-967.

[22] Nishimura S, Kataoka T, Hasegawa T, et al. Detailed observation of arterial healing after stent implantation in swine arteries by using optical coherence tomography. Osaka City Med J, 2012, 58: 1-11.

[23] Kwon SW, Kim BK, Kim TH, et al. Qualitative assessment of neointimal tissue after drug-eluting stent implantation: comparison between follow-up optical coherence tomography and intravascular ultrasound. Am Heart J, 2011, 161: 367-372.

[24] Suzuki Y, Ikeno F, Koizumi T, et al. In vivo comparison between optical coherence tomography and intravascular ultrasound for detecting small degrees of in-stent neointima after stent implantation. JACC Cardiovasc Interv, 2008, 1: 168-173.

[25] Yamada R, Okura H, Kume T, et al. Relationship between arterial and fibrous cap remodeling: a serial three-vessel intravascular ultrasound and optical coherence tomography study. Circ Cardiovasc Interv, 2010, 3: 484-490.

[26] Habara M, Nasu K, Terashima M, et al. Impact of frequency-domain optical coherence tomography guidance for optimal coronary stent implantation in comparison with intravascular ultrasound guidance. Circ Cardiovasc Interv, 2012, 5: 193-201.

第四章　OCT 对冠状动脉疾病的分析与评估

一、OCT 在不稳定斑块中的应用[1]

光学相干断层成像（OCT）是目前分辨率最高的腔内影像学检查方法，它的分辨率能够达到 10μm，是血管内超声（IVUS）的 10 倍，因此，OCT 能够更加细致地描绘血管壁浅层结构的特征。但同时由于其侧向穿透能力仅有 2.0～3.5mm，在内膜增厚或存在动脉粥样斑块时，难以分辨血管中膜及外膜结构。因此 OCT 是适用于观察近管腔面的接近组织学的影像工具，根据光波反射成像的特征可进行斑块性质的分析。但值得注意的是，并非所有在组织学所鉴别的病变结构都能够在 OCT 中分辨，因此将组织学描述应用于 OCT 的图像分析中时应小心。在 OCT 的病变分析中，许多对于病变形态特征的描述沿用了 IVUS 的定义，如斑块破裂、支架边缘夹层等。

二、OCT 对于不同性质斑块的分析

1. 纤维斑块

具有高反射和相对均匀的 OCT 信号，有时可发现中膜或外膜（图 6-4-1）。如在影像中不能观察到中膜或外膜，在描述病变性质时需谨慎考虑是否

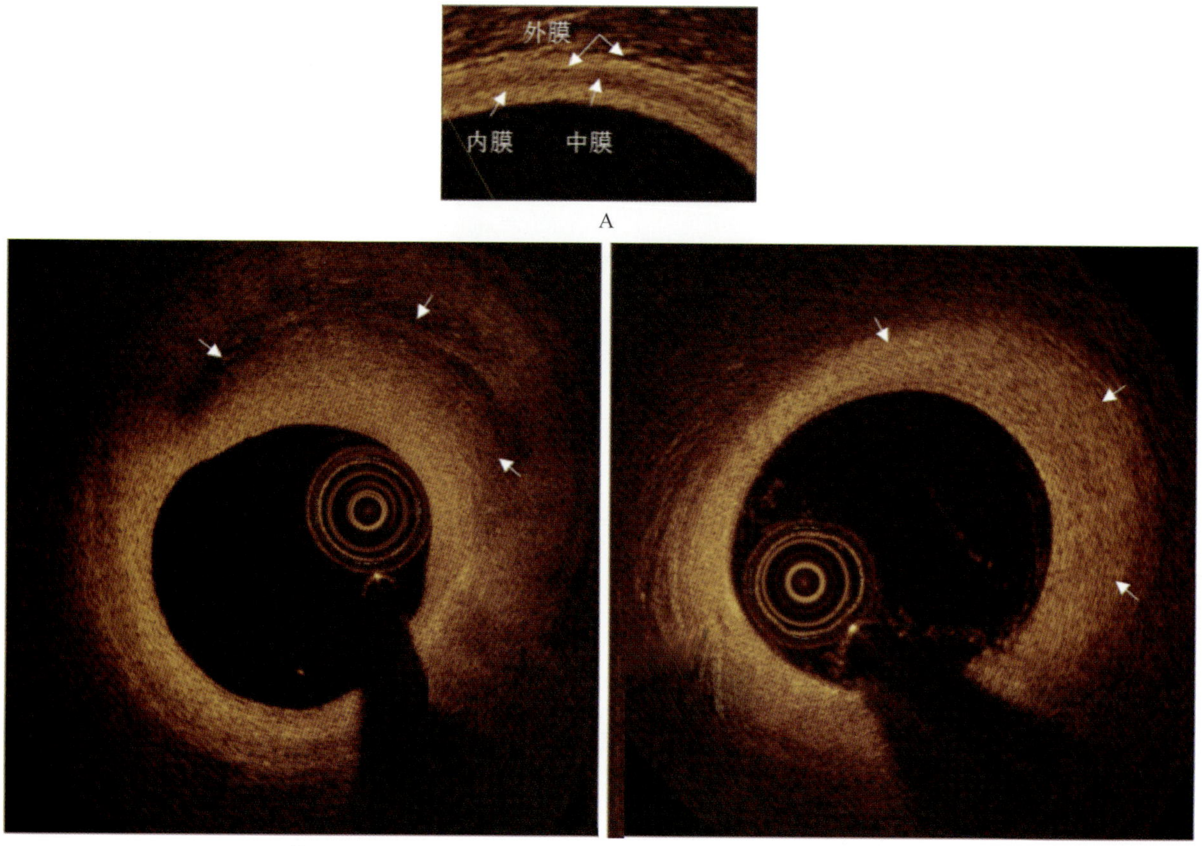

A　B　C

图 6-4-1　正常血管、纤维斑块和纤维脂质斑块

A. 为正常血管管壁的放大图像，三层结构清晰可见，自管腔面向外，分别是内膜、中膜和外膜，中膜信号相对较低；B. 为纤维脂质斑块，箭头所示为脂质核心，OCT 信号微弱，消减现象明显，边缘轮廓不清晰，很少或没有 OCT 信号反向散射；C. 为纤维斑块，均质，信号衰减不明显，有时甚至可探及原位血管中膜或外膜

将其描述为纤维斑块，因为 OCT 有限的穿透深度可能使其无法精确检测到信号微弱的深层区域。OCT 中的纤维斑块可能由大量的胶原纤维和平滑肌细胞及细胞外基质组成。

2. 钙化斑块

钙化组织在 OCT 中的图像特征是信号微弱或不均匀的区域，以及锐利的边缘。OCT 对于检出大块的钙化病变准确率很高，对于部分钙化病变 OCT 能够清楚地观察到钙化组织的形态及厚度（图 6-4-2）。

3. 脂质核心

脂质核心是指被纤维帽覆盖的病变，其 OCT 信号微弱，消减现象明显，轮廓边缘不清晰，很少或没有 OCT 信号反向散射（图 6-4-1）。对于钙化的信号微弱区域和脂质核心的信号微弱区域进行鉴别是很重要的，前者具有锐利的边缘，而后者的边缘模糊或难以辨认。某些斑块的成分如巨噬细胞、胆固醇结晶等，具有高度的光衰减性，会使得其后的区域信号微弱，可能产生伪影，血液和红色血栓也有可能出现后方信号消减的现象。OCT 不能测量脂质或坏死核心的厚度、面积或体积，仅能够根据信号消减的区域进行象限的半定量分析。

4. 薄纤维帽大脂核斑块（thin-capped fibro-atheroma，TCFA）

定义为 OCT 可见覆盖有薄层纤维帽的脂质或坏死核心组织，纤维帽的最小厚度小于 65μm（图 6-4-3）。部分患者的纤维帽更薄，脂质或坏死核心组织可暴露于血管腔。部分患者可观察到斑块破裂

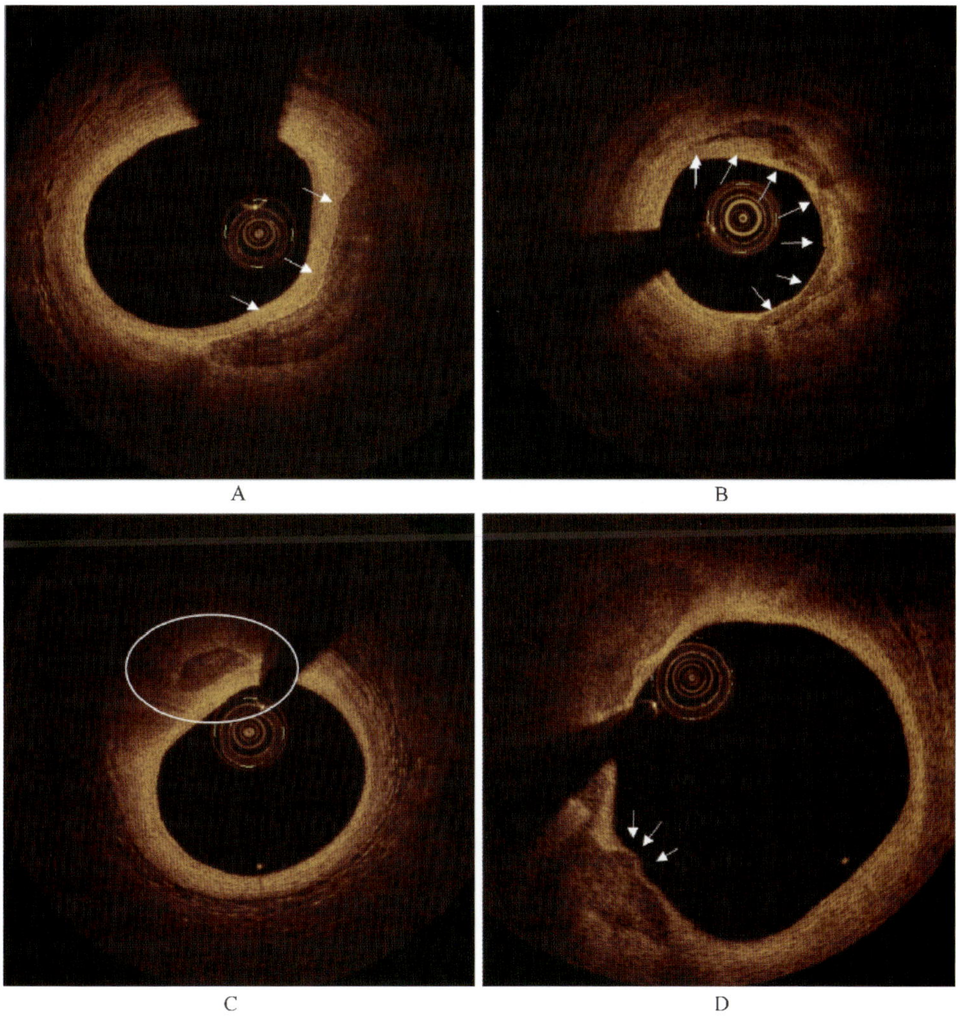

图 6-4-2 钙化病变

A. 为纤维钙化斑块，表现为边界清晰的低信号区域；B. 为浅表钙化，其纤维帽不连续，表面轻度不规则；C. 为 OCT 所见的点状钙化，有研究将其定义为在超过 1 帧的图像中可见小于 90°的钙化病变；D. 为钙化结节，定义为钙化病变突入管腔，通常形成尖锐的角

或糜烂。由于OCT的高分辨率，其对于纤维帽厚度测量可精确到10μm以内，斑块表面糜烂以及微小血栓等征象也能够准确检出，因此，OCT是目前识别TCFA斑块精确度最高的腔内影像学检测方法。

5. 巨噬细胞聚集

巨噬细胞在OCT中为信号丰富、明显的或融合的点状区域（图6-4-3）。通常在纤维帽底部和坏死核顶部的边界出现。巨噬细胞可使得信号显著衰减，因此浅层的巨噬细胞会遮蔽所覆盖的组织，并形成坏死核的图像。因此在图像分析中需注意鉴别。一项离体研究对27例核心坏死的纤维粥样斑块的纤维帽中的巨噬细胞密度和平滑肌密度进行了定量测定，采用OCT成像和组织学测量两种方法，结果显示OCT测量出的纤维帽巨噬细胞密度与组织学方法测量出的结果呈高度正相关（$r=0.84$，$P<0.0001$）。OCT测量出的平滑肌肌动蛋白密度与组织学方法测量出的结果显著负相关（$r=-0.56$，$P<0.005$）。该研究充分证实了高对比和高分辨率OCT可以用来定量动脉粥样硬化斑块纤维帽内的巨噬细胞含量。

6. 内膜新生血管

内膜新生血管表现为信号微弱、边缘锐利的空洞，通常可在多个连续图像中进行跟踪（图6-4-3）。目前的研究认为，斑块内的新生血管是斑块不稳定的征象之一。但尚无内膜新生血管大小阈值的研究。

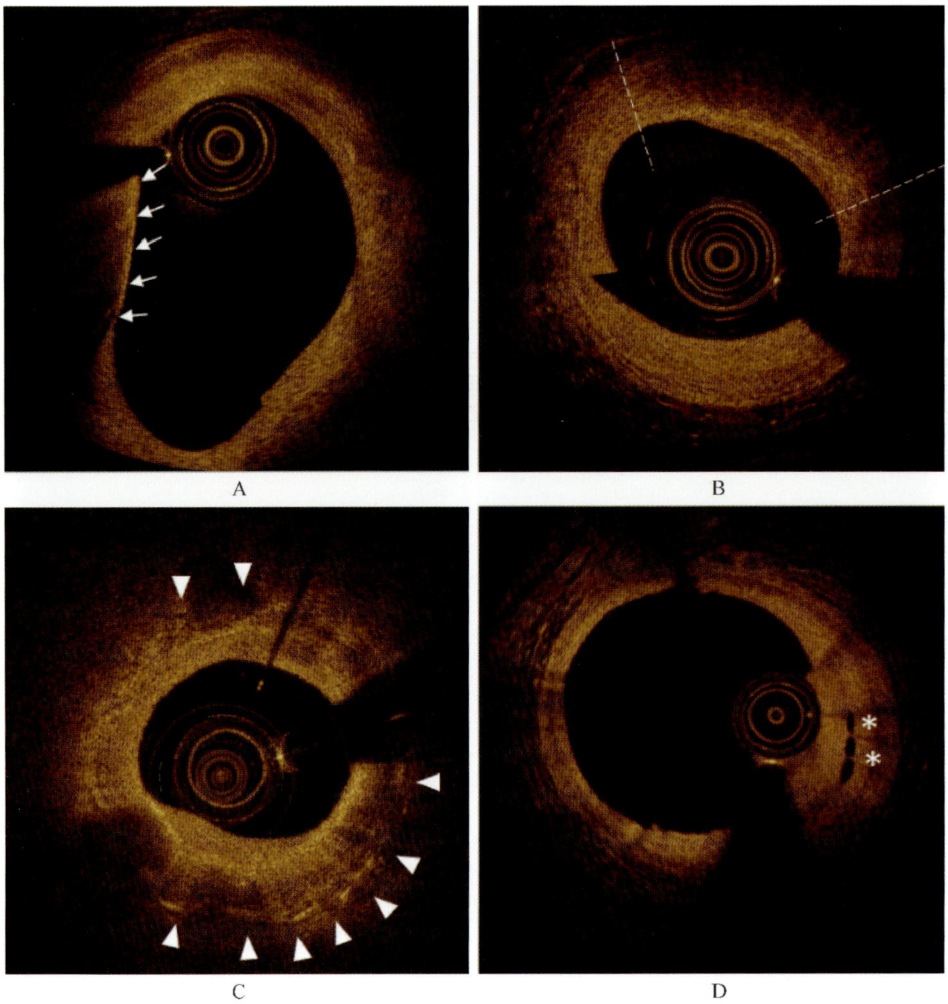

图6-4-3 不稳定型斑块

A. 为薄纤维帽大脂核斑块（thin-capped fibroatheroma，TCFA），箭头所示为极薄的纤维帽，目前一般将纤维帽最薄处厚度小于65μm定义为TCFA。B. 两虚线间所示为在斑块内聚集的巨噬细胞，其OCT的影像表现为动脉壁内局部点状或呈融合状的高信号区域，其后光学信号有明显衰减。C. 三角箭头所指为胆固醇结晶，其OCT影像表现为纤维帽或坏死脂核内薄的、呈线样的高度致密区域。D. 星号所示为内膜滋养血管，表现为可在连续帧影像中观察到的内膜内边界清晰的低信号区域

7. 胆固醇结晶

胆固醇结晶在 OCT 中的表现为高强度的薄线性区域，边界清晰，通常出现在纤维帽或坏死核心的交界处（图 6-4-3）。

8. 斑块破裂

破裂斑块在 OCT 中表现为明显的内膜撕裂、破裂或纤维帽分离的特征，在分离的纤维帽和斑块之间，可能存在无信号的显影剂（图 6-4-4）。

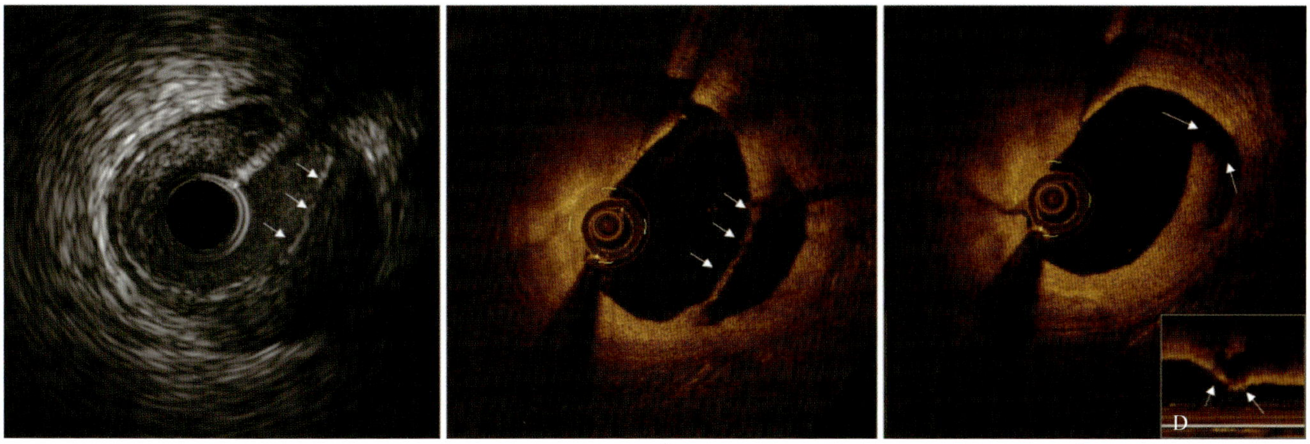

A B C

图 6-4-4 斑块破裂。斑块破裂多发生在 TCFA 斑块处，表现为内膜撕裂、不连续或夹层形成，部分斑块破裂后在注射对比剂或生理盐水时，破裂的斑块内信号较少甚至缺失，即形成了空腔

图 A～D 所示为一例 ACS 患者，经 OCT 证实存在斑块破裂，箭头所指为连续或不连续的内膜片，图 D 为病变处的长轴影像

9. 斑块糜烂

脂质斑块表面的纤维帽不完整，但未见明显的内膜撕裂、纤维帽分离征象，脂质核心暴露于血管腔内，部分边界不清，可见微小白色血栓附着（图 6-4-5）。

10. 血栓

血栓在 OCT 影像中表现为附着在管腔表面或在管腔内漂浮的团块。当没有回撤显像时，可见某些血栓的实时移动。OCT 可鉴别红色血栓和白色血栓，红色血栓因其中红细胞丰富，具有高反向散射和高衰减性。而白色血栓则含有丰富的血小板，其反向散射较少，信号均匀且衰减较低（图 6-4-5）。较小的白色血栓可能会与小夹层或内膜断裂相混淆，应在连续的影像中观察其与内膜之间的关系以进行鉴别。红色血栓后的组织由于信号高衰减性往往不能很好地显示。

Kubo 等在 30 例急性心肌梗死患者中比较了 OCT、IVUS 和血管镜评价罪犯病变形态特征。从患者出现症状到进行 OCT 检查的时间平均为 3.8h ±1.0h。罪犯病变的确定是以冠脉造影的所见、心电图和经胸超声心动图的结果为基础。TIMI 血流分级≤Ⅱ级的患者，血管内成像前先进行血栓抽吸术，不进行球囊导管预扩张。当血流达到 TIMI Ⅲ级时，用 IVUS、血管镜和 OCT 分别对罪犯病变进行观察。OCT 观察到的斑块破裂的发生率为 73%，显著高于血管镜所观察到的发生率 47%（$P=0.035$）和 IVUS 观察到的发生率 40%（$P=0.009$）。OCT 证实的纤维帽糜烂发生率为 23%，冠脉血管镜则为 3%（$P=0.022$），IVUS 为 0%（$P=0.005$）。OCT 和冠脉血管镜观察到所有病例均存在冠脉内血栓，而 IVUS 则只在 33%的病例中发现了冠脉内血栓（$P<0.001$）。只有 OCT 可以对纤维帽厚度进行测量，厚度为 49μm±21μm。急性心肌梗死患者 OCT 成像发现薄纤维帽脂质粥样硬化斑块发生率为 83%，富含脂质斑块发生率为 93%。该项研究表明，OCT 应用于急性心肌梗死的患者是一项既可行又安全的成像模式，它可以在体识别斑块破裂、纤维帽糜烂、冠脉内血栓和薄纤维帽粥样硬化斑块，与传统成像技术如 IVUS 和血管镜相比检出率更高，图像更清晰。当前 OCT 是在体评价易损斑块最有力的方式，为我们理解急性冠脉事件的机制提供了更多机会。

而近期的研究显示，OCT 相较 IVUS 能够更多地发现 TCFA 斑块、斑块糜烂、微小血栓等斑

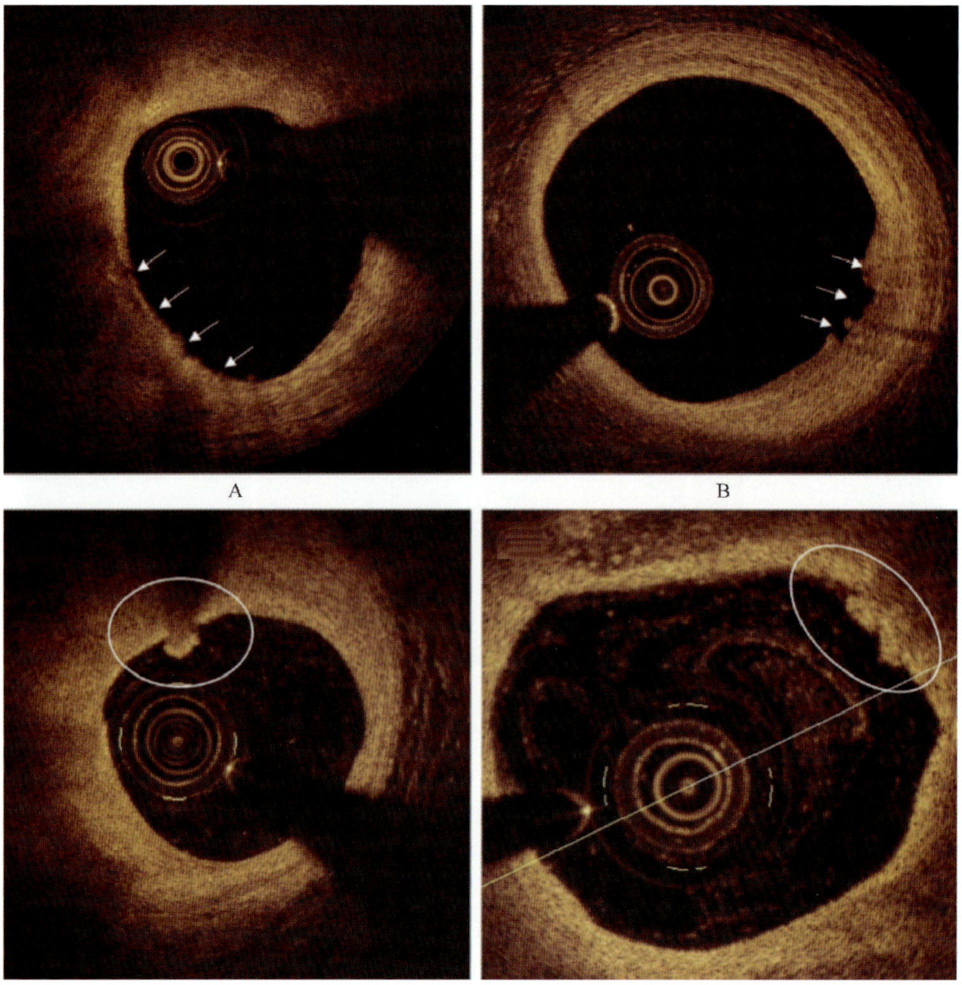

图 6-4-5 斑块糜烂、斑块溃疡和血栓。目前 OCT 中所描述的斑块糜烂定义为管腔边界不规则，斑块表面可见血栓附着但在连续帧影像中没有明确的斑块破裂的证据

A. 为在 TCFA 基础上出现的斑块糜烂，其表面有小的血栓附着，表面不规则；B. 箭头所指为附壁血栓，内膜面可见明显龛影而无明显的斑块破裂或内膜片漂浮。C 和 D. 为特征性的血栓影像。C 中圆圈所示为红色血栓，表现为突入管腔的团块，其后光学信号衰减明显；D 中圆圈所示为白色血栓，相对均质，后方信号衰减不明显

块不稳定征象，在对于不稳定病变的理解上有明显的优势。一项在 ACS 患者中进行的 OCT 及 IVUS 对斑块性质评价的研究中发现，狭窄程度更重的病变，TCFA 斑块及斑块破裂、糜烂、血栓形成等不稳定征象的发生率明显升高，OCT 无疑能够更好地识别罪犯病变并指导进一步的 PCI 治疗。但目前对于 OCT 所发现的不稳定征象是否导致临床事件的增多，还需要长期的、大规模的临床研究来证实。

三、OCT 对于冠脉支架置入的评估

与 IVUS 相比，OCT 具有更高的分辨率，虽然在 OCT 中只能看到支架前方的表面，而在支架梁后方会出现一个信号缺失的阴影，遮盖血管壁内更深处的结构。但相对 IVUS，OCT 对于所覆盖的斑块组织还是能够清晰地看到。因此目前 OCT 被广泛用于评价支架置入后的情况。其影像特征如下。

1. 斑块脱垂

斑块脱垂的定义是在支架置入后，仍可见组织位于支架梁的管腔中。在支架位于 TCFA 或大的脂质核心上时，更容易出现斑块脱垂（图 6-4-6）。有时脱垂的斑块很难与血栓、夹层内膜进行鉴别。OCT 对于斑块脱垂的检出率明显高于造影和 IVUS，一项对于支架置入后的研究表明，86％的患者均存在不同程度的斑块脱垂，而斑块脱垂与临床事件的关系目前尚无定论。

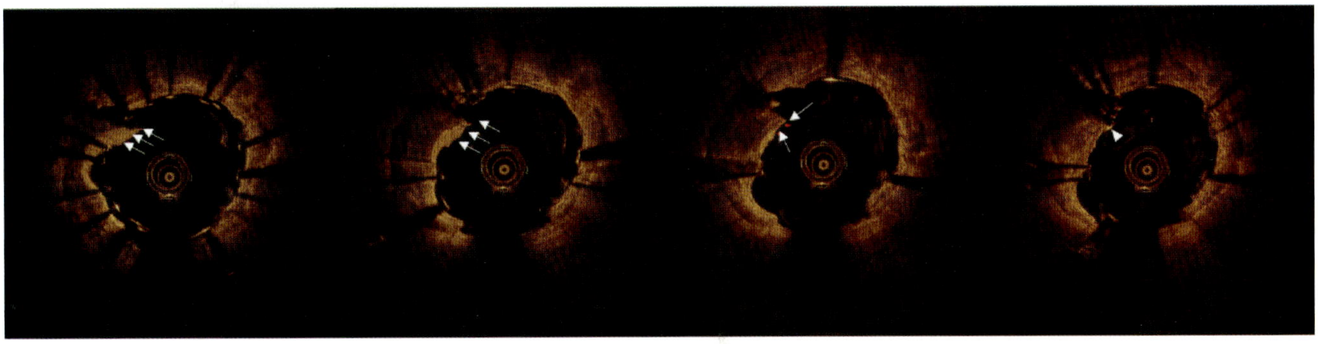

图 6-4-6 斑块脱垂。斑块脱垂定义为置入支架后，支架小梁间组织突入管腔，多见于支架置入 TCFA 或坏死脂核较多的节段。图示病例为一钙化病变支架置入术后即刻的 OCT 影像，可看到明显的钙化斑块突入管腔内，并影响到部分支架（图 D 中白三角所指）的膨胀

2. 边缘夹层

定义为存在宽度≥200μm 的线性组织边缘，并能够与血管壁或邻近（<5mm）支架边缘的斑块清晰分开（图 6-4-7）。OCT 对于支架边缘夹层的检出率明显高于 IVUS，在一项观察性研究中发现支架边缘夹层的发生率达到 20.1%。目前尚无临床研究证明 OCT 所发现的支架边缘夹层与临床不良事件相关。

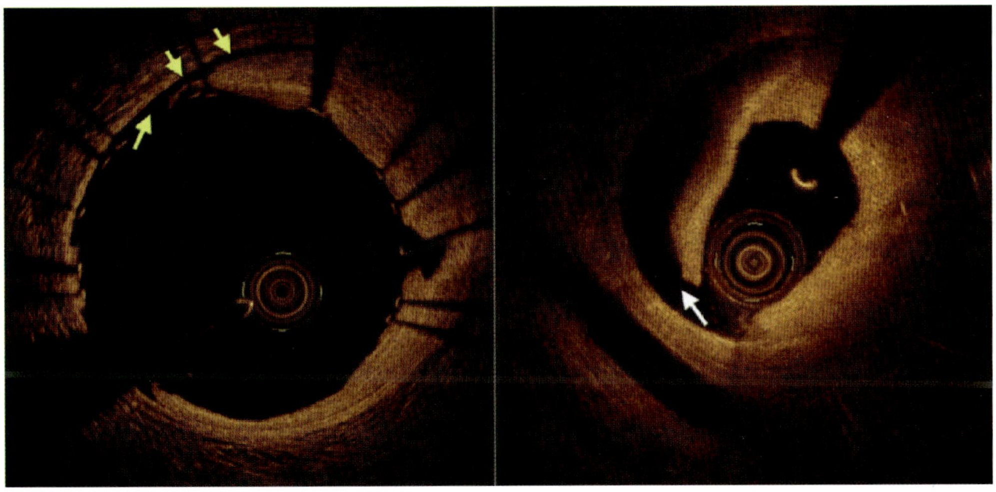

图 6-4-7 边缘夹层。图中箭头所指为浮动的内膜片，内膜片的大小、活动度都与边缘夹层是否影响血流密切相关[1]

3. 支架贴壁不良

支架贴壁不良定义为支架和血管腔的间距大于支架梁厚度加上聚合物厚度（根据各个支架制造商的产品规格）再加上一个用来修正支架亮斑的补偿因子（20μm）所达到的总和（图 6-4-8）。如果支架与血管腔之间的间距大于 200μm，则为支架显著贴壁不良。支架贴壁不良在支架置入即刻和晚期均可发生，一项对于 351 名患者进行的支架置入后的 OCT 观察发现，即刻的支架贴壁不良发生于 62% 的患者，其中 50%以上均发生于支架边缘。在之后平均（175±60）天后的 OCT 随访中发现，三分之一患者的支架贴壁不良持续存在，而 15%的患者出现了晚期贴壁不良。而贴壁不良的发生与临床不良事件没有相关性。

4. 支架梁覆盖

通过 OCT 可观察到支架梁表面覆盖的组织（图 6-4-8），而在 IVUS 中只有存在明显内膜增生时才可观察到支架梁表面的组织。在 OCT 影像中，如果能

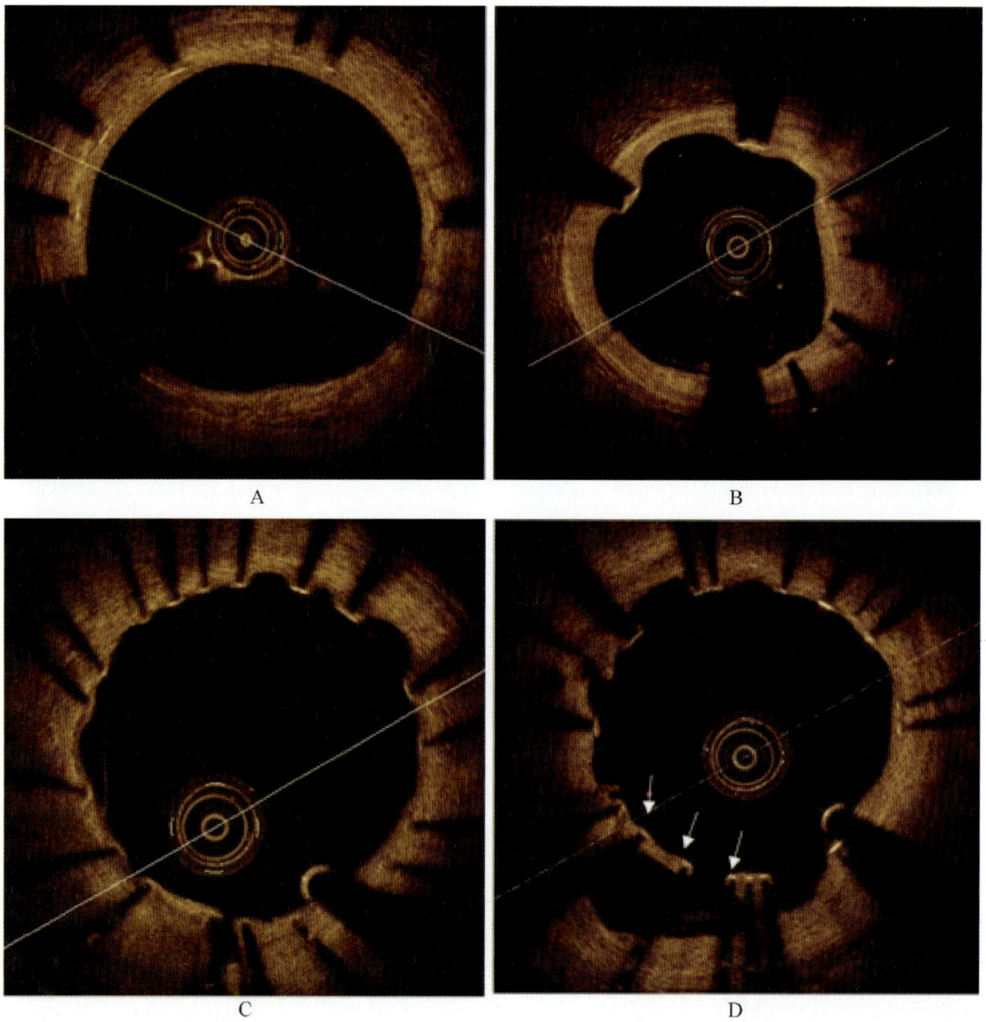

图 6-4-8 OCT 检测支架贴壁及内膜覆盖情况。目前将其分为四类：A. 支架贴壁，内膜覆盖良好；B. 支架未贴壁，但内膜覆盖程度尚可；C. 支架贴壁，但随后并无内膜覆盖，或者说新生内膜厚度过薄；D. 支架未贴壁，内膜未覆盖

够观察到支架梁上方存在组织，表明支架梁已被覆盖，相反如果在支架梁上方没有观察到组织的迹象，则定义为支架覆盖不良。目前尚无根据 OCT 信号的强弱进一步区分支架梁覆盖组织类型的研究。

目前，OCT 因其对于支架覆盖情况、贴壁情况以及支架内新生粥样斑块高敏感性，广泛用于支架置入后的随访研究，但是使用 OCT 指导的 PCI 是否能够改善临床预后呢？CLI-OPCI 研究多中心、回顾性地比较了使用 OCT 和传统冠脉造影指导 PCI 手术的临床效果。结果发现 OCT 能够安全地用于指导常规 PCI，在大多数接受 PCI 的随机患者中，OCT 可显示出造影不能识别出的更多的手术问题，从而使得三分之一的患者接受再次球囊扩张或置入支架等介入治疗。在此项研究中表明，使用 OCT 指导的 PCI 能够减少 12 个月心脏性死亡或非致命性心肌梗死发生。然而，仍需要更大型的、前瞻性的研究来进一步评价 OCT 在指导 PCI 中的意义。2014 年欧洲心脏病学会（ESC）的 PCI 指南中已将 OCT 作为和 IVUS 同等有效的判断介入治疗失败原因的腔内影像学检测方法，更多的临床研究将为我们更好地理解 OCT 的影像提供理论依据。

参考文献

[1] Tearney GJ, Regar E, Akasaka T, et al. Consensus standards for acquisition, measurement, and reporting of intravascular optical coherence tomography studies: a report from the International Working Group for Intravascular Optical Coherence Tomography Standardization and Validation. J Am Coll Cardiol, 2012, 59: 1058-1072.

第七篇

冠状动脉生理功能评价

第一章　冠状动脉生理功能评价概述

自从 20 世纪 50 年代后期选择性冠状动脉造影技术被应用于临床以来，其一直被认为是评价心外膜冠状动脉狭窄性病变的“金标准”，然而造影仅显示造影剂充填的管腔轮廓，通过管腔形态改变来间接反映管壁的粥样硬化病变。近年，IVUS 及 OCT 对病变的更精确识别，使人们对冠状动脉病变有了更深入的认识。冠脉严重狭窄必然导致心肌血液灌注异常，而中等程度狭窄病变是否导致心肌血液灌注改变，常需要冠脉病变的功能性评价，目前包括血流储备分数（FFR）、血流多普勒及心肌灌注评价。合理选择冠状动脉病变的形态学和功能性评价有利于确定合理的临床治疗方案。

一、发射型计算机断层成像（ECT）

ECT 是目前临床上较为常用的无创的心肌灌注成像技术，其敏感性和特异性均较高。冠状动脉狭窄超过 75%将会导致远端供血区的心肌缺血，利用正常心肌和缺血心肌对核素的摄取差异进行心肌灌注扫描成像，根据是否有心肌缺血来间接判断冠状动脉病变情况，并可根据缺血心肌的位置进而推测相应的靶血管病变及其程度。

二、心肌声学造影

心肌声学造影（MCE）对心肌灌注评价的敏感性和特异性均较高，其结果与 ECT 具有较高的一致性。MCE 是指将含有微气泡的造影剂直接经冠状动脉或外周静脉注入，当微泡通过心肌微血管床时，应用二维或多普勒超声技术增强含血心肌的超声心动图显像，观察心肌血流灌注、冠脉血流储备等。研究表明，MCE 具有无创、检测方法简便、可以进行连续和重复成像检查等优点，但是鉴于声学造影剂价格较高、成像需要一定的设备和技术，目前尚未成为普遍应用的技术。

三、冠状动脉内血流多普勒测定

正常情况下，心肌血流量通过冠脉循环小动脉水平的血管阻力变化来调节，如心肌氧耗量的增加（如运动、神经调节和缺氧等），冠脉扩张而血管阻力下降，血流量增加。然而，心外膜显著狭窄性病变同样增加冠脉血流阻力。冠状动脉内血流多普勒通过测定血流速度量化评价冠状动脉内血流，评价冠状动脉病变［包括狭窄和（或）微血管功能障碍］引起的血流生理改变。在导管室应用 FloWire 多普勒导丝非常安全，能测定血流指标，其常用评价指标包括冠脉血流储备（coronary flow reserve，CFR）、舒张期和收缩期冠状动脉血流速度比（DSVR），平均峰值血流速度（APV）以及狭窄病变近、远端血流速度比。

CFR 定义为充血与基础状态下的血流速度之比，通常＞3。当心外膜存在限制血流的狭窄病变时，远段微血管扩张以维持静息状态下的基础血流。然而，最大充血状态下的血流会受到狭窄影响，因而 CFR＜3。CRF 和相对 CRF（rCFR）是评价狭窄病变的生理意义和微血管床功能状态的最有价值的多普勒血流值，但其不能区分由狭窄性病变导致还是由微循环功能异常导致。微血管性心绞痛（X 综合征）是由于冠状动脉微循环血流失调引起心肌灌注减少造成的，是经常被忽略的一种胸痛。诊断 X 综合征的“金标准”是冠脉造影心外膜正常情况下，CRF 异常而 rCRF 正常（提示微血管疾病）。

在多普勒血流测定判断心外膜狭窄病变生理意义时，如合并的微循环功能障碍和血流动力学改变（心动过速、高血压和心肌收缩力）都影响 CRF 值对狭窄性病变缺血意义的准确判断。同时，由于血流多普勒是通过冠状动脉血流速度反映冠状动脉病变程度的，因此不适用于左主干病变、开口病变、多支病变以及弥漫性长病变。因此，由于血流动力学或未知的微循环功能障碍，CFR 不应用于狭窄意义的判断，其临床应用受到较大制约并逐步被目前的 FFR 所取代。

四、冠脉血流储备分数

1993 年 NicoPijls 等[1]提出了通过压力测定推算冠脉血流的新指标——冠脉血流储备分数（fractional flow reserve，FFR），经过长期的基础与临床研究，FFR 已经成为冠脉狭窄功能性评价的公认直观指标。

FFR 通过计算冠状动脉狭窄远端压力与主动脉根部压力之比来获得，狭窄远端压力可以通过压力导丝在最大灌注血流（通过冠脉内或静脉内注射罂粟碱或腺苷或 ATP）时测得。FFR＝Pd/Pa（Pd 为指引导管测量的主动脉压，Pa 为压力导丝测量的冠脉狭窄远端压力）。值得注意的是，FFR 是指最大充血状态下，不存在“静息 FFR”这个概念。正常心外膜冠状动脉对血流的阻力很小，FFR 的正常值为 1.0；当心外膜冠脉有狭窄病变存在时，FFR＜1.0。FFR＝0.70 说明这支冠脉的血供只有正常时的 70%。FFR 有明确的界值，FFR＜0.75 的狭窄几乎都会导致心肌缺血和产生临床意义，FFR≥0.75 的狭窄则造成心肌缺血的可能性非常小。FFR 的测量操作简单易行、重复性高，FFR 导丝可用作 PTCA 导丝，并不过多增加介入治疗的难度和时间。

FFR 的最大临床应用价值在于评价中度或临界性狭窄病变，在多支血管病变中发现有缺血意义的罪犯血管和病变；在非侵入性检查无心肌缺血证据时决定是否行血管成形术，以及当投影重叠或造影位置不清楚时确定病变等。然而对于合并微血管病变和左心室肥厚的患者，FFR 常不能真实反映冠状动脉内的压力变化，其也存在一定的局限性。

五、瞬时无波型比率（instantaneous wave-free ratio，iFR）

最新的研究显示出一种不需要腺苷等血管扩张药物即能检测血管内压力的新技术——iFR，能提供和压力导丝检测的 FFR 相类似的冠脉内压力测量方法。其理论基础在于心动周期过程中当心脏舒张的时候，冠状动脉内微血管的阻力相对是稳定而最低的。在这段时间内，应用常规使用的压力导丝技术，使用特别的波形幅度计算法，计算出 5 次心搏中心脏周期中舒张期无波形阶段的冠脉远端与近端压力的比值，即为 iFR，反映冠脉狭窄严重性并指导冠脉的介入治疗。

iFR 在进入临床之前，有三个必须解决的问题：①iFR 作为一个新的检测冠脉狭窄病变功能的方法，与目前已经成熟的 FFR 之间的相关性；②与 FFR 相比，iFR 检查未应用腺苷或者 ATP，用或者不用冠脉扩张药物，对临床判断是否有影响？③iFR 作为新的检测指标，它的截点界值及稳定性如何？能否适用于所有人群？欧洲 ADVISE 研究[2]首先回答了 iFR 与 FFR 相关性的问题。在该研究中，研究者们首先测定了静息无波形期间冠状动脉内微血管阻力与腺苷血管扩张药物所做成的冠脉充血期间达到的平均阻力，他们通过同组患者给药前后测定微血管阻力发现，静息无波形期间冠脉内微血管阻力是稳定的，而且其强度与给予药物相类似。然后，研究者分别利用了 iFR 和常规的 FFR 测量技术，对 157 例冠脉病变患者的冠状动脉内压力进行测量，结果发现，iFR 和 FFR 有很好的相关性（r＝0.90）。而在调整了 FFR 的变异性后，iFR 的诊断精确性达到了 95%，阳性预测值为 97%，阴性预测值为 93%，而且敏感度和特异度分别为 93% 和 97%。证实这两种测量方法对判断冠脉狭窄病变功能意义的结果是相当的。但 VERIFY 研究及 CLARIFY 研究表明，iFR 测定值和 FFR 与最大充血状态的血管阻力均有较好的相关性，虽然这两项研究中前两者之间的相关性较差。iFR 界值定义为 0.89 与 FFR 界值 0.80 有着相当高的匹配性和重复性，均提示 iFR 与 FFR 类似。iFR 能否作为判断冠脉狭窄病变功能学的检测手段值得期待。

六、微循环阻力指数（IMR）——一种新型的冠脉微循环功能检查

目前评估冠脉微循环的手段较多，包括负荷心电图、放射性核素显像技术、磁共振成像技术、心肌代谢物检测、心肌对比剂超声心动图、冠状动脉 TIMI 心肌灌注分级和 CFR 等方法，但以上各种评估技术受检查技术手段本身及检查人员影响较大，不能精确评估冠脉微循环功能，同时这些指标反映的是心外膜血管及微循环共同作用的结果。任何部位的原因造成的血流缓慢均可表现为上述指标降低。临床需要一个更精确、更稳定的指标，其只反映冠脉微循环功能状态，不受心外膜血管的影响。目前 IMR 可能是能满足上述条件的一个理想指标。

IMR 为远端冠状动脉压力（Pd）除以最大充血

状态下平均传导时间（hT_{mn}）的倒数。早期研究表明，T_{mn}的倒数与冠脉血流量显著相关，IMR 等于心肌灌注压除以心肌血流量。因此，在无心外膜血管狭窄和侧支血流情况下，IMR 等于 Pd 与 hT_{mn}的乘积，理论上讲，心外膜血管的狭窄不影响 IMR。但是心外膜狭窄引起侧支开放供应其下游微循环的话，增高 IMR 测值，高估微循环阻力（假阳性）。通过球囊阻闭冠脉测量的心外膜血管远端压力（楔压，Pw）可校正 IMR 测量值。所以在临床应用过程中，如果不用球囊阻断血流测量 Pw，放置支架后测量 IMR 数值更准确。Fearon 等[3]在动物实验中发现 IMR 可以评价微循环功能，不受心外膜动脉狭窄的影响，能够反映真实微循环阻力值，两者具有很好的相关性。同时在实际临床应用中，多种传统检查验证 IMR 能代表心肌微循环状态。磁共振显示梗死心肌的 IMR 显著升高；支配区域 IMR 较高的血管造影所见 TIMI 血流级别较低。

目前 IMR 可用于随访心肌梗死、评价心脏移植以及对于影响微循环疾病（如糖尿病、高胆固醇血症等）的药物治疗的随访。在急性 ST 段抬高型心肌梗死直接 PCI 患者预后评估方面尤为有效，直接 PCI 后 IMR 值持续偏高提示微循环灌注无显著改善，存活心肌较少，术后心电、心功能的恢复较差。治疗后 IMR 较低的患者生存率较高，不良事件率较低。IMR 的预后价值独立于 FFR；部分研究显示 IMR 的预后价值超过 FFR。同时 IMR 在预测围术期心肌梗死方面亦有一定的价值。然而，IMR 的影响因素、临床应用价值尚缺乏大规模的随机对照研究证实。今后，随着冠脉功能学研究的发展，IMR 潜在的临床价值会得到真正体现。

七、结语

当前的各项冠状动脉病变评价方法涵盖了对冠状动脉病变的形态学评价和功能性评价，研究者们也在努力试图寻找无创检查方法来替代有创检查方法，但总体来看，各项检查方法各有利弊，只能优化组合、相得益彰。在临床工作中，我们也应当遵循“从无创检查到有创检查，形态学评价和功能性评价相结合”的原则，选择最适宜的评价方法或组合，做到全面、准确地评价冠状动脉病变，实现指导合理化治疗方案、使患者最大获益的最终目标。

（葛均波　刘学波）

参考文献

[1] Pijils NHJ, Bruyne BD, Peels K, et al. Measurement of fractional flow reserve to assess the functional severity of coronary artery stenosis . N Eng J Med, 1996, 334: 1703-1708.

[2] S. Sen, J. Escaned, I. S. Malik, et al. Development and validation of a new adenosine-independent index of stenosis severity from coronary wave-intensity analysis: results of the ADVISE (ADenosine Vasodilator Independent Stenosis Evaluation) study. J Am Coll Cardiol, 2012, 59: 1392-1402.

[3] Fearon WF, Aarnoudse W, Pijls NH. Microvascular resistance is not influenced by epicardial coronary artery stenosis severity: experimental validation. Circulation, 2004, 109 (19): 2269-2272.

第二章　冠状动脉血流储备（CFR）

一、CFR 的定义

冠状动脉血流储备（coronary flow reserve，CFR）是反映冠状动脉血流动力学的重要指标，是指处于最大扩张状态下的冠状动脉血流量与基础状态下冠状动脉血流量的比值，它反映了冠状动脉循环潜在的供血能力[1-3]。

二、CFR 的原理

心脏是完全依赖需氧代谢的器官，心肌细胞摄取氧的能力很强，休息时可摄取流经心肌血流中氧含量的 75%～85%，当各种应激使心肌需氧量增加时，只能通过增加冠脉血流来增加供氧。当氧需增加或在神经体液因素的调节和药物作用下，冠状动脉会发生扩张，冠脉血流从静息状态增加到充血状态。静息时，左心室血流约为每 100g 左心室 80～100ml/min，剧烈运动时上升达每 100g 左心室 400～500ml/min，这种冠脉血流增加的能力被称作冠状动脉血流储备（coronary flow reserve，CFR）。

冠状动脉（冠脉）血流的阻力来源于三个部分：心外膜血管（R1）、小动脉（R2）以及心肌内毛细血管（R3）。当冠脉没有动脉粥样硬化时，心外膜血管阻力可以忽略不计。直径在 400μm 以上动脉产生的阻力很小。冠脉阻力的调节主要来源于直径 400μm 以下的小动脉。正常情况下，冠脉血流可以增加 3 倍以上。在压力和氧需求发生改变的情况下冠脉可以通过自我调节（autoregulation）使基础血流保持稳定状态。在一定的生理性压力范围内，灌注压可以变化，但冠脉血流保持不变。当心外膜冠脉存在着限制血流的病变时，远端的微血管扩张以维持静息状态下的基础血流。当管腔狭窄到一定程度后，可以使冠脉储备和自我调节能力丧失，因而导致了静息状态下冠脉血流的降低。此外，左室肥厚、心肌缺血和糖尿病等可以影响到微循环心肌内毛细血管阻力，即使冠脉心外膜血管没有狭窄，也使冠脉储备降低。因此，CFR 受心外膜冠脉狭窄程度和微循环功能的双重影响。正常的冠状动脉灌注压等于主动脉压与左心室舒张压或中心静脉压的差值。在狭窄的冠脉中，血流通过狭窄段时由于摩擦力、血流分流、湍流、涡流等造成能量损失以及压力衰减。CFR 是在一定的冠脉灌注压下，冠脉最大血流量和静息血流量之间的比值。当冠脉灌注压、静息血流量和冠脉阻力任一因素发生变化时，都会导致 CFR 发生变化。应尽量使决定心肌氧耗的因素，如心率、心肌收缩性和室壁张力保持相对稳定，使冠脉最大充血相和静态相的流量比值具有可比性。在一些诸如心肌梗死、糖尿病、长期高血压及心肌肥厚患者，由于存在明显微循环的异常，均可影响 CFR 绝对值。对心外膜冠脉狭窄病变进行评估时，如果测定相对 CFR 即病变血管 CFR，与同侧造影正常的参照血管 CFR 的比值，可正确评价单支冠脉血管狭窄的生理功能受损严重程度。

由于不同的研究者采用的研究方法不同，CFR 的正常值也各不相同，同时 CFR 的影响因素较多，很难得到正常人群的冠脉造影和血流速度的测定结果，一般认为正常 CFR 的大致范围为 3～6，小于 1.8 则表示冠脉血流储备异常，大于 2.2 为正常[3-8]。

三、CRF 的测定

测定 CFR 的基础是诱发冠脉血管的充分扩张。目前，临床上常用以下药物来引发冠脉阻力血管的最大扩张。

（1）静脉注射双嘧达莫（潘生丁）：通过抑制腺苷的灭活和再摄取，使血中腺苷浓度升高，从而引起冠状小动脉扩张。常用剂量为 0.56mg/kg，静脉内 4min 注入，多可诱发持续的充血效应，但也有许多患者不能获得最大充血相，提高剂量至

0.75mg/kg，尽管可使绝大多数患者获得最大充血相，但容易诱发明显的低血压，且用药后的充血作用持续约20min，不利于短期内重复使用。

（2）冠脉内注射罂粟碱：冠脉内注射罂粟碱被认为是诱发冠状动脉最大扩张和心肌最大充血的金标准。该药为强磷酸二酯酶抑制剂，使组织内环磷酸腺苷（cAMP）含量增高，导致血管平滑肌松弛和冠状动脉充分扩张，临床应用较多。其产生冠脉最大充血时间＜30s，作用时间＜3min，标准剂量为8～12mg，可使冠状动脉血流量最大增加3～6倍，快速注射，达峰时间在给药后30～60s，持续时间也为30～60s。副作用为QT间期延长和T波变化，有发生多形性室速的报道。

（3）腺苷或腺苷三磷酸（ATP）：为生理性血管扩张剂，通过血管平滑肌细胞腺苷A2受体产生血管扩张作用，其不依赖于心肌代谢的需要，冠脉内注射腺苷是非常安全的，允许几分钟内重复使用。ATP有与腺苷类似的性质。腺苷的常用剂量为左冠脉20～40μg，右冠脉15～30μg，给药后10s达峰。推注可迅速起效，充血相维持5～15s，由于腺苷的半衰期极短（2～10s），常不能达到稳定状态，可静脉持续点滴以弥补，常用剂量0.14～0.16mg/(kg·min)。

CFR是通过检测血流速度来反映血流量的方法。分为无创性检测和有创性检测。无创性检测主要为经胸多普勒检查，有创性检测目前主要有两种方法。一种采用多普勒导丝测定，所测值为CFRdoppl，另一种采用热稀释法测定，所测值为CFRthermo。

（一）有创性检测

1. 冠状动脉内多普勒法

在常规冠状动脉造影之后，多普勒血流导丝经8F引导导管插入冠状动脉靶血管。其导丝顶端具有15MHz的多普勒探头，可对冠状动脉内的血流速度进行测量，一般其血流用平均峰值血流速度（average peak velocity，APV）表示。当多普勒血流导丝置于血管远端时，记录到稳定的静息状态下的多普勒频谱，测量静息状态平均峰值血流速度（average peak velocity at baseline，APVb）。然后经冠状动脉注入腺苷，在最大充血反应时测量最大平均峰值血流速度（average peak velocity during hyperamia，APVh）。此时仪器可自动显示APVb、APVh及冠状动脉血流速度储备（coronary flow velocity reserve，CFVR）。在APV回复至静息时，再次注入药物并测量CFVR，取其平均值。在对冠状动脉远端的血流进行测量后，逐渐回撤探头，可再对冠状动脉的中段和近段的血流进行测量。理想的多普勒频谱信号在每个心动周期中呈现致密的、易重复的、规则的包络线。连续记录基线平均峰值流速（APV）并储存。通过冠脉内注射药物（后诱发充血反应），获得最大充血状态下APV。其与基线APV之比即为CFRdoppl。检测时应当将多普勒导丝深入靶病变远端3～4cm，调整方向获得稳定的血流速度频谱，同时在整个检测过程中保持传感器和指引导管位置相对固定。在10%～15%的病例中，多普勒信号获取不良，可能需要调整导丝位置。

2. 热稀释法测定CRF

PressureWire可以在测定血流储备分数（FFR）的同时采用热稀释法测定CFR（CFRthermo）。距离导丝头端3cm的温度传感器其精确度为0.02℃。导丝的推送杆作为第二个温度计。检测时在冠脉内快速注射3ml常温生理盐水。导丝可以感知血液和生理盐水之间的温差，并且可以计算生理盐水离开指引导管至传感器的时间，即平均传导时间（transit mean time，T_{mn}）。基线和充血时各重复3次检测，取基线和充血时各自的T_{mn}平均值，两者之比即为CFRthermo。测定CFRthermo要注意指引导管、传感器的位置，注射技术，充血反应以及分支血管对测定结果的影响。不能使用带侧孔的指引导管。导丝的传感器尽量放置在狭窄的远端。如果指引导管头端距离传感器距离5cm以内，测定的平均T_{mn}变异较大。注射生理盐水要迅速而均匀。注射时间如果＞0.6s需要重新注射。当所测狭窄近端存在分支血管时可能会高估CFR值。尤其当分支开口距离狭窄较近，而狭窄又位于血管的中远段时，这种误差更为显著。采用热稀释法测定CFR时要求稳态充血反应至少在30s以上，因此不建议采用冠脉内注射腺苷的方法诱发充血反应。CFRthermo的检测成功率略低于CFRdoppl，两者分别为87%和91%。两者在测量数值上有一定差异。CFRthermo与CFRdoppl的绝对差值为17%±14%。在26%的研究对象中，两者的差值在20%以上。两者换算公式为CFRthermo＝0.84×CFRdoppl＋0.17（r＝0.80；P＜0.0001）。

（二）无创性检测

CFR的无创性检测主要为经胸多普勒检查：经胸多普勒检查时患者取稳定的左侧斜卧位。首先利用彩色多普勒探测左前降支（LAD）远端的血流。在近心尖部的左室短轴切面探测时，彩色多普勒显示位于前室间沟内的LAD横断面的圆形血流信号。探头固定于此部位逆时针旋转以显示二腔切面，于前壁外缘仔细寻找最佳的LAD长轴的血流信号。利用脉冲多普勒探测LAD的血流频谱，探测时尽可能使多普勒声束与LAD的血流平行。如多普勒声束与LAD血流的夹角＞30°，则采用角度矫正。冠状动脉血流储备的测定主要用于前降支，对后降支冠状动脉血流储备的测定近期才有报道。在左心二腔切面基础上探头略向下移动，显示左室心尖部，待右室结构正好消失，此时左室下壁与膈肌之间可出现沿后室间沟下行的后降支的中下段。待后降支的血流信号显示清楚后，利用脉冲多普勒测量血流速度和血流储备。当冠状动脉血流信号显示不理想（彩色多普勒不能显示或显示欠佳，脉冲多普勒不能探及或仅探及舒张期频谱，收缩期频谱不完整），经静脉注射超声造影剂——利声显（Levovist）并利用二次谐波观察左前降支血流。注入超声造影剂后可明显改善冠状动脉血流显像的彩色和频谱图像的质量。首先记录静息状态LAD远端的血流频谱，然后经静脉注射血管扩张剂，如腺苷。取至少2个心动周期的平均值。在用经胸超声测定CFR进行诊断及临床评估时需考虑以下几个问题：①经胸超声测定CFR多用速度储备代替血流量储备，忽略了冠脉管径的微小变化，可能会低估了真实的CFR值。②在测定冠脉流速时，常需要使用不同的多普勒角度校正，因此不能比较血流速度的绝对值，在CFR减低时，无法确切评价其原因是基础血流量增加，还是最大冠脉血流量降低，或二者兼而有之。③在测量冠脉流速时，测量部位对评价损伤血管的血流动力学有重要意义。研究认为，在狭窄近端所测的血流速度及储备并不能预测冠脉狭窄远端的灌注情况，所以用远端血流速度及储备评价狭窄血管的血流动力学更加准确。由于经胸冠脉血流显像技术较易显示远端冠脉血流，因此比其他技术更具优势。④目前，对超声测定CFR的正常值范围尚存争议，虽然多数学者把CFR＞3作为无冠脉狭窄及微血管病变的界线，而把CFR＜2作为判断冠脉狭窄＞75％的临界点，但由于影响CFR的因素很多，在诠释CFR的临床意义时要考虑年龄、微血管病变、弥漫性冠脉粥样硬化、侧支循环等对CFR的影响，并与冠脉造影或血管内超声相结合进行综合判断[9-12]。

四、CFR的意义

早期的动物研究和人体研究中，测定的CFR正常值为3.5～5。在冠脉造影正常的具有胸痛以及冠心病危险因素的成人中所测CFR值为2.7±0.6。CFR＜2.0时，其诊断可逆性心肌缺血的敏感度为86％～92％，特异度为89％～100％，准确度为89％～96％。CFR受心外膜血管和微循环两者的共同影响。当CFR异常时，无法区分是何种因素异常，因此在临床应用时更适用于评价冠脉没有狭窄时的微循环功能（如X综合征）。此外，CFR受血流动力学、负荷状态以及心肌收缩力的影响，重复性差。例如心动过速可以增加基础血流而降低充血时的血流，心率每增加15次/分，CFR降低10％。如果用静脉内腺苷注射的方法诱发充血反应，动脉压降低10％～15％，CFR也会被低估10％～15％。

CFR对于临界病变治疗也具有一定指导作用。在ILIAS研究中，191例多支病变患者均存在一支具有严重狭窄而需要介入治疗的血管，而另一支冠脉存在着临界病变。其中182例因CFR＞2或SPECT阴性而推迟PCI治疗。到1年随访时，推迟组19例发生事件。CFR预测事件的能力大于SPECT（RR分别为3.9和0.5）。

CFR也可以用来评价急性心梗患者的微循环状况。有研究把CFR＞1.3作为微循环正常的临界值。但也有研究表明CFR和心肌活力之间没有确定的关系。与CFR不同，时相性的冠脉血流速度以及APV的趋势可以预测心肌活力。此外，多普勒导丝结合冠脉造影图像可以对内皮功能不全进行检测。冠脉内注射乙酰胆碱后如出现冠脉痉挛和血流减慢则提示内皮功能不全。

为了使CFR检测能更好地反映冠脉狭窄的功能意义，Gould等引入了相对CFR（rCFR）这样一个概念。相对CFR是具有狭窄的冠脉的最大血流和正常冠脉的最大血流之比，其正常值为0.8～1.0。研究表明，rCFR不受血压和心率的影响。但是

rCFR 也具有一定的局限性。rCFR 测定的前提是各部分心肌的微循环功能必须是一致的。因此，对于心梗后以及左室局限性活动异常、心肌纤维化的患者测定 rCFR 没有意义。此外，对于三支病变患者由于无法找到正常的参考血管，也无法正确计算 rCFR[3,10,13-15]。

五、CFR 的局限性

理想的冠脉循环的评价手段应当是能提供冠脉功能的综合信息，且准确度高，不受血流动力学改变的影响，操作简便，安全性高，解读方便。CFR 主要反映了冠脉整体功能状态，特别当冠脉大血管没有明显狭窄时，反映了冠脉微循环状态。但由于影响 CFR 的因素很多，目前尚缺乏标准的诊断程序，加上技术方面的局限，CFR 在临床的应用甚少，逐渐开展的 FFR 已经成为广泛被接受的冠脉血流方面的评价指标。

临床应用经胸多普勒方法检测 CRF 受到检测技术的限制，受胸壁和肺组织的干扰，加之冠状动脉较细且走行复杂，仅能显示近端的冠状动脉主干和左前降支（LAD）的一小段，估测值差异大。即使经静脉注入特殊的造影剂，所显示的冠状动脉长度亦仅能增加 1～2cm 左右，很难理想地探测到冠状动脉血流。有创性检测无论是多普勒导丝测定，还是热稀释法测定，CFR 均受心外膜血管和微循环两者的共同影响，当 CFR 异常时，无法区分何种因素异常，此外，CFR 受血流动力学、负荷状态以及心肌收缩力的影响，重复性相对差。如果能把 CFR 与 FFR、IMR 相结合，优化测量方法，相信会有更大的临床价值[3,16-17]。

（窦克非）

参考文献

[1] 张永珍，郭丽君．冠脉内血流动力学检测基础及临床应用研究进展．临床内科杂志，2010，27：443446.

[2] Yong AS，H0 M，Shah MG，et al. Coronary microcirculatory resistance is independent of epicardial stenosis. Circ Cardiovasc Interv，2012，5：103-108.

[3] 王建安，项美香，孙勇，等．血流储备分数与冠状动脉功能评价．北京：人民卫生出版社，2012：106-113.

[4] Eshtehardi P，Luke J，McDaniel MC，et al. Intravascular imaging tools in the cardiac catheterization laboratory: comprehensive assessment of anatomy and physiology. JCardiovasc Transl Res，2011，4：393-403.

[5] Ng MK，Yeung AC，Fearon W F. Invasive assessment of the coronary microcirculation：superior reproducibility and less hemodynamic dependence of index of microcirculatory resistance compared with coronary flow reserve. Circulation，2006，1 13：2054-2061.

[6] Echavarria-Pinto M，Escaned J，Macias E，et al. Disturbed coronary hemodynamics in vessels with intermediate stenosis evaluated with fractional flow reserve：a combined analysis of epicardial and microcirculatory involvement in ischemic heart disease. Circulation，2013，128（24）：2557-66.

[7] Meuwissen M，Chamuleau SA，Siebes M，et al. The prognostic value of combined intracoronary pressure and blood flow velocity measurements after deferral of percutaneous coronary intervention. Catheter Cardiovasc Interv. 2008 Feb 15；71（3）：291-7.

[8] 朱大年，吴博威，攀小力．生理学．第 7 版．北京：人民卫生出版社，2011：99．126.

[9] Lira MJ，Kern MJ. et al. Coronary pathophysiology in the cardiac catheterization laboratory. Curt Probl Cardiol，2006，31，493-550.

[10] Kern MJ，Lerman A，Bech JW，et al. Physiological assessment of coronary artery disease in the cardiac catheterization laboratory：Ascientific statement from the American Heart Association Committee on Diagnostic and Interventional Cardiac Catheterization，Council on Clinical Cardiology. Circulation，2006，114：1321-1341.

[11] 杨娅，Thomas，Bartel，et al. 新型无创性冠状动脉血流储备检测经胸壁声学造影二次谐波多普勒技术．中华心血管病杂志，2003，31：91-96.

[12] Nils P. Johnson，Richard L. Kirkeeide，K. Lance Gould. Is Discordance of Coronary Flow Reserve and Fractional Flow Reserve Due to Methodology or Clinically Relevant Coronary Pathophysiology? JACC，2012，5（2）：193-202.

[13] Barbato E，Aarnoudse W，Aengevaeren WR，et al. Validation of Coronary flow reserve measurements by thermodilution in clinical practice. Eur Heart J，2004，25：219-223.

[14] Abe M，Tomiyama H，Yoshida H，et，al. Diastolic fractional flow Reserve to assess the functional severity of moderate coronary artery stenoses：comparison with fractional flow reserve and coronary flow velocity reserve. Circulation，2000，102：2365-2370.

[15] Sdringola S, Johnson NP, Kirkeeide RL, et al. Impact of unexpected factors on quantitative myocardial perfusion and coronary flow reserve in young, asymptomatic volunteers. J Am Coll Cardiol, 2011, 4: 402-412.
[16] Meimoun P, Sayah S, Luycx-Bore A, et al. Comparison between Noninvasive coronary flow reserve and fractional flow reserve to assess the functional significance of left anterior descending artery stenosis of intermediate severity. J Am Soc Echocardiogr, 2011, 24: 374-381.
[17] Lanza GA, Crea F. Primary coronary microvascular dysfunction: Clinical presentation, pathophysiology, and management. Circulation, 2010, 121: 2317-2325.

第三章　血流储备分数（FFR）

长久以来，冠状动脉造影一直被认为是诊断冠状动脉病变和指导冠状动脉介入治疗的“金标准”。然而冠状动脉造影，甚至其后的血管内超声、OCT，仅能提示冠状动脉病变的形态学特点，而无法评价该病变对冠状动脉生理的影响。1993 年 Pijls 等提出了血流储备分数（fractional flow reserve，FFR）的概念[1]。1995 年，Pijls 等在《Circulation》上发表第一篇关于 FFR 的研究报道[2]。1997 年，在 Radi 医疗公司的支持下，第一款直径 0.014”（0.36mm）的电学压力导丝正式诞生。该导丝可媲美目前常用的一线导丝，具有很好的通过性、操控性、支持力和压力检测精确性，能与球囊导管配合使用。从此，压力导丝和 FFR 被广泛应用于各种冠状动脉病变甚至复杂病变中以评估病变和指导 PCI 治疗，很大程度上改变了冠状动脉介入治疗的观点，冠状动脉生理学越来越受到重视[3-5]。

一、FFR 原理

冠状动脉系统可以被看作由两部分组成：一部分为“传导血管”，其直径较大，从数毫米到 400μm 不等，对血流的阻力非常小；另一组成部分为“阻力血管”，直径较小，直径＜400μm 的小动脉和毛细血管，对心肌血流灌注起到显著的调控作用。冠脉循环具有两大特性，即正常情况下压力传导的恒定性和微循环的可调控性，这对理解狭窄病变的功能检测十分重要。根据 Ohm’S 定律，心肌血流量（Q_{myo}）等于跨心肌压力阶差（$P_d—P_v$）与跨心肌阻力（R_{myo}）的比值，即 $Q_{myo}=(P_d—P_v)/R_{myo}$。$P_d$ 为病变远段压力，P_v 是中心静脉压力，非狭窄冠脉的病变远段压力等于冠脉口部压力（P_a）。在生理状况下，中心静脉压力等于或几乎等于 0，跨心肌阻力取决于大的冠脉阻力和微循环阻力，正常冠脉对跨心肌阻力的影响可以忽略不计，跨心肌阻力主要取决于微循环的功能状态，即心肌最大血流量主要取决于微循环的扩张能力。当大的冠状动脉存在明显病变时，因产生黏滞摩擦、层流、湍流和微涡流而增加冠脉阻力，使 P_d 降低致灌注压下降，进而降低心肌血流量。在此原理下，1974 年 Gould 等首次提出了冠脉血流储备的概念，即冠脉最大血流量与基础状态下血流量的比值。但由于其无法区别大的冠脉狭窄和微血管阻力对血流量的影响，故不能成为评价冠状动脉狭窄程度的特异性参数，且测量结果易受血流动力学参数和心室负荷异常的影响，因此未能在临床实践中广泛应用。

为了克服上述缺陷，1993 年，Pijls 等首次提出冠脉血流储备分数的概念。冠脉血流储备分数被定义为狭窄冠脉支配区域心肌最大血流量与理论上同一支冠脉无狭窄时此处心肌所能获得的最大血流量的比值，即 $FFR=Q_{smax}/Q_{nmax}=(P_d-P_v)/R_s\div(P_a-P_v)/R_n$ 当使用某些药物（如腺苷），诱发最大充血状态，也就是使微循环阻力降到最低时，$R_s=R_n$，而由于 P_v 相对于 P_a 和 P_d 来说可以忽略不计，因此，上述公式就被简化为 FFR＝Pd/Pa（图 7-3-1）[6]。理论上，冠脉血流储备分数，不受血流动力学因素（如血压、心率以及心肌收缩力等）的影响，可以用于多支血管病变且重复性较好，因此其在临床实践中得到广泛应用。当然 FFR 也存在不足，如在急性心梗、微循环病变、左室肥厚、左房压升高（＞10mmHg）的患者中 FFR 结果与病变狭窄程度不符等。另外，如果注射腺苷剂量不足，可能会低估病变，而这种现象在 FFR 实际应用中很常见。

二、压力导丝的操作

压力导丝测定需要的硬件包括：带有压力感受器的压力导丝，最大充血药物和数据分析仪（图 7-3-2）。压力导丝与常规 PTCA 导丝类似，直径为 0.014”（0.36mm），距离头端 30mm 处有一个微小压力感受器，末端连接数据分析仪。

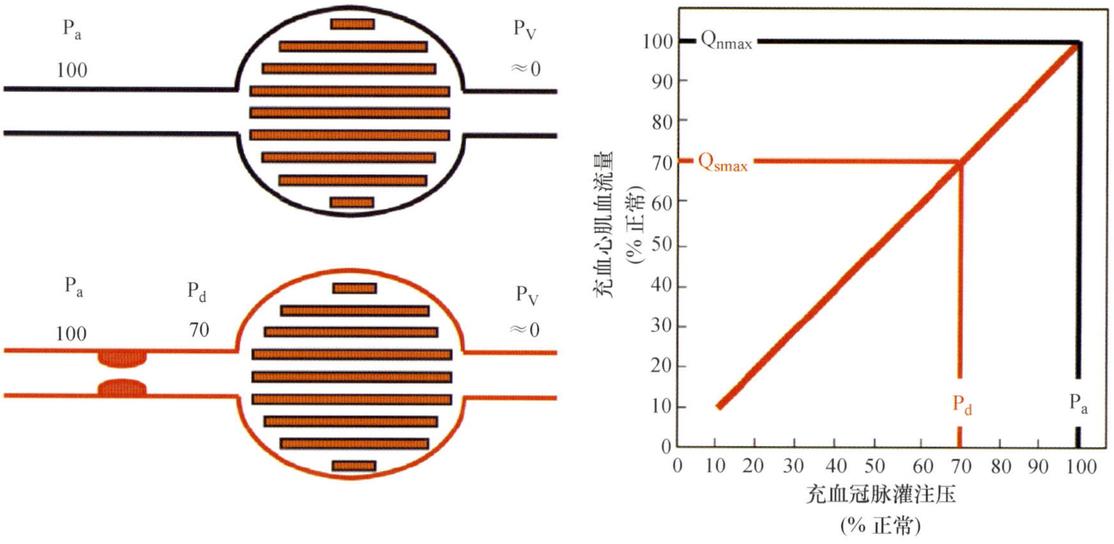

$$FFR = \frac{P_d - P_V}{P_a - P_V} \approx \frac{P_d}{P_a}$$

图 7-3-1　FFR 的原理

在心外膜动脉没有狭窄情况下（蓝线）主动脉压力（P_a）决定正常（100%）的最大心肌血流。在心外膜动脉存在狭窄性病变情况（红线），假设充血压力阶差为 30mmHg，心肌灌注压不再是正常的 100mmHg，而是 70mmHg（P_d）。因为灌注压与心肌血流在最大充血条件下呈线性关系，因此，心肌血流只能达到其正常值的 70%。上图显示 P_d/P_a 压力比值与 Q_{smax}/Q_{nmax} 血流比值的相关性，同时也显示诱导最大血管扩张的重要性。（摘自 Pijls N，Circ J 2013；77：561-569）

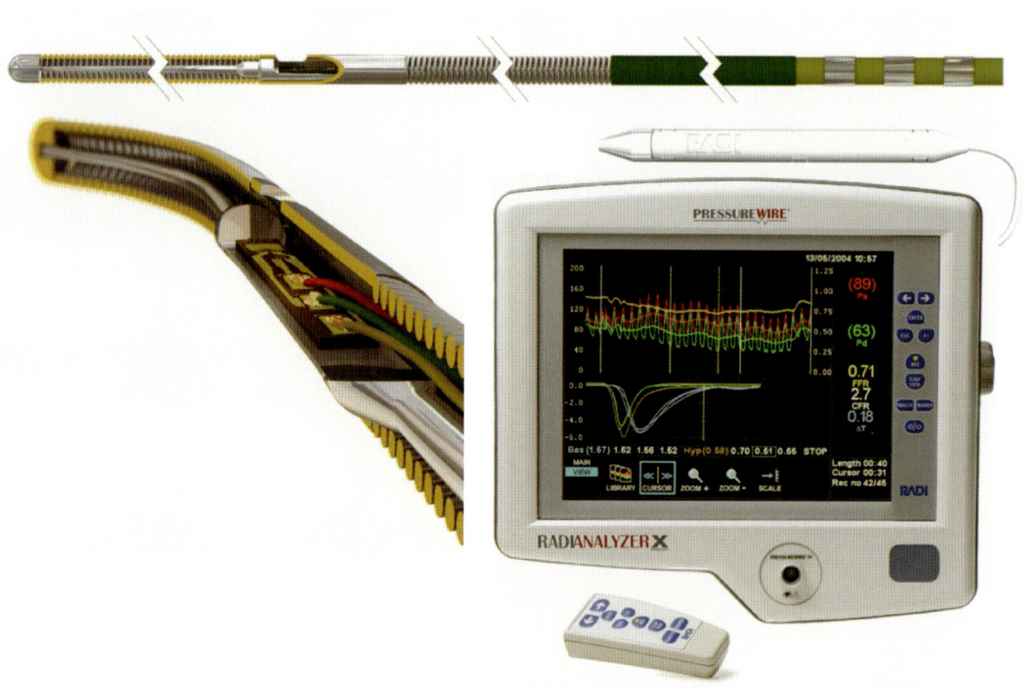

图 7-3-2　压力导丝硬件

FFR 整个操作流程如下，首先进行数据分析仪连接，分别连接电源线、主动脉压信号输入（AO IN）、主动脉压信号输出（AO OUT）及压力导丝输出（Pressure Wire OUT）信号线缆，并打开电源开关（图 7-3-3）。

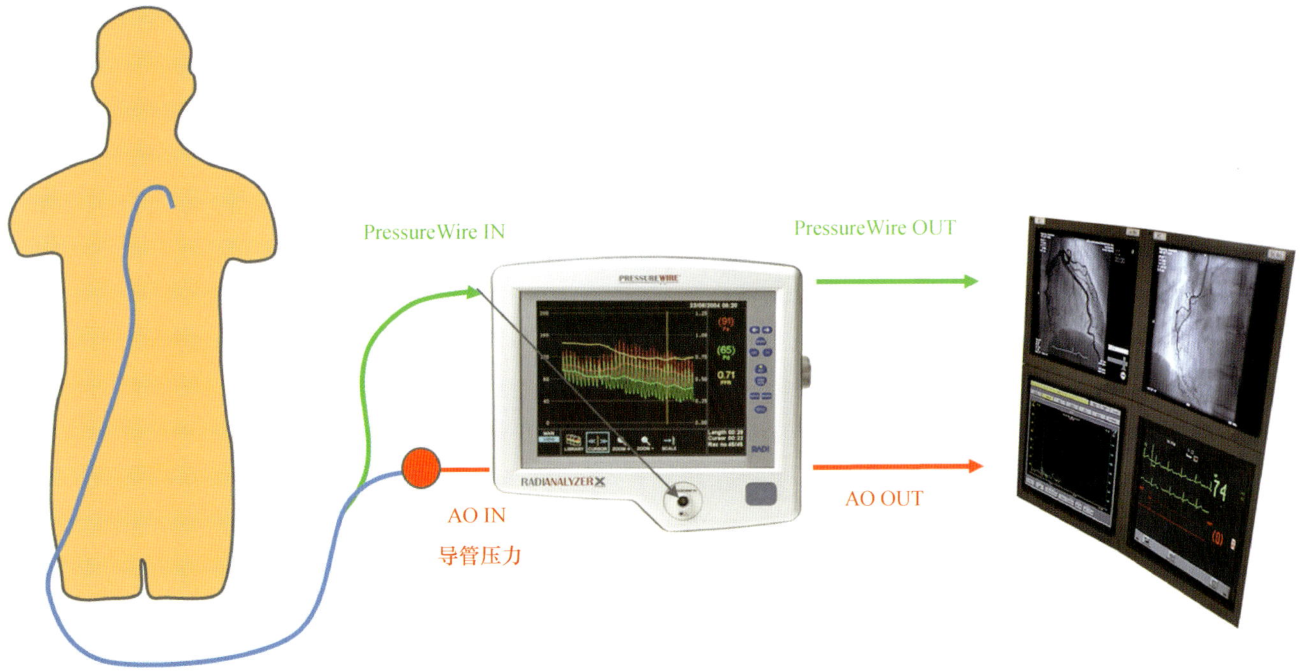

图 7-3-3 压力导丝连接

开机进入主菜单界面后，先选择 PATIENT，然后在体外做三次“归零”：首先是导管室压力通道归零，第二步为主动脉压校零，最后一步为压力导丝压校零。简言之，FFR 就是压力导丝压与主动脉压的比值，所以两个压力校零非常重要，要准确校准。完成体外三步“归零”后，下一步是均衡主动脉压和压力导丝压，保证这两个压力在体内也处于同一基线水平。如果主动脉压和压力导丝压相差在 ±9mmHg 之内，按住 EQUALIZE（EQ，均衡）键 3s，以消除差值；如果差值大于 ±9mmHg，重新调整压力传感器的位置，冲洗导引导管，拧紧 Y 阀，减少差值；如果导丝尾端连接电缆线，很难转动，可以断开尾端，先放入最容易进入的血管，然后再进入目标血管 EQ。EQ 完成，主动脉压和压力导丝压两条压力曲线完全重叠，FFR 数值为 1.00。

完成 EQ 后，将压力导丝通过病变，压力感受器置于尽可能远的位置，防止遗漏隐藏病变，等待基准压力读数稳定，撤出导引针（导引针没有撤出会造成主动脉压降低，FFR 数值被高估）并拧紧 Y 阀。按照导管室标准规程给硝酸甘油，避免冠脉血管痉挛影响测量，然后从冠脉或静脉内给予充血药物，实现最大充血状态（后面会详述给药方法、剂量、不良反应、禁忌证等）并开始记录；达到最大充血状态并完成测压后，按 STOP/VIEW 键停止记录，仪器会自动显示 FFR 最低值。可使用同一条导丝对同一血管或不同血管进行多次测量，只须做一次 EQ 即可，但是如果有数据漂移，要重新 EQ，如果还有漂移，压力导丝压要重新校零。另外，如果断开导丝尾端后需要重新测量时，须用湿纱布擦干净尾端 3 个电极处，然后用干纱布擦干，将导丝尾端与连接器连接，插到底拧紧，即可恢复压力导丝压的读数。

完成测量后，可用光标对数据进行分析。完成 FFR 测压后，还有一步非常重要，即验证主动脉压和压力导丝压：回撤压力导丝，当压力感受器刚出导引导管口，与 EQ 时位置一致，验证主动脉平均压和压力导丝平均压差值在 ±5mmHg 内，说明数据准确，没有漂移。对于弥漫性病变和一条血管有多处病变，我们建议做 PULLBACK（回拉），回拉过程中观察压力导丝平均压曲线，压力阶差超过 10mmHg 为有意义（这时不要以 FFR 数值变化作为指导）。

三、扩血管药物的选择和应用

如上所述，应用扩血管药物以达到最大充血状态对精确测定 FFR 具有至关重要的作用。下面简单总结一下 FFR 术中常用的给药途径、最大充血药物的选择及其注意事项。

1. 给药途径的选择

目前常用的给药途径包括经冠脉给药和经静脉给药，各有优劣。经冠脉给药的优点是给药方便，起效快速。但经冠脉给药不能使用带侧孔的指引导管，因为注射的药物可部分经侧孔漏出到主动脉中，而影响效果。应使用 7F 以下的指引导管，并注意与冠脉开口的同轴性。冠脉内给药达峰时间及充血相持续时间较短，需要操作迅速，以免遗漏监测的压力数据。经静脉给药的优点是可以获得持续的最大充血相，可以获得压力曲线，相对更加安全，但是需要专用的输液量，能提供 1000ml/h 以上的输液量；需要穿刺粗大的外周静脉如股静脉，起效时间和作用消失时间比冠脉内给药长。

2. 最大充血药物的选择

目前常用的药物包括腺苷、腺苷三磷酸（ATP）和罂粟碱。各自的效果、剂量及副作用总结见表 7-3-1。

腺苷为最常用的药物，通过血管平滑肌细胞膜上的腺苷 A2 受体产生血管扩张作用，可通过冠脉和静脉两种途径给药。冠脉给药常用剂量为左冠状动脉每次 60μg，右冠状动脉每次 40μg，弹丸式注射。副作用主要为房室传导阻滞，尤其是在右冠状动脉注射时容易出现，但多为短暂、一过性的。静脉给药常用剂量为 140μg/（kg・min），腺苷浓度可配为 1mg/ml，由输液泵经静脉输入。给药后 1～2min 获得稳定的最大充血状态，在停药 1min 内作用消失。副作用包括心率增加，血压下降，一般在血压下降之前有短暂的升高，可以作为腺苷起效的标志。少数患者可出现类似心绞痛的胸痛或胸部、咽喉部的烧灼感。因有发生支气管痉挛的可能，对阻塞性肺病或哮喘的患者禁用。

腺苷三磷酸常作为腺苷的替代品，其在体内可快速降解为腺苷二磷酸（ADP）、腺苷一磷酸（AMP）和腺苷，最终发挥作用的是腺苷。腺苷三磷酸可以经冠脉内和静脉给药，用法、用量和腺苷相同，其达峰时间和作用消失时间比腺苷稍长。副作用与腺苷相似，同样有发生支气管痉挛的可能。和腺苷相比，腺苷三磷酸更具有价格上的优势。

罂粟碱对血管、心脏及其他平滑肌有直接的非特异性松弛作用。一般经冠脉内给药，常用剂量为左冠状动脉每次 16～20mg，右冠状动脉每次 12～16mg，冠脉越粗大用药量越大。给药后 30～60s 作用达高峰，充血相持续 45～60s，可以获得压力曲线。主要副作用为一过性 QT 间期延长和 T 波改变，偶有多形性室性心动过速出现。罂粟碱不能与离子型造影剂合用，因为容易发生混浊现象。

其他药物包括硝普钠、多巴酚丁胺、双嘧达莫、酚妥拉明、乌拉地尔，目前仅有少量的报道，临床上尚未作为常规使用。高选择性腺苷 A2A 受体激动剂包括 regadenoson、binodenoson、apadenoson，是最有可能取代腺苷的药物[7]，这些药物选择性作用于 A2A 受体，具有腺苷的作用，但无腺苷的副作用。这些药物目前主要应用于核素灌注显像等领域，安全性已得到初步肯定，但在 FFR 测量中的使用还缺乏足够的数据支持。

表 7-3-1 充血药物的选择及注意事项

心外膜动脉扩张药			
硝酸甘油：200～300μg（I.C），首次测量至少 30s 前应用			
最大充血相诱导药物			
	腺苷或 ATP（静脉）	腺苷或 ATP（I.C）	罂粟碱（I.C）
途径	中心静脉	冠脉内	冠脉内
起效时间	1～2min	10s	30s
作用时间	1min	5～15s	30～60s
回撤记录技术	可以	不可以	可以
剂量	140μg/(kg・min)； FFR 位于 0.75～0.8 时可增加至 180μg/(kg・min)	RCA：≥40μg； LCA：60～80μg。 如 FFR 位于 0.75～0.80，可重复使用，最大剂量每次 150μg	RCA：10～16mg； LCA：15～20mg。 5min 后可重复使用
副作用	房室传导阻滞 气管痉挛 血压下降 类心绞痛症状或烧灼感	房室传导阻滞	一过性 QT 间期延长，T 波改变 尖端扭转型室速 室颤 不可与离子型造影剂合用

I.C：冠脉内给药；RCA：右冠状动脉；LCA：左冠状动脉

四、FFR 在冠状动脉疾病中的应用

1. 临界病变

冠脉临界病变是指冠脉造影目测狭窄程度介于 50%～70%的病变，在冠脉造影及经皮冠状动脉介入术（PCI）中较为常见。既往的研究发现无论是有经验的术者目测还是冠脉造影定量分析（QCA）测定均无法准确预测临界病变是否具有血流动力学意义[8-9]。越来越多的研究表明，冠心病患者的预后主要取决于是否存在心肌缺血，而不是冠脉狭窄程度，对没有功能意义狭窄的病变进行干预并不能使患者获益。因此，FFR 在准确评价临界病变的严重程度上具有重要的价值，其诞生的主要用途也在于此。

Pijls 等对 60 例术前 24h 运动试验阳性的患者进行了 FFR 测定[10]，患者在接受经皮腔内冠状动脉成形术（PTCA）前及术后 15min 行 FFR 检查，来评价 FFR 测量数值与冠脉缺血的相关性。患者在 PTCA 后 5～7 天再次进行运动试验，术后运动试验恢复正常的患者定义为术前有心肌缺血。结果显示，PTCA 术后心肌 FFR 值由（0.53±0.15）增至（0.88±0.07），冠脉 FFR 由（0.38±0.19）增至（0.83±0.12）。在所有患者中，FFR 值≤0.74 与心肌缺血相关。在与其他非侵入性功能研究的对比中，FFR 显示出惊人的准确性。如果 FFR＞0.75，则非侵入性的检查如常规的心电图运动试验、核素心肌灌注显像或负荷超声心动图检查均不会显示心肌缺血的证据，然而，当 FFR＜0.75 时，至少其中之一的非侵入性检查会检测到心肌缺血的存在。而既往的研究[11]表明，以 FFR＜0.75 来作为诊断心肌缺血的标准，准确率达 95%，高于心电图运动试验、多巴酚丁胺超声心动图负荷试验以及核素心肌灌注显像。故 FFR＜0.75 可作为冠状动脉狭窄病变引起心肌缺血的诊断标准。

DEFER 研究是证实 FFR 在临界冠脉狭窄中应用价值的里程碑式研究[12]。研究者对冠脉造影显示冠脉直径狭窄＞50%的患者行 FFR，根据 FFR 的结果分为 3 组：延迟组 FFR≥0.75，推迟行 PCI，共 91 例；PCI 组虽然 FFR≥0.75，仍实施 PCI，共 90 例；对照组 FFR＜0.75，行 PCI 治疗，共 144 例。经过长达 5 年的临床随访，结果显示，12 个月、24 个月、5 年无事件生存率在延迟组和 PCI 组间差异无统计学意义（延迟组分别为 92%、89%和 80%，PCI 组分别为 89%、83%和 73%，P 值均＞0.05），而对照组则明显低于另外两组（分别为 80%、72%和 63%，P 值均＜0.05）。5 年随访时延迟组、PCI 组和对照组的心脏性猝死和急性心肌梗死复合终点发生率分别为 3.3%、7.9%和 15.7%，前两组间差异无统计学意义（P＝0.21），且显著低于对照组（P＝0.003）。由此我们可以得出结论，对于 FFR 值≥0.75 的临界冠脉狭窄病变给予药物治疗，推迟介入治疗是可行、安全的，与冠脉狭窄相关的心脏性猝死和急性心肌梗死年发生率均＜1%，而且此概率不因置入支架而降低。

然而针对 FFR 的切点仍有争议。既往的缺血负荷试验表明，FFR 值≤0.75 具有高度敏感性（88%）和特异性（100%），总体准确率为 93%，而采用 FFR 值＞0.80 预测阴性缺血的准确性达 95%。2005 年欧洲 ESC《经皮冠状动脉介入治疗指南》提出，当 FFR＜0.75 时，冠状动脉狭窄病变与缺血密切相关，是行 PCI 的指征；FFR＞0.8 时，可考虑延期 PCI，积极药物治疗。但介于 0.75～0.80 的所谓“灰色区域”的病变如何治疗尚有争议。

Courtis 等[13]入选了 107 例 FFR 值介于 0.75 和 0.80 之间的患者，其中 63 例（59%）进行了血运重建，44 例未行血运重建，仅给予药物治疗。在平均约 13 个月的随访中，药物治疗组主要不良心脏事件（MACE）发生率较血运重建组高（23% *vs.* 5%，P＝0.005），大多数 MACE 为再次血运重建，而心肌梗死和心脏性死亡未见显著差异；药物治疗组的心绞痛发生率为 41%，高于血运重建组的 9%（P＝0.002）。对于中度冠脉狭窄而 FFR 值居于 0.75～0.80 的病变，目前的证据更倾向于进行积极血运重建，但缺乏大规模随机对照临床试验的证实。此后的 FAME 试验及 FAME Ⅱ试验均采用 0.80 作为切点，除了考虑心肌缺血外，还有加快患者入选进程的考虑。

目前指南对于无相关缺血客观依据或影像学检查与无创功能性检查结果不一致的临界病变推荐采用 FFR 指导的介入治疗（图 7-3-4）。对于 FFR＜0.75 的病变进行再血管化治疗，而 FFR＞0.80 的病变可积极药物治疗。而 FFR 居于 0.75～0.80 之间，建议增加充血药物剂量重复检查，如仍为 0.75～

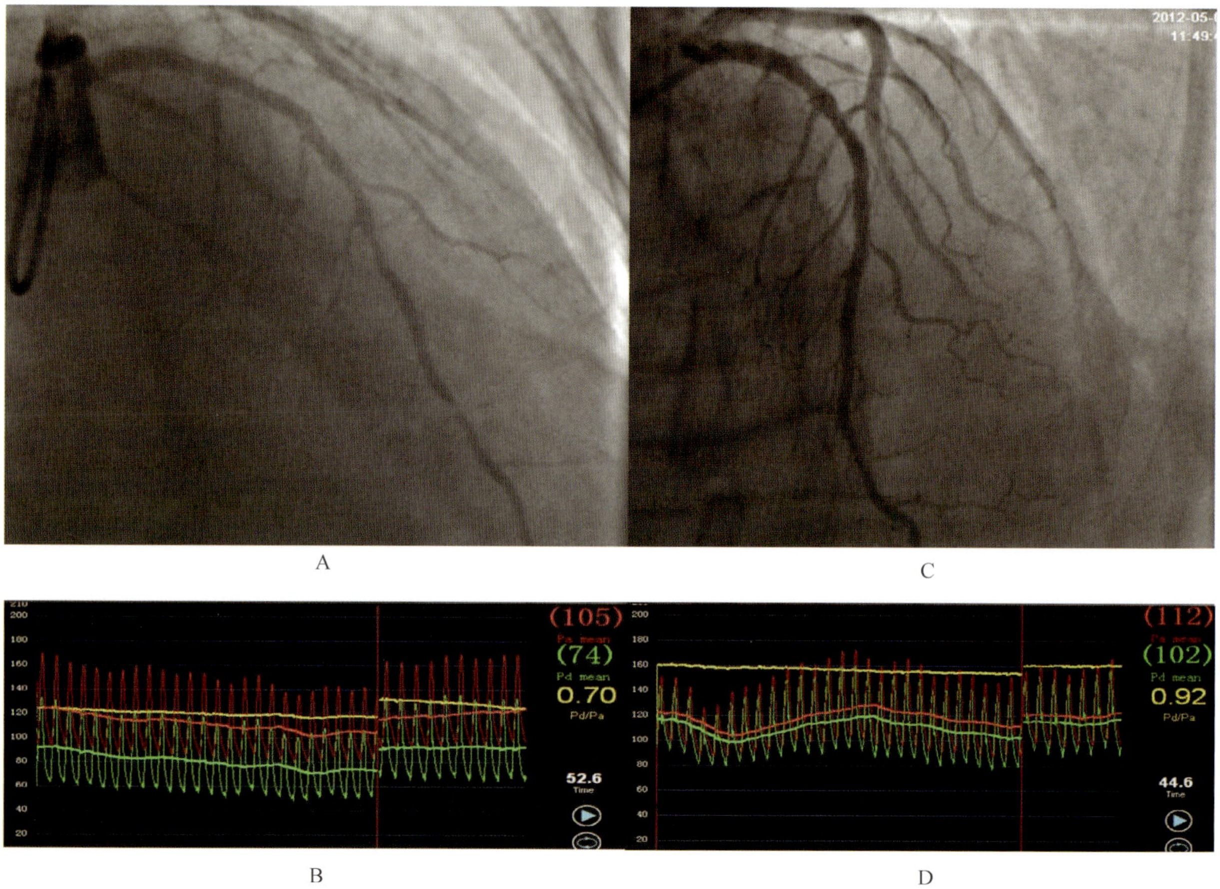

图 7-3-4 FFR 指导临界病变治疗。冠脉造影（CAG）提示 LAD 中段临界病变（A），压力导丝测定显示 FFR＝0.70（B），提示病变具有功能显著性狭窄，置入支架后复查造影提示狭窄消失（C），支架置入术后复查压力导丝提示 FFR＝0.92（D）

0.80 之间，则由术者综合患者整体情况选择治疗方案。但就目前证据而言，FFR 在 0.75～0.80 之间的病变，积极血运重建的策略似乎更具优势。

2. 多支血管病变

多支血管病变的治疗策略选择是近年来研究和争论的热点。由于多支病变的缺血区域相互掩盖，包括核素显像在内的无创评价很难准确定位罪犯血管，即使是冠脉造影（CAG）以及 IVUS 在形态学上的诊断也无法准确定位，因此治疗策略的制订往往为经验性的。而冠脉血流储备分数的测定理论上可以更好地进行功能评价，以做出合理的策略选择。

Berger 等[14]在对多支血管病变患者进行 FFR 指导下的 PCI 治疗后远期临床随访中发现，在多支病变患者中，对于血流动力学不明显的狭窄可安全地延期进行 PCI 治疗，即使是基于血管造影结果拟进行的 PCI 也可延期，提示在多支血管病变的介入治疗中，FFR 具有不可替代的指导意义（图 7-3-5）。

FAME 研究[15-16]是目前最大规模的多中心、前瞻性、随机研究。该研究纳入至少 2 支血管在冠脉造影下狭窄程度≥50%的 1005 例患者，随机分为冠脉造影指导 PCI 组和 FFR 指导 PCI 组。在造影指导组，所有造影血管直径狭窄＞50%的病变均置入药物洗脱支架，而在 FFR 指导组中，所有病变均行 FFR 测定，仅对 FFR≤0.8 的病变置入药物洗脱支架。1 年随访结果显示，与冠脉造影指导 PCI 组相比，FFR 指导 PCI 组 MACE 发生率（13.2% *vs.* 18.4%，P＝0.02）、心源性死亡和心肌梗死发生率（7.3% *vs.* 11%，P＝0.04）均较低，且 MACE 总数（76 *vs.* 113，P＝0.02）较少，两组心绞痛明显控制的差异无统计学意义（81% *vs.* 81%，P＝0.20），但 FFR 指导 PCI 组患者支架使用数量明显减少 [（1.9±1.3）*vs.*（2.7±1.2）]，并且减少了对比剂用量、降低了治疗费用、缩短了住院时间。2 年随访结果提示 FFR 指导的优势进一步确立，且 FFR 指导 PCI 进一步降低心肌再梗死发生率

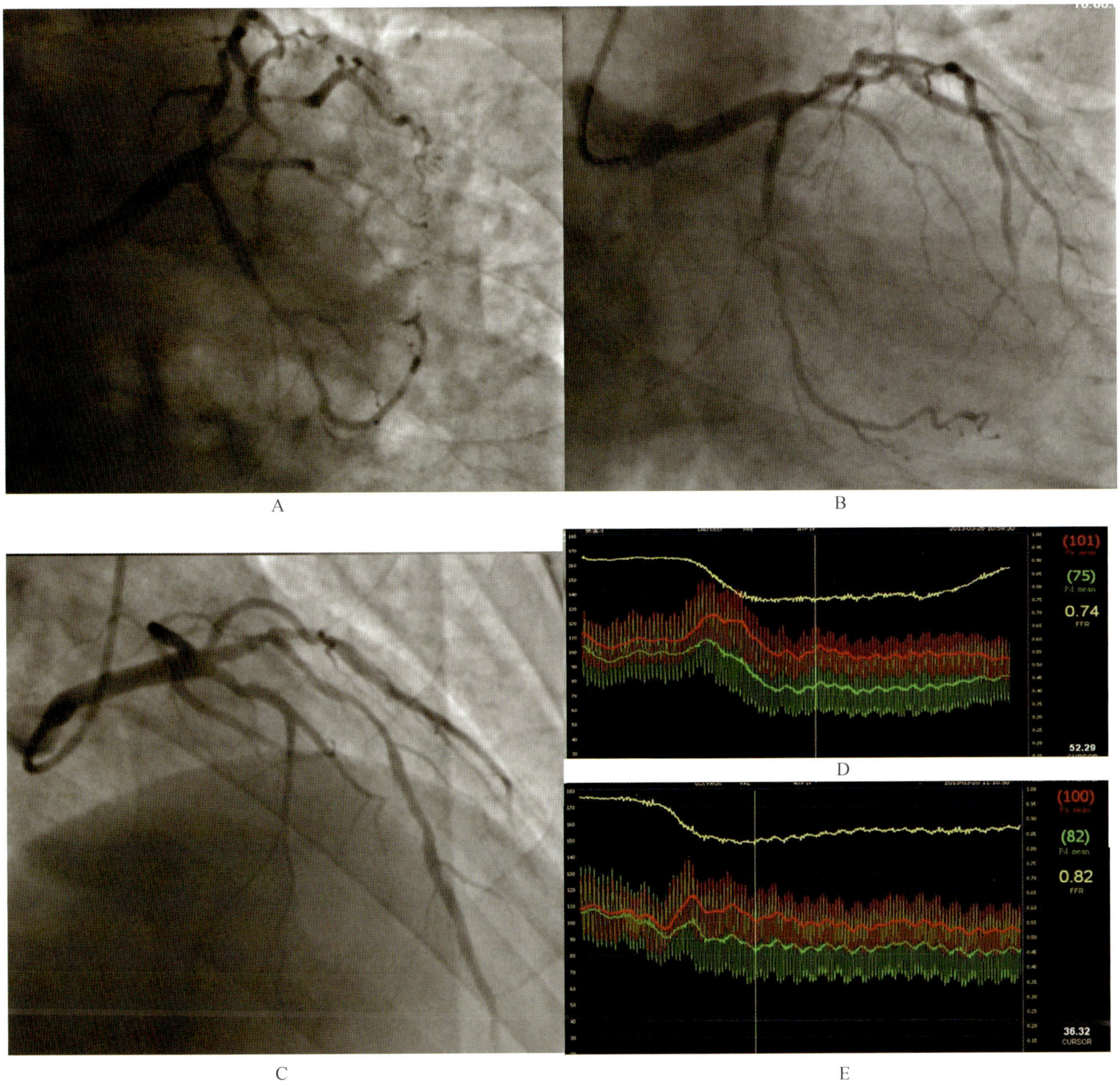

图 7-3-5 FFR 指导多支血管病变的治疗。CAG 提示左主干（LM）正常，左前降支（LAD）弥漫性病变，左回旋支（LCX）中段临界病变（A，B，C）。行 LAD 压力导丝测定 FFR＝0.74（D），LCX 压力导丝测定 FFR＝0.82（E），提示 LAD 病变具有功能显著性狭窄，而 LCX 无明显功能显著性狭窄。根据结果 LAD 应进行血运重建，而 LCX 则可延迟介入治疗

（6.1％ *vs.* 9.7％，P＝0.03）。值得注意的是，在 FAME 研究中，狭窄 50％～70％的临界病变中有近 2/3 病变 FFR 值＞0.8。FAME 研究的结果进一步确立了 FFR 在多支血管病变的治疗策略选择中的地位。

作为 FAME 的延续，FAMEⅡ研究进一步比较了 FFR 指导的 PCI 加理想药物治疗（OMT）与单用 OMT 治疗的临床预后、安全性和费效比[17]。包括欧洲和北美 28 个国家的 1220 例稳定性冠心病患者参加了该研究，其中，具有至少 1 处 FFR≤0.80 的狭窄病变者 888 例，随机分入 FFR 指导下的 PCI＋OMT 组 447 例，单纯 OMT 治疗组 441 例，研究终点为 24 个月的主要不良心脏事件（全因死亡、心肌梗死和紧急再次血运重建）发生率。试验过程中，由于 PCI＋OMT 治疗使紧急血运重建率得以显著降低，该试验于 2012 年 1 月被提前终止。与单纯

OMT 相比，FFR 指导下的 PCI＋OMT 治疗组主要不良心脏事件发生率显著低于单纯 OMT 组（4.3% *vs*. 12.7%，$P<0.001$）。该研究表明，对稳定性冠心病患者，当心肌缺血明显（FFR≤0.80）时，PCI 联合药物治疗远期效果显著优于单纯药物治疗；而心肌缺血不显著（FFR＞0.80）时，单纯药物治疗即可获得较好效果。

将 FAME 研究与 SYNTAX 和 CARDia 研究结果进行 meta 分析发现，FAME 研究中造影组患者与 SYNTAX 和 CARDia 研究中 PCI 组患者的死亡、心肌梗死及再次血运重建率相近（分别为 18.3%、19.1%和 19.3%），而 FFR 指导组患者的死亡、心肌梗死及再次血运重建率则与 CABG 组相近（分别为 13.2%、11.2%和 11.0%）。考虑到在 FFR 指导下多支血管病变患者 PCI 预后可能会与 CABG 组更加接近，因此 FAME Ⅲ 研究将聚焦 FFR 指导的三支血管病变介入治疗与 CABG 的对比，有关结果将进一步改变目前的多支血管病变的治疗策略。

3. 左主干病变

左主干病变由于其解剖位置的重要性，对其治疗策略的选择往往非常慎重。由于冠脉造影技术本身的局限，往往无法准确评估左主干的狭窄程度及其对心肌血供的影响。尽管 IVUS 等有创影像技术可以更为准确地评估左主干的狭窄程度和斑块负荷，但仍不能明确其功能学意义，因此 FFR 可能在左主干病变的评价中提供更多的信息。

对于左主干病变，CAG 存在其局限性，由于左主干血管粗短，并且走行多变，CAG 往往漏诊或低估病变，研究显示在左主干临界病变（QCA 直径狭窄率 40%～60%）中，56%的病变 FFR＜0.75[18]。Hamilos 等[19]在 213 例左主干临界病变中采用 FFR 评价病变的功能受损显著性，结果发现 62 例（29.1%）患者出现“视觉-功能不匹配”。49 例（23%）患者 QCA 测量的直径狭窄率＜50%，而 FFR＜0.80；另外 13 例患者直径狭窄＞80%而 FFR＞0.80。QCA 测量的直径狭窄率与 FFR 相关性差（$r=0.1$，$P=0.016$）。有趣的是，“反向不匹配”即造影不显著但功能学显著病变，非常普遍。在所有不匹配患者中，79%为反向不匹配。因此，CAG 不应作为独立的决定左主干病变治疗策略的依据。IVUS 被认为是诊断左主干病变的金标准，它在左主干病变的诊断和评估中的优势早已得到证实，通常将左主干最小管腔面积＜6.0mm^2 定义为显著狭窄和介入治疗的标准。但 IVUS 只是提供病变的形态学信息，而对病变的功能学情况无太多帮助。非侵入性功能测试如心肌灌注显像对左主干临界病变的功能学评价同样没有太多帮助。灌注缺失通常仅见于 1 条血管区域，甚至可出现假阴性结果，尤其是右冠状动脉也存在显著病变时。因此，虽然左主干病变在之前大型临床随机对照研究（包括 DEFER 和 FAME 研究）中均被排除在外，但 FFR 在左主干临界病变的功能评价方面仍具有重要价值。

现有的研究提示，左主干病变中以 FFR 为指导的策略选择是安全有效的。Jasti 等[20]的研究显示，以 FFR＜0.75 和 FFR≥0.75 作为介入治疗的分界线，随访 38 个月介入组与未接受介入组的生存率均为 100%，无事件生存率为 100%和 90%，两者间无显著性差异。长期生存率方面，FFR＜0.80 组给予药物治疗，而 FFR≥0.80 组进行冠状动脉旁路移植术（CABG）治疗，前者 5 年生存率为 89.8%而后者为 85.4%，两者无统计学差异（$P=0.48$）。Hamilos 等[19]对 213 名左主干病变患者进行 FFR 指导下的策略选择，对 FFR≥0.8 的患者（$n=138$）进行药物治疗，而 FFR＜0.8 的患者（$n=75$）进行 CABG 治疗，平均随访 5 年，5 年生存率和无事件生存率两组间无明显差异。Puri R 等[21]总结了之前的 6 个研究，共计 449 例患者，平均随访 29 个月，结果支持 FFR 指导左主干临界病变的处理。

然而，在临床应用 FFR 测定左主干的功能学意义时应注意几个问题。第一，缺乏大型多中心随机对照试验证实这种策略的长期安全性。第二，采用的 FFR 切点仍有争议，是采用＜0.75 还是＜0.80 作为干预的切点？目前的研究并无统一标准，但至少提示 FFR＞0.80 是左主干临界病变预后良好的预测因素。对于 FFR 在 0.75～0.80 的病变延迟 PCI 可能是安全的。一些支持者建议对 FFR 在 0.80～0.85 之间的左主干病变加用 IVUS 检查评价狭窄严重程度。第三，在左主干中应用此项技术时应当心弥漫性病变和远端分支病变的影响。因为这些病变不可避免地将影响跨左主干病变的 FFR 值。事实上，至少 50%～60%的左主干病变累及远端分叉，经常显著累及两个分支开口。因此，在行左主干临界病变 FFR 检查时，应常规自两个分支远端回撤记录，如果两次 FFR 均＞0.80，可安全延迟 PCI；如果其中一次＜0.80，则应考虑按照正规左主干介入治疗策略进行介入治疗。此外，前降支或左回旋支上的狭窄可增加跨左主干病变的 FFR 值，因此，在进行左主干病变 FFR 测定前应先对分支远端重度狭窄进行干预后再进行。治疗右冠状动脉病变也可以轻度提高左主干的 FFR 值。第四，在操作中可能需要于静脉使用更大剂量的腺苷以达到理想的扩血管反应，同时兼顾回撤记录以定位左主干或分支内病变的功能学意义。第五，FFR 无法提供左主干的形态学特征，在选择左主干分叉病变策略时，IVUS 仍是不可或缺的手段，尤其是明确分支累及情况，评价术后即刻支架贴壁情况。第六，评价左主干开口病变时，应注意将指引导管撤出冠脉开口，以避免压力嵌顿，造成 FFR 假性升高。

4. 分叉病变

在分叉病变中，由于主支和边支的重叠、角度和血管短缩、支架丝覆盖及立体投影等因素，冠脉造影评价边支开口病变非常困难，尤其在主支置入支架后，造影对分支开口病变的测定结果与功能学结果更是缺乏一致性，即使是左主干病变也是如此[22-23]。其他侵入性解剖学测定工具如 IVUS 和 OCT 虽可提供解剖学细节信息，但仍无法测定狭窄的功能显著性。既往的研究发现在开口病变中解剖学参数和功能学意义存在很大的差异。Koh 的研究[24]比较 IVUS 和 FFR 在开口病变中的表现，结果发现 IVUS 中 MLA 低于 1.8mm^2 和斑块负荷比例 56%对狭窄功能显著性的阴性预测值为 82%和 89%，但阳性预测值仅为 50%和 44%。考虑到血管直径、支配心肌区域大小和血管重构的影响，解剖学评估的局限看起来理所当然。而 FFR 可反映解剖学狭窄和灌注区域的相互作用，能可靠反映分叉病变的功能学意义，指导血运重建策略的选择。

目前关于 FFR 在分叉病变中的应用的研究不多。有关的结果均支持 FFR 在分叉病变的分支干预策略中具有指导价值。Koo 等对 92 例患者共 97 处主支支架覆盖分支开口的分叉病变（直径＞2.0mm，狭窄程度＞50%）进行 FFR 测定，在 QCA 判定狭窄＞75%组中 FFR＜0.75 者仅为 27%（20/73）[25]。接着，Koo 等进一步研究了 FFR 对分叉病变分支干预策略的指导价值[26]。该研究对 110 例分叉病变患者中的 91 例进行主支支架置入术后分支 FFR 测定，当分支血管 FFR＜0.75 时给予干预，结果显示分支血管在干预后即刻 FFR 明显提高（0.66±0.08 *vs.* 0.86±0.05，P＜0.001），且这种改善维持至 6 个月随访结束时（0.86±0.05 *vs.* 0.84±0.11，P=0.4）；分支血管没有干预组，6 个月随访结束时分支血管的 FFR 也无明显改变（0.87±0.06 *vs.* 0.89±0.07，P=0.1）。与该中心常规造影指导组相比，FFR 指导的干预策略分支干预更少（30% *vs.* 45%，P=0.03），9 个月心脏事件无明显增加（4.6% *vs.* 3.7%，P=0.7）。Nordic-Baltic 分叉研究Ⅲ的分支 FFR 亚组分析[27]，21 例无对吻球囊扩张的患者完成 8 个月的造影和 FFR 随访，结果发现这些患者的平均分支 FFR 没有明显改变（0.87 *vs.* 0.87，P=0.91）。

FFR 测定可于介入治疗前进行以决定分叉介入治疗策略[28]。在操作时应充分考虑主支近段和分支远端病变对结果的影响。如果近端主支存在显著病变，分支 FFR 可能高估分支病变的功能受损严重性；相反，如果分支开口病变以远存在显著狭窄，压力导丝感受器位于病变之前，FFR 数值可能低估病变严重度。因此，在测定分支 FFR 时，应进行回撤（pullback）FFR 记录以测定病变的功能受损显著性，决定是否需要进行干预。在单纯分支开口病变，FFR 仅反映开口病变的功能情况。但当分支斑块延续到近端主支时，分支 FFR 不可能排除主支病变的影响。因此，应用分支 FFR 指导分叉病变介入策略时，应考虑以下几点：与主支相比，分支血管的临床重要性；主支斑块和分支远端斑块的影响；干预前分支 FFR 无法预测主支支架置入后分支的 FFR。

最近，一些研究应用 FFR 评价分叉病变分支血管介入治疗的操作成功率。Lee 等[29]测定了 Crush 术后对吻球囊扩张前、后的 FFR，结果发现 FFR 自 0.94±0.04 上升至 0.97±0.03（P=0.011），而叶飞的研究[30]也提示与 provisional 策略相比，DK-Crush 术式可显著提高分支 FFR（0.94±0.3 *vs.* 0.90±0.08，P=0.028）。这些结果提示分支 FFR 有助于评价分支支架置入术后的操作成功率。然而，应该注意到，复杂策略治疗后的分支 FFR 更高并不能带来更好的临床预后。在这两个研究中，即使在 provisional 策略或双支架策略对吻球囊扩张前，分支 FFR 也高达 0.90 以上。因此，分支支架置入术后分支 FFR 预测长期预后的作用有限。

5. 串联病变

在串联病变中，通过造影分别评价各个病变的严重程度有时并不如想象的容易，尤其是其中一个或两个病变是临界病变时，单纯靠冠脉造影很难判断哪个病变具有血流动力学意义。很多无创检查手段，如负荷心肌灌注显像可用于评价心肌缺血，但这些检查无法确定哪个病变是导致可逆性心肌缺血的罪犯病变。简单而可靠地评价这些病变功能学意义的方法对 PCI 决定至关重要。然而，目前临床应用的 FFR 方式无法对各个病变进行精确测定，而如果不考虑病变之间的相互作用，常规 FFR 测定将高估串联病变中的各个病变的功能显著性[31]。

为解决这个问题，Hirota 等[32]对 72 例具有串联病变的患者进行 FFR 测定。对跨串联病变 FFR≥0.75 的病变延迟 PCI。对跨串联病变 FFR<0.75 的患者，他们先对造影显示更严重的病变进行 PCI 治疗，如果第一次 PCI 处理后重复 FFR≥0.75，则对第二个病变延迟 PCI；如果第一次 PCI 处理后重复 FFR 仍<0.75，则对第二个病变行 PCI 治疗。结果，他们推迟 26 例（36.1%）患者，19 例（26.4%）患者进行第一个病变 PCI，27 例患者（37.5%）两个病变均行 PCI 治疗。在推迟 PCI 的患者中，仅有 2 例患者（7.7%）在随访期间需要再次 PCI 治疗。与其他 46 例进行一个或两个病变 PCI 的患者相比，再次 PCI 率没有明显差异。这个研究提示对串联病变的患者，FFR 可能可以清楚判断具有功能显著性改变的病变，对正常 FFR 患者延迟 PCI 是安全的。也有观点认为，对于串联病变，可进行回撤压力记录曲线，如 FFR<0.75，先处理压力曲线跳跃最明显的病变，重复 FFR 检查，直到跨串联病变 FFR≥0.75。

6. 弥漫性病变

动脉粥样硬化通常在不同程度上累及整个冠脉树。冠状动脉造影在评价弥漫性病变中存在一些局限。目前的 QCA 测定不能反映冠状动脉真实直径，因为作为“正常”参照血管节段可能也存在病变。此外，冠状动脉血管重构也影响血管真实直径的测定。因此，冠脉造影可能严重低估轻度或弥漫性冠状动脉狭窄。

冠心病患者弥漫性病变的发生率和血流动力学严重程度尚未明确。冠脉内多普勒或压力导丝测定弥漫性病变远段的数值比近段低，与负荷灌注缺失更相关。1001 例经 PET 证实冠心病的患者中，43%具有或无节段性灌注缺失的患者存在逐步、长轴、基底部至心尖部心肌灌注阶差，提示弥漫性冠状动脉的血流动力学具有显著性改变[33]。

Pijls 等首先报道了弥漫性冠脉病变的两种回撤压力曲线，一种是出现局部压力曲线突然下降，还有一种是压力曲线逐步下降。Iwasaki 等[34]对 83 例弥漫性冠状动脉病变患者进行回撤压力曲线记录，结果发现 47 例（57%）出现压力曲线突然下降，36 例（43%）出现压力曲线逐步下降。对于压力曲线突然下降者提示该部位可能是导致血流动力学异常的主要因素，可能更适合对局部进行治疗，如 PCI。对于压力曲线逐渐下降者提示整个冠状动脉病变全程均对血流动力学异常有影响，可能更适合药物治疗或 CABG（图 7-3-6）。

7. 急性冠脉综合征

在急性 ST 段抬高型心肌梗死患者中，根据临床症状、心电图及冠脉造影的结果，已经足够确定绝大多数罪犯病变，压力导丝的帮助有限。另一方面，急性 ST 段抬高型心肌梗死大多伴有血栓栓塞、心肌顿抑、急性缺血性微血管障碍等情况，微血管几乎不可能达到最大舒张，不可能测出准确数值，且这些改变是不断进展的，急性期测量的结果和 1 天后测量的结果可能有很大的差别。因此一般观点认为在急性 ST 段抬高型心肌梗死时不建议进行罪犯血管 FFR 检查，而远离梗死部位的微血管功能不受梗死心肌的影响，因此对于非梗死相关血管的治疗策略仍可以应用 FFR 进行评估[35]，而陈旧性心肌梗死的 FFR 测量及其价值同常规病例。

在非 ST 段抬高型心肌梗死（NSTEMI）及不稳定型心绞痛患者，FFR 检查仍有其存在的价值。虽然在大多数研究中不稳定型心绞痛患者均在排除标准之列，但最近一些研究开始关注 FFR 在这类不稳定患者中的应用。最近的一项研究入选了 106 例行早期介入治疗的 NSTEMI 患者，采用 MRI 评价心肌缺血情况，结果发现 FFR≤0.80 对可逆性心肌缺血诊断的敏感度、特异度、阳性预测值和阴性预测值分别为 91.17%、95.7%、91.2%、95.7%[36]。FAME 研究中仍入选了近 1/3 的不稳定患者，包括不稳定型心绞痛和非 ST 段抬高型心肌梗死，结果提示在这类患者中 FFR 的获益和安全性与稳定型心绞痛患者是一样的[37]。目前正在进行的 FAMOUS-

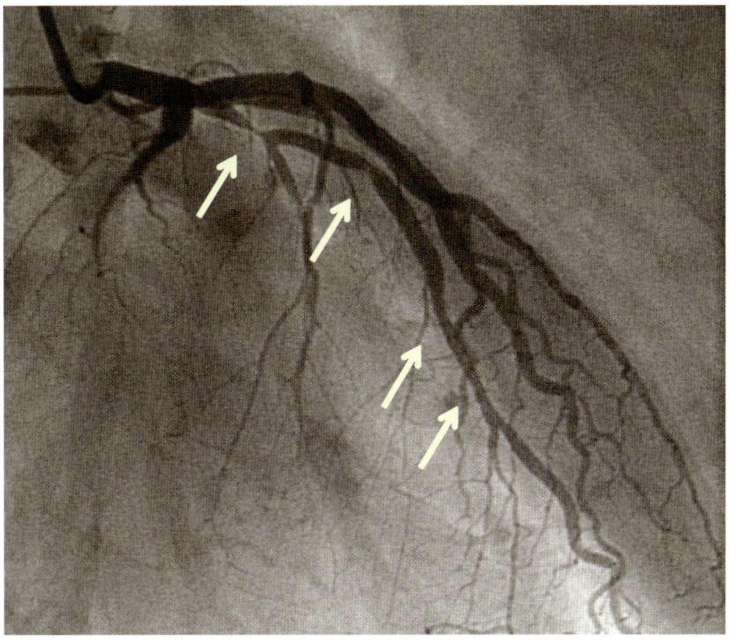

A

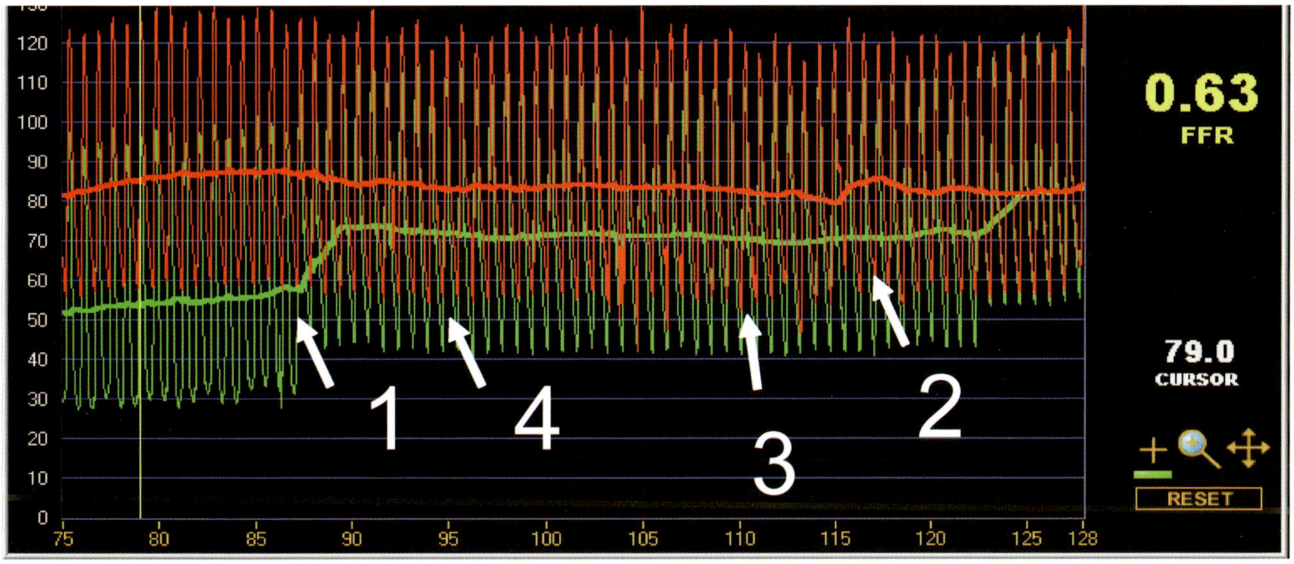

B

图 7-3-6　FFR 在弥漫性病变中的作用。该患者冠脉造影提示 LAD 近中段弥漫性病变，造影至少提示 4 处病变（A 中箭头所示），压力导丝测定 FFR 0.63（B），回撤压力曲线时斑块 1 和斑块 4 处出现压力跳跃，提示斑块 1 和斑块 4 可能具有功能显著性意义，而斑块 2 和斑块 3 压力曲线平坦，考虑这两个斑块可能不具有功能学意义

NSTEMI 研究将聚焦于 FFR 在非 ST 段抬高型心肌梗死患者中的应用，其结果令人期待。

五、冠脉血流储备分数的指南推荐

随着 FFR 相关的循证医学证据的不断积累，FFR 在血运重建策略选择中的地位和作用也逐渐提高。在 2011 年美国心脏病学会基金会/美国心脏协会/心血管造影和介入学会（ACCF/AHA/SCAI）《经皮冠状动脉介入治疗指南》[38]中，FFR 在临界病变治疗策略中的应用推荐级别为Ⅱa 类，证据级别为 A；对于稳定性缺血性心脏病的应用推荐级别亦为Ⅱa，证据级别为 A。2010 年 ESC《血运重建指南》[39]同样强调了 FFR 的重要性，对于稳定型心绞痛以及无症状心肌缺血患者，左主干或前降支近段病变>50%，若 FFR<0.8 应考虑进行血运重建治疗，推荐级别为Ⅰ，证据级别为 A；对于多支血管

病变合并左室功能受损，若 FFR<0.8 应考虑进行血运重建治疗，推荐级别为Ⅰ，证据级别为 B。

正是由于可逆性心肌缺血对于心脏事件的重要的预测价值，功能学评价相对于解剖学狭窄意义更为重大。而 FFR 可以准确地评估冠脉病变的功能学意义，有助于制订更为合理的治疗策略，避免不必要的血运重建，同时也避免遗漏有血流动力学意义的貌似不严重的病变，从而有效改善临床预后。

（曲新凯 施鸿毓）

参考文献

[1] Pijls NH，van Son JA，Kirkeeide RL，*et al*. Experimental basis of determining maximum coronary，myocardial，and collateral blood flow by pressure measurements for assessing functional stenosis severity before and after percutaneous transluminalcoronary angioplasty. *Circulation*，1993，87：1354-1367.

[2] Pijls NH，Van Gelder B，Van der Voort P，*et al*. Fractional flow reserve. A useful index to evaluate the influence of anepicardial coronary stenosis on myocardial blood flow. *Circulation*，1995，92：3183-3193.

[3] Elgendy IY，Conti CY，Bavry AA. Fractional Flow Reserve：An Updated Review. Clin. Cardiol，2014，37，6，371-380.

[4] Koo BK. The Present and Future of Fractional Flow Reserve. Circ J，2014，78：1048-1054.

[5] Nakamura M1，Yamagishi M，Ueno T，et al. Modification of treatment strategy after FFR measurement：CVIT-DEFER registry. Cardiovasc Interv Ther，2014 May 10. [Epub ahead of print]

[6] Pijls NH. Fractional Flow Reserve to Guide Coronary Revascularization. Circ J，2013，77：561-569.

[7] Prasad A1，Zareh M，Doherty R，et al. Use of regadenoson for measurement of fractional flow reserve. Catheter Cardiovasc Interv，2014，83（3）：369-374.

[8] Toth G1，Hamilos M，Pyxaras S，et al. Evolving concepts of angiogram：fractional flow reserve discordances in 4000 coronary stenoses. Eur Heart J，2014 Mar 18. [Epub ahead of print]

[9] Nakamura M1，Yamagishi M，Ueno T，et al. Prevalence of visual-functional mismatch regarding coronary artery stenosis in the CVIT-DEFER registry. Cardiovasc Interv Ther，2014 Mar 25. [Epub ahead of print]

[10] Pijls NHJ，de Bruyne B，Peels K，et al. Measurement of fractional flow reserve to assess the functional severity of coronary artery stenosis. N Engl J Med，1996，334：1703-1708.

[11] Pijls NHJ，Sels JW. Functional measurement of coronary stenosis. JAm Coll Cardiol，2012，59：1045-1057.

[12] Pijls NHJ，van Schaardenburgh P，Manoharan G，et al. Percutaneouscoronary intervention of functionally nonsignificantsenosis. 5-year follow-up of the DEFER study. J Am Coll Cardiol，2007，49：2105-2011.

[13] Courtis J，Rodés-Cabau J，Larose E，et al. Usefulness of coronary fractional flow reserve measurements in guiding clinical decisions in intermediate or equivocal left main coronary stenoses. Am J Cardiol，2009，103：943-949.

[14] Berger A，Botman K. Long-Term Clinical Outcome After Fractional Flow Reserve-Guided Percutaneous Coronary Intervention in Patients With Multivessel Disease J Am Coll Cardiol，2005；46：438-442.

[15] Tonino PAL，De Bruyne B，Pijls NHJ，et al. Fractional flow reserve versus angiography for guiding PCI in patients with multivessel coronary disease（FAME study）. N EnglJ Med，2009，360：213-224.

[16] Pijls NH，Fearon WF，Tonino PA，et al. Fractional flow reserve versus angiography for guiding percutaneouscoronary intervention in patients with multivessel coronary artery disease：2-year follow-up of the FAME（Fractional Flow ReserveVersus Angiography for Multivessel Evaluation）study. J Am Coll Cardiol，2010，56：177-184.

[17] De Bruyne B，Pijls NHJ，Kalson B，et al. Fractional flow reserve-guided PCI versus medical therapy in stable coronary disease. N Engl J Med，2012，367：991-1001.

[18] Bech GJ，Droste H，Pijls NH，et al. Value of fractional flow reserve in making decisions about bypass surgery for equivocal left main coronary artery disease. Heart，2001，86：547-552.

[19] Hamilos M，Muller O，Cuisset T，et al. Long-term clinical outcome after fractional flow reserve-guided treatment in patients with angiographicallyequivocal left main coronary artery stenosis. Circulation，2009，120：1505-12.

[20] Jasti V，Ivan E，Yalamanchili V，et al. Correlations between fractional flow reserve and intravascular ultrasound in patients with an ambiguous left main coronary

artery stenosis. Circulation, 2004, 110: 2831-2836.

[21] Puri R, Kapadia SR, Nicholls SJ, et al. Optimizing Outcomes During Left Main Percutaneous Coronary Intervention With Intravascular Ultrasound and Fractional Flow Reserve: The Current State of Evidence. J Am Coll Cardiol Intv, 2012, 5: 697-707.

[22] Kang SJ1, Kim WJ, Lee JY, et al. Hemodynamic impact of changes in bifurcation geometry after single-stent cross-over technique assessed by intravascular ultrasound and fractional flow reserve. Catheter Cardiovasc Interv, 2013, 82 (7): 1075-82.

[23] Kang SJ1, Ahn JM, Kim WJ, et al. Functional and morphological assessment of side branch after left main coronary artery bifurcation stenting with cross-over technique. Catheter Cardiovasc Interv, 2014, 83 (4): 545-52.

[24] Koh JS, Koo BK, Kim JH, et al. Relationship between fractional flow reserve and angiographic and intravascularultrasound parameters in ostial lesions: Major epicardial vessel versus side branch ostial lesions. J Am Coll Cardiol Intv, 2012, 5: 409-415.

[25] Koo BK, Kang HJ, Youn TJ, et al. Physiologic assessment of jailed side branch lesions using fractional flow reserve. J Am Coll Cardiol, 2005, 46: 633-637.

[26] Koo BK, Park KW, Kang HJ, et al. Physiological evaluation of the provisional side-branch intervention strategy forbifurcation lesions using fractional flow reserve. Eur Heart J, 2008, 29: 726-732.

[27] Kumsars I, Narbute I, Thuesen L, et al. Side branch fractional flow reserve measurements after main vessel stenting: Anordic-baltic bifurcation study iii substudy. EuroIntervention, 2012, 7: 1155-1161.

[28] Park SH, Koo BK. Clinical applications of fractional flow reserve in bifurcation lesions. J Geriatr Cardiol, 2012, 9: 278-284.

[29] Lee BK, Choi HH, Hong KS, et al. Efficacy of fractional flowreserve measurements at side branch vessels treated with the crush stenting technique in true coronary bifurcation lesions. Clin Cardiol, 2010, 33: 490-494.

[30] Ye F, Zhang JJ, Tian NL, et al. The acute changes of fractional flow reserve in dk (double kissing), crush, and1-stent technique for true bifurcation lesions. J Interv Cardiol, 2010, 23: 341-345.

[31] Saito N1, Matsuo H, Kawase Y, et al. In vitro assessment of mathematically-derived fractional flow reserve in coronary lesions with more than two sequential stenoses. J Invasive Cardiol, 2013, 25 (12): 642-649.

[32] Hirota M, Iwasaki K, Yamamoto K, et al. Coronary pressure measurement to identify the lesion requiring percutaneous coronaryintervention in equivocal tandem lesions. Coron Artery Dis, 2006, 17: 181-186.

[33] Gould KL, Nakagawa Y, Nakagawa K, et al. Frequency and clinical implications of fluid dynamically significant diffuse coronary artery disease manifest as graded, longitudinal base-toapexmyocardial perfusion abnormalities by noninvasive positron emission tomography. Circulation, 2000, 101: 1931-9.

[34] Iwasaki K, Kusachi S. Coronary Pressure Measurement Based Decision Making for PercutaneousCoronary Intervention. Current Cardiology Reviews, 2009, 5: 323-333.

[35] Ntalianis A1, Sels JW, Davidavicius G, et al. Fractional flow reserve for the assessment of nonculprit coronary artery stenoses in patients with acute myocardial infarction. JACC Cardiovasc Interv, 2010, 3 (12): 1274-1281.

[36] Watkins S, Rauhalammi S, Mcclure J, et al. Diagnostic Accuracy of Myocardial Fractional Flow Reserve for Reversible Perfusion Abnormalities in Patients with Recent Non-ST Elevation Myocardial Infarction. Heart, 2014, 100 Suppl 3: A46-47.

[37] Sels JW1, Tonino PA, Siebert U, et al. Fractional flow reserve in unstable angina and non-ST-segment elevation myocardial infarction experience from the FAME (Fractional flow reserve versus Angiography for Multivessel Evaluation) study. JACC Cardiovasc Interv, 2011, 4 (11): 1183-1189.

[38] Levine GN, Bates ER, Blankenship JC, et al. 2011 ACCF/AHA/SCAI Guideline for Percutaneous Coronary Intervention. A report of the American College of Cardiology Foundation/American Heart Association Task Force on Practice Guidelines and the Society for Cardiovascular Angiography and Interventions. J Am Coll Cardiol, 2011, 58: e44-122.

[39] Taggart DP, Boyle R, de Belder MA, et al. The 2010 ESC/EACTS guidelines on myocardial revascularisation. Heart, 2011, 97: 445-6.

第四章 微循环阻力指数（IMR）

目前临床上诊断冠心病的“金标准”是冠状动脉造影（coronary artery angiography，CAG）。冠状动脉造影显示冠状动脉管腔的轮廓和相对于管腔的狭窄程度，可以明确冠状动脉有无狭窄，狭窄的部位、程度、范围等，并根据此造影结果指导进一步的治疗。随着医学技术的发展，血管内超声（intravascular ultrasound，IVUS）和光学相干断层成像（optical coherence tomography，OCT）在评价血管内结构方面的水平有了明显的提高。但是这些技术对于冠脉血管的狭窄程度和斑块的特征进行解剖学评价，并不能对病变是否缺血进行功能性评估。多年的研究表明，通过PCI治疗能明显改善患者生存率及生活质量，但已有的研究表明，即使通过冠脉介入或冠脉旁路移植术治疗，仍有25%患者在心外膜血管成功重建后，并未能实现组织水平心肌再灌注，其主要原因在于冠脉微循环功能障碍。在进行了多年的冠状动脉功能性评价的探索和研究后，冠脉血流储备（coronary flow reserve，CFR）、血流储备分数（flow fractional reserve，FFR）和微循环阻力指数（index of microcirculatory resistance，IMR）作为新的冠状动脉血流的功能性指标逐渐得到认可。

目前评估冠脉微循环的手段较多，包括负荷心电图、放射性核素心肌显像、磁共振成像技术、心肌代谢物检测、心肌对比剂超声心动图、冠状动脉TIMI心肌灌注分级、心肌血流储备（CFR）、冠脉血流储备分数（FFR）等方法。但以上各种评估方法受检查技术本身及检查人员影响较大，不能精确评估冠脉微循环功能，同时这些指标反映的是心外膜血管及微循环共同作用的结果。任何部位的原因造成的血流缓慢均可表现为上述指标值降低。我们需要一个更精确、更稳定的指标，其只反映冠脉微循环功能状态，不受心外膜血管的影响。目前IMR可能是能满足上述条件的一个理想指标[1-2]。

一、IMR（index of microcirculatory resistance）的定义

IMR是特异性反映冠脉微循环阻力的指标，通过温度稀释法测量出冠脉血流和微循环两端的压力阶差，压力阶差除以血流速度就是微循环的阻力，正常值小于25，大于30视为异常[3-7]。

二、IMR的原理

一般来讲，毛细血管之前，直径100μm以下的血管称为微动脉（arteriole），直径100～500μm之间的称为前微动脉，500μm以上的称为传导性动脉。微动脉和前微动脉的容量占冠脉系统的95%以上。三段血管的生理特性各不相同。生理情况下，传导血管的阻力很小，血液流经传导血管压力下降可以忽略不计——这是FFR简化公式（用压力比代表流量比）成立的前提。前微动脉和微动脉阻力依次增大，压力下降依次增大。前微动脉随流量和压力变化，舒缩的能力最强，主要功能是控制到达微动脉的血流和血压。微动脉特征性功能为代谢产物依赖的血管舒张，以保证血流量与心肌的耗氧量相匹配。静息情况下，通过体外反搏提高冠脉灌注压，由于心脏作功不增加，故冠脉系统阻力与反搏压同步增高，以保持冠脉血流不变。但是，当受试者进行踏车运动，尽管灌注压无升高，由于心脏作功、耗氧需求增加，冠脉表现为适应性阻力下降，血流量增加，心肌灌注增加。

IMR是反映微循环阻力高低的“指数”，IMR值不是阻力值。微循环阻力可以用微循环两端的压力差与微循环血流之比表示；当下列条件成立时可以简化为微循环入口处（心外膜冠脉远端）压力和心外膜血流的比：①静脉端压力很低，可以近似认为零，在没有右心衰竭等情况时一般成立；②微循环血流等于心外膜冠脉血流，在没有分流或侧

支供血情况下成立。心外膜血流速率与流经固定距离的耗时成反比，即微循环阻力与心外膜冠脉远端压力和上述耗时的乘积成正比。该乘积可作为反映微循环阻力高低的指数，即微循环阻力指数。

理论上，心外膜血管的狭窄不影响 IMR（图 7-4-1）。但是心外膜狭窄引起侧支开放以供应其下游微循环的话，增高 IMR 测量值，高估微循环阻力（假阳性）。通过球囊阻闭冠脉测量的心外膜血管远端压力（楔压）可校正 IMR 测量值。IMR 的理论测量基础：根据 Ohm 定律，循环阻力等于微循环两侧压力阶差除以血流。狭窄病变远端管内压力为 P_d，中心静脉压或右心房压为 P_v，血流用 f 表示，微循环阻力用（P_d-P_v）/f 表示，中心静脉压约等于 0，故微循环阻力约等于 P_d/f，根据热稀释理论，假定血管容积恒定，则血流与血管内注射指示剂的平均转运时间 T 成反比，即 f=k（l/T），k 为常数，于是微循环阻力等于（P_d·T）/k，把常数 k 省略，则 IMR 被定义为心肌最大充血时，狭窄远端血管内压力除以转运时间的倒数，可简单表示为狭窄远端血管内压力乘以转运时间，即 P_d·T，单位为 mmHg·s 或 U。换言之，在无心外膜狭窄和侧支血流情况下，IMR 等于 P_d 与 hT_{mn}的乘积（hT_{mn}为最大充血状态下平均传导时间）。早期研究表明，T_{mn}的倒数与冠脉血流量显著相关，等于心肌灌注压除以心肌血流量。然而，在出现心外膜狭窄情况下，心肌血流量为冠脉血流量与侧支血流量之和，使用简化公式（P_d 与 hT_{mn}的乘积）测量得出的 IMR 值可能会高估实际微血管阻力（true microvascular resistance），这是因为用 hT_{mn}估计的血流量反映的是冠脉血流量。在这种情况下，准确测定 IMR 需要了解冠状动脉楔压（P_w），这时 IMR 值应该表示如下：$IMR=P_a\times T_{mn}\times[(P_d \cdot P_w)/(P_a-P_w)]$（$P_d$：冠状动脉狭窄远端冠脉平均压，$P_a$：最大扩张时主动脉平均压，$P_w$：冠状动脉楔压，即冠状动脉完全狭窄或球囊嵌顿后，该病变远端的平均压力）。所以我们在临床应用过程中，如果不用球囊阻断血流测量 P_w 的话，最好在放置完支架后再测量 IMR，这样数值更准确[3-5,8-11]。

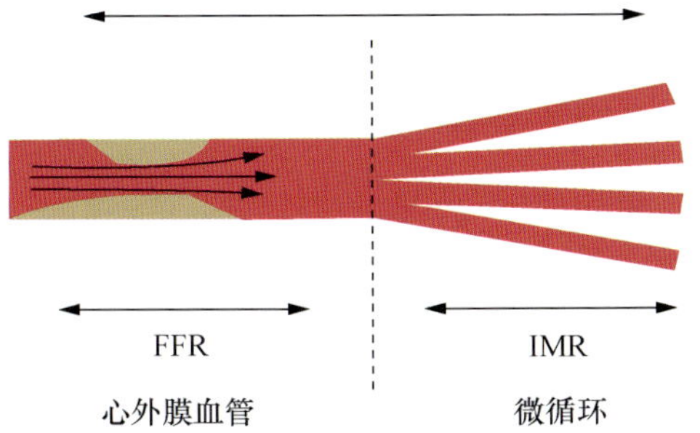

图 7-4-1 IMR 与 CFR、FFR 的关系

三、IMR 的测量

实际测量 IMR 需要使用镶嵌有压力/温度感受器的导丝，在冠状动脉介入操作中获得。通常用 0.014″（0.36mm）软压力导丝（PressureWireTM，StJude Medical）来测量远端冠脉压力和温度，离这种导丝顶端 3cm 处有一个微感应器，它可同步高保真记录冠脉压力和温度（两者分别可精确到 1mmHg 和 0.02℃）。导丝的轴（作为一个额外电阻）可用作第二个热敏电阻输入信号，在冠状动脉开口处可记录任何注入与血液温度不同的液体的输入信号。通常，静脉内先注入 5000～10 000U 肝素后，6～7F 指引导管进入冠状动脉口，接着于冠脉内注入硝酸甘油 200～300μg，使冠脉血管充分扩张，经指引导管推送压力导丝至冠脉口，校正经指引导管测定的压力与顶端带有温度感受器导丝的压力一致，并在同一位置校正温度信号，这意味着冠状动脉口的温度作为进一步温度测量的参照。接下来，将压力导丝头端放到犯罪血管远端至少 2/3 处，保持不动，按照屏幕提示用注射器从指引导管内弹丸式注射 3ml 室温生理盐水，导丝杆上的温度感受器探测到温度的变化会记录到一条温度曲线，盐水到达距离导丝头端 3cm 的温度感受器时，会记录到第二条温度曲线，通过计算两条温度曲线触发的时间差就可知盐水从指引导管到达导丝头端温度感受器运行的时间，这个时间称为平均传导时间（transit mean time，T_{mn}）。重复测量 3 次，取其平均值。然后通过静脉内注入腺苷［140μg/(kg·min)］或冠脉内注入 15～20mg 罂粟碱达最大稳定充血状态时，先注射 3ml 室温生理盐水，把温暖的液体从指引导管内冲出，按照屏幕提示快速注射 3ml 室温生理盐水，并重复测量 3 次，从而得到最大充血状态下的平均值，同时可测得 P_d。这样，根据定义 P_d 与 hT_{mn}的乘积就可得出 IMR 值。

操作过程中需注意：①整个测量过程中，压力导丝的位置不能移动，否则测量的 T_{mn} 会出现误差；②注射生理盐水的速度要快；③在静息状态和最大充血状态测量前，必须把指引导管内的造影剂和温暖的液体冲出[3-5,8-14]。

四、IMR 的界值

目前，IMR 界值尚无统一标准。普遍认为 IMR 数值小于 25 为微循环正常阻力值，高于 30 则提示微循环阻力增高，微血管功能障碍。但应用 IMR 界值来区分微循环功能异常尚需更进一步研究。Feamn 等在对急性 ST 段抬高型心肌梗死（STEMI）患者 PCI 术后进行 IMR 测量，报道的 IMR 均值为 39U，而 Ito 等报道的均值为 35.7U，Lim 等报道的均值为 34U。文献报道在稳定性冠心病和无明显微血管功能障碍患者中 IMR 均值更低，为（21.9～23）U。预测左心室功能方面，根据既往研究，IMR 最佳临界值范围为 32～33U。不同的研究因为入选患者的差异，IMR 的界值差距较大[2-4,8]。

五、IMR 的意义

IMR 评估微循环功能有其优越性，主要表现在①CFR 评估的是整个冠脉系统的血流情况，包括心外膜血管和微循环（图 7-4-1）。例如一个有心外膜血管病变而微循环功能正常的患者也可出现 CFR 异常。因此，当评估微循环状况时这无形中限制了 CFR 的应用；而 IMR 是一种简单、定量且特异的评估微循环的指数。②CFR 受血流动力学（如血压、心率等）的影响，在同一个患者重复测量，数值也会有变化。因此，其重复性受到了影响。目前 IMR 可用于随访心肌梗死、评价心脏移植以及对于影响微循环疾病（如糖尿病、高胆固醇血症等）的药物治疗的随访等。

IMR 在评估患者是否存在微循环功能障碍方面可特异性地反映冠脉微循环功能状况，不受心外膜狭窄血管的影响。包括①评估急性心肌梗死患者的预后：在急性 ST 段抬高型心肌梗死直接进行 PCI 患者的预后评估方面尤为有效，心梗后直接 PCI 的患者，IMR 居高不下提示微循环灌注无显著改善，存活心肌较少，术后心电、心功能的恢复较差。治疗后 IMR 较低的患者生存率较高，不良事件发生率较低。而且 IMR 的预后价值是独立于反映心外膜血管功能的 FFR 的；甚至有研究显示 IMR 的预后价值超过 FFR。同时 IMR 在预测围术期心肌梗死方面亦有一定的价值，Ng 等观察 50 例接受择期 PCI 治疗的患者，其中 10 例发生围术期心肌梗死；对临床因素、手术过程及生理参数进行回归分析，结果显示，PCI 术前 IMR 值是围术期心肌梗死的独立预测因子，术前 IMR≥27 预测围术期心肌梗死的敏感度为 80.5%，特异度为 85.0%。因此，我们可以通过测量急性心肌梗死患者 IMR 值来评估其预后，为改善微循环功能的措施提供参考标准。②预测急性心肌梗死患者早期心力衰竭：Laurent Bonello 等对 45 例 PCI 支架置入术后患者进行研究，结果表明 IMR 值与患者入院时脑钠肽（BNP）呈显著正相关。这一研究结果表明测量患者 IMR 值有利于预测 STEMI 患者的早期心力衰竭，从而可对这部分患者及早采取临床干预措施。③IMR 也可以作为一些研究的中间指标，较临床终点指标敏感。如：关于 PCI 术式的研究发现，直接支架置入术与预扩张后支架置入术相比，术后 IMR 较低，这与预扩张增加循环栓塞的假说一致，而这种影响不易被以临床结果为终点的研究所发现。冠心病和多种心血管疾病存在冠状动脉微循环功能异常，而后者与患者的近、远期预后密切相关。IMR 是目前较公认的定量评价冠状动脉微循环状态的有创方法。然而，IMR 的影响因素、临床应用价值尚缺乏大规模的随机对照研究证实。今后，随着冠脉功能学研究的发展，IMR 潜在的临床价值会在未来真正体现[6-7,15-18]。

六、IMR 的局限性

IMR 局限性主要有：①测量 IMR 为一项有创性的检查技术。②测量 IMR 要求达到稳定的最大充血状态，否则就无法实现最大减少微血管阻力，可能导致高估 IMR 值。③放入血管内压力导丝的位置将影响所测量的 hT_{mn} 值和 IMR 值。④在严重心外膜冠脉狭窄情况下，简化测量 IMR 值公式，由于未考虑到侧支血流，可能高估 IMR，更复杂的 IMR 值测量需结合冠状动脉楔压（P_w）。⑤由于为有创操作，延长了介入治疗的时间，难以广泛开展[2,12-13,19]。

随着对冠状动脉病变的病理生理学研究的不断深入，我们不仅仅停留在对冠状动脉解剖的认识上，血流动力学指标受到越来越广泛的关注，因此，我们除需要了解冠状动脉解剖参数外，同时也需了解冠状动脉血流动力学参数。自从 2003 年 Fearon 等提出了 IMR 概念以来，由于 IMR 测量可重复性及安全性好，不受血流动力学影响等优点，使其成为一种定量且特异的评估冠脉微循环功能的有创检查技术，对提高冠脉生理的认识以及临床工作的诊疗水平有一定的帮助。另一方面，由于其操作较为复杂，且显著延长了介入治疗时间等原因未能在临床广泛开展；而 FFR 和 CFR 值也需通过同一技术获得。相信随着更多临床重量级试验结果的公布，未来在心脏导管室将三者结合起来将为冠心病患者的诊治提出更加合理的决策；与此同时，我们的视野也将越来越宽阔，治疗效果也将越来越好[3-4,19]。

（窦克非）

参考文献

[1] 李小鹰. 冠脉微血管病的临床特点和防治. 中国循环学杂志，2004，14 (3)：9-12.

[2] 王建安. 血流储备分数与冠状动脉功能评价. 106-115.

[3] Fearon WF，Balsam LB，Farouque HM，et al. Novel index for invasively assessing the coronary microcirculation. Circulation，2003，107 (25)：3129-3132.

[4] Fearon WF，Shah M，Ng M，et al. Predictive value of the index of microcirculatory resistance in patients with ST _segment elevation myocardial infarction. J Am Coll Cardiol，2008，51 (5)：560-565.

[5] Lanza GA，Crea F. Primary coronary microvascular dysfunction：clini cal Presentation，pathophysiology，and management. Circulation，2010，121 (21)：2317-2325.

[6] Ito N，Nanto S，Doi Y，et al. High index of microcirculatory resistance level after successful primary percutaneous coronary intervention can be improved by intracoronary administration of nicorandil. Circ J，2010，74 (5)：909-915.

[7] Ito N，Nanto S，Doi Y，et al. Distal protection during primary coronary intervention can preserve the index of microcirculatory resistance in patients with acute anterior ST _ segment elevation myocardial infarction. Circ J，2011，75 (1)：94-98.

[8] Bonello L，Ait Mokhtar O，Lemesle G，et al. Incidence and predictors of microvascular dysfunction assessed by the index of microcirculatory resistance following primary PCI for ST _elevation myocardial infarction. Int J Cardiol，2011，146 (3)：465-467.

[9] Lim HS，Yoon MH，Tahk SJ，et al. Usefulness of the index of microcirculatory resistance for invasively assessing myocardial viability immediately after primary angioplasty for anterior myocardial infarction. Eur Heart J，2009，30 (23)：2854-2860.

[10] De Bruyne B，Pijls NH，Smith L，et al. Coronary thermodilution to assess fl ow reserve：experimental validation. Circulation，2001，104 (17)：2003-2006.

[11] Pijls NH，De Bruyne B，Smith L，et al. Coronary thermodilution to assess flow reserve：validation in humans. Circulation，2002，105 (21)：2482-2486.

[12] Aarnoudse W，van den Berg P，van de Vosse F，et al. Myocardial resistance assessed by guidewire based pressure temperature measurement：in vitro validation. Catheter Cardiovasc Interv，2004，62 (1)：56-63.

[13] Aarnoudse W，Fearon WF，Manoharan G，et al. Epicardial stenosis severity does not affect minimal microcirculatory resistance. Circulation，2004，110 (15)：2137-2142.

[14] De Bruyne B，Bartunek J，Sys SU，et al. Simultaneous coronary pressure and flow velocity measurements in humans：feasibility，reproducibility，and hemodyn amic dependence of coronary flow velocity reserve，hyperemic flow versus pressur e slope index，and fractional flow reserve. Circulation，1996，94 (8)：1842-1849.

[15] Ng MK，Yeung AC，Fearon WF. Invasive assessment of the coronary microcirculation：superior reproducibility and less hemodynamic dependence of index of mic rocirculatory resistance compared with coronary flow reserve. Circulation，2 006，113 (17)：2054-2061.

[16] Iliceto S，Galiuto L，Marchese A，et al. Functional role of microvascular integrity in patients with infarct-related artery patency after acute myocardial infarction. Eur Heart J，1997，18 (4)：618-624.

[17] McGeoch R，Watkins S，Berry C，et al. The index of microcirculatory resistance measured acutely predicts the extent and severity of myocardial infarction in patients with ST _segment elevation myocardial infarction. JACC Cardiovas c Interv，2010，3 (7)：715-722.

[18] Yong A，Loh J，McGeoch R，et al. prognostic value of the microcirculatory resistance after primary percutaneous coronary intervention. J Am Coll Cardiol，2012，59 (13)，Supplement：E48.

[19] Meuwissen M，Chamuleau SA，Siebes M，et al. Role of variability in microvascular resistance on fractional flow reserve and coronary blood flow velocity reserve in intermediate coronary lesions. Circulation，2001，103 (2)：184-187.